TRAITÉ

D'ANATOMIE PATHOLOGIQUE

GÉNÉRALE.

—

TOME I.

A la librairie de J.-B. Baillière.

ANATOMIE PATHOLOGIQUE DU CORPS HUMAIN, ou Descriptions, avec figures lithographiées et coloriées, des diverses altérations morbides dont le corps humain est susceptible; par J. CRUVEILHIER. Paris, 1830-1842, 2 vol. grand in-folio, avec 233 planches.

Ce bel OUVRAGE EST COMPLET; il a été publié en 41 livraisons, chacune contenant 6 feuilles de texte in-folio grand-raisin vélin, caractère neuf de F. Didot, avec 5 planches coloriées avec le plus grand soin, et 6 planches lorsqu'il n'y a que quatre planches coloriées. Les dessins et la lithographie ont été exécutés par M. A. Chazal. Le prix de chaque livraison est de 11 francs.

Table du contenu de chaque Livraison.

PARIS. — IMPRIMERIE DE L. MARTINET, RUE MIGNON, 2.
Quartier de l'École de Médecine.

TRAITÉ

D'ANATOMIE PATHOLOGIQUE

GÉNÉRALE,

PAR

J. CRUVEILHIER,

Professeur d'anatomie pathologique à la Faculté de médecine de Paris,
médecin de l'hôpital de la Charité, membre de l'Académie nationale de médecine, président perpétuel
de la Société anatomique, etc.

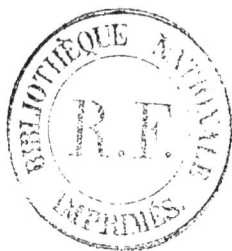

TOME PREMIER.

A PARIS,

CHEZ J.-B. BAILLIÈRE,

LIBRAIRE DE L'ACADÉMIE NATIONALE DE MÉDECINE,
Rue de l'École-de-Médecine, 17.

A LONDRES, CHEZ H. BAILLIÈRE, 219, REGENT-STREET.
A MADRID, CHEZ CH. BAILLY-BAILLIÈRE, LIBRAIRE.

1849.

A LA MÉMOIRE

DE

G. DUPUYTREN,

Dont la munificence, par un legs généreux, a doté la Faculté de médecine de Paris d'une chaire d'anatomie pathologique;

Dont la bienveillance m'a désigné pour l'occuper.

CRUVEILHIER.

TRAITÉ
D'ANATOMIE PATHOLOGIQUE
GÉNÉRALE.

CONSIDÉRATIONS GÉNÉRALES.

§ Ier. Objet et division de l'anatomie pathologique.

Considérée du point de vue le plus général, *l'anatomie pathologique* est cette branche des sciences médicales qui a pour objet l'étude et la détermination de toutes les lésions matérielles dont les êtres organisés sont susceptibles. L'anatomie pathologique est la *science de l'organisation morbide*, de même que l'anatomie physiologique est la *science de l'organisation normale*.

Or, les êtres vivants ou organisés se divisant en deux grandes classes, les végétaux et les animaux, il y a donc une *anatomie pathologique des végétaux* et une *anatomie pathologique des animaux;* celle-ci subdivisée en *anatomie pathologique spéciale*, qui a pour objet l'étude d'une seule espèce animale, et en *anatomie pathologique zoologique* ou *comparée*, qui a pour objet l'étude comparative des mêmes lésions dans les mêmes organes, chez les diverses espèces d'animaux.

Ce serait une grande et belle science, une science de premier ordre, que celle qui comprendrait dans son vaste domaine les lésions morbides de tous les êtres organisés depuis les derniers végétaux jusqu'à l'homme, qui montrerait les analogies et les différences des lésions survenues

chez des êtres si divers, le nombre de ces lésions se mul-
tipliant avec les organes et les fonctions, telle ou telle
forme d'organisation, telle ou telle condition d'existence,
entraînant telles ou telles maladies, telles ou telles formes
de lésions; mais d'ailleurs, des lois générales présidant
à tout cet ensemble d'altérations qui semblent de prime
abord échapper à toute détermination rigoureuse, à tout
ordre, à toute loi : cette science de l'organisation morbide,
qu'on pourrait appeler *anatomie pathologique philosophique*,
n'existe pas encore.

Cet ouvrage a pour objet l'*anatomie pathologique de
l'homme*, laquelle peut être étudiée sous trois points de vue
différents, d'où résultent trois espèces bien distinctes d'a-
natomie pathologique : 1° l'*anatomie pathologique générale*,
2° l'*anatomie pathologique appliquée*, 3° l'*anatomie pathologique topographique*. Un mot sur chacune de ces divisions
de l'anatomie pathologique.

1° L'*anatomie pathologique générale* étudie d'une manière
abstraite, générale, au point de vue scientifique, les lésions morbides, indépendamment des maladies auxquelles
ces lésions appartiennent.

Son but essentiel est la détermination des *espèces anatomiques morbides*, qu'elle coordonne d'après leurs analogies et leurs différences, et qu'elle réunit en genres, en
ordres et en classes, sans s'inquiéter en aucune façon du
rang qu'occupent les maladies auxquelles ces lésions appartiennent dans les cadres nosologiques.

Pour atteindre ce but, elle soumet les organes malades
à une analyse anatomique rigoureuse, pénètre pour ainsi
dire dans la profondeur de la structure de ces organes,
institue des expériences sur les animaux vivants, et demande à la chimie organique et au microscope de nouveaux caractères propres à différencier les lésions.

C'est sous ce point de vue, que l'anatomie pathologique
pourrait être considérée comme une *science à part*, ayant

ses faits, ses lois, sa langue, sa méthode, *la science des espèces anatomiques morbides.*

C'est ainsi que l'avait conçu le grand chirurgien à la munificence duquel la Faculté de médecine de Paris doit la création d'une chaire d'anatomie pathologique. Je veux, disait Dupuytren en me faisant part de son projet, non un cours de pathologie retournée, mais un enseignement dans lequel les lésions morbides médicales et chirurgicales se-raient systématisées de manière à constituer une science.

2° *Anatomie pathologique appliquée.* Mais on conçoit que l'anatomie pathologique qui circonscrirait sa mission dans l'étude aussi profonde qu'on le suppose des lésions ma-térielles de l'organisation considérées en elles-mêmes, in-dépendamment des maladies, au point de vue purement scientifique, pourrait tout au plus intéresser la curiosité à la manière des objets d'histoire naturelle, et que l'ana-tomie pathologique vraiment utile est celle qui rattache à l'observation clinique, et par conséquent à la pratique, les notions qu'elle a acquises sur l'organisation morbide pour en déduire des moyens de diagnostic, de pronostic et de traitement : d'où *l'anatomie pathologique appliquée,* qui a pour objet l'étude des espèces morbides dans leurs rapports avec les maladies proprement dites, c'est-à-dire avec leurs causes, leurs symptômes, leur marche, leurs terminaisons et leur traitement.

Sous ce rapport, un traité d'anatomie pathologique se-rait un traité de médecine pratique ou de clinique, dont la première partie se ferait à l'amphithéâtre et la deuxième au lit du malade.

Tel est en effet le but final de l'anatomie pathologique : de même que l'histoire naturelle n'a été assise sur des bases inébranlables que depuis le moment où, fidèle à l'impulsion qui lui a été communiquée par le génie de Cuvier, elle a pris l'anatomie comparée pour point de départ de ses classifications, de même que le naturaliste trouve toujours dans les fonctions, les instincts, en un mot dans la physiologie d'un animal, une corrélation nécessaire avec sa structure de manière à pouvoir conclure de l'une à l'autre, de même la médecine ne sera en quelque sorte constituée comme science que lorsqu'elle aura pris les organes malades pour point d'appui de ses descriptions et de ses doctrines.

Mais quelle différence, sous ce rapport, entre le naturaliste et le médecin ! l'un et l'autre observent la nature ; mais le naturaliste observe une nature régulière, toujours identique à elle-même, la contemple à loisir, voit se reproduire mille fois les mêmes phénomènes et emploie au besoin la voie expérimentale. Le médecin, au contraire, peut à peine suivre de la pensée la marche tantôt lente, tantôt rapide des maladies, leurs innombrables variétés, et leurs complications. Or, il n'existe peut-être pas une maladie simple en médecine, pas deux faits qui se ressemblent parfaitement : autant de maladies, autant de problèmes nouveaux à résoudre. Les faits médicaux ne sont pas des unités du même ordre, et voilà pourquoi ils ne peuvent pas être comptés. Les chiffres ne vont pas plus à la médecine que les formes géométriques ne vont à nos organes. La médecine n'est point une science à chiffres et à compas. Les préceptes et les faits de l'art ne peuvent pas être enfermés dans l'inflexibilité des nombres : en médecine, il n'y a d'autre calcul possible que le calcul des probabilités.

3° *L'anatomie pathologique topographique* aura pour objet de présenter le tableau complet des lésions morbides qui peuvent se manifester dans chacune des régions du corps humain, indépendamment des affinités ou des discordances qui existent entre ces lésions. Une fois bien connues toutes les lésions qui peuvent se produire dans chacune des régions du corps humain, les questions de diagnostic local se réduiront à autant de problèmes dont la solution pourra se faire par les mêmes procédés qu'emploient les chimistes pour la détermination d'une substance inconnue qui leur est soumise, ou le botaniste pour la détermination d'une plante. Ainsi, nous dirons : il y a dans cette région tel ou tel organe, tel ou tel tissu (question de siége); chacun de ces tissus, de ces organes, est sujet à telle ou telle lésion (question de nature); ce ne peut pas être telle lésion, car nous trouverions tel ou tel caractère, et nous ne trouverions pas tels autres ; en procédant ainsi par voie d'élimination ou d'exclusion, nous arriverons à n'avoir plus à nous prononcer qu'entre deux lésions; et alors, à supposer que des caractères différentiels bien positifs vinssent à nous manquer, il est presque impossible que le calcul des probabilités auquel nous nous livrerons à l'occasion de chaque lésion n'atteigne pas jusqu'à la certitude.

Tels sont les trois points de vue sous lesquels l'anatomie pathologique humaine peut être envisagée. Ces trois points de vue constitueront trois parties ou traités distincts, mais réunis dans un but commun, la connaissance de l'organisation morbide. Dans la première partie, je m'occuperai de l'anatomie pathologique générale; dans la deuxième, de l'anatomie pathologique appliquée; dans la troisième, de l'anatomie pathologique topographique.

Cette première partie aura donc pour objet l'anatomie pathologique générale ou la détermination des espèces de l'anatomie morbide. Mais avant d'entrer dans le détail des faits nombreux dont elle se compose, il m'a paru convenable d'établir d'une manière positive le rang qu'occupe l'anatomie pathologique parmi les sciences médicales.

§ II. Connexions de l'anatomie pathologique avec les autres branches des sciences médicales.

1° *Connexions avec l'anatomie physiologique.* Ces connexions de l'*anatomie pathologique* sont intimes, continuelles. L'anatomie normale et l'anatomie morbide réunies constituent une seule et même science, la science de l'organisation; toutes deux ont le même sujet d'investigation, le cadavre; toutes deux ont le même but, les mêmes procédés, les mêmes moyens d'étude et d'analyse, et s'il est vrai que ce n'est qu'en comparant que nous pouvons connaître, il ne l'est pas moins que la comparaison est d'autant plus indispensable que les objets ont plus d'affinité entre eux. La connaissance des organes malades suppose nécessairement la connaissance des mêmes organes dans l'état d'intégrité (1).

C'est l'anatomie pathologique qui est le nerf de l'anatomie normale, qui la vivifie en lui donnant un but élevé, un but d'utilité pratique. Jamais l'homme n'aurait surmonté la répugnance naturelle que lui inspirent la vue et l'attouchement d'un cadavre humain, s'il n'avait été soutenu par un motif aussi grave que celui d'arriver par la connaissance de l'organisation à la connaissance de la maladie. C'est dans ce but, et dans cet unique but, que les Ptolémées, ces anciens rois d'Égypte, dont l'histoire a consacré les noms à la reconnaissance de la postérité, foulant aux pieds tous les préjugés de leur temps, permirent dans leurs états les ouvertures des corps et fondèrent l'école d'Alexandrie.

Les moindres détails de forme, de position, de texture, acquièrent un intérêt des plus vifs lorsqu'on les présente entourés des déductions pratiques qui en dérivent; et la mémoire conserve fidèlement les faits dont le raisonne-

(1) Comme il n'y a pas d'organisme humain qui offre l'idéal de la santé dans toute sa perfection, dit à ce sujet J. Vogel (*Anatomie pathologique générale*, traduction de M. Jourdan, Paris, 1847, p. 2), l'occasion doit se présenter souvent de douter si certains phénomènes sont du ressort de l'anatomie pathologique ou s'ils rentrent dans les attributions de l'anatomie normale... Plus on entre dans les détails, plus la distinction devient difficile, et l'on se voit forcé, en fin de compte, de reconnaître qu'il existe un certain champ neutre sur lequel les deux sciences peuvent et doivent étendre simultanément leurs investigations.

ment lui a fait sentir toute l'importance. Ainsi quel intérêt auraient pour nous le trajet inguinal, l'anneau crural, les rapports les plus circonstanciés des vaisseaux, si le trajet inguinal, l'anneau crural n'étaient pas le siège des hernies, et si des ligatures ne devaient pas être appliquées sur les vaisseaux ?

C'est l'anatomie pathologique qui a donné l'idée de *l'anatomie générale* telle que l'a conçue Bichat. Pinel, étudiant anatomiquement les organes frappés de phlegmasie, reconnut que ces organes n'étaient pas envahis dans toutes leurs parties constituantes, comme on le croyait généralement avant lui, mais dans tel ou tel élément anatomique; que dans la gastrite par exemple, les quatre tuniques de l'estomac n'étaient point affectées simultanément, mais que presque toujours la phlegmasie était limitée à la membrane muqueuse; de même que le poumon pouvait être enflammé exclusivement, tantôt dans sa membrane muqueuse, tantôt dans sa membrane séreuse, d'autres fois dans son tissu propre; et dès ce moment l'anatomie générale fut découverte.

Et lorsque Bichat, fécondant cette grande idée de Pinel, crée l'anatomie générale, il rend un continuel hommage à l'anatomie pathologique, qu'il invoque toutes les fois qu'il veut établir la nature contestée d'un tissu, et pose en principe que deux tissus sujets aux mêmes lésions sont nécessairement de même nature.

Est-il besoin de dire que seule l'anatomie pathologique a pu suggérer l'idée de *l'anatomie topographique* ou *des régions*, improprement nommée *anatomie chirurgicale* ? A quoi bon, en effet, décomposer le corps de l'homme en régions, chaque région en ses couches successives, chaque couche en ses éléments constituants? N'est-ce pas pour déterminer d'une manière rigoureuse les lésions de forme, de rapports et de texture dont chaque région est susceptible? Aussi voyez comme l'anatomie topographique est

stérile, lorsqu'elle s'exerce sur des régions qui n'offrent
aucune induction pratique importante.

2° *Connexions de l'anatomie pathologique avec la physiologie.*
La physiologie s'appuie comme sur une triple base, 1° sur
l'observation directe des phénomènes de la vie; 2° sur l'anatomie humaine et comparée; 3° sur les vivisections. J'ajoute
4° qu'elle ne doit pas moins s'appuyer sur l'anatomie pathologique. Sans doute l'observation directe des phénomènes de la vie, éclairée par la connaissance profonde de
l'organisation de l'homme sain, nous découvre un bon
nombre des lois qui régissent l'économie vivante; sans
doute l'anatomie comparée, en étudiant les mêmes organes dans les diverses espèces d'animaux, en nous permettant de suivre la dégradation, ou plutôt la simplifica-
tion successive des organes et des fonctions depuis l'animal
qui les possède à leur maximum jusqu'à celui qui les
présente à leur minimum de développement; sans doute
encore les expériences sur les animaux vivants, en faisant
naître mille conditions nouvelles, en suspendant, en mo-
difiant à volonté l'action de certains organes, soulèvent
bien un coin du voile; mais c'est à l'*anatomie pathologique,*
aidée de l'observation clinique, à nous révéler ces rapports
mystérieux, qui lient entre elles nos diverses parties, à
assigner le degré d'importance de chacune d'elles, à déterminer le degré d'altération en deçà duquel elles peuvent encore remplir leurs fonctions, et au-delà duquel
toute action cesse.

Qu'un organe important soit profondément et subitement affecté; aussitôt toute l'économie s'ébranle, se boule-
verse et semble régie par d'autres lois; des fonctions pathologiques succèdent aux fonctions physiologiques; des
organes, qui auparavant ne donnaient pour ainsi dire aucun
signe de leur existence, développent tout à coup une vitalité prodigieuse : mille relations nouvelles s'établissent, et
les phénomènes sympathiques étouffent souvent les phé-

nomènes qui partent de l'organe malade. C'est au milieu de ce désordre apparent que le physiologiste doit chercher les lois de l'ordre et de la vie ; c'est dans ce moment où la nature semble s'oublier qu'il peut la prendre en quelque sorte sur le fait, lui arracher quelques uns de ses secrets, et jeter les fondements de la *physiologie pathologique*, ouvrage qui manque encore à notre art, et qui promet les fruits les plus abondants à celui qui aura le courage et le talent de l'entreprendre. Haller ne peut assez recommander aux médecins de faire des ouvertures de cadavres pour découvrir l'usage des organes les plus incompréhensibles de l'économie, et pour apprécier les rapports d'action qui existent entre eux. Tout l'art des expérimentateurs échoue devant les difficultés qu'ils rencontrent si souvent dans les mutilations auxquelles ils soumettent les animaux, tandis que les faits pathologiques sont des expériences toutes faites sorties des mains mêmes de la nature, qui confirment toutes les vérités conquises par l'expérimentation et battent en brèche toutes les erreurs.

Ainsi les exemples d'atrophie de la rate que l'on rencontre quelquefois réduite au volume d'un marron entouré d'une coque cartilagineuse, et cela sans trouble notable dans aucune fonction, ne sont-ils pas aussi démonstratifs que les expériences d'extirpation de la rate sur les animaux vivants, et n'établissent-ils pas d'une manière positive que la rate ne remplit dans l'économie que des fonctions secondaires ?

Ainsi, l'hémiplégie faciale du mouvement avec intégrité du sentiment, par suite de la carie du rocher, de la compression ou de la rupture du nerf facial dans son passage à travers le canal de Fallope, n'est-elle pas aussi probante et plus complétement encore que la même hémiplégie du mouvement produite expérimentalement par la section du même nerf à la sortie de ce canal.

Ainsi, l'hémiplégie du mouvement de la langue avec

intégrité du sentiment et avec atrophie, transformation graisseuse des muscles linguaux correspondants (1), par suite d'un kyste acéphalocyste qui comprimait le nerf grand hypoglosse dans le trou condylien postérieur, n'est-elle pas aussi démonstrative que la même hémiplégie par section du même nerf?

Ainsi, la faculté de coordonner les sons, le sens du langage, ne peut plus être placée exclusivement dans les lobes antérieurs du cerveau, depuis que, d'une part, des lésions traumatiques considérables des deux lobes antérieurs, d'une autre part, la compression considérable exercée sur ces deux lobes par une énorme tumeur développée dans la cavité crânienne, ont été observés sans trouble sensible de l'exercice de cette faculté; tandis que l'impossibilité de coordonner les sons, bien que la langue eût conservé toute sa myotilité, a été observée dans la lésion de parties autres que les lobes antérieurs du cerveau.

3° *Connexions de l'anatomie pathologique avec la chirurgie.* — Le chirurgien ne saurait faire un pas sans être éclairé du flambeau de l'anatomie pathologique. Osera-t-il pratiquer la moindre opération, s'il ne connaît mathématiquement, pour ainsi dire, le siége de la lésion, sa nature, ses limites, les changements de formes, de rapports et de texture que cette lésion a déterminés dans les organes environnants, sa liaison avec telle ou telle affection interne, sa tendance à se reproduire dans quelques cas.

Si la chirurgie a fait des pas de géant, si elle a presque constamment échappé aux divers systèmes qui ont si souvent imprimé à la médecine une marche rétrograde, c'est parce que, l'anatomie pathologique des maladies chirurgicales se faisant pour ainsi dire sur le vivant, la chirurgie s'est constamment appuyée sur l'anatomie patho-

(1) M. Robert a présenté cette pièce à la Société anatomique. Dupuytren, dans le service duquel ce fait avait été recueilli, avait diagnostiqué une compression du nerf grand hypoglosse.

logique comme sur une base inébranlable. Cela est si vrai
que, dans la partie de son domaine dans laquelle l'anatomie pathologique n'a pu être faite sur le vivant, la chirurgie partage l'incertitude de la médecine, et qu'elle la
partagera tout le temps que les questions d'anatomie pathologique relatives aux divers objets dont elle s'occupe
n'auront pas été résolues.

N'est-ce pas parce qu'ils ont approfondi l'anatomie pathologique des hernies, que Arnaud, Richter, Hesselbach,
Scarpa, A. Cooper, Lawrence et Dupuytren ont fait faire
à la chirurgie des hernies des progrès si remarquables?
Qui a démontré à Scarpa la source de l'hémorrhagie dans
l'opération de la hernie crurale de l'homme? Qui a suggéré
à Dupuytren l'idée de la section de l'éperon pour la guérison des anus contre nature? La discussion interminable
qu'a provoquée dans le sein de l'Académie royale de médecine la lecture d'une petite note sur les corps fibreux de
la mamelle (1) n'a-t-elle pas mis au grand jour le vide de la
science à cet égard, et démontré l'indispensable nécessité
d'une bonne anatomie pathologique de la mamelle comme
base de la thérapeutique des maladies de cet organe?

4° *Connexions de l'anatomie pathologique avec la médecine
interne.* — La médecine proprement dite puise dans l'a-
natomie pathologique une grande partie de sa certitude.

Les maladies internes, en effet, ne se traduisent à
nos sens que par des symptômes, lesquels, comme on
l'a dit énergiquement, ne sont autre chose que l'expression de la souffrance des organes : mais telle est la loi
d'harmonie, la loi d'unité qui préside à tous les phénomènes de la vie, et dans l'état de santé, et dans l'état
de maladie, qu'un organe souffrant devient un centre, et
comme un foyer duquel partent des irradiations qui vont
frapper tous les systèmes d'organes; que chaque organe

(1) Voyez *Bulletin de l'Académie royale de médecine*, Paris, 1844,
t. IX; p. 330 et suiv.

lui répond à sa manière, suivant la prépondérance relative dont il jouit dans l'économie, et ses rapports avec
l'organe malade, de telle sorte que les organes sympathi-
quement ou synergiquement affectés parlent souvent plus
haut que le premier mobile de tous les désordres. Qui
nous éclairera dans ce dédale si souvent inextricable? On
ne saurait trop le répéter, la connaissance approfondie
des causes des maladies, des symptômes par lesquels
elles se manifestent au dehors, de leur marche, de leurs
terminaisons, l'observation clinique, en un mot, toute
seule, serait insuffisante pour arriver à un diagnostic
positif et à un traitement rationnel : l'étude des lésions
que les maladies laissent après la mort doit lui être associée, subordonnée, si l'on veut, à beaucoup d'égards,
mais marcher toujours avec elle, à moins qu'on ne veuille
se retrancher dans un aveugle empirisme.

Lisez tous les auteurs depuis Hippocrate jusqu'à nos
jours, rapprochez les histoires de maladies tracées par
les meilleurs observateurs, soyez toute la journée ou au
lit des malades ou avec vos livres, vous aurez beau
faire, votre esprit ne pourra sortir d'un vague inévitable; vos observations ne vous seront, pour ainsi dire,
d'aucune utilité pour votre pratique ultérieure, parce
que vous n'aurez aucun point de ralliement, aucun moyen
de lever vos doutes, de dissiper vos erreurs : votre longue
expérience ne sera, le plus souvent, qu'une longue rou-
tine; vous aurez vu beaucoup de malades et peu de
maladies. Interrogez les cadavres; un nouvel horizon
s'ouvre devant vous : ces symptômes confus et presque
inextricables viennent se classer dans un ordre lumineux;
toute l'attention du praticien était concentrée sur ce symptôme plus intense que le malade accusait sans cesse, et
c'était cet autre symptôme relégué dans la classe des épiphénomènes, qui devait prendre la première place. On
croyait le foie malade, c'était le poumon; on accusait

une fièvre primitive, c'était une phlegmasie latente; on traitait un asthme essentiel, c'était une maladie du cœur; on reconnaît sa méprise; on apprend à douter; les observations sont recueillies avec plus d'exactitude; on analyse, on creuse les symptômes; on détermine leur valeur respective; et, si l'on ne parvient pas à éviter toute espèce d'erreur, ce n'est pas à l'anatomie pathologique qu'il faut s'en prendre, mais bien aux difficultés inhérentes au sujet et aux limites de l'esprit humain.

5° *Connexions de l'anatomie pathologique avec la médecine légale.* — La *médecine légale* est en grande partie fondée sur l'anatomie pathologique; puisque dans un très grand nombre de cas elle a pour but de déterminer à quelle cause est due la mort des sujets soumis à notre examen. Les médecins légistes allemands ont même fait de l'anatomie pathologique, appliquée à la médecine légale, une espèce particulière d'anatomie, qu'ils ont nommée *Anatomie du barreau (Anatomia forensis).*

6° *Connexions de l'anatomie pathologique avec la chimie.* — La *chimie organique*, professée de nos jours avec tant de distinction, doit s'exercer non seulement sur les solides et sur les liquides dans l'état de santé, mais encore sur les solides et sur les liquides dans l'état de maladie (1); et, sous ce rapport, elle a des connexions intimes avec l'anatomie pathologique, à laquelle elle est appelée à rendre d'importants services : les recherches si profondes de M. Dumas sur tous les points de la chimie végétale et animale, les résultats si intéressants auxquels sont parvenus MM. Andral et Gavarret, et après eux MM. Becquerel et Rodier, sur le sang dans l'état de maladie, nous font concevoir l'espérance que le moment n'est pas éloigné où l'analyse chimique pourra déterminer les caractères positifs des divers produits morbides de l'économie, à savoir du pus,

(1) E. Millon, *Éléments de chimie organique,* Paris, 1845-1847, 2 vol. in-8.

du suc cancéreux, de la matière tuberculeuse, et par conséquent nous permettra de les retrouver partout où ils auront été déposés, soit à l'état de mélange, soit à l'état de combinaison. Tel est le but que se proposent MM. Becquerel et Rodier dans l'ouvrage qu'ils préparent sur la *Chimie pathologique*.

§ III. Appréciation de l'importance de l'anatomie pathologique.

Les considérations qui précèdent sur les connexions intimes de l'anatomie pathologique avec les diverses branches des sciences médicales ne permettent pas de révoquer en doute l'importance de l'anatomie pathologique, si bien nommée par les anciens *anatomie pratique*, et sa tendance à imprimer à la médecine et à la chirurgie tout le degré de certitude dont elles sont susceptibles. Cependant, comme cette importance, exagérée peut-être par quelques uns, a été singulièrement restreinte et même méconnue par d'autres, à ce point qu'on n'a pas craint de dire que l'anatomie pathologique avait fait rétrograder la science, j'ai cru devoir consacrer un article spécial à l'appréciation et à la délimitation de cette importance. On me permettra de rappeler ici quelques principes généraux nécessaires pour l'intelligence des objections les plus sérieuses qui ont été adressées à l'anatomie pathologique.

Le corps de l'homme, comme celui de tous les êtres vivants, végétaux et animaux, présente à considérer des organes matériels et une force (1) distincte de la matière,

(1) Si l'on me demande ce que c'est que cette force physiologique bien distincte de l'âme rationnelle et du principe de l'instinct chez les animaux, je répondrai que je n'en sais rien; que je l'admets comme la cause inconnue d'un effet connu, comme raison des phénomènes qui ont lieu dans les corps organisés, sans prétendre en donner aucune raison satisfaisante; que c'est elle qui, comme une sentinelle vigilante, préside à l'exercice de toutes nos fonctions, entretient entre tous les organes ces liens mystérieux qui les font tous concourir à une même fin, concentre

force vitale qui ne se voit pas, qui ne se touche pas, manifeste seulement par ses effets, qui lutte sans cesse contre les lois du règne inorganique, arrache à son empire pendant un temps limité une partie de la matière, s'épuise, se répare, se concentre sur un point de l'économie,

tous ses moyens sur une partie menacée ou altérée dans son organisation, et développe les efforts souvent les plus salutaires, mais souvent aussi les plus nuisibles. Comment, sans une force unique, centrale, se rendre compte de ce concours admirable de l'organisme animal, de cette dépendance mutuelle, de cette unité d'action qui fait l'essence des corps organisés? Leibnitz a très bien défini un corps organisé, *celui dont toutes les parties ont entre elles une harmonie qui les fait toutes concourir à une même fin, dans un ordre où elles ne paraissent agir que dépendamment les unes des autres.* Nos corps, dit Galien (*De usu partium*, Lib. IV, C. II), sont la forge de Vulcain, où tous les instruments, pénétrés d'une vertu divine, se meuvent d'eux-mêmes dans l'ordre et avec le degré de force convenable à leur usage actuel. *Una natura, confluxio una, conspiratio una.* (Hipp.)

On ne doit nullement comparer la force vitale aux inconnues algébriques x, y, z, parce que cette x inconnue au commencement devient connue à la fin du problème, tandis que la force vitale n'est pas plus connue à la dernière qu'à la première page des livres de physiologie; mais on doit l'admettre comme les forces centripète, centrifuge, d'attraction, d'impulsion, etc., qui ne donnent aucune idée des causes, et ne *font qu'indiquer une cause quelconque et un rapport avec l'effet produit.* Tous nos efforts doivent donc tendre à déterminer les lois de la force vitale. Qu'il me soit permis de faire une comparaison que j'emprunte à Condillac (*Traité des systèmes*, p. 175, an XII-1803).

«Je me suppose entièrement étranger à la construction d'une montre; j'en observe attentivement tous les phénomènes, et je dis : La possibilité du mouvement de l'aiguille d'une montre a sa raison suffisante dans l'essence de l'aiguille; mais, de ce que le mouvement est possible, il n'est pas actuel; il faut donc qu'il y ait dans la montre une cause de son actualité. Or, cette raison, je l'appelle *roue*, *balancier*; je le demande; donné-je une idée des ressorts qui font mouvoir l'aiguille? Avec ces notions vagues pourrai-je devenir horloger »? Eh bien! l'idée de la force vitale est aussi vague que celle de la roue et du balancier acquise de cette manière, et c'est une erreur palpable que de prétendre expliquer les faits par cette force. Tous nos efforts doivent tendre, non point à pénétrer l'essence de la force vitale, mais à déterminer les lois qui la régissent dans ses manifestations.

se dissémine, s'éteint enfin sous l'influence sans cesse
agissante des corps extérieurs.

La force vitale (φυσις, ενορμον, *anima*), bien distincte de
l'âme rationnelle (ψυχη: *mens*), est un fait d'un autre ordre,
mais tout aussi bien démontré que l'existence matérielle
des organes. La force vitale, c'est le fait le plus général
de l'économie vivante; c'est la vie, c'est la force de résistance; c'est l'harmonie, l'unité physiologique et pathologique.

Eh bien, les médecins se partagent entre deux doctrines
opposées. Les uns accordent tout ou presque tout à la
force vitale, et considèrent les organes comme un substratum presque indifférent : ce sont les médecins *vitalistes
purs*. Les autres accordent tout ou presque tout à l'organisation, et rejettent la force vitale comme une abstraction,
une hypothèse, un de ces mots scientifiques qui servent
de voile à notre ignorance : ce sont les médecins *organicistes purs*.

La vérité n'est ni dans l'une ni dans l'autre doctrine :
elle n'est point dans le vitalisme pur, qui rend compte d'un
certain nombre de faits, mais pour lequel les faits d'anatomie pathologique sont lettre close; elle n'est pas non
plus dans l'organicisme pur, qui rend également compte
d'un certain nombre de phénomènes, mais pour lequel les
faits du vitalisme sont aussi lettre close : elle est dans une
sage combinaison des deux doctrines, dans l'*organo-vitalisme*, qui étudie des organes vivants, actifs, irritables,
réagissants, harmonisés, solidaires, concourant tous à une
même fin; et si le mot *organo-vitalisme* était adopté comme
expression de doctrine, ce serait dans cette situation que
je voudrais me placer.

Ainsi se concilierait, d'une part, le vitalisme, qui étudie
les phénomènes d'ensemble, les phénomènes de réaction
générale, la fièvre, les constitutions médicales, les causes
épidémiques et héréditaires, les diathèses, la nature médi-

catrice, les phénomènes critiques, et qui considère la
maladie comme un acte de la vie, comme une série de
fonctions coordonnées, comme le résultat d'efforts conser-
vateurs qu'il faut diriger et souvent respecter, et les lésions
d'organes comme des effets secondaires, éventuels, subordonnés; d'une autre part l'organicisme, qui s'occupe par
dessus toutes choses des organes matériels, des états locaux, des phénomènes locaux, des points de départ, des
causes matérielles, organiques, de toute la partie matérielle des maladies, si je puis m'exprimer ainsi; qui considère l'état général, la fièvre, comme le résultat symptomatique d'un état local, de l'épine de Van-Helmont, qu'il
faut enlever activement si l'on veut dominer la maladie.

Il est évident que les vitalistes purs et les organicistes
exclusifs ne se placent pas sur le même terrain; que les
premiers se placent sur le terrain des maladies fébriles et
les seconds sur le terrain des lésions locales. Il y a donc,
dans ces doctrines en apparence si opposées, plus de
malentendu qu'on ne le croirait de prime abord. Or, pour
établir le caractère particulier de ces deux grandes doctrines
entre lesquelles se sont partagés les médecins de tous les
siècles, et dans un but de conciliation si désirable pour la
science, qu'il me soit permis d'entrer dans quelques détails.

Dans toutes les maladies avec réaction générale ou
fièvre, il y a deux ordres de phénomènes, deux ordres
de diagnostic, deux ordres d'indications, deux ordres
de thérapeutique : 1° le diagnostic et la thérapeutique
de l'état local : c'est l'anatomie pathologique qui l'établit; 2° le diagnostic et la thérapeutique de l'état général :
c'est l'observation clinique, c'est l'étude des phénomènes
morbides au point de vue du vitalisme qui en est la base.
Or il est des maladies dans lesquelles l'état local et par
conséquent son diagnostic et sa thérapeutique sont tout
ou presque tout; exemple : les lésions organiques proprement dites. Il est d'autres maladies dans lesquelles l'é-

tat général et par conséquent son diagnostic et sa thérapeutique sont tout ou presque tout, et l'état local est
accessoire; exemple : fièvres éruptives, fièvres intermittentes, fièvres pernicieuses, etc.

Il y a même plus : je ne vois aucun inconvénient (j'en
fais même ici la proposition formelle) à appeler du nom
générique de *fièvres* toutes les maladies locales accompagnées de réaction fébrile : ainsi j'appellerais volontiers
fièvre érysipélateuse l'érysipèle avec fièvre, *fièvre scarlati-
neuse, fièvre morbilleuse, fièvre varioleuse*, la scarlatine, la
rougeole et la variole; et l'illustre Pinel a commis une
grave erreur lorsqu'il a rayé ces maladies de la classe des
pyrexies pour en faire tout simplement des phlegmasies
de la peau; car évidemment l'état de la peau, bien qu'il
ait donné son nom à la maladie, n'est ici qu'une chose secondaire. Bien plus, j'appellerais volontiers *fièvre pleurétique, fièvre pneumonique, fièvre péritonitique*, la pleurésie,
la pneumonie, la péritonite accompagnées de fièvre, au
même titre qu'on a désigné sous le nom de *fièvre traumatique* la fièvre qui accompagne les grandes plaies, les
grandes opérations, de *fièvre puerpérale* la fièvre qui suit
l'accouchement. Je ne vois que de l'avantage à cette nomenclature, plusieurs fois tentée, mais incomplétement appliquée; ce qui a peut-être empêché qu'elle n'ait été généralement adoptée.

Il y a en effet une énorme différence entre une lésion
locale sans fièvre et la même lésion locale avec fièvre,
entre un érysipèle apyrétique et un érysipèle avec fièvre,
entre la période fébrile de la pleurésie et de la pneumonie
et la période apyrétique de ces maladies, toutes choses
égales d'ailleurs, quant à l'état local. Tout le temps
qu'existe la réaction fébrile, l'économie est sous l'influence
d'une cause générale qui n'a pas encore épuisé son activité morbide; la maladie locale peut marcher et s'étendre
soit dans l'organe primitivement affecté, soit dans d'autres

organes, exemple : pneumonie envahissante; mais à peine la fièvre est-elle tombée que la maladie locale reste stationnaire et que la résolution commence. J'ai signalé ailleurs des pleurésies et des pneumonies qui présentaient, pendant les huit jours qui ont suivi la chute de la fièvre, les phénomènes locaux de la maladie au même degré que pendant la durée de la période fébrile.

Il suit de là que, dans toutes les maladies avec réaction fébrile, si l'on avait à opter entre le diagnostic de l'état local et le diagnostic de l'état général, entre la thérapeutique de l'état local et la thérapeutique de l'état général, on devrait peut-être, dans un grand nombre de cas, donner la préférence au diagnostic et à la thérapeutique de l'état général.

Lors donc que l'on s'approche pour la première fois d'un malade affecté de fièvre, on a deux ordres de déterminations à établir; celle de l'état général et celle de l'état local. La détermination de l'état général s'établit 1° par l'état du système ganglionnaire viscéral, qui a pour centre d'expression le cœur et l'estomac; 2° par l'état du système nerveux céphalo-rachidien, qui a pour organes d'expression le système musculaire, la peau, les organes des sens et le cerveau lui-même, en tant qu'organe de l'intelligence. Or, la détermination de l'état général une fois bien établie, je pourrais en inférer le diagnostic et le traitement; mais ce diagnostic et ce traitement doivent, pour être complets, recevoir pour ainsi dire leur sanction de l'étude approfondie de l'état local; et une fois l'état local bien déterminé, mon diagnostic et mon traitement sont aussi positifs que possible, car ils se composent de la combinaison et de l'association des résultats fournis par l'état local et de ceux fournis par l'état général.

Mais dans les cas où le diagnostic de l'état local est impossible, au moins dans l'état actuel de la science, soit à cause de la circonscription de la lésion, soit à cause

de la position profonde, inaccessible de l'organe, soit à
cause de la période de la maladie (car le mouvement
fébrile précède ordinairement de vingt-quatre, quarante-
huit heures et souvent de plusieurs jours l'apparition de
la lésion locale); dans ces cas, dis-je, le traitement exclusivement fondé sur l'état général n'en est pas moins
établi sur des bases inébranlables. C'est ainsi qu'il m'arrive
tous les jours de diagnostiquer, par l'état général, une
pneumonie, une pleurésie, dites latentes, diagnostic que
les symptômes locaux viennent confirmer soit immédiatement soit vingt-quatre heures plus tard.

D'après cela, on conçoit comment les grands observateurs de l'antiquité, ignorants des lésions locales autres
que celles qui se manifestent par des symptômes locaux
bien évidents, ont pu laisser sur la thérapeutique des maladies fébriles des données qui pourraient encore servir
aujourd'hui de règle de conduite. On conçoit que, relativement à un certain nombre de maladies, les maladies
éruptives, par exemple, les détracteurs de l'anatomie pathologique puissent soutenir, avec quelque apparence de
vérité, que l'anatomie pathologique n'a pas été utile à la
science, qu'elle tend à l'amoindrir, à la matérialiser, à la
réduire aux proportions exiguës de l'état local, à la dépouiller de ces vues d'ensemble, de ces idées larges et
générales des états morbides ou diathèses, des constitutions
médicales, des causes ou des génies épidémiques planant
pour ainsi dire sur toute une saison, sur une ou plusieurs
années, imprimant à toutes les maladies un caractère particulier, homogène, quel que soit l'organe affecté; qu'enfin
ils aient pu soutenir qu'en subordonnant toute la thérapeutique à l'état local, l'anatomie pathologique avait fait
rétrograder la médecine pratique, au moins dans quelques
unes de ses parties.

Voyez, ajoutent-ils, les fièvres pernicieuses. Que nous
importe qu'à l'ouverture des individus morts à la suite de

ces fièvres, l'anatomie pathologique nous révèle des traces d'inflammation très intense dans les poumons, l'estomac, la rate, le cerveau? en donnerons-nous moins le quinquina? Que nous importe qu'à la suite des maladies épidémiques ou sporadiques dans lesquelles on a employé avec succès telle ou telle méthode de traitement, que nous importe que dans les cas malheureux on rencontre des traces non équivoques d'inflammation? Vous aurez beau nous montrer les poumons désorganisés par des phlegmasies intenses, nous n'en dirons pas moins, avec Baillou, qu'il est des pneumonies dans lesquelles les évacuations sanguines sont nuisibles. Nous verrons Sarcone sauver avec l'opium, et Baglivi avec le camphre un très grand nombre de pneumoniques; Joseph Frank ne perdre qu'un seul malade sur 84 affectés de pneumonies, tandis que presque tous les malades qui avaient été saignés succombèrent (1). Quel est le praticien moderne qui n'a vu un grand nombre de cas de pneumonies rebelles aux évacuations sanguines, même pratiquées dans le moment d'opportunité, et dans la mesure convenable, céder comme par enchantement au tartre stibié à haute dose? Je pourrais citer encore à l'appui de cette manière de voir ces péritonites puerpérales épidémiques que j'ai observées à la Maternité en 1830, 1831, 1832, tellement funestes, que, dans le but d'éclairer l'administration des hospices sur les dangers de l'encombrement dans cet hôpital, je crus devoir leur donner le nom de *typhus puerpéral*. Trouvant sur le cadavre des nombreuses victimes de cette maladie les traces de phlegmasies très intenses, attribuant les insuccès de mes prédécesseurs et les miens propres, et au défaut d'énergie, et au défaut d'opportunité dans l'emploi du

---

(1) On pourrait objecter qu'à l'époque où vivaient ces grands observateurs, le diagnostic de la pleurésie et de la pneumonie était bien loin d'être aussi positif qu'il l'est aujourd'hui, grâce à la percussion et à l'auscultation.

traitement antiphlogistique , je soumis les malades au
traitement antiphlogistique le plus actif qu'on puisse
suivre ; tout allait à merveille pour les péritonites survenues pendant le temps où ne régnait pas l'épidémie ;
mais pendant l'épidémie , j'eus beau faire saigner les
malades immédiatement après la réaction qui suivait
le frisson d'invasion , faire renouveler les saignées de
six heures en six heures, et même quelquefois de trois
heures en trois heures, la médication antiphlogistique
semblait donner de nouvelles forces à la maladie.
Un fait qui vient , d'ailleurs , à l'appui de cette
manière de voir , c'est que c'était précisément chez
les femmes épuisées par d'abondantes hémorrhagies ,
avant, pendant ou après l'accouchement, que le typhus
puerpéral sévissait avec le plus de violence : les malades
étaient pour ainsi dire foudroyées, car elles ne pouvaient
suffire à la réaction inflammatoire dont les premiers
phénomènes épuisaient la vie. Dans les maladies qui
tiennent à l'état d'intoxication du sang , vous soustrairiez
la presque totalité du sang que vous laisseriez subsister
la cause de son infection.

D'autres objections non moins sérieuses ont été adressées à l'anatomie pathologique sous le rapport de la thérapeutique. Est-ce dans la contemplation des lésions organiques que les fièvres pernicieuses laissent après elles que
Torti a découvert le spécifique de ces fièvres? Est-ce en
fouillant dans les cadavres des vérolés qu'on a découvert
le spécifique de la maladie vénérienne? Est-ce dans l'étude
des pustules de la variole que Jenner a puisé l'idée de la
vaccine? Les travaux immortels d'Hippocrate , Baillou ,
Sydenham, Baglivi, Boërhaave, Stoll, ont-ils été produits
sous l'inspiration de l'anatomie pathologique?

D'autres objections portent sur la difficulté de l'observation cadavérique. Il est plus aisé, disait Bordeu, de faire
une opération sur le vivant que de porter un jugement so-

lide d'après l'inspection d'un cadavre. Bordeu donne en
même temps le précepte et l'exemple en attribuant à une
compression chimérique des viscères sur le diaphragme
les taches, les ecchymoses, la gangrène dans les intestins,
le diaphragme, les poumons et même la peau, tous phénomènes qu'il observa sur le corps d'un de ses malades.

Combien d'altérations tellement légères qu'elles échappent à l'imperfection de nos sens et au défaut d'attention!
combien qui ne sont que des effets, des complications, des
épiphénomènes! La question de savoir si les altérations
que l'on observe sont ou ne sont pas le point de départ de
tous les accidents, si elles ont débuté avec la maladie,
si elles ne sont pas un effet ou même un des derniers
effets de la maladie, si elles ne sont pas purement accessoires, est bien loin d'être résolue dans un grand nombre
de cas.

Une des sources les plus communes d'erreur en anatomie pathologique, c'est le défaut d'appréciation exacte
de l'influence des phénomènes physiques et chimiques sur
nos organes dans l'agonie et après la mort. Il n'est pas rare
de voir rapporter à un état morbide des altérations purement cadavériques. Ces altérations sont physiques ou chimiques. Le premier phénomène qui se présente dans le
cadavre, c'est une altération chimique des liquides et des
solides. Ceux-ci, qui résistaient pendant la vie à toute espèce de combinaison autre que celle qui résulte des propriétés vitales, se laissent pénétrer comme un corps inerte;
ils s'imbibent à la manière d'un corps poreux. Les phénomènes de capillarité étudiés dans ces derniers temps sous
les noms d'*exosmose* et d'*endosmose* (1) s'opèrent dans toute

(1) Je dois dire ici que je n'admets d'exosmose et d'endosmose que
dans les tissus non vivants comme l'épiderme ou dans les tissus privés
de la vie. Tout le système de l'économie vivante serait changé si les
liquides avaient d'autres voies de circulation que leurs vaisseaux et si les
parois de ces vaisseaux et des divers canaux et réservoirs étaient comme

leur énergie sur les parois vasculaires d'abord, puis sur les autres tissus qui se colorent comme par une espèce de teinture : de là ces lignes, ces réseaux bleuâtres, noirâtres, qui dessinent le trajet des vaisseaux. La bile transsude à travers la vésicule, et colore les intestins.

Aux phénomènes de capillarité s'ajoutent 1° les phénomènes physiques de la gravitation, les liquides se portant dans les lieux les plus déclives, et 2° les phénomènes chimiques de la putréfaction. Que n'a-t-on pas dit sur les rougeurs cadavériques, sur le ramollissement des tissus, sur le développement des gaz dans l'épaisseur de tous les organes, dans les veines et dans le cœur (1)?

Je crois n'avoir dissimulé aucune objection, aucune difficulté. Or il me sera facile de prouver que toutes ces objections portent, non sur l'anatomie pathologique elle-même, mais sur une mauvaise application des notions qu'elle fournit et presque toujours sur un empiétement de juridiction. Que si on ne lui demande que ce qu'elle peut nous donner, et surtout si on ne lui demande pas autre chose, elle communiquera sa certitude aux choses de la médecine, et lui assurera une fixité immuable de principes au milieu des opinions qui changent et des systèmes qui passent.

L'anatomie pathologique, science de l'organisation morbide, est à la connaissance des maladies, c'est-à-dire des fonctions morbides, ce qu'est l'anatomie normale aux fonctions physiologiques.

Privée du secours de l'anatomie morbide, la pathologie

___

des filtres à travers lesquels peuvent s'échapper les liquides qu'elles renferment. Quoi qu'il en soit, l'on consultera avec intérêt les travaux de M. H. Dutrochet, sur l'endosmose (*Mémoires pour servir à l'histoire anatomique et physiologique des végétaux et des animaux*, Paris, 1837, t. I, p. 1 à 100).

(1) Voyez l'article ANATOMIE PATHOLOGIQUE du *Dictionnaire de médecine et de chirurgie pratiques*, t II, p. 364 et suiv.

est dans le même état de dénument que la physiologie étudiée à *priori* sans le secours de l'anatomie normale. Il suit de là que, tout le temps que l'anatomie pathologique n'a pas été cultivée, la médecine a dû errer de système en système; qu'esclave obligée, ne pouvant vivre de son propre fonds, elle a dû subir le joug de toutes les doctrines régnantes; que cette servitude, que cette incertitude de principes ont dû descendre des hautes régions de la théorie dans des détails de la pratique, dont les vacillations déplorables, et cela sur les points d'observation les plus vulgaires, ont fourni des armes si puissantes aux détracteurs de cette belle et noble science et ouvert la porte à toutes les invasions de l'erreur.

Que nous apprend l'anatomie pathologique? Elle nous apprend le siége des maladies, leur nature organique, leurs causes organiques : elle éclaire le diagnostic, elle est le fondement de tout bon pronostic et de toute bonne thérapeutique.

1° L'*anatomie pathologique nous apprend le siége des maladies*, les *lieux affectés*, pour me servir de l'expression de Galien, l'*organe malade*. Or la question de siége, de point de départ, que seule l'anatomie pathologique a posée d'une manière positive, domine la pathologie (1) : c'est la solution de cette question : *Où est le mal?* qui précède la solution de toutes les autres questions au lit du malade, qui est même, dans l'ordre logique des idées, antérieure à cette autre question : *Où est le remède?*

Où est le mal? Est-ce au cerveau, au poumon, à l'estomac, au foie? Le malade est dans le délire : ce délire est-il sympathique, est-il idiopathique? Le malade est at-

---

(1) Bichat a dit : *Qu'est-ce que la maladie dont on ignore le siége?* Or, la question de siége embrasse non seulement celle de l'*organe affecté*, mais encore celle du *tissu affecté* : ainsi, il ne suffit pas de savoir que l'estomac est l'organe affecté dans la gastrite, il faut savoir que c'est la membrane muqueuse.

teint de vomissements : ces vomissements attestent-ils
une lésion primitive de l'estomac, ou bien le principe de
ce vomissement est-il dans les méninges? Cette fièvre continue, cette fièvre lente, quelle en est la source? etc.

Si vous ne faites pas de la question de siége une question fondamentale en pathologie, vous serez obligé de vous
circonscrire dans la symptomatologie, et je ne sais si les
cinq ou six cents espèces du nosologiste Sauvages pourront vous suffire pour classer tous les symptômes ou manifestations extérieures des maladies et leurs innombrables
variétés. Pour vous, les phénomènes sympathiques se
confondront avec les phénomènes idiopathiques; les uns
et les autres auront une valeur propre, intrinsèque, et non
pas une valeur de coordination, une valeur subordonnée;
il n'y aura pas de milieu entre une généralisation indéfinie
et une particularisation également sans limites : ou vous
admettrez une cause générale, systématique, embrassant
l'ensemble des phénomènes, une diathèse, un état dyna-
mique mal défini, ou bien, à la manière des nosographes,
vous n'irez pas au-delà des symptômes que vous réunirez
en groupes plus ou moins naturels fondés sur une coïncidence fortuite ou plus ou moins constante; chaque groupe
sera pour vous une maladie, un état morbide auquel vous
donnerez un nom, et toute votre thérapeutique consistera
à opposer à tel ou tel groupe de symptômes tel ou tel
groupe de moyens soit rationnels, soit empiriques.

Voilà pourtant ce qu'on nous donne comme le chef-
d'œuvre de l'analyse clinique; mais n'est-il pas évident
que cette pathologie, que cette thérapeutique purement
symptomatiques appartiennent à l'enfance de la science,
qu'elles correspondent à cette période des sciences physiques dans laquelle les phénomènes étaient décrits, mais
non encore interprétés, où chacun d'eux recevait une interprétation arbitraire, de la nature de celle qui rendait
compte de l'ascension de l'eau dans les pompes par l'hor-

reur de la nature pour le vide jusqu'à 32 pieds. N'est-il pas évident que les lésions de fonctions n'étant autre chose que l'expression de la souffrance des organes, le diagnostic qui s'arrête aux lésions de fonctions ne peut être considéré que comme un diagnostic provisoire? La pathologie qui s'appuie uniquement sur la lésion des fonctions et non sur la lésion des organes est une pathologie provisoire, descriptive, et non une pathologie définitive, scientifique, philosophique ; car la philosophie, c'est la connaissance des rapports, des causes et des effets.

Nous dirons donc qu'à défaut de notions suffisantes sur les lésions d'organes, les anciens avaient fait tout ce qu'il leur était possible de faire en s'arrêtant aux lésions des fonctions; que même de nos jours, pour les maladies qui ne sont pas encore bien connues quant à leur siége et quant à leur nature, une énumération bien faite des symptômes est le seul refuge de notre ignorance, mais que nos efforts doivent tendre sans cesse à rapporter les formes symptomatiques des maladies à leur véritable origine, à rallier les symptômes autour des organes; et en cela nous ne ferons d'ailleurs qu'imiter les grands observateurs de l'antiquité, qui ont mis en relief les lésions d'organes toutes les fois que cela leur a été possible. Sauvages lui-même, dont le grand ouvrage de nosologie est en quelque sorte le *nec plus ultrà* de la classification symptomatologique, sentait la nécessité d'un point d'appui plus résistant que les symptômes; car il dit positivement qu'il ne donne la préférence aux définitions des maladies basées sur les symptômes que parce que de son temps l'état morbide des organes profondément placés était couvert d'un voile impénétrable, tandis que les symptômes et leurs corrélations tombaient sous les sens.

Facile en général à résoudre quant aux maladies chirurgicales, la question de siége devient très épineuse pour un certain nombre de maladies internes. La situation profonde et presque inaccessible de certains organes, l'absence de phénomènes locaux bien évidents, la pluralité des organes dans la même région, la loi d'unité qui préside à tous les actes morbides, non moins qu'à tous les actes physiologiques, voilà les sources principales de la difficulté du diagnostic quant au siége des maladies.

Disons cependant que, grâce aux progrès de l'observation clinique et de l'anatomie pathologique, les problèmes relatifs aux questions de siége deviennent de plus en plus faciles à résoudre. L'anatomie pathologique peut revendiquer à bon droit comme une de ses conquêtes les deux plus importants moyens de diagnostic qui aient été imaginés dans ces derniers temps, savoir : la percussion et l'auscultation; car jamais, sans l'anatomie pathologique, on n'aurait eu l'idée de ces deux moyens d'investigation, ou du moins jamais on ne l'aurait mise à exécution; car il fallait, pour en retirer quelque fruit, comparer les modifications du son et de tous les phénomènes acoustiques observés au lit du malade aux lésions morbides observées dans les organes après la mort.

2° *L'anatomie pathologique nous fait connaître la nature organique des maladies.* Si, dans l'étude des maladies, la question de siége est la première (1), la question de *nature* est la seconde. A la question : *Où est le mal?* succède dans l'ordre logique des idées cette autre question : *Quelle est la nature du mal?* dont la solution précède toujours et

(1) La question de siége dans les maladies l'emporte souvent sur la question de nature. Y a-t-il le moindre rapport entre le cancer de l'estomac et le cancer du cerveau quant à la symptomatologie? Il existe au contraire beaucoup de rapports sous ce point de vue entre le cancer de l'estomac et l'inflammation chronique du même organe. Dans le cas de cancer, les questions de nature sont relatives à l'incurabilité, à la facilité de se reproduire; les questions de siége sont relatives à la symptomatologie, au trouble des fonctions; que le pylore soit rétréci par un cancer ou par une cicatrice, suite d'ulcère chronique simple, les troubles fonctionnels seront toujours les mêmes, ceux d'un obstacle au passage des matières alimentaires.

décide souvent celle qui est relative au choix du remède.

Or, par nature des maladies, j'entends ce qu'on doit entendre par ce mot dans les sciences physiques; non l'essence d'une maladie, nous ne connaissons l'essence de rien, mais les rapports fondamentaux qui lient une maladie ou une lésion actuellement observée à des maladies ou lésions déjà connues. Ainsi la nature inflammatoire d'une maladie nous est connue lorsque nous avons rattaché cette maladie à l'inflammation, sa nature syphilitique lorsque nous l'avons rattachée à la maladie vénérienne, sa nature cancéreuse quand nous l'avons rattachée au cancer, etc.

Or l'anatomie pathologique peut seule éclairer la nature organique des maladies : *Totam morborum naturam explanat.* (Morgagni.)

Bien que la solution de la question du siége d'une lésion n'emporte pas nécessairement la solution de la question de sa nature, cependant, comme chaque organe a en quelque sorte sa prédilection pour telle ou telle lésion, ses tendances, ses *affinités morbides*, par cela seul que tel ou tel organe est malade, nous devons soupçonner l'altération dominante de cet organe plus particulièrement que les autres. C'est dans ce sens que Bichat avait dit qu'il existait des lésions spéciales pour chaque tissu : ainsi le poumon a une affinité morbide pour les tubercules, le foie pour les kystes acéphalocystes, l'estomac pour la maladie cancéreuse, l'utérus pour les corps fibreux et le cancer, etc.

La nature organique de la maladie est tout pour le diagnostic et pour le traitement. Une tumeur à l'aine existe : quel est le problème fondamental à résoudre? La nature organique de cette tumeur. Est-ce une hernie, est-ce un abcès par congestion, un ganglion lymphatique engorgé, une varice, un anévrisme, etc.? Pour les maladies de la mamelle, combien de fois un kyste n'a-t-il pas été extirpé

pour un cancer! combien plus souvent encore de petits
corps sphéroïdaux, d'une dureté pierreuse, mobiles sous
le doigt, parfaitement distincts de la glande mammaire,
connus dans le langage vulgaire sous le nom de *glandes*, et
qui ne sont autre chose que des corps fibreux inoffensifs!

La *nature organique de la maladie!* Veut-on d'autres
exemples de son importance? L'estomac est sujet à un
ulcère chronique simple qui se présente sous la même
forme symptomatique que le cancer. Le vomissement noir,
si improprement nommé caractéristique, existe au même
degré dans l'une et dans l'autre maladie. Les douleurs
épigastriques m'ont paru généralement plus aiguës et plus
persévérantes dans l'ulcère simple que dans le cancer. Eh
bien, je crois avoir prouvé ailleurs (1) qu'il n'est pas impossible d'établir le diagnostic différentiel de l'ulcère
chronique simple et du cancer de l'estomac et de conduire à bonne fin des maladies qui avaient été considérées
comme incurables. J'ai vu plusieurs fois diagnostiquer et
traiter comme cancéreux des rectums chroniquement
enflammés, etc.

C'est dans la détermination de la nature organique des
maladies que l'anatomie pathologique brille de tout son
éclat; c'est elle qui nous a montré des lésions matérielles
dans toutes ou presque toutes les fièvres dites primitives
ou essentielles; c'est à elle que nous devons la connaissance de toutes les phlegmasies aiguës sans douleur et de
toutes les formes des phlegmasies chroniques; c'est elle
qui, en soumettant à une analyse rigoureuse les lésions si
diverses confondues sous le nom vague de *tumeurs*,
d'*obstructions*, de *squirrhes*, d'*engorgements*, d'*indurations*,
de *cancers*, a établi les espèces anatomiques, séparé des
cancers les indurations inflammatoires chroniques, décrit
les tubercules, les kystes, les tumeurs fibreuses, toutes

(1) *Anatomie pathologique du corps humain*, avec planches, 10e livraison, planches V, VI; 20e livraison, pl. V et VI.

les transformations de tissus et préparé une ère toute nouvelle à la médecine et à la chirurgie théoriques et pratiques.

3° *L'anatomie pathologique nous fait connaître les causes des maladies : De sedibus et causis morborum* (Morgagni). Ne pourrait-on pas ajouter qu'elles nous font aussi connaître les *effets* des maladies, *de effectibus morborum* ?

Si l'observation clinique toute seule a pu, d'après les documents recueillis au lit des malades, arriver à la détermination de la *nature étiologique* d'un certain nombre de maladies, et établir, par exemple, leur nature goutteuse, strumeuse, rhumatismale, syphilitique, inflammatoire, périodique, pernicieuse; si, par l'étude approfondie des causes physiques, chimiques, physiologiques, spécifiques, elle a pu soulever le voile qui couvre l'origine et le développement d'un certain nombre de maladies, dans combien de cas n'a-t-elle pas senti l'inanité de toutes ses explications étiologiques, les maladies les plus disparates reconnaissant souvent les mêmes causes tant occasionnelles qu'éloignées; de là les causes *occultes, métaphysiques;* de là ce quelque chose de mystérieux, le το θειον des Grecs; le *quid divinum* des Latins; de là ces causes générales épidémiques, planant sur toute une saison, sur plusieurs révolutions d'années, que Sydenham faisait sortir des entrailles de la terre; de là ces états vagues, mal définis, ces prédispositions virtuelles qui n'attendent que l'occasion pour se développer, ces *diathèses*, en vertu desquelles des affections identiques se produisent successivement ou simultanément dans divers points de l'économie; de là, enfin, toutes les hypothèses étiologiques; car, il est vrai de dire, avec Laënnec, que c'est presque toujours sur l'étiologie qu'ont été établis les systèmes en médecine depuis le chaud et le froid, le sec et l'humide de Galien, le *strictum* et le *laxum* de Thémison, jusqu'aux alcalis, aux âcres des mé-

decins-chimistes, à la polycholie de Stoll, à la sthénie et
à l'asthénie de Brown, à l'irritation de Broussais.

Or, l'anatomie pathologique est venue doter la pathologie d'une série de causes entièrement inconnues avant
elle; des *causes organiques* dont la réunion constitue une
branche importante de l'étiologie, savoir : l'*étiologie organique*, qui a déjà pris une si grande place dans la description des maladies, et qui tend sans cesse à purger la
science des causes systématiques de l'ancienne médecine.

Il y a cause organique lorsqu'une lésion organique ou
matérielle est la cause d'une maladie ou d'une autre lésion
organique. Ainsi, une hémorrhagie cérébrale est la cause
organique de la maladie connue sous le nom d'*apoplexie
sanguine*. On peut même dire qu'elle constitue la maladie
tout entière : ainsi, une bride celluleuse, suite d'adhérence ancienne, un rétrécissement organique de l'intestin
sont la cause organique d'un étranglement interne; ainsi,
une maladie du cœur est la cause organique de la dyspnée,
de l'anasarque; l'oblitération des artères par inflammation ou par ossification est la cause organique de la gangrène dite spontanée; le tubercule pulmonaire, la cause
organique de la phthisie pulmonaire.

Quelquefois même c'est à travers une succession de
deux, de trois causes organiques subordonnées qu'on
arrive au premier mobile de tous les désordres. Ainsi,
une péritonite aiguë reconnaît quelquefois pour cause
une perforation de la vésicule biliaire. Cette perforation
de la vésicule reconnaît pour cause une inflammation de
cette vésicule, laquelle peut avoir été déterminée elle-
même par la présence de calculs biliaires?

Pour être exact, il faut diviser les causes organiques
en *deux catégories* :

Dans une première catégorie des causes organiques,
la lésion organique est bien évidemment le *point de départ*,
la cause formelle de la maladie, si bien qu'en sous-

trayant à temps cette cause on soustrairait la maladie
tout entière.

Dans une deuxième catégorie de causes organiques,
la lésion anatomique n'a pas avec la maladie une relation de cause à effet aussi incontestable que dans le
cas précédent ; en un mot, elle n'est pas point de départ. Ainsi, il est évident que dans un grand nombre
de maladies, dans la pneumonie, la pleurésie, l'érysipèle, l'entérite folliculeuse, etc., la lésion organique n'est
pas cause de la maladie au même titre que l'épanchement sanguin cérébral dans l'hémiplégie, la bride celluleuse dans le cas d'étranglement interne. Ainsi, dans
la pneumonie avec fièvre, ce n'est pas la pneumonie
qui précède la fièvre, mais la fièvre qui précède la pneumonie de vingt-quatre, quarante-huit heures, et quelquefois
de plusieurs jours : de même, dans l'érysipèle fébrile, ce
n'est pas, en général, l'érysipèle qui précède la fièvre,
c'est la fièvre qui précède l'érysipèle. Je crois donc qu'il
faut établir une distinction entre les lésions observées dans
les maladies primitivement fébriles et les lésions observées dans les maladies primitivement non fébriles. Dans
celles-ci, la lésion anatomique est le point de départ, et
régit, dès le premier instant, la maladie tout entière ; dans
celles-là, la lésion anatomique est consécutive à une fièvre
d'incubation plus ou moins prolongée (1).

On peut même soutenir que, dans cette dernière catégorie, les lésions organiques ne sont que les effets d'une
cause générale qui a agi sur l'ensemble de l'économie pour
se localiser ensuite ; mais ces effets organiques une fois
produits sont pour nous la cause la plus élevée à laquelle

_____

(1) C'est surtout dans l'appréciation des faits d'anatomie pathologique
qu'il faut bien se garder de conclure de la coexistence à la dérivation
subordonnée. Pour que le raisonnement soit légitime, il faut avoir exclu
préalablement soit la dérivation commune, soit une coïncidence éven-
tuelle.

nous puissions atteindre : on peut même lui accorder la
puissance d'un point de départ, car ils régissent pour ainsi
dire la maladie tout entière, ils en mesurent l'intensité;
avec l'état local augmentent ou diminuent les symptômes
généraux. La fièvre d'incubation elle-même peut lui être
rapportée comme à sa source.

Cela est si vrai que, dans le langage universellement
adopté, c'est la lésion anatomique toute seule qui a servi
à désigner la maladie, toutes les fois que cette lésion a été
connue, et qu'on a considéré la fièvre comme symptomatique de cette lésion; ainsi on a dit une pneumonie et
non une fièvre pneumonique, un érysipèle et non une
fièvre érysipélateuse. C'est au contraire l'état général ou la
fièvre qui a servi de base à la nomenclature, quand la
lésion locale a été méconnue; ainsi le mot *fièvre cérébrale*
a longtemps été employé pour désigner une certaine forme
de méningite. Je ne doute pas que la dénomination de
fièvre typhoïde ne soit bientôt généralement remplacée
par celle d'entérite folliculeuse; car l'inflammation des
follicules isolés et agminés de l'intestin grêle me paraît
être dans les mêmes rapports avec la fièvre qui l'accompagne que l'inflammation du tissu pulmonaire avec la
fièvre de la pneumonie.

Une remarque importante à faire pour l'appréciation
des causes organiques des maladies, c'est qu'il faut bien
distinguer les lésions qu'on rencontre constamment à la
suite de telle ou telle maladie de celles qui ne se rencontrent qu'accidentellement : une connexion, une coexistence constante entre telle ou telle forme symptomatique de maladie et telle ou telle lésion d'organe établit
que cette lésion organique fait essentiellement partie de
la maladie, qu'elle constitue son *caractère anatomique*, et
la question de causalité peut ensuite être posée et résolue.

L'*étiologie organique* s'applique encore à la détermination
des causes de la mort : causes de mort subite, causes de

mort dans les maladies aiguës, causes de mort dans les maladies chroniques. Sous ce point de vue, l'anatomie pathologique a divisé les cas qui lui étaient soumis en deux catégories : tantôt la lésion matérielle lui a paru *suffisante* pour expliquer la mort, tantôt elle lui a paru *insuffisante* : car, si dans un grand nombre de cas, et plus particulièrement dans les maladies chroniques, on trouve des lésions d'organes assez considérables pour empêcher le jeu des fonctions indispensables à la vie, si quelquefois même on a lieu de s'étonner que la vie ait pu se concilier avec des désordres aussi prodigieux ; dans combien de cas, et cela surtout dans les maladies très aiguës, ne rencontre-t-on pas des lésions si légères qu'elles ne sauraient expliquer la mort? Quoi! vous croyez m'avoir montré la cause de la mort, lorsque dans une rougeole, dans une scarlatine ou dans une variole qui tue à la période d'invasion ou d'éruption, vous m'avez montré une injection de telle ou telle partie de la muqueuse du canal alimentaire ou des voies aériennes? Croyez-vous que les altérations observées dans l'affreuse épidémie de choléra dont nous avons été les témoins nous aient parfaitement rendu compte de l'intensité des accidents et de la rapidité de la mort? Dans l'hydrophobie, dans le tétanos, on ne trouve rien ; je n'ai rien trouvé chez plusieurs épileptiques morts pendant un accès ; je n'ai rien trouvé dans un certain nombre de cas de mort subite. Il est positif que dans quelques maladies terminées par la mort, on ne rencontre pas de causes anatomiques suffisantes pour expliquer cette terminaison funeste, et qu'on est obligé d'invoquer une cause physiologique. Il est démontré par ces faits que sans altération organique suffisante, une fonction indispensable à la vie, l'innervation, la circulation, a pu être troublée, suspendue au point d'intercepter la vie; ainsi, dans l'entérite folliculeuse, la lésion organique n'est pas toujours en rapport avec l'intensité des symptômes, et ne rend que difficilement compte de la mort, ce qui a fait dire avec vérité que dans l'entérite folliculeuse (fièvre typhoïde des modernes) la lésion matérielle n'était qu'une partie de la maladie.

Sous ce point de vue, je veux dire sous celui de l'insuffisance des lésions matérielles des organes pour rendre compte de la mort, l'anatomie pathologique nous ramène inévitablement au vitalisme dont elle avait semblé d'abord nous éloigner, et, je ne crains pas de le dire, elle réhabiliterait la doctrine vitaliste, si jamais cette doctrine était sérieusement compromise. Je bornerai aux considérations qui précèdent ce que je m'étais proposé de dire sur l'importance de l'anatomie pathologique. Je me résume :

L'anatomie pathologique, science de l'organisation morbide, fait connaître toutes les lésions matérielles dont chacune des parties du corps humain est susceptible ; elle apprend le siége des lésions, leur nature organique, les causes, les effets organiques des maladies ; on lui doit la conquête de la percussion et de l'auscultation ; c'est elle qui a imprimé une direction nouvelle à l'observation, en rattachant tous les symptômes aux organes et en faisant sans cesse remonter des lésions de fonctions aux lésions d'organes : par conséquent l'anatomie pathologique est le *fondement du diagnostic ;* car, une fois qu'elle a établi une vérité, il faut, bon gré mal gré, que cette vérité pénètre dans la science, et que du diagnostic anatomique sur le cadavre on arrive au diagnostic anatomique sur le vivant, c'est-à-dire au diagnostic clinique; que du diagnostic de l'état local on s'élève au diagnostic de l'état général et que les symptômes soient classés dans l'ordre de leur hiérarchie. A l'anatomie pathologique est dû le diagnostic de l'état local, comme à l'observation clinique le diagnostic de l'état général.

Elle éclaire le pronostic ; car elle résout les questions

de curabilité et d'incurabilité; elle nous apprend toutes les terminaisons possibles des maladies; elle nous fait connaître le mécanisme de la guérison des lésions morbides : car, s'il existe une anatomie pathologique qui nous apprend par quelles altérations diverses passent nos organes pour arriver à la désorganisation, il est une anatomie pathologique *restauratrice* qui nous apprend par quelles transformations successives les désordres sont réparés.

Elle éclaire la thérapeutique; car elle éclaire le diagnostic; car elle a doté la médecine pratique de l'*étiologie organique:* elle révèle à l'observateur toutes les erreurs de diagnostic, toutes les erreurs de traitement, lui fait connaître les causes de ses revers, pose de nouvelles indications et lui enseigne dans quelles voies il lui faudra marcher dans des cas analogues. Elle agrandit le domaine de la thérapeutique en mettant en lumière la puissance de la nature et de l'art réunis pour ramener à l'état normal des organes profondément altérés dans leur organisation. Bien loin d'exclure, de déprécier l'observation clinique, elle l'épure, elle la dirige, la perfectionne, lui imprime un caractère de sévérité inconnu jusqu'à elle, lui fournit des éléments nouveaux de diagnostic et de traitement, lui communique, lui infuse en quelque sorte sa certitude, et ne lui est peut-être jamais plus utile que lorsqu'elle ne découvre pas dans les lésions matérielles des causes suffisantes de mort.

L'anatomie pathologique, c'est la clinique des cas malheureux : elle signale tous les écueils, ceux qu'il eût été possible comme ceux qu'il n'était pas possible d'éviter. Non, ce n'est point une science spéculative, une contemplation stérile et purement scientifique des innombrables voies qui conduisent à la mort; c'est une science pratique, une science d'application. J'ai la confiance (si c'est une illusion, qu'on veuille bien me la pardonner) que sous son influence, par son heureuse association avec l'observation clinique, le moment viendra où la médecine arrachera à la mort tous les malades qui n'ont pas un organe important à la vie profondément altéré dans son organisation (1).

(1) « A ces deux branches de la médecine (la pathologie et la théra-
» peutique) l'anatomie pathologique fournit une importante partie des
» matériaux positifs nécessaires pour établir leur fondation. Ces maté-
» riaux peuvent être incomplets, et par cela même susceptibles de s'ac-
» croître; mais, quand ils reposent sur des observations justes, quand ils
» ne sont pas mêlés avec des hypothèses prématurées ou inexactes, ils
» portent le cachet de la certitude et conservent leur valeur dans tous
» les temps; ils resteront debout dans l'avenir comme ils y sont demeurés
» par le passé, au milieu des modifications incessantes que les théories
» médicales subissent dans leur ensemble ou dans leurs détails. » (Vogel,
Traité d'anatomie pathologique générale, traduit de l'allemand par
A.-J.-L. Jourdan, Paris, 1847, p. 3.)

PREMIÈRE PARTIE.

ANATOMIE PATHOLOGIQUE
GÉNÉRALE

ou

DES ESPÈCES DE L'ANATOMIE PATHOLOGIQUE.

L'*anatomie pathologique générale* est cette branche de l'anatomie pathologique qui a pour objet la détermination et l'étude générale des espèces anatomiques morbides.

On doit entendre par *espèces anatomiques morbides* des groupes de lésions qui se ressemblent par leurs caractères fondamentaux, et qui ne diffèrent les uns des autres que par des caractères secondaires, si bien que toutes les lésions de la même espèce constituent une seule et même famille dont les divers individus présentent un fonds commun de ressemblance.

Une bonne détermination des espèces anatomiques morbides est le fondement du diagnostic et par conséquent de toute bonne thérapeutique. On conçoit que, tout le temps que cette détermination n'aura pas été bien faite, le diagnostic anatomique, le diagnostic des états locaux et par conséquent le diagnostic clinique seront impossibles; car si l'on ignore la nature, le caractère d'une lésion que l'on touche, que l'on voit, que l'on soumet à toutes sortes de moyens de dissection et d'analyse sur le cadavre, comment connaître la nature de cette lésion au lit du malade?

Une première question se présente: Existe-t-il des espèces en anatomie pathologique? Oui, il existe des espèces anatomiques morbides tout aussi distinctes les unes des autres, tout aussi naturelles que les espèces zoologiques. Les individus de chaque espèce, j'oserai dire de chaque famille pathologique, sont reconnaissables à des traits aussi caractéristiques que s'ils procédaient les uns des autres par voie de génération : et c'est une chose qui a souvent excité mon admiration que de rencontrer à dix ans d'intervalle des altérations tellement identiques que des descriptions et des dessins conservés dans mes cartons s'appliquaient exactement aux pièces fraîches que j'avais actuellement sous les yeux, et qui en paraissaient la reproduction fidèle.

Il suit de là que les lésions anatomiques morbides ne sont pas le produit de l'action d'une cause aveugle, désordonnée, mais qu'elles sont soumises à des lois tout aussi régulières et par conséquent susceptibles d'une appréciation aussi rigoureuse que celles qui président aux phénomènes physiologiques. Quelles sont ces lois? Voici un certain nombre de propositions qui feront comprendre dans quel esprit je conçois qu'il faut procéder à la recherche de ces lois d'anatomie morbide.

PREMIÈRE PROPOSITION.

Le nombre des espèces morbides est limité.

Le nombre des espèces anatomiques morbides est beaucoup plus limité qu'on ne le pense généralement. La classification que nous exposerons plus bas sera la meilleure démonstration de cette vérité. On reproche, peut-être avec raison, aux naturalistes d'être trop prodigues d'espèces, qu'ils établissent, en effet, assez souvent sur des différences légères. Évitons cet écueil, moins à craindre toutefois que l'écueil opposé, qui consiste à restreindre beaucoup trop le nombre des espèces.

Mais si le nombre des espèces morbides est circon-

scrit dans d'assez étroites limites, les variétés de chaque
espèce sont innombrables; et ces variétés devront être
étudiées avec non moins d'attention que les espèces elles-
mêmes.

IIᵉ PROPOSITION.

Les espèces morbides sont identiques, quel que soit leur siège.

Un caractère bien remarquable des espèces morbides,
c'est leur *uniformité*, leur *identité*, quel que soit le
siége, et, si j'ose ainsi parler, quel que soit le milieu
qu'elles occupent. Les différences qui résultent de la texture des organes au sein desquels elles sont développées ne constituent que des variétés.

Semblables aux espèces zoologiques, les espèces anatomiques sont modifiées, mais nullement dénaturées par
les circonstances au milieu desquelles elles se produisent,
telles que les climats, l'âge, le sexe, la profession, le tem-
pérament, et même par les circonstances de siége, de milieu organique.

Les caractères de race ou d'espèce morbide sont aussi
inaliénables que les caractères de race ou d'espèce zoologique.

IIIᵉ PROPOSITION.

*Les lésions générales ou communes à tous les tissus sont la
règle, et les lésions spéciales l'exception.*

Telle n'était pas l'idée de Bichat qui considérait la circonstance du siége comme tellement fondamentale qu'il
admettait des lésions spéciales pour chaque tissu, et
qu'il avait inscrit en tête de son anatomie générale,
comme aussi en tête de son anatomie pathologique cette
proposition : « *Chaque tissu a ses lésions propres,* » il
n'exceptait que deux grandes lésions, l'*inflammation* et
le *squirrhe* qu'il considérait comme communes à tous les
tissus.

A la proposition de Bichat, je crois devoir substituer une proposition opposée, savoir que *les lésions générales ou communes à tous les tissus sont la règle*, et les *lésions spéciales l'exception*.

Toutefois cette proposition, pour être vraie, a besoin d'être rapprochée des deux propositions suivantes qui en sont comme le correctif.

IVᵉ PROPOSITION.

Chaque tissu, chaque organe a ses affinités morbides.

Il est, en effet, des lésions qui affectent une prédilection toute particulière pour tel ou tel tissu, tel ou tel organe. Ainsi, les poumons et les ganglions lymphatiques ont une affinité morbide pour les tubercules ; l'utérus et les mamelles pour les corps fibreux; le cerveau pour l'hémorrhagie : ces affinités morbides s'expliquent jusqu'à un certain point par les conditions de texture des organes et par leurs fonctions. La détermination de la *loi des affinités morbides* serait du plus grand intérêt, et sous le point de vue scientifique et sous le point de vue pratique.

Vᵉ PROPOSITION.

Il existe un certain nombre de lésions spéciales.

Indépendamment des lésions générales ou communes à tous les tissus, il existe des lésions spéciales qui sont en rapport avec la spécialité de conformation, de structure et de fonctions.

Ainsi, la forme de sac sans ouverture forçant le produit des sécrétions à s'amasser dans des cavités closes, l'espèce *hydropisie* appartient aux membranes séreuses et synoviales. Ainsi, la forme canaliculée qui est propre à un grand nombre d'organes et d'appareils d'organes, a pour conséquence des obstacles au cours des liquides,

des rétrécissements, des oblitérations, des dilatations, la formation de canaux accidentels.

La distinction des lésions morbides en *générales* ou communes, et en *spéciales* ou propres à un certain nombre d'organes, est donc parfaitement légitime, avec cette circonstance que les lésions morbides spéciales sont extrêmement limitées et tiennent moins à une spécialité intrinsèque qu'à une spécialité de conformation extérieure, de structure et de fonctions. Aussi cette distinction des espèces morbides en communes et en spéciales, que j'avais d'abord prise pour base de classification, m'a paru, dans l'application, céder le pas à d'autres considérations de coordination générale plus importantes.

VIe PROPOSITION.

Les caractères anatomiques doivent être la base de la détermination des espèces morbides.

La détermination des espèces anatomiques morbides doit être faite essentiellement d'après les *caractères anatomiques* des lésions étudiées et rapprochées suivant les principes de la méthode naturelle, sans s'inquiéter en aucune façon du rang qu'elles occupent dans les cadres nosologiques ni de la question de savoir si elles appartiennent à la médecine ou à la chirurgie.

Les caractères cliniques que j'appelle *caractères de physiologie pathologique* ne doivent venir qu'en seconde ligne ; encore ne devra-t-on les étudier que dans leurs rapports immédiats avec les caractères anatomiques.

VIIe PROPOSITION.

Les caractères anatomiques se puisent dans la conformation extérieure et dans la texture des organes malades.

Les caractères anatomiques des espèces morbides se puisent : 1° dans la conformation extérieure ; 2° dans la texture des organes malades. Ainsi, d'une part, changements de position, de rapports, de forme, de volume, de densité, de couleur; d'une autre part, changement de texture, analyse des organes malades par la dissection la plus minutieuse, par les injections, par la macération, par divers réactifs chimiques, etc. N'oublions pas l'observation microscopique, espèce d'analyse qui, si elle est sagement dirigée, en procédant graduellement de grossissements peu considérables à des grossissements plus élevés, et en rectifiant les uns par les autres, peut nous conduire aux résultats les plus importants.

Nous étudierons donc les organes malades comme on étudie les organes sains : 1° leur charpente; 2° leurs vaisseaux artériels, veineux, lymphatiques, capillaires, leurs nerfs, etc. Mais les lacunes nombreuses que présente l'anatomie de texture des organes sains se feront vivement sentir dans l'étude de l'anatomie de texture des organes malades. On peut dire de l'anatomie pathologique ce que j'ai dit ailleurs de l'anatomie normale, à savoir que, tandis que l'anatomie pathologique de conformation extérieure est très avancée, l'anatomie pathologique de texture est encore dans l'enfance.

Les caractères cliniques ou de physiologie pathologique sont déduits de l'étude des fonctions morbides : ils embrassent les caractères symptomatologiques, étiologiques et thérapeutiques, lesquels doivent être subordonnés aux caractères anatomiques.

VIIIᵉ PROPOSITION.

L'étude de l'évolution des lésions morbides est nécessaire pour la détermination des espèces.

Pour une bonne détermination des espèces anatomiques morbides, il ne suffit pas de les étudier à la période de leur développement complet; il faut les suivre à travers les phases diverses de leur développement; car, de même qu'il existe une branche d'anatomie normale qui a pour objet l'étude des divers états ou métamorphoses à travers lesquelles passent les organes, depuis le premier moment de leur apparition jusqu'à leur développement complet, et depuis leur développement complet jusqu'à la décrépitude, de même il existe *une anatomie pathologique d'évolution* qui étudie les lésions organiques depuis leur état rudimentaire, embryonnaire, si je puis m'exprimer ainsi, jusqu'à leur état adulte, et depuis leur état adulte jusqu'aux terminaisons si diverses dont elles sont susceptibles.

Nous verrons qu'à l'exemple des premiers naturalistes, qui ont pris quelquefois pour des êtres distincts les divers états d'un même animal, le têtard et la grenouille, par exemple, ou bien la larve, la chenille, la nymphe, le papillon, les premiers observateurs en anatomie pathologique ont pu considérer comme autant de lésions distinctes et indépendantes les diverses périodes de la même lésion, et réciproquement prendre pour une seule et même lésion des altérations multiples qui n'étaient que connexes. Ainsi, des six espèces de phthisie pulmonaire admises par Bayle, la phthisie tuberculeuse, la phthisie granuleuse, la phthisie calculeuse appartiennent à la même espèce, et la phthisie ulcéreuse n'est autre chose que la deuxième période de la gangrène circonscrite des poumons. Est-il besoin de dire que ce serait mal connaître une lésion que de ne l'étudier qu'à son maximum de développement; que, pour rendre à la science tous les services qu'on a droit d'en attendre, l'anatomie pathologique doit signaler dès sa première apparition le *punctum saliens* de cet ennemi redoutable, nous apprendre à le reconnaître, à le suivre dans sa marche tantôt lente, tantôt rapide, à étudier les diverses terminaisons dont chaque espèce morbide est susceptible, afin de favoriser celles qui sont avantageuses et de prévenir celles qui sont funestes? Ainsi la question des tubercules, de leur période de crudité et de

coction semble définitivement résolue. Eh bien, il résulte
d'un grand nombre d'expériences que j'ai faites à cet égard
que la période dite de ramollissement est, au moins dans
un grand nombre de cas, antérieure à la période d'en-
durcissement dite de crudité. Injectez un corps étranger
dans la trachée d'un chien ; le mercure, par sa divisibilité
infinie, se prête admirablement à ce genre d'expérimentation : chaque globule de mercure se niche dans une
cellule pulmonaire et s'entoure bientôt d'un foyer purulent : ce foyer purulent devient successivement pultacé, caséiforme, puis dur, demi-transparent. La période
de crudité succède donc, dans cette expérience, à la
période dite de coction ou de ramollissement. Il en est de
même des tubercules des os : un grand nombre de faits
m'ont appris, contradictoirement à l'opinion de Delpech,
soutenue avec tant de talent par M. Nélaton, que les tubercules des os ne sont autre chose que de petits foyers purulents dont le pus serait concrété ; en sorte que je regarde
comme anatomiquement démontrée la proposition suivante : « Tout petit foyer purulent soumis à l'absorption
devient un tubercule. » Mais, d'un autre côté, je suis loin
d'affirmer la proposition réciproque, savoir, que « Tout
tubercule a commencé par une petite collection purulente. »

Je crois en outre avoir démontré, d'après des faits nombreux et positifs, qu'il est des *tubercules de guérison*, c'est-
à-dire que la maladie dite tuberculeuse peut guérir dans
sa première période par la transformation de cette altération tuberculeuse désorganisatrice en des granulations
inertes, dures, grises ou noires, tantôt disséminées, tantôt
groupées en masses plus ou moins considérables : ainsi
la phthisie dite calculeuse de Bayle est une terminaison
heureuse des tubercules pulmonaires.

IXᵉ PROPOSITION.

L'anatomie pathologique expérimentale est une des bases les plus fécondes de l'anatomie pathologique, et par conséquent de la pathologie.

Pour éclairer l'histoire de l'évolution et des causes des lésions morbides, il convient d'avoir recours à l'expérimentation, qui promet à la pathologie des résultats non moins importants que ceux qu'elle a déjà donnés à la physiologie, en permettant d'isoler les phénomènes, de produire à volonté telle ou telle lésion, de sacrifier les animaux pour étudier ces lésions à leurs diverses périodes.

L'anatomie pathologique expérimentale peut être appliquée à la détermination des causes générales des maladies, des conditions atmosphériques et alimentaires sous l'action desquelles se développe telle ou telle maladie : ainsi l'influence de l'humidité, de pâturages humides sur le développement des tubercules et des kystes acéphalocystes ou séreux est un fait hors de toute contestation ; c'est sans doute ce fait bien positif, qui a suggéré la pensée que les tubercules n'étaient autre chose que des hydatides.

L'anatomie pathologique expérimentale a révélé ce fait important, que rien n'est plus difficile que de produire la fièvre artificiellement, que de produire des maladies proprement dites, autres que celles qui sont le résultat de causes mécaniques ou chimiques ; que ce n'est véritablement qu'en mêlant au sang des principes hétérogènes, qu'en agissant directement sur le système veineux, qu'on détermine des pneumonies, des pleurésies, des entérites, des hémorrhagies, des maladies fébriles.

Ce fait, rapproché du grand fait de la phlébite purulente également révélé par l'anatomie pathologique, a ramené sur la scène médicale l'humorisme, non l'humorisme aveugle et comme instinctif des anciens, mais un humorisme rationnel, susceptible de démonstration, et a fait revivre, en les interprétant, les mots d'*altération du sang*, d'*inflammation du sang*, que Pinel avait stigmatisés du sceau du ridicule, et qui désormais deviendront la base de la thérapeutique.

C'est ainsi qu'après avoir conduit la médecine dans la voie du solidisme exclusif par l'étude des lésions de nos tissus, lorsqu'elle a voulu pénétrer plus avant, l'anatomie pathologique a rencontré les altérations du sang, et c'est elle, elle seule qui a inspiré tous les travaux modernes sur le sang, dans lequel il est permis d'espérer qu'on découvrira tôt ou tard des altérations propres à rendre compte du développement des maladies.

Le grand fait de la phlébite aurait seul amené ce résultat. Lorsqu'à la suite d'une plaie, d'une opération chirurgicale, on a vu survenir tout à coup, chez l'individu le mieux constitué et le plus vigoureux, les symptômes les plus formidables, et qu'à l'autopsie on a trouvé des abcès innombrables dans les organes les plus riches en système capillaire, il n'est aucun observateur qui ait mis en doute l'infection du sang par le pus, bien qu'on ne se soit pas entendu sur le mode de cette infection. Et en attendant que la chimie et le microscope nous aient démontré directement la présence du pus dans le sang, l'injection du mercure dans les veines nous a fait connaître tous les circuits que parcourent les fluides hétérogènes mêlés au sang : or le rapprochement des effets obtenus par l'injection du mercure dans les veines, et de ceux qui résultent de la phlébite, cette circonstance que l'on rencontre le mercure et les abcès provoqués par sa présence dans tous les points où l'on trouve des abcès dans le cas de phlébite, ne démontrent-ils pas d'une manière positive que c'est le pus en circulation dans le sang qui, déposé dans le système capillaire des différents viscères à la manière d'un corps étranger, y détermine des inflammations circonscrites bientôt terminées par suppuration ?

Rien ne se perd dans l'économie : j'ai retrouvé dans le poumon, au centre de petits tubercules déterminés par leur présence, les gouttelettes en lesquelles s'était divisé du mercure que j'avais introduit six mois auparavant dans le canal médullaire d'un chien.

Rien ne se perd dans l'économie : ainsi ce chyle de mauvaise qualité, cette matière de la perspiration cutanée retenus, doivent être éliminés par les émonctoires sous peine de déterminer des phénomènes morbides plus ou moins graves : ainsi ce virus hydrophobique, ce virus syphilitique, peuvent rester latents pendant dix, vingt ans, et manifester inopinément leur présence par les phénomènes les plus graves.

Ainsi la cause des maladies fébriles, éruptives ou autres, la cause des phlegmasies spontanées fébriles doit être cherchée plus loin que les organes ; cette cause est dans le sang. Un mouvement fébrile surgit, et si l'économie ne se débarrasse pas par les sueurs, les urines, les évacuations alvines, des matières hétérogènes qui l'infectent, si le poison fébrile, pour me servir de l'expression des anciens, au lieu d'être éliminé par les émonctoires naturels, se porte sur quelque organe important à la vie, il y a phlegmasie plus ou moins grave. On comprend l'utilité de la saignée et la mesure de cette utilité dans les phlegmasies fébriles ; en agissant sur le sang, vous agissez sur le point de départ de la maladie, vous guérirez si la cause s'est épuisée dans la production de la phlegmasie ; mais si cette cause ne s'est pas épuisée, au moment où vous croyez l'inflammation vaincue par vos abondantes saignées, une nouvelle surgit et surprend votre malade dans un état de débilité qui empêche toute réaction : c'est ce qu'on observe tous les jours dans les maladies dites puerpérales, dans certains cas de pneumonies que j'ai cru devoir appeler *envahissantes*, parce qu'elles envahissent successivement les diverses parties des poumons (1).

Xᵉ PROPOSITION.

Les espèces morbides composées résultent de l'association d'un certain nombre de lésions, et cette association se fait suivant certaines règles qu'on peut appeler lois des associations morbides.

Pour une bonne détermination des espèces anatomiques morbides, il faut distinguer les *espèces simples* des *espèces composées*, lesquelles résultent de l'association de plusieurs espèces simples. Or, comme telle ou telle lésion a plus d'affinité pour telle autre lésion que pour telle autre, et cette association se faisant suivant certaines règles, on peut appeler *lois d'association morbide* les lois qui président à cette combinaison. Ainsi, les poumons tuberculeux présentent l'association d'un grand nombre de lésions morbides : 1° des tubercules à divers degrés ; 2° l'inflammation des bronches, de la plèvre, du tissu pulmonaire à divers degrés ; 3° souvent de l'œdème ; 4° assez souvent de la gangrène ; 5° des solutions de continuité ; 6° des atrophies et quelquefois des hypertrophies. C'est cette coïncidence si fréquente, cette affinité entre le travail morbide qui produit le tubercule, et le travail morbide qui produit le pus, qui m'ont porté à admettre que la formation de la matière dite tuberculeuse, et la formation du pus pourraient bien être rapportées à un

---

(1) Je ne saurais trop insister sur cette distinction des phlegmasies en celles qu'on peut appeler *circonscrites* parce qu'elles se bornent à la partie d'organe primitivement affecté, ou du moins à une partie plus ou moins limitée de cet organe, et en celles que l'on peut appeler *envahissantes* parce qu'elles se développent en plusieurs temps, s'étendent pour ainsi dire à l'improviste, et souvent à une période avancée de la maladie, à d'autres parties du même organe. L'érysipèle erratique ou ambulant peut être considéré comme le type de cette phlegmasie envahissante : la même distinction s'applique aux tubercules.

seul et même travail morbide dont elles ne seraient que deux variétés.

C'est à ces associations qu'il faut rapporter les *altérations consécutives* qui ont lieu dans les tissus morbides, altérations consécutives bien distinctes des changements qui se passent dans ces tissus par suite de leur développement régulier, et qui peuvent les rendre méconnaissables. Ainsi, l'inflammation s'emparant des tissus cancéreux, les ulcère, les ramollit, les gangrène. Il est même certaines formes de cancers qui se gangrènent couche par couche à mesure qu'elles se produisent, si bien qu'il ne reste aucune trace du tissu cancéreux, et qu'on croirait avoir affaire à une gangrène spontanée pure et simple, si des ganglions cancéreux placés au voisinage ne donnaient l'éveil sur le véritable caractère de la maladie. C'est cette forme de cancer que j'ai cru devoir appeler *cancer gangréneux.*

Ainsi, les changements consécutifs qui se passent dans les tissus morbides se rapportent à deux causes bien distinctes : 1° à l'évolution régulière de l'espèce morbide ; 2° à l'association d'une autre espèce ou de plusieurs autres espèces morbides qui, s'emparant de parties déjà altérées dans leur organisation, produisent des résultats tels qu'on serait tenté de les rapporter à une espèce particulière de lésion.

Dans cette étude des associations morbides, il faut donc bien distinguer les lésions coïncidentes des lésions consécutives, des lésions subordonnées.

XI° PROPOSITION.

Les espèces morbides ne se transforment pas les unes dans les autres.

Ce qu'on a pris pour une transformation n'est autre chose qu'une association, qu'une juxtaposition, les espèces primitives restant distinctes. Cette proposition est en opposition formelle avec l'opinion généralement admise d'après laquelle toutes les lésions morbides seraient susceptibles de dégénérer en cancer.

Mais il résulte d'innombrables observations qu'un cancer est cancer dès le premier moment de sa formation : il ne peut être que cela; qu'un corps fibreux est corps fibreux dès l'instant de son apparition, et il sera corps fibreux trente, quarante ans après, ainsi que j'en ai vu à la Salpêtrière de nombreux exemples. La terreur qu'inspire la possibilité de la dégénération cancéreuse de toutes les lésions morbides est donc imaginaire. Les chirurgiens ne devront plus faire entrer en ligne de compte dans les motifs qu'ils invoquent pour extirper une tumeur d'une nature douteuse, cette circonstance que, dans le cas où cette tumeur ne serait pas cancéreuse, son extirpation n'en serait pas moins bien indiquée, puisqu'elle peut dégénérer. Je ne connais aucun fait qui établisse positivement qu'un tissu morbide par inflammation aiguë ou chronique puisse devenir cancéreux.

Lorsque je dis que les espèces morbides ne peuvent pas se transformer les unes dans les autres, je n'applique pas ce principe au passage du tissu cellulaire en tissu fibreux, et du tissu fibreux en tissu cartilagineux ou en tissu osseux; car ces divers tissus ne sont autre chose que le même tissu à divers degrés de développement. Je ne l'applique pas non plus à la transformation du tissu érectile en tissu fibreux : cette transformation n'étant autre chose qu'une oblitération vasculaire ; enfin, il n'est pas impossible que les tissus hypertrophiés ou atrophiés ne deviennent cancéreux; car ces tissus hypertrophiés ou atrophiés ne sont pas des tissus morbides : je formule ma proposition en disant que les espèces morbides ne se transforment pas plus les unes dans les autres que les espèces végétales ou les espèces animales.

XIIᵉ PROPOSITION.

Une lésion morbide peut être considérée comme une immunité quant aux autres espèces de lésions.

De la proposition précédente qui établit que les espèces morbides ne se transforment pas plus les unes dans les autres que les espèces végétales et que les espèces animales, pas plus que le tissu musculaire ne se transforme en tissu glanduleux et celui-ci en tissu nerveux, et réciproquement; de cette proposition, dis-je, qui par la généralité de son application mérite le nom de loi, il résulte cette autre proposition qu'une *lésion morbide peut, jusqu'à un certain point, être considérée comme une immunité, quant aux autres espèces de lésions.* Ainsi, les corps fibreux de l'utérus sont, en général, une immunité contre le cancer; et j'ai coutume de dire aux femmes affectées de corps fibreux de l'utérus : Vous êtes bien heureuses, vous n'aurez pas de cancer. Cela est vrai, en général; j'ai vu une innombrable quantité de femmes affectées de corps fibreux utérins, soit dans ma pratique particulière, soit dans les hôpitaux, et plus particulièrement à la Salpétrière; eh bien, je n'ai pas vu un seul cas de coïncidence de corps fibreux et de cancer utérin. Toutefois cette immunité n'est bien positive que pour le corps fibreux lui-même. Ainsi, tout le tissu d'un utérus avec corps fibreux serait envahi, désorganisé par le cancer, que le corps fibreux lui-même, respecté, resterait inaltérable au milieu de ce travail de destruction; et c'est, en effet, ce qui paraît avoir été observé deux ou trois fois. On conçoit que le tissu sain de l'utérus qui entoure un corps fibreux puisse devenir cancéreux au même titre que le tissu d'un utérus exempt de corps fibreux.

XIII⁰ PROPOSITION.

Les tissus vivants sont inaltérables par eux-mêmes.

Une proposition qui est la conséquence générale de l'étude des lésions morbides, et que j'ose à peine formuler sans l'entourer des preuves sur lesquelles elle s'appuie, c'est que *les tissus vivants sont inaltérables par eux-mêmes;* c'est que les lésions dites organiques sont en quelque sorte étrangères à la fibre organisée ; c'est que ces lésions morbides, celles-là même qui sont le plus essentiellement désorganisatrices, celles qui sont inflammatoires, tuberculeuses, cancéreuses, résultent de l'envahissement des tissus par des matières hétérogènes déposées dans leur sein; que les tissus qui paraissent dégénérés ne sont autre chose que des tissus dont les fibres sont dissociées, plus ou moins atrophiées ou hypertrophiées.

Admettons pour un moment ces propositions comme démontrées : voyez quel horizon nouveau apparaît pour la thérapeutique ! Quoi ! ces lésions si profondes ne sont pas des désorganisations ! Quoi ! si les produits morbides versés dans la profondeur de nos tissus venaient à leur être soustraits, les organes reparaîtraient atrophiés, déformés ; et si cette soustraction avait eu lieu avant l'atrophie complète, ils ne seraient point assez mutilés pour ne pas reprendre jusqu'à un certain point l'exercice de leurs fonctions !

Les faits sont là pour établir cette puissance conservatrice, restauratrice de l'économie vivante que l'anatomie pathologique pouvait seule mettre en lumière.

XIV⁰ PROPOSITION.

Le siége immédiat de toute nutrition et de toute sécrétion morbide est dans le système capillaire.

Une dernière proposition, c'est qu'il résulte de faits

que je regarde comme positifs, que le système capillaire (et l'anatomie normale démontre que le système capillaire est essentiellement veineux) est le siége de toute nutrition et de toute sécrétion morbides, comme il est le siége de toute nutrition et de toute sécrétion normales.

CLASSIFICATION DES ESPÈCES DE L'ANATOMIE PATHOLOGIQUE.

Les considérations précédentes suffisent pour établir, d'une part, la nécessité d'une bonne détermination des espèces anatomiques morbides, d'une autre part, l'esprit d'après lequel ces espèces doivent être étudiées ; mais quel ordre suivrons-nous pour l'exposition des faits nombreux dont se compose l'anatomie pathologique?

Trois ordres peuvent être suivis : 1° l'ordre anatomique ; 2° l'ordre des maladies, ou, en d'autres termes, l'ordre suivi par les nosographes ; 3° l'ordre des lésions matérielles considérées en elles-mêmes.

L'ordre anatomique, soit qu'on étudie les lésions d'organes d'après l'ordre topographique, à capite ad calcem, à la manière de Bonet, Morgagni, etc., soit qu'on classe ces lésions dans l'ordre physiologique, en parcourant successivement les divers appareils d'organes, soit enfin que, à la manière de Bichat, on étudie ces lésions au point de vue de l'anatomie générale, suivant l'ordre des tissus ; l'ordre anatomique, dis-je, est certainement le plus simple, le plus naturel, et c'est pour cela qu'il a dû se présenter aux premiers observateurs. Mais s'il a pu convenir dans l'enfance de la science comme moyen de classement provisoire, il ne saurait convenir à la science toute faite ; car il a l'inconvénient majeur de rapprocher les lésions les plus disparates, d'éloigner les lésions analogues et d'obliger à des répétitions continuelles et fastidieuses. Ainsi à l'occasion de chaque organe, il faut passer en revue chacune des lésions dont cet organe est susceptible.

Toutefois, je me hâte de le dire, si cet ordre n'est nullement scientifique, philosophique, il convient parfaitement comme résumé. On ne saurait en effet méconnaître l'avantage qu'il y a à résumer dans un seul et même chapitre et à présenter dans un tableau succinct toutes les lésions dont le même organe est susceptible : ainsi, pour le diagnostic des maladies du cœur, il y a bien plus d'avantage à rapprocher l'hypertrophie du cœur de l'anévrisme de cet organe que l'hypertrophie du cœur de l'hypertrophie de la vessie. J'ai déjà dit que je suivrais l'ordre anatomique *à capite ad calcem* pour l'anatomie pathologique topographique; j'ajoute que je suivrai l'ordre physiologique, l'ordre des appareils, dans la partie de cet ouvrage que j'ai cru devoir désigner sous le nom d'anatomie pathologique appliquée, et que j'exposerai successivement les lésions de l'appareil digestif, celles de l'appareil respiratoire, circulatoire, etc.

Ordre suivi par les nosographes. — Adopterons-nous, dans l'exposition des lésions matérielles de nos organes, l'ordre qu'ont adopté les pathologistes? Exposerons-nous d'abord l'anatomie pathologique des maladies chirurgicales, puis celle des maladies qui sont l'objet de la médecine interne proprement dite; et, pour nous borner à celle-ci, étudierons-nous d'abord l'anatomie pathologique des fièvres continues, rémittentes, intermittentes, puis celle des phlegmasies aiguës et chroniques, pour passer ensuite aux névroses, aux cachexies, etc.? Sans doute cet ordre a quelque avantage, en ce sens qu'il forme de tous les éléments constitutifs d'une maladie un tout compacte et qu'il nous présente en quelque sorte la lésion matérielle entourée de ses causes, de ses symptômes et de sa thérapeutique; mais il a l'inconvénient de scinder, d'éparpiller les lésions, de les subordonner, de les faire fléchir sous le joug des divisions plus ou moins arbitraires adoptées par les nosographes, au lieu de les mettre en relief, de les étudier sous tous leurs aspects et de les coordonner dans l'ordre de leurs affinités.

C'est en elle-même que l'anatomie pathologique doit puiser sa méthode et ses divisions, et cela dans l'intérêt même de la pathologie, sur laquelle elle est appelée à jeter une si vive lumière. Une bonne détermination des espèces morbides doit en être la base, et en cela encore nous suivrons les principes de la méthode naturelle. Toutes les espèces d'anatomie morbide doivent être présentées dans l'ordre de leurs plus grandes affinités, indépendamment du rang qu'elles occupent dans les cadres nosologiques; pour nous, il ne doit y avoir aucune distinction entre les maladies médicales et les maladies chirurgicales, pas plus qu'il n'y a de distinction entre l'homme médical et l'homme chirurgical, et la science sera ainsi rendue à son unité première; car s'il importe à quelques égards, sous le rapport de l'art et pour le perfectionnement des détails, qu'il y ait des hommes spéciaux, il n'importe pas moins, à d'autres égards, sous le rapport scientifique, qu'un certain nombre d'hommes qui cultivent l'ensemble de la science rassemblent tous ces chaînons épars et les rattachent à l'anneau qui est leur point commun d'origine, à plus forte raison quand ce sont les anneaux de la même chaîne qui ont été violemment séparés.

Nous verrons que le rapprochement des lésions mécaniques, qui sont l'objet de la chirurgie, des lésions spontanées, qui sont l'objet de la médecine, jette sur ces dernières un jour tout nouveau. Il n'est pas jusqu'aux fièvres dites primitives qui ne soient en quelque sorte expliquées par les fièvres traumatiques.

Cela posé, voici la classification que j'avais adoptée dans la première édition de cet ouvrage, classification qui était à peu de chose près celle de Dupuytren (1).

(1) Voyez Marandel, *Essai sur les irritations*, Paris, 1807, thèse in-4.

Les lésions dont s'occupe l'anatomie pathologique étaient divisées en quatre sections.

Dans une *première section* se rangeaient toutes les *lésions mécaniques*, qui comprenaient dix classes : 1^erc classe, les *plaies;* 2e classe, les *ulcères;* 3e classe, les *fistules;* 4e classe, les *contusions* et les *commotions;* 5e classe, les *distensions,* les *déchirements* et les *ruptures;* 6e classe, les *fractures;* 7e classe, les *déplacements;* 8e classe, les *corps étrangers;* 9e classe, les *anévrismes;* 10e classe, les *vices de conformation.*

La *deuxième section* comprenait toutes les lésions observées dans les maladies dites organiques, qui consistent essentiellement dans une altération de texture; elle se divisait en deux classes : 11e classe, les *dégénérations organiques*, subdivisées en *scrofuleuses* et *cancéreuses*, et en *inflammations chroniques;* 12e classe, les *transformations et productions organiques.*

La *troisième section* comprenait trois classes : 13e classe, les *irritations*, subdivisées en *nutritives, sécrétoires, hémorrhagiques, inflammatoires;* 14e classe, les *atonies;* 15e classe, les *gangrènes.*

La *quatrième section* comprenait les maladies dites vitales par opposition aux maladies dites organiques : 16e classe, les *fièvres;* 17 classe, les *névroses.*

Cette classification, bonne à beaucoup d'égards, est vicieuse en ce qu'elle manque d'unité de base. Si la lésion matérielle a présidé à la détermination du plus grand nombre des classes, c'est sur la physiologie que sont fondées les classes des irritations et des atonies, et sur la pathologie que sont fondées les classes des fièvres et des névroses.

Ce fut d'ailleurs une grande idée que celle de rapporter à un principe unique, à *l'irritation*, un nombre considérable de faits, et il est même probable que la doctrine si célèbre de l'irritation a été inspirée à Broussais par la doctrine des irritations de Dupuytren. Que l'irritation, expression métaphorique d'un phénomène mal défini, préside à quelque théorie de physiologie médicale, cela se conçoit, mais qu'elle préside à une classification d'anatomie pathologique, c'est un contre-sens semblable à celui qui consisterait à prendre les propriétés vitales pour base d'une classification d'anatomie générale.

C'est le même principe qui ne m'a pas permis d'adopter la base de classification de M. Andral, qui a pris son point de départ, non dans l'anatomie pathologique elle-même, mais dans la physiologie, ou plutôt dans la *pathogénie*, dans les *lésions élémentaires ou primitives*, non point telles que le scalpel les démontre, mais telles que l'esprit les conçoit.

Considérant que trois actes fondamentaux s'accomplissent dans toute partie vivante, savoir la circulation capillaire, la nutrition et la sécrétion, l'auteur a admis trois grandes classes de lésions : *lésions de circulation capillaire, lésions de nutrition et lésions de sécrétion*. En outre, l'innervation et la composition du sang exerçant une influence non équivoque sur l'action de chaque partie, il admet une quatrième et une cinquième classe sous le titre de *lésions de l'innervation; lésions de la composition du sang*.

Il résulte de cette manière d'envisager l'anatomie pathologique, que l'auteur ne décrit nulle part les altérations telles que la nature les présente, mais qu'il les a analysées de manière à offrir isolés les phénomènes et les éléments qui les constituent. Ainsi, dans son excellent ouvrage, si remarquable pour le fond et pour la forme, comme tout ce qui sort de la plume de M. Andral, on ne trouve nulle part décrite la lésion complexe qui constitue une inflammation, une tumeur cancéreuse, mais on voit épars les éléments que l'on conçoit être le principe de ces altérations. S'il m'est permis de dire toute ma pensée à cet égard, il me semble que l'auteur distin-

gué dont je parle a commencé par où il fallait finir, que
son esprit élevé a vu le but et s'est affranchi des moyens,
qu'il a donné sous ce rapport dans le même écueil que les
pathologistes qui, à la suite de Bichat, ont divisé les
maladies, en maladies de la sensibilité animale, maladies
de la contractilité animale, maladies de la contractilité
organique sensible, maladies de la sensibilité et de la
contractilité organiques insensibles, et que les thérapeu-
tistes qui avec Swilgué ont classé les médicaments d'après
leur action sur telle ou telle des propriétés vitales admises par Bichat. Si nous savions quelles altérations
doivent être rapportées à la lésion d'innervation, quelles
autres à la lésion de circulation, de nutrition, de sécrétion, ce qui supposerait que nous savons préalablement
en quoi consiste l'innervation, la circulation capillaire,
la nutrition et la sécrétion, en un mot, si les lésions
primitives étaient connues, la science serait toute faite,
et l'anatomie pathologique aurait accompli sa mission.

Dans une classification exclusivement fondée sur les
lésions matérielles, je n'ai pas dû conserver la classe de
vices de conformation ou *monstruosités*, parce que dans cette
classe sont réunies les lésions les plus hétérogènes; et
comme, d'un autre côté, ces altérations, qu'on peut considérer comme des lésions intra-utérines, ont beaucoup
d'affinité avec les lésions qui se produisent après la naissance, j'ai établi entre les unes et les autres un rapprochement qui n'est pas sans intérêt. Je sais bien qu'on peut
objecter que cet isolement, cet éparpillement des vices de
conformation ne permet pas de les considérer dans leur
ensemble et d'une manière générale; mais cet inconvénient, d'ailleurs facilement réparable, ne peut nullement
entrer en balance avec les avantages d'un plan uniforme
et régulier dans lequel les circonstances de lésion anatomique sont tout, et le reste est purement accessoire. Du
moment que les lésions connues sous le nom de vices de

conformation se rattachent par leurs caractères fondamentaux aux lésions observées après la naissance, elles doivent en être rapprochées : aussi je traiterai des divisions congénitales à l'article des *Solutions de continuité*, des adhésions congéniales à l'article des *Adhésions*, etc. Cela posé, voici la classification que j'ai définitivement adoptée.

Dans un premier groupe je réunirai toutes les lésions qui intéressent la *continuité* de nos tissus, *lésions de continuité* qui comprennent deux classes : 1° les *solutions de continuité*, 2° les *adhésions*.

Dans un second groupe, nous comprendrons toutes les *lésions dans la contiguïté*, c'est-à-dire tous les changements de situation et de rapports qui ont lieu entre les parties naturellement contiguës. Ce groupe de lésions, qu'on peut désigner sous le nom de *déplacements,* se divise en trois classes bien distinctes, qui sont : 1° les *luxations*, 2° les *invaginations*, 3° les *hernies*.

Comme annexe des deux groupes précédents, nous réunirons dans une classe particulière, sous le titre de *Déviations* tous les changements de direction, toutes les inclinaisons vicieuses que présentent nos organes, soit dans leur continuité, soit dans leur contiguïté.

Dans un troisième groupe, que nous désignerons sous le nom de *lésions de canalisation*, se placeront tous les dérangements apportés à la circulation des fluides et des substances si diverses contenues dans les nombreux canaux dont est creusée l'économie.

Ce groupe comprend trois classes : 1° *les corps étrangers*, 2° *les rétrécissements et oblitérations*, 3° *les dilatations*.

Dans un quatrième groupe nous réunirons toutes les *lésions de nutrition,* lesquelles se diviseront en deux classes : 1° les *hypertrophies et atrophies,* qui embrassent tous les changements de forme, de volume, de consistance, sans altération de texture, qui résultent d'une augmentation ou d'une diminution de nutrition ; 2° les *métamorphoses et productions organiques analogues*, qui comprennent toutes les transformations d'un tissu dans un autre tissu analogue.

Dans un cinquième groupe nous réunirons toutes les *lésions de sécrétion* qui comprennent les *hydropisies* et *les flux*, dont nous ferons deux sous-classes.

Dans un sixième groupe je réunirai, sous le titre d'*Hémorrhagies*, toutes les extravasations de sang traumatiques et non traumatiques.

Un septième groupe comprendra toutes les *gangrènes*.

Un huitième groupe comprendra, sous le titre de *Lésions phlegmasiques*, toutes les lésions matérielles qui caractérisent le grand fait de l'inflammation.

Un neuvième groupe comprendra, sous le titre de *Lésions strumeuses*, toutes les lésions connues sous le nom de tubercules, scrofules.

Un dixième et dernier groupe comprendra, sous le titre de *Lésions carcinomateuses*, toutes les lésions matérielles qui constituent la maladie connue en pathologie sous le titre de *cancer*.

En tout dix groupes et dix-sept classes dont voici le tableau.

1er classe, solutions de continuité.
2º — adhésions.
3º — luxations.
4º — invaginations.
5º — hernies.
6º — déviations.
7º — corps étrangers.
8º — rétrécissements et oblitérations.
9º — dilatations.
10º — hypertrophies et atrophies.
11º — métamorphoses et productions organiques analogues.
12 — hydropisies et flux.

13ᵉ classe, hémorrhagies.

14ᵉ   —   gangrènes.

15ᵉ   —   lésions phlegmasiques.

16ᵉ   —   lésions strumeuses.

17ᵉ   —   lésions carcinomateuses.

C'est dans cet ordre que nous allons étudier l'anatomie pathologique générale.

PREMIÈRE CLASSE.

DES SOLUTIONS DE CONTINUITÉ.

La *solution de continuité* est cette espèce de lésion commune à tous les tissus, qui consiste dans la *division* ou *séparation de parties naturellement continues*.

Aucune classe de lésions n'est plus nettement tranchée; aucune n'est plus générale, plus universelle dans l'économie : elle appartient à la médecine non moins qu'à la chirurgie, bien qu'elle n'ait été étudiée jusqu'à ce jour que sous le point de vue chirurgical.

La fréquence de la solution de continuité, soit comme lésion principale, soit comme lésion secondaire, soit comme élément de maladie; la multiplicité des genres et des espèces, en font une des classes les plus importantes et les plus considérables de l'anatomie pathologique : causée le plus ordinairement par des violences extérieures, souvent opérée par un art conservateur dont elle est une des plus précieuses et quelquefois la dernière ressource, la solution de continuité peut se produire spontanément, sans violence extérieure, à la suite d'un travail morbide local. Enfin, il est des solutions de continuité congénitales. On conçoit combien l'étude de la solution de continuité considérée d'une manière générale, quelle que soit la circonstance dans laquelle elle s'est produite, peut être féconde en conséquences pratiques.

Prises dans leur plus grande généralité, les solutions de continuité se divisent en trois sous-classes bien distinctes :

1° *Solutions de continuité traumatiques* ou *par vulnération ;*

2° *Solutions de continuité non traumatiques* ou *par cause interne ;*

3° *Solutions de continuité congénitales.*

PREMIÈRE SOUS-CLASSE.

Des solutions de continuité traumatiques ou par vulnération.

Les solutions de continuité *traumatiques* ou *par vulnération*, qu'on pourrait encore appeler *primitives* ou *idiopathiques*, comprennent toutes les solutions de continuité par violence extérieure, que cette violence extérieure soit le fait d'un agent physique ou bien le fait d'un agent chimique. Toutes les solutions de continuité produites par l'art doivent être rangées dans cette catégorie.

Les solutions de continuité traumatiques ou par vulnération s'opèrent par trois modes principaux : 1° Par *plaie*, 2° par *contusion*, 3° par *escarification*.

On peut admettre un quatrième et un cinquième mode de vulnération dont le champ est beaucoup plus restreint, et qu'on pourrait, à la rigueur, considérer comme des annexes de la contusion, savoir : 4° la *rupture*, 5° la *fracture*. Ces cinq modes de solution de continuité par vulnération constituent cinq ordres bien distincts de solutions de continuité.

Sous un autre point de vue, les solutions de continuité par vulnération peuvent se diviser en deux ordres (1) :

(1) Voir la première édition de cet ouvrage, 1816, tome I, page 31. « Les cicatrices de tous ces tissus, considérées d'une manière générale, » présentent deux divisions bien distinctes : ou bien les solutions de » continuité sont en contact avec l'air extérieur, ou bien elles sont à » l'abri de ce contact. »

1º *Solutions de continuité en contact avec l'air*, lesquelles se subdivisent en deux genres, savoir : les *plaies* et les *escarifications;*

2º *Solutions de continuité à l'abri du contact de l'air*, comprenant trois genres : A. *contusions*, B. *ruptures*, C. *fractures.*

Cela posé, nous allons étudier successivement l'anatomie pathologique des solutions de continuité par vulnération dans l'ordre suivant : 1º *plaies*, 2º *contusions*, 3º *fractures*, 4º *ruptures*, 5º *escarifications*, ce qui constitue cinq genres.

PREMIER GENRE.

Solutions de continuité par plaie.

La *plaie* est une solution de continuité produite par une violence extérieure qui, agissant mécaniquement sur nos tissus, divise soit la peau seule, soit la peau et les parties subjacentes. Un des caractères essentiels de la plaie est donc la communication de la solution de continuité avec l'atmosphère. Les corps extérieurs qui agissent mécaniquement sur nos tissus ayant été classés en instruments piquants, tranchants et contondants, on admet généralement trois espèces de plaies en rapport avec les trois modes d'action de ces instruments.

Ainsi, la *plaie par instrument piquant* est produite par une pointe qui agit par perforation;

La *plaie par instrument tranchant* est produite par un bord acéré qui agit par section, par incision;

La *plaie par instrument contondant* est produite par un corps à surface orbe ou inégale ou qui agit par pression par lacération.

Les plaies par instrument piquant et celles par instrument tranchant peuvent être considérées comme des plaies simples, c'est-à-dire comme des solutions de continuité réduites à leur plus simple expression, les parties divisées n'ayant subi d'altération que celle qui est nécessaire pour constituer la solution de continuité : aussi tendent-elles essentiellement à la guérison, si bien que tous les pathologistes ont cru devoir faire entrer ce caractère clinique dans la définition de la plaie.

Il n'en est pas de même de la plaie contuse, qui se compose de deux éléments : 1° de la plaie, 2° de la contusion, que caractérise une altération plus ou moins profonde dans l'organisation des tissus divisés. La tendance à la guérison n'existe, pour la plaie contuse, que lorsque les tissus altérés ont été ramenés à la condition de plaie simple, ou bien éliminés, suivant que l'altération de ces tissus est plus ou moins considérable.

Lorsque les plaies sont produites par un art conservateur, elles prennent le nom d'*incisions*, d'*opérations chirurgicales*.

L'anatomie pathologique des plaies se faisant sur le vivant, a dû être étudiée dès l'enfance de l'art; mais ce n'est que dans ces derniers temps, et surtout depuis les travaux de John Hunter, que le mécanisme de la cicatrisation des plaies a été convenablement apprécié et par l'observation directe et par l'expérimentation. Ce n'est également que dans ces derniers temps que les véritables causes de la mort à la suite des plaies et des opérations chirurgicales ont été révélées par l'anatomie pathologique.

Etudions successivement l'anatomie pathologique des plaies par instrument piquant, celle des plaies par instrument tranchant, et celle des plaies par instrument contondant; en tout trois espèces.

1re ESPÈCE. Plaies par instrument piquant.

L'anatomie pathologique des plaies par instrument piquant est difficile, le plus souvent impossible à faire sur le vivant, parce qu'on ne saurait déterminer positivement à quelle profondeur et dans quelle direction l'in-

strument a pénétré. Ces difficultés s'appliquent principalement aux plaies par instrument piquant de la poitrine et
de l'abdomen. La chirurgie partage à cet égard l'incertitude de la médecine dans une foule de cas et ne peut
invoquer comme elle que le calcul des probabilités. Elle
interroge les fonctions, recueille avec soin les commémoratifs, s'enquiert de la situation du blessé au moment de
l'accident, de la direction suivant laquelle a pénétré
l'instrument, de la profondeur présumée à laquelle il a pénétré. Un ancien garde du corps qui venait de recevoir un
coup d'épée dans l'abdomen, m'assura que l'épée de son
adversaire s'était fortement ployée après avoir pénétré
dans le ventre. Ce malheureux étant mort par suite
d'accidents consécutifs, je trouvai à la partie antérieure
de la première vertèbre lombaire une perforation superficielle qui était bien évidemment le fait de l'instrument
vulnérant.

Les plaies par instrument piquant n'offrent de gravité
que lorsqu'un vaisseau d'un certain calibre ou lorsque les
canaux dans lesquels circulent divers produits ont été
intéressés. Cette gravité ne se révèle souvent que par les
accidents consécutifs.

Exemptes de toute complication, les plaies par instrument piquant guérissent spontanément, sans aucun phénomène de réaction; exemple, la ponction dans l'hydrocèle, dans l'ascite, dans l'hydrothorax. Comme type de
l'innocuité des plaies par instrument piquant, on doit
citer l'acupuncture. Au moment où elle était employée
avec une sorte de vogue, on disait avoir traversé impunément des cordons nerveux, le foie, le cœur, la moelle
épinière; bien plus, on s'efforçait d'atteindre ces divers
organes. Je passe condamnation pour le foie, les nerfs
et même le cœur, mais non pour la moelle épinière.
Ainsi, ayant entendu dire à un homme fort éclairé et
excellent praticien que, dans un cas de paralysie, il

avait pratiqué l'acupuncture de la partie inférieure de
la moelle pour réveiller plus énergiquement son action,
je lui répondis qu'il n'était pas aussi facile qu'il le croyait
de traverser la moelle; qu'heureusement, dans le cas
dont il parlait, il ne l'avait pas traversée : car une perforation de la moelle, quelque ténu que fût l'instrument
vulnérant, aurait eu les plus graves conséquences. Je
lui rapportai à ce sujet l'expérience suivante que j'a-
vais pratiquée sur un chien. J'avais introduit immédiatement au-dessous du trou occipital une aiguille très acérée.
L'animal fut pris immédiatement de convulsions qui ne
cessèrent qu'à la mort. L'examen de la moelle me fit reconnaître que j'avais traversé la partie latérale gauche de cet
organe, immédiatement au-dessous du bulbe rachidien. Je
dois ajouter que la perforation était plus considérable que
ne l'aurait fait supposer le diamètre de l'aiguille, sans
doute parce que l'animal s'était débattu au moment où la
moelle avait été atteinte.

Les plaies par instrument piquant, bien que la peau
soit nécessairement traversée, peuvent être considérées
comme des solutions de continuité à l'abri du contact de
l'air, et guérissent, comme telles, dans un grand nombre
de cas (1). La *méthode* dite *sous-cutanée*, dont l'orthopédie
vient, avec un si grand avantage, de doter la chirurgie,
est fondée sur l'innocuité des plaies par instrument
piquant : elle consiste à perforer la peau à une certaine
distance du tendon qu'on veut diviser, de l'abcès qu'on
veut ouvrir, à traverser très obliquement les couches
intermédiaires à la plaie cutanée et à la partie sur laquelle
on veut agir, de telle manière que le parallélisme étant
détruit par l'obliquité de la perforation, et, d'une autre
part, la perforation étant aussi étroite que possible, l'air

(1) Dans un de mes cours, j'ai décrit les piqûres à côté des contusions, sous le titre de : Solutions de continuité à l'abri du contact de
l'air, ou solutions de continuité sous-cutanées.

ne puisse pas plus pénétrer dans ce trajet oblique, que s'il n'existait pas de plaie cutanée.

A côté des plaies par instrument piquant qui guérissent sans accident, sans aucun phénomène de réaction soit locale, soit générale, se voient les plaies par instrument piquant accompagnées des plus graves accidents tant primitifs que consécutifs : *accidents primitifs*, hémorrhagies, épanchements des liquides divers contenus dans les canaux ou réservoirs ; *accidents consécutifs*, tels le tétanos qu'on attribue sans preuves anatomiques suffisantes, à la piqûre de quelques filets nerveux, telle l'inflammation avec étranglement, etc.

Comme type de la difficulté du diagnostic des plaies par instrument piquant, je ne citerai qu'un exemple. Une jeune fille de dix-huit ans fut apportée en 1810 dans le service de Dupuytren, dont j'étais alors élève externe. Elle présentait à la partie antérieure du col, immédiatement au-dessus du sternum, sur la ligne médiane, une petite solution de continuité transversale de 3 à 4 millimètres. Elle nous raconta qu'abandonnée par un homme qu'elle aimait, elle avait voulu attenter à ses jours et qu'elle s'était enfoncé un canif dans la région du col. Cette plaie était exempte de tout accident ; on la crut superficielle ; on supposait même que cette jeune fille avait feint de se tuer. Cependant, au bout de cinq ou six jours, un mouvement fébrile se prononça avec redoublement le soir ; la jeune fille maigrit, fut prise de toux ; des sueurs nocturnes se déclarèrent ; elle mourut le trentième jour environ, à la manière des phthisiques arrivés au dernier degré de la consomption. A l'ouverture, nous trouvâmes que l'instrument vulnérant, qu'elle nous avait dit avoir enfoncé dans toute la longueur de sa lame, avait perforé de part en part non seulement la trachée, mais encore l'œsophage ; que la plaie des parois adossées de ces deux conduits était cicatrisée ; mais que

la plaie de la paroi postérieure de l'œsophage était restée
béante, et que les boissons ingérées avaient fusé par
cette plaie dans le tissu cellulaire lâche qui l'entoure
jusqu'à la partie inférieure du médiastin postérieur ; que
le tissu cellulaire de ce médiastin était gangrené ; que
la lame gauche du médiastin lacérée avait laissé pénétrer
les boissons dans la cavité correspondante de la plèvre,
qui était elle-même le siége d'une inflammation gangréneuse.

Devons-nous ranger dans la classe des plaies par instrument piquant les solutions de continuité produites par
des corps étrangers qui agissent du dedans au dehors,
telles que les aiguilles, les épingles avalées, qui, après
avoir longtemps cheminé de cellule en cellule, viennent,
après un trajet plus ou moins long, entraînées par une
espèce de force centrifuge, se présenter sur un des points
de la surface du corps, au coude, au petit doigt, etc.? Les
phénomènes qui se passent alors sont ceux des plaies par
acupuncture. La solution de continuité guérit immédiatement sans suppuration.

Quelquefois il peut y avoir incertitude sur la manière
ont l'instrument piquant a pénétré dans nos organes.
Ainsi sur le corps d'un supplicié, j'ai trouvé une très
longue aiguille rouillée, fichée d'avant en arrière dans le
ventricule gauche du côté de la pointe du cœur. L'une des
extrémités de l'aiguille occupait la paroi antérieure,
l'autre extrémité la paroi postérieure de ce ventricule, et
le corps de l'aiguille était libre dans la cavité de l'organe.
Je me suis demandé si cette aiguille n'avait pas été enfon-
cée au travers des parois thoraciques par une main déses-
pérée dans une tentative de suicide. Rien cependant ne
révélait ce mode d'introduction ; il n'y avait pas d'adhérence du péricarde au cœur, ni de trace de cicatrice à la
peau correspondante et aux couches de tissus subjacentes.

2ᵉ ESPÈCE. Plaies par instrument tranchant.

L'anatomie pathologique des plaies par instrument tranchant se fait tout entière sur le vivant : car le fond de même que la surface de la plaie est accessible à l'œil. Si un vaisseau a été ouvert, l'hémorrhagie en révèle la blessure; on voit à découvert, et l'on peut comprimer ou lier directement ce vaisseau. Si la plaie a pénétré dans l'abdomen, les intestins sains ou blessés se présentent à l'observateur.

Les plaies par instrument tranchant sont les plus simples de toutes les plaies, celles qui altèrent le moins la structure des parties divisées, en un mot, les plaies réduites à leur plus simple expression. Aussi la chirurgie a-t-elle presque exclusivement adopté l'instrument tranchant pour les solutions de continuité qui sont la base de toutes les opérations. On conçoit que, pour cet objet, elle a dû apporter le plus grand soin à la confection des instruments tranchants qui sont à son usage et établir des règles pour s'en servir. Or, elle nous a appris que les instruments tranchants agissent à la fois en pressant et en glissant; que le rasoir le mieux affilé, appliqué fortement contre une partie, ne pourrait la pénétrer, si en même temps qu'il la comprime, il n'exécutait un léger mouvement de glissement, et que la section est d'autant plus facile que le mouvement de glissement est plus prononcé; je dis que les instruments tranchants agissent par un mouvement de glissement et non à la manière d'une scie; car, vus au microscope, les instruments tranchants ne présentent nullement une série de dents extrêmement fines et rapprochées ainsi qu'on le dit généralement, et j'avoue que ma surprise a été grande, lorsque, voulant confirmer *de visu* ce fait que j'avais appris comme une vérité classique acquise à la science depuis longtemps, je n'ai pas trouvé plus de dents sous la lentille du microscope que je n'en

avais observé à l'œil nu. Du reste, l'incision étant l'élément nécessaire de toutes les opérations, on comprend
pourquoi Dupuytren, lorsqu'il exerçait les élèves aux
manœuvres chirurgicales (et j'ai eu le bonheur d'être du
petit nombre de ceux qu'il a guidés), consacrait plusieurs
séances à l'étude des incisions.

L'anatomie pathologique des plaies par instrument
tranchant embrasse des *phénomènes* A. *primitifs*, B. *consécutifs*.

A. Les *phénomènes primitifs* de la solution ont pour
objet l'étude : 1° de la direction ; 2° de la profondeur de
la plaie, et par conséquent la connaissance des couches
de parties qui ont été divisées; 3° l'écoulement du sang
inévitable dans toute plaie par instrument tranchant, et
qui ne prend le nom d'hémorrhagie que lorsqu'il peut
compromettre la vie, ce qui suppose l'ouverture d'un
vaisseau d'un certain calibre ; 4° l'écartement des bords
de la plaie, lequel est en rapport avec l'élasticité et la
tonicité des parties divisées. Quant à la contraction volontaire ou involontaire des muscles divisés, elle n'y peut
prendre qu'une part momentanée.

La forme générale de la plaie dénote de suite au
chirurgien ou au médecin légiste quelle est la nature
de l'instrument vulnérant qui l'a produite. Toutefois, les
conditions dans lesquelles se trouvent les parties molles
peuvent exercer une influence toute particulière sur la
forme de la solution de continuité. Ainsi, il arrive souvent
que des corps orbes agissant sur le cuir chevelu déterminent des plaies identiques à celles que produirait un
instrument tranchant. La cause de ce phénomène est
facile à trouver : car le crâne étant sphéroïdal de même
que le corps vulnérant, les deux surfaces opposées ne
peuvent se toucher que par un point; si bien que le contact des surfaces ne s'opérant que successivement, il en
résulte que l'action du corps vulnérant a lieu par une série

de points placés linéairement, et par conséquent à la
manière des instruments tranchants.

B. *Phénomènes consécutifs.* — La solution de continuité
par instrument tranchant étant aussi simple que possible,
on ne doit pas être étonné de la facilité avec laquelle
s'opère la réunion, lorsque les bords ou lèvres de la plaie
sont dans les conditions convenables. C'est surtout aux
plaies par instruments tranchants que font allusion les
chirurgiens lorsqu'ils font entrer dans la définition de la
plaie, par opposition avec la définition de l'ulcère, la
circonstance clinique de la *tendance à la guérison*. Mais
cette tendance à la guérison existe pour toutes les solutions de continuité accidentelles; seulement elle est immédiate pour les plaies par instrument tranchant; elle est
médiate pour les plaies contuses, pour les plaies par
escarification, etc. Que si quelque vice général existe
chez le blessé, ou bien si quelque vice local, des panse-
ments mal dirigés entravent la guérison, la plaie peut
être convertie, soit en ulcère, soit en ulcéroïde (1). Cette
circonstance appartient à une autre série de faits, et doit
être ici négligée.

Les phénomènes consécutifs des plaies par instrument
tranchant présentent : 1° les phénomènes locaux qui se
passent dans les solutions de continuité depuis le premier
moment de leur production jusqu'à leur cicatrisation complète; 2° la détermination des causes de mort dans les
plaies et dans les opérations chirurgicales.

La première question sera traitée à l'occasion de la classe
des adhésions qui comprendra les adhésions des surfaces
accidentellement contiguës et par conséquent des solutions de continuité, aussi bien que les adhésions des surfaces naturellement contiguës. La deuxième question

---

(1) J'ai cru devoir donner le nom d'ulcéroïdes aux plaies avec perte
de substance qui ont toutes les apparences d'un ulcère, mais qui
tiennent à des causes purement locales.

relative aux causes de mort à la suite des plaies par instrument tranchant, nous occupera dans un article qui sera commun à toutes les solutions de continuité par vulnération.

3e ESPÈCE. Plaies par instrument contondant.

L'anatomie pathologique, de même que l'observation clinique, établit une grande différence entre les contusions et les plaies contuses. Dans celles-ci, la peau ayant été divisée, la solution de continuité est en contact avec l'air; dans celles-là, la peau ayant été respectée, la solution de continuité est sous-cutanée. Le type de la contusion est dans les bosses sanguines placées sous les téguments. Le type de la plaie contuse est dans les plaies par armes à feu.

Une plaie contuse peut être considérée par la pensée comme le résultat composé : 1° d'une solution de continuité par instrument tranchant; 2° d'une altération variable, quant à l'intensité, dans la texture des parties qui ont été frappées. Du point de vue de l'anatomie (et je suppose une plaie contuse au plus haut degré, par exemple, celle qui résulte d'une arme à feu ou du passage d'une roue de voiture sur un membre), une plaie contuse présente à étudier quatre couches de parties :

1° Une première, la couche superficielle, celle qui a été immédiatement atteinte par l'instrument contondant, est constituée par des parties complétement désorganisées, escarifiées; il y a *escare par contusion* (1). On croyait autrefois que dans les plaies par armes à feu, cette escare était une brûlure. Mais, ainsi que l'a si judicieusement fait observer Paré, le degré de chaleur qui rendrait une balle capable de cautériser les tissus la ferait entrer en fusion.

(1) Voyez le Ve genre (solutions de continuité par escarification).

2° Sous la couche des parties escarifiées est une couche de parties vivantes encore, mais dont l'organisation est profondément altérée.

3° Une troisième couche est formée par des parties dont l'organisation n'a reçu qu'une atteinte légère.

4° Sous cette troisième couche se trouvent les parties saines.

C'est cette disposition générale des plaies contuses, que J. Bell figurait très bien relativement aux plaies par armes à feu à l'aide des trois cercles concentriques (1). Le cercle intérieur représentait la couche escarifiée; le cercle moyen était formé par la couche des parties dont l'organisation était altérée ; le cercle extérieur, par les parties saines. D'après ce que je viens de dire, le cercle moyen me paraît devoir être subdivisé en deux cercles distincts.

On conçoit que dans les plaies dont la contusion n'a pas été portée jusqu'à la désorganisation, la couche des parties escarifiées doive manquer, et que dans les plaies contuses moins graves encore, il en soit de même pour la deuxième couche, de telle sorte que la plaie contuse soit réduite à une couche légèrement altérée dans son organisation, supportée par des parties saines. On peut donc admettre trois degrés dans les plaies contuses : dans le premier, l'organisation serait si peu altérée que la plaie pourrait guérir sans élimination. Dans le deuxième, les parties seraient profondément atteintes, au point de ne pouvoir suffire au travail de restauration qu'après élimination. Dans un troisième degré les parties contuses seraient complétement désorganisées.

Cette anatomie pathologique des plaies éminemment contuses, qu'elles soient le résultat d'un broiement, d'un écrasement, ou bien qu'elles soient produites par des projectiles lancés par la poudre à canon, suffit pour faire

(1) *Traité des plaies*, trad. de l'anglais par Estor, Paris, 1825, in-8.

comprendre toute la gravité qu'elles présentent : il n'est pas nécessaire d'invoquer le prétendu venin du projectile. Qu'y a-t-il de vénéneux dans le plomb et dans le fer? nous n'en sommes plus au temps où les puissances belligérantes se reprochaient mutuellement d'avoir envenimé leurs balles. Il n'est nullement douteux que les mêmes effets seraient produits par les mêmes instruments vulnérants mis en jeu par des moteurs équivalents à l'explosion de la poudre à canon (1), par exemple par l'eau en vapeur ou par l'air comprimé.

Il suit de là que tandis que les plaies par instrument piquant et par instrument tranchant ont une tendance toute naturelle à la réunion immédiate, les plaies contuses, au contraire, ne peuvent guérir que consécutivement à un travail régénérateur très compliqué dont voici les éléments : 1° élimination, expulsion à la manière d'un corps étranger de la couche des parties escarifiées, lorsque cette couche existe, car elle est incapable de travail réparateur; 2° travail inflammatoire qui s'empare des deux

(1) Quelques mots sur le mode d'action des projectiles lancés par la poudre à canon ne seront point déplacés ici. Les projectiles lancés par la poudre à canon sont : ou des sphères pleines, des grains de plomb ou de fonte, des balles, des boulets, des biscaïens, ou bien des sphères creuses remplies de poudre, obuses, bombes, dont l'explosion brise en éclats les parois. Les corps lancés par la poudre à canon sont animés par un double mouvement, l'un de projection par lequel ils décrivent une courbe parabolique et un autre de rotation sur leur axe. Ce dernier survit au premier. Un boulet arrivé au terme de sa course roule encore sur lui-même pendant un certain temps. Malheur à l'imprudent qui voudrait le saisir! On a vu de jeunes soldats inexpérimentés, renversés et mutilés. Le mouvement de rotation peut se convertir en mouvement de projection lorsqu'il rencontre quelque obstacle; on voit alors le boulet s'élever à plusieurs pieds de hauteur. C'est par son mouvement de rotation qu'un projectile arrivé à la fin de sa course use, pour ainsi dire, les corps qu'il rencontre, à la manière d'une meule de moulin. Les corps lancés par la poudre à canon sont mus par une force qui est en raison inverse du carré des distances.

couches plus ou moins désorganisées. Et ce travail a pour effet de compléter la mort des parties profondément altérées, et de ramener à l'état normal celles qui le sont moins. Toute plaie contuse doit suppurer; le travail de cicatrisation et d'adhésion ne commence que lorsqu'elle est ramenée à l'état de plaie par instrument tranchant qui suppure.

Les phénomènes primitifs des plaies contuses présentent ceci de remarquable que ces plaies ne sont pas en général saignantes, ce qui s'explique par la lacération des parties dans les plaies moyennement contuses, et par l'obturation des vaisseaux par les couches désorganisées dans les plaies dont les lèvres sont frappées d'attrition. Ainsi j'ai vu, en 1814, l'artère fémorale ouverte par une balle sans hémorrhagie primitive : l'hémorrhagie n'eut lieu que quinze jours après, au moment de la chute de l'escare; elle fut mortelle, des secours immédiats n'ayant pu être portés. Cependant il n'est pas rare de voir de grosses artères entamées ou coupées par une balle donner lieu à une hémorrhagie aussi rapidement funeste que si le vaisseau avait été largement divisé par un instrument tranchant, et c'est ce que j'ai vu en 1830 sur un jeune sous-officier de la garde royale, qui mourut d'hémorrhagie sur la place du Palais-Royal, par suite d'un coup de feu qui atteignit l'artère fémorale.

Tels sont les caractères anatomiques du genre de solution de continuité par vulnération connu sous le nom de *plaie*. Je passe maintenant à l'étude du genre *contusion*.

IIe GENRE.

Solutions de continuité par contusion.

La *contusion* est une solution de continuité sous-cutanée, par conséquent sans communication avec l'air extérieur, produite par une violence extérieure directe ou indirecte.

La contusion diffère de la plaie contuse par l'absence de plaie extérieure. C'est donc à l'abri du contact de l'air que se passent tous les phénomènes de réparation, de restauration.

L'anatomie pathologique de la contusion comprend : 1° le mécanisme suivant lequel elle se produit; 2° la lésion anatomique elle-même, qui nous présentera des phénomènes primitifs et des phénomènes consécutifs.

1° *Mécanisme suivant lequel s'opère la contusion.* Tandis que le genre plaie est toujours le résultat de l'action directe d'une violence extérieure, le genre contusion peut se produire de deux manières : 1° par violence ou par choc direct; 2° par violence ou par choc indirect, c'est-à-dire par une violence appliquée loin de la partie qui est le siége de la solution de continuité. Cette dernière espèce de contusion peut être appelée *contusion par commotion ou par contre-coup.*

A. La *contusion directe* est le plus souvent produite par *pression*, par *percussion* : c'est un corps orbe qui frappe une région du corps avec une quantité de mouvement insuffisante pour rompre la continuité de la peau, mais suffisante pour opérer la déchirure des tissus subjacents et même celle des vaisseaux cutanés. Cette intégrité dans la continuité de la peau, bien que celle-ci reçoive immédiatement l'atteinte du corps vulnérant, s'explique par la structure du tégument extérieur, structure éminemment extensible et résistante tout à la fois, qui lui permet de céder par l'extensibilité dont elle est douée et de résister par la densité, la force de cohésion du derme, tandis que les tissus subjacents, moins extensibles et surtout moins résistants, subissent la solution de continuité. Mais, pour qu'il en soit ainsi, il faut que la peau placée dans des conditions particulières puisse être distendue; ainsi autre chose sont les effets d'un corps orbe dirigé contre la peau de la région fessière;

autre chose sont les effets de ce même corps appliqué avec la même force et dans la même direction contre le cuir chevelu.

La physiologie pathologique demande à l'anatomie l'explication de la douleur atroce qui accompagne les contusions sur le tibia, sur le cuir chevelu. Les anciens rapportaient cette douleur à la lésion du périoste. Cette explication repoussée jusqu'à présent par les anatomistes doit être reproduite : car si une anatomie imparfaite a nié l'existence des nerfs périostiques, une anatomie plus avancée l'a rendue incontestable (voy. *Traité d'anatomie*, t. IV). La considération du mode de douleur tout particulier que fait éprouver la contusion du tibia devait faire pressentir que cette douleur était le résultat de la compression de nerfs autres que les nerfs sous-cutanés ou cutanés.

On peut rapporter à la contusion directe la solution de continuité produite par un pincement, une ligature.

B. Le mode de production de la *contusion par violence indirecte*, *par contre-coup ou par commotion*, a besoin d'être développé.

Qu'est-ce que la *commotion ?* On entend par commotion, en chirurgie, l'ébranlement moléculaire imprimé à nos organes par une violence extérieure qui agit à une certaine distance de ces organes. Lorsque cet ébranlement ne dépasse pas une certaine limite, il n'entraîne aucune solution de continuité; mais lorsqu'il acquiert un haut degré d'intensité, il a pour conséquence une solution de continuité. Il y a alors *contusion par commotion* ou *par contre-coup*.

On conçoit que si, à la rigueur, tous nos organes sont susceptibles de commotion, cependant cette commotion exige, pour s'accomplir dans toute sa plénitude, certaines conditions particulières : ainsi ce sont les organes extrêmes de l'économie sous le rapport de la force de cohésion qui sont les plus susceptibles des effets de la commotion : d'un côté le cerveau, c'est-à-dire l'organe le plus mou, celui dont les molécules sont liées entre elles par la plus faible force de cohésion; d'un autre côté, les organes les plus durs et par conséquent les plus fragiles, les os. Les fractures dites par contre-coup sont, en effet, des fractures par commotion. Après le cerveau et les os, l'organe le plus susceptible de contusion par commotion, est sans contredit le foie : ainsi, après des chutes d'un lieu élevé sur les tubérosités de l'ischion, sur les genoux, sur la plante des pieds les jarrets tendus, et par conséquent indépendamment de toute contusion directe, il arrive souvent qu'on trouve le foie crevassé soit à sa surface, soit dans sa profondeur, de même qu'on trouve des lacérations dans différents points du cerveau, et l'on sait que le professeur Richerand s'appuyait sur ce fait d'anatomie pathologique bien positif pour expliquer la production des abcès du foie coïncidant avec des plaies de tête. J'ai constaté plusieurs fois des contusions indirectes des reins, de la rate, sur des sujets morts par suite d'une chute d'un lieu élevé.

Devons-nous admettre qu'une commotion ou ébranlement pur et simple, sans solution de continuité, puisse être la source d'accidents graves immédiats et d'accidents graves consécutifs ? on l'a dit, mais on ne l'a pas prouvé. On conçoit qu'un ébranlement considérable du cerveau puisse troubler instantanément et même d'une manière plus ou moins durable l'action de cet organe; qu'une commotion du foie puisse amener l'ictère ; qu'une commotion du cœur puisse être suivie de palpitations, d'un état syncopal prolongé pendant plusieurs jours, au point de compromettre la vie du malade, ainsi que j'en ai vu un exemple; que l'avortement puisse être la conséquence de la commotion éprouvée par l'organe chargé du produit de la conception ; mais aucun fait anatomique ne démontre que la mort par le cerveau puisse être le résultat d'une commotion pure et simple sans contusion de cet organe, et je crois devoir ajourner ma créance au fait de Littre, qui dit avoir trouvé le cerveau affaissé chez un criminel qui s'était tué en se précipitant la tête la première contre le mur de sa prison.

Les collections de sang et les abcès qu'on a observés plusieurs fois à la suite des commotions du cerveau, doivent être considérés comme une conséquence de la contusion et nullement de la commotion pure et simple.

Cela posé sur le mécanisme d'après lequel s'opère la contusion, soit par choc direct, soit par contre-coup, étudions : *A* les phénomènes primitifs, *B* les phénomènes consécutifs de cette solution de continuité considérée sous le point de vue de l'anatomie pathologique.

A. *Anatomie pathologique de la contusion étudiée dans ses phénomènes primitifs.* Disons d'abord que l'anatomie pathologique de la contusion ne peut pas être faite sur le vivant, puisque les parties divisées ne sont pas soumises à l'observation directe. Si cette difficulté dans le diagnostic anatomique est incontestable même pour les contusions des membres, à plus forte raison est-elle presque insurmontable pour les organes contenus dans les cavités splanchniques. Le chirurgien est donc obligé d'interroger les phénomènes fonctionnels, et de substituer aux signes positifs de l'anatomie pathologique qui lui manquent les signes rationnels ou probables de la physiologie pathologique. Aussi, combien de difficultés pour reconnaître la contusion du cerveau et pour la distinguer d'une commotion pure et simple ! Combien de fois n'a-t-on pas vu l'individu qui vient d'éprouver une contusion du cerveau reprendre ses occupations immédiatement ou peu de temps après l'accident, l'enfant continuer sa marche ou ses jeux, l'ouvrier revenir à son travail? Aucun symptôme morbide ne se manifeste pendant six, huit, quinze jours, quatre, cinq semaines, lorsque tout à coup se développent un appareil fébrile et des phénomènes cérébraux bientôt suivis de la mort. L'autopsie démontre alors qu'une solution de continuité avait eu lieu dans le cerveau et que les accidents consécutifs étaient dus à l'inflammation, suite nécessaire de toute solution de continuité, et à la suppuration, conséquence presque inévitable d'une inflammation méconnue ou incomplétement traitée.

Le diagnostic anatomique n'est pas moins difficile à établir dans le cas de contusion sur l'abdomen. Un jeune homme, convalescent de fièvre intermittente, faisait une promenade à cheval. Celui-ci s'abat; le cavalier éprouve une douleur vive dans l'abdomen, ne peut se relever, et meurt la nuit suivante : la rate avait été déchirée. — Un jeune homme de dix-sept ans tombe à la renverse dans un escalier; l'angle d'un degré frappe contre la région lombaire : aussitôt hématurie. Cette hémorrhagie s'est reproduite huit fois dans l'espace de trois mois ; et la dernière a emporté le malade. Bien que l'autopsie n'ait pas été faite, qui peut douter que le rein n'ait été contus?

Un muletier reçoit sur l'abdomen un coup de pied de sa monture. Il éprouve une vive douleur. Appelé auprès de ce malade, je reconnus qu'il était affecté de deux hernies, lesquelles n'avaient jamais été contenues. Elles étaient molles, indolentes, en partie réductibles. Le malade était en proie à une angoisse inexprimable; douleur très vive à l'abdomen ; état syncopal; vomissements. Je rapportai tout cela à la contusion de l'abdomen, à une lésion viscérale difficile à apprécier, et nullement aux hernies. Je donnai des conseils généraux et je me retirai. Un praticien appelé quelques instants après crut qu'il y avait étranglement herniaire; il opéra successivement les deux hernies. Le malade succomba le lendemain. A l'autopsie, on trouva que la source des accidents était dans une déchirure circulaire de l'intestin grêle ; des matières intestinales étaient épanchées dans l'abdomen.

L'estomac peut se rompre comme l'intestin, par suite d'une violente compression de l'abdomen. Portal parle d'un ivrogne qui, à la suite d'une orgie, tomba sur le ventre et périt quelques heures après. A l'ouverture, on trouva l'estomac déchiré à sa face postérieure, près de la grande courbure, et un épanchement considérable dans l'abdomen.

Anatomie pathologique de la contusion. La contusion se révèle par l'extravasation du sang, laquelle résulte elle-même de la déchirure des vaisseaux, et par conséquent des tissus. Il y a donc deux choses dans la contusion : 1° une solution de continuité sous-cutanée, 2° une extravasation sanguine. Il existe plusieurs degrés dans la contusion :

1° *Contusion capillaire.* Lorsque la solution de continuité est peu considérable, les vaisseaux capillaires ayant été seuls divisés, le sang épanché s'infiltre dans les tissus ; il en résulte une augmentation très considérable de densité. Au crâne, cette disposition constitue les *bosses dures.* Dans ce cas, la solution de continuité est si peu étendue, qu'on s'est demandé si elle n'était pas limitée au réseau capillaire, les tissus eux-mêmes conservant toute leur intégrité. L'ecchymose sous-épidermique, dermique et sous-dermique doit être considérée comme une contusion capillaire ; il en est de même de l'ecchymose sous-périostique (1).

2° *Contusion avec foyers sanguins.* Dans ce degré qu'on

(1) L'ecchymose sous-périostique est beaucoup plus fréquente qu'on ne le croit communément : elle a pour conséquence inévitable l'exhalation du phosphate calcaire sous le périoste et par conséquent la formation d'une exostose plus ou moins appréciable. J'ai souvent observé ces exostoses traumatiques au crâne : elles se réduisent quelquefois par le temps seul ou aidé d'une légère compression.

pourrait quelquefois appeler *contusion hémorrhagique*, tant
est considérable la quantité de sang épanché, des vaisseaux plus volumineux que dans le cas précédent ont été
déchirés ; les tissus ont été plus ou moins largement lacérés, le sang est ramassé en foyer ; les bosses molles du crâne
que j'ai vues occuper la plus grande étendue du cuir chevelu appartiennent à cette catégorie. Lorsque le vaisseau
lacéré est considérable, le foyer sanguin peut présenter des
battements artériels. Dans des cas de ce genre, on a pu
croire à un anévrisme faux primitif et être conduit soit à
la ligature de l'artère principale du membre, soit à l'amputation. Il n'est pas, en effet, nécessaire de la rupture
d'une très grosse artère pour donner au membre contus,
à la jambe par exemple, un volume très considérable,
avec tension telle que la peau semble près de se rompre.

Dans les deux degrés précédents, les parties molles lacérées ne sont pas tellement altérées dans leur organisation
qu'elles ne puissent se réunir sans le travail d'élimination.

3° *Contusion avec altération dans l'organisation.* — Dans
un troisième degré, il y a altération plus ou moins grande
dans la structure des parties, de telle manière que le
travail de réaction qui va s'en emparer a pour conséquence nécessaire la mort de celles qui sont profondément altérées dans leur organisation. C'est ce qu'on voit
souvent dans les membres fracturés lorsque des mouvements ayant été imprudemment communiqués aux fragments, ceux-ci lacèrent les parties molles au milieu desquelles ils sont placés.

4° *Contusion avec désorganisation.* — Dans un quatrième
degré, la contusion, bien que l'intégrité du tissu de la
peau ait été respectée, a pour conséquence l'attrition, la
désorganisation des parties subjacentes, et même le broiement des os. C'est là un des effets les plus remarquables
et les plus incontestables du boulet de canon.

Il suit de ce qui précède que les contusions, de même que les plaies contuses, présentent quatre degrés.

Dans le premier, il y a *contusion avec infiltration ;* dans le deuxième, *contusion avec foyer.* Ils présentent l'un et l'autre une lacération du tissu sous-cutané sans altération profonde de texture, et peuvent être considérés comme deux variétés du même degré. La réunion des parties divisées a lieu sans travail éliminateur. Dans un troisième degré, il y a altération profonde de texture sans désorganisation, mais impossibilité de réunion sans le travail d'élimination. Le quatrième degré est caractérisé par la désorganisation complète des tissus : il y a gangrène immédiate.

B. *Anatomie pathologique des phénomènes consécutifs de la contusion.* Les phénomènes consécutifs de la contusion sont relatifs, 1° à la résorption du sang épanché, 2° au rétablissement de la continuité des tissus divisés.

L'étude des phénomènes consécutifs relatifs au sang épanché nous occupera d'une manière plus particulière dans la classe des hémorrhagies. Nous verrons comment le sang s'infiltre, s'imbibe, se dissémine dans tous les sens, en raison de la perméabilité du tissu cellulaire ; comment le sang, épanché en trop grande quantité pour pouvoir s'imbiber en totalité, est circonscrit, enkysté par l'inflammation adhésive, absorbé molécule par molécule à l'état de caillot dur ou éliminé au milieu d'un abcès. Nous verrons que, dans toutes les circonstances où il est épanché, le sang se comporte à la manière d'un corps étranger et qu'il ne s'organise jamais. Certes, s'il avait en lui la faculté de s'organiser, cette puissance d'organisation trouverait dans les conditions où se trouve le sang épanché dans la contusion au premier degré l'occasion la plus favorable pour se développer.

La puissance d'absorption qui se manifeste dans les contusions avec foyer sanguin considérable prouve combien est vicieuse cette pratique qui consiste à ouvrir immédiatement un foyer sanguin, suite de contusion, quelque considérable que soit ce foyer, et à substituer ainsi une plaie contuse, toujours grave, à une contusion presque toujours inoffensive.

Que deviennent les parties qui ont subi la solution de continuité? Dans la contusion au premier et au deuxième degrés, en même temps que se fait l'absorption du sang, a lieu la réunion des tissus divisés. Dans la contusion au troisième degré, les parties trop profondément altérées dans leur organisation pour pouvoir la recouvrer sont éliminées au milieu du pus; une plaie contuse succède alors à une contusion. Dans la contusion au quatrième degré, le mort doit être séparé du vif (1).

J'ai vu une contusion toute simple de la jambe être suivie de stupeur, de fièvre, d'ictère, de tous les symptômes caractéristiques de l'infection purulente. Le malade ayant succombé, nous avons trouvé des abcès viscéraux et comme point de départ une phlébite suppurée de la jambe.

IIIᵉ GENRE.

Fractures.

Les fractures sont des solutions de continuité des os produites par une violence extérieure directe ou indirecte, assez considérable pour surmonter la cohésion dont ils sont doués.

Telle est la loi d'harmonie qui existe entre la ténacité du tissu osseux d'une part, le poids du corps et la contraction musculaire d'une autre part, que dans l'état régulier le poids du corps, même doublé, triplé par l'addition de fardeaux très lourds, ne saurait compromettre la continuité des os; qu'il en est de même de la contraction muscu-

_____

(1) Voyez IIIᵉ genre, *Solutions de continuité par escarification.* — Voyez aussi la classe *gangrène.*

laire, quelque énergique qu'on la suppose; en sorte que les fractures spontanées produites indépendamment de toute violence extérieure, soit par le poids du corps, soit par la contraction musculaire, paraissent être la conséquence d'une maladie antérieure, qui a augmenté la fragilité des os. Je ne parle pas ici des solutions de continuité de la rotule et du calcanéum par action musculaire; ce sont des ruptures et non des fractures.

Les fractures sont aux parties dures ce que les contusions sont aux parties molles; les unes et les autres sont produites par la même classe de corps vulnérants. Les fractures comme les contusions se divisent en fractures par choc direct et en fractures par contre-coup.

L'anatomie pathologique nous prouve que s'il peut y avoir contusion sans fracture, il ne peut pas y avoir de fracture sans contusion, au moins dans les cas où un choc direct en est la cause.

De même qu'il existe une très grande différence, quant à la gravité, entre la contusion et la plaie contuse; de même il existe une très grande différence entre les fractures avec contusion simple, c'est-à-dire sans pénétration de l'air extérieur jusqu'aux fragments et les fractures avec plaie contuse, c'est-à-dire, avec pénétration de l'air. L'étude des phénomènes consécutifs des fractures nous permettra d'expliquer cette différence qui ne tient nullement à des différences dans la gravité du désordre, mais bien à la pénétration de l'air, ainsi que nous l'avons dit pour les plaies contuses.

L'anatomie pathologique des fractures comprend : 1º les phénomènes primitifs ou immédiats; 2º les phénomènes consécutifs.

Cette anatomie pathologique se fait en partie sur le vivant; mais elle reçoit un complément nécessaire des dissections faites sur le cadavre. Les phénomènes consécutifs des fractures ne peuvent être étudiés que sur le

corps d'individus morts aux diverses époques de la consolidation, ou sur des animaux que l'on consacre à ce
genre d'observations. Comme ces phénomènes ont pour
objet la consolidation des os, ils appartiennent à la classe
des adhésions. Je ne m'occuperai donc ici que des phénomènes primitifs.

Phénomènes primitifs ou immédiats des fractures.

Les fractures présentent à considérer deux éléments
bien distincts : 1° l'état des os, 2° l'état des parties molles.
Étudions successivement ces deux éléments constitutifs
de toute fracture.

A. État des os dans les fractures.

Tous les os de l'économie peuvent être fracturés, les os
larges et les os courts, aussi bien que les os longs, mais
moins fréquemment que ces derniers, dont les usages et la
conformation sont autant de causes prédisposantes pour
la production des solutions de continuité. Je ferai presque toujours dans ces généralités abstraction des os larges
et courts, la fracture de ces derniers os, celle des os
larges en particulier ne nous intéressant que par la lésion
des organes qui les avoisinent et qu'ils sont destinés à
protéger.

Siége de la fracture. — La fracture peut occuper tous
les points de la longueur de l'os, lorsqu'elle est produite
par un choc direct. Dans les fractures par contre-coup,
l'os se brisant à la manière d'un bâton que l'on courbe au-
delà de sa flexibilité naturelle par deux forces appliquées
à ses extrémités, la fracture occupe en général la partie
moyenne de l'os ou plus exactement le point le moins
volumineux, et partant le moins résistant de la courbe que
l'os décrit. Cependant il existe des fractures par contre-
coup des extrémités des os longs, telles que la fracture
du col du fémur, celle de l'extrémité inférieure du radius.

du péroné. Les fractures des extrémités des os longs, de même que celles des os courts, qu'elles soient produites par un choc direct, qu'elles soient le résultat d'un contre-coup, ont presque toujours lieu par écrasement ainsi que l'a fait remarquer Dupuytren, à l'occasion des fractures de l'extrémité inférieure du radius. Presque toujours elles pénètrent dans l'articulation. Cette communication du trait ou de l'un des traits de la fracture avec la synoviale articulaire a paru si importante à Astley Cooper, qu'il a considéré les fractures qui avoisinent une articulation comme une espèce particulière qu'il a désignée sous le nom de *fractures articulaires*. L'étude attentive de ces fractures par écrasement montre que les fragments sont, les uns complétement séparés, les autres continus à l'aide du périoste; quelques uns même tiennent encore au corps de l'os par un pédicule osseux plus ou moins considérable.

On conçoit que les extrémités des os étant composées de tissu compacte et de tissu spongieux, offrant par conséquent une inégale résistance dans leurs diverses couches, les fragments osseux, inégaux, anguleux, présentent souvent des espèces d'avances, de chevilles, de clous, qui s'enfoncent dans les fragments épiphysaires. Cette espèce de pénétration, d'implantation ou d'engrènement par gomphose d'un fragment dans l'autre fragment se voit très souvent dans les fractures du col du fémur. Le col, brisé obliquement, est enfoncé par la quantité de mouvement qui survit à la fracture, dans la masse spongieuse formée par le grand trochanter, masse spongieuse où il trouve tout l'espace suffisant pour se loger, et n'est quelquefois arrêté dans cette pénétration que par la résistance du tissu compacte qu'il rencontre. Cette même pénétration ou implantation par gomphose se voit assez souvent dans l'écrasement de l'extrémité inférieure du radius. On l'a encore observée dans le cas de fracture de l'extrémité supérieure du tibia.

On appelle *esquilles* des fragments détachés de l'os, des espèces d'éclats osseux. Une fracture avec esquilles n'est point une fracture multiple; car le caractère propre des esquilles est de ne pas comprendre toute l'épaisseur de l'os. Ces esquilles peuvent être complétement libres, c'est à-dire isolées complétement des parties molles environnantes; elles peuvent encore tenir au périoste, aux fibres musculaires. Il semblerait au premier abord que les esquilles adhérentes fussent seules dans les conditions requises pour la réunion, et que les esquilles non adhérentes, constituant un corps étranger, dussent être éliminées; mais un grand nombre de faits m'autorisent à admettre que les esquilles non adhérentes se comportent dans la consolidation des os comme les esquilles adhérentes, et qu'il se passe tous les jours, dans la réunion des os fracturés, le même phénomène qu'on a observé dans la réunion des parties complétement séparées du corps, phénomène qui a été l'objet de tant de controverses par rapport aux parties molles.

Les *esquilles* n'appartiennent pas seulement aux fractures par écrasement des extrémités osseuses, elles se voient aussi dans les fractures du corps des os longs produites par choc direct, par exemple par le passage d'une roue de voiture pesamment chargée sur la jambe. Les fractures par écrasement du corps des os longs produites par choc direct portent le nom de *fractures comminutives ;* la présence d'une ou de deux esquilles ne suffit pas pour caractériser une fracture comminutive. Bien que les esquilles du corps des os longs soient presque toujours produites par choc direct, on conçoit la possibilité d'une esquille dans le cas de fracture par contre-coup, lorsque, la fracture s'étant faite pour ainsi dire d'une manière successive, les dernières fibres se sont séparées par éclat.

Peut-il y avoir fracture incomplète des os ?

On ne saurait révoquer en doute les fractures incomplètes des os du crâne : tantôt l'une des tables est seule fracturée, tantôt l'os est fracturé dans toute son épaisseur, mais dans une partie seulement de sa longueur ou de sa largeur. Les dépressions permanentes des os du crâne, qui sont dues le plus souvent à des fractures complètes de ces os sont quelquefois aussi, surtout chez les jeunes sujets, la conséquence de fractures incomplètes.

Les exemples des fractures incomplètes des os longs sont plus rares ; on ne les a observées que chez de jeunes sujets chez lesquels la flexibilité joue encore un assez grand rôle dans la résistance du tissu osseux. Le mécanisme du contre-coup rend parfaitement compte de la fracture incomplète. On conçoit, en effet, que le contre-coup agissant sur les deux extrémités d'un os long, de manière à augmenter sa courbure, il y a une sorte de succession rapide dans la fracture des diverses couches osseuses, de telle sorte que les fibres de la convexité se rompant les premières, la quantité de mouvement puisse être insuffisante à rompre les fibres de la concavité ; dans ce cas, l'os long reste courbé, comme nous avons dit que l'os large restait quelquefois déprimé. En dehors du rachitisme, je ne conçois pas de courbure des os longs par suite d'une violence extérieure, sans fracture incomplète de ces os.

Direction de la fracture. — La direction suivant laquelle s'effectue la solution de continuité des os est un point important de l'anatomie pathologique des fractures.

Elles sont transversales ou *en rave*, obliques ou *en bec de flûte*. Les fractures transversales ou en rave du corps des os longs sont physiquement impossibles ; celles des fractures du corps de ces os qui sont considérées comme transversales sont anguleuses. Les fractures transversales proprement dites sont affectées aux extrémités spongieuses des os.

Les fractures obliques ou en bec de flûte du corps

des os longs sont le résultat des chocs directs, mais plus particulièrement le résultat de contre-coups; ce qui se conçoit aisément et par la disposition fibreuse du tissu osseux, et par la manière successive dont se produit la fracture par contre-coup, la cause fracturante agissant avec toute son intensité sur les premières fibres qui se rompent, et avec moins d'intensité sur les dernières qui doivent céder à une certaine distance du point sur lequel ont porté les premiers effets du contre-coup. Du reste, l'obliquité peut exister dans divers sens: 1° dans le sens transversal; 2° dans le sens antéro-postérieur : cette dernière direction est infiniment plus commune; 3° et simultanément dans ces deux sens.

Les fractures doubles sont impossibles, je veux dire qu'un os ne peut être fracturé en deux points différents de sa longueur, à moins que deux causes fracturantes n'agissent d'une manière simultanée ou successive en deux endroits de son étendue (1). Les fractures longitudinales des os sont-elles possibles? Admises par Duverney, elles ont été niées par J.-L. Petit et Louis. On cite comme exemple de fracture longitudinale le fait de Léveillé. Ce chirurgien conservait le tibia d'un individu' qui avait reçu une balle sur cet os : de l'impression faite par la balle partaient des sillons longitudinaux et obliques, qui s'étendaient depuis le tiers inférieur du tibia jusqu'à son extrémité supérieure en traversant toute l'épaisseur du canal médullaire. Mais dans ce cas, c'est un os qui *éclate* longitudinalement : ce n'est pas un os qui se fracture. Les cas de ce genre ne doivent pas être très rares, car si les os larges éclatent quelquefois en étoiles, les os longs doivent éclater longitudinalement suivant le sens de la direction de leurs fibres. Je classerai dans la même catégorie les faits relatés

(1) Cependant une côte peut être fracturée en deux points par l'action d'un seul corps vulnérant qui agit sur elle dans une certaine étendue.

par MM. Cloquet et Bérard, ceux qu'ont vus MM. Coles et S. Cooper. Il en est de même du cas publié par M. Debrou relativement à une fracture longitudinale du fémur produite par un coup de bâton : dans ce cas, la continuité de l'os subsistait depuis son extrémité supérieure jusqu'à son extrémité inférieure ; il n'y avait pas de fracture proprement dite, mais bien un grand éclat longitudinal. En un mot, je pense que les fractures dites longitudinales ne sont autre chose que des *éclats* plus ou moins considérables qui se sont produits suivant la longueur de l'os.

Déplacement. — *Rapport des fragments.* — L'anatomie pathologique étudie le déplacement des fragments de la fracture et cherche à en déterminer les causes.

En général, il n'y a point de fracture sans un déplacement plus ou moins prononcé : aussi est-ce par le déplacement qu'on reconnaît presque toujours la présence d'une solution de continuité dans un os. Le défaut de déplacement est une exception et le résultat de circonstances particulières. Ainsi, les fractures du crâne sont souvent exemptes de toute espèce de déplacement. Celui-ci est peu considérable lorsque, dans les membres composés de deux os, un seul est fracturé. Dans certaines fractures extra-capsulaires du col du fémur, la pénétration ou implantation par gomphose du fragment supérieur dans le fragment inférieur impose des limites très étroites au déplacement. On a vu des fractures de l'extrémité supérieure du tibia sans déplacement, vu l'épaisseur de cet os, vu l'absence de causes qui tendraient à l'opérer. Il est aussi des fractures dont les fragments ne se déplacent pas à cause de la présence d'une virole formée par le périoste resté intact. Telles sont certaines fractures de côte, du col du fémur et de la clavicule chez les enfants.

Des divers modes de déplacement. — Il est rare que le déplacement soit le fait du fragment supérieur, et quand il en est ainsi, l'action musculaire en est la cause (1). Ainsi, quand une fracture du fémur est située immédiatement au-dessous du petit trochanter, le fragment supérieur est attiré en haut et en avant par le muscle psoas-iliaque ; ainsi, quand la fracture de l'humérus a lieu au-dessous des muscles grand pectoral, grand rond et grand dorsal, le fragment supérieur est porté en dedans par l'action de ces muscles; mais en général le déplacement dans les fractures vient essentiellement et même exclusivement du fragment inférieur.

La distinction scolastique des déplacements suivant l'épaisseur, la longueur, la direction, l'axe ou la circonférence de l'os, mérite d'être conservée. Presque toujours on trouve réunis plusieurs de ces modes de déplacement.

Le déplacement suivant l'*épaisseur* ne peut avoir lieu seul que lorsque la fracture est transversale et que les fragments sont encore placés bout à bout.

Il y a déplacement suivant la *longueur*, lorsque les deux fragments chevauchent l'un sur l'autre, de telle manière que le membre soit raccourci.

Le déplacement suivant la *direction* a lieu lorsque les deux fragmens forment un angle plus ou moins obtus : le membre est convexe du côté de l'angle saillant, concave du côté de l'angle rentrant.

Le déplacement suivant l'*axe* ou la *circonférence* existe, lorsque le fragment inférieur exécute un mouvement de rotation autour de son axe, le supérieur restant immobile.

Or, le but du chirurgien dans le traitement d'une fracture étant non seulement de *réduire*, c'est-à-dire de replacer les fragments dans leurs rapports naturels, mais encore de maintenir la réduction, et par conséquent de lutter

---

(1) On pourrait objecter que dans la fracture du col anatomique de l'humérus et dans certains cas de fracture du col du fémur, le fragment supérieur du col ne se déplace pas sous l'influence de la contraction musculaire. Mais ce sont là deux cas exceptionnels.

efficacement contre les causes du déplacement pendant toute la période de la consolidation, il importe par-dessus toutes choses de connaître les causes de ce déplacement, et c'est ce que l'anatomie pathologique aidée de l'observation clinique est appelée à déterminer.

Causes de déplacement. — Parmi les causes de déplacement, les unes sont actives, les autres sont passives; celles-ci comme celles-là peuvent être primitives ou consécutives.

Les *causes passives* sont : 1° la cause fracturante, lorsque cette cause n'a point épuisé son action dans la production de la fracture; 2° le poids du corps. Ainsi, lorsqu'une fracture de jambe a lieu, le malade étant debout, le poids du corps peut faire chevaucher les deux fragments de telle manière que les parties molles soient traversées par le bout supérieur. Ambroise Paré en a présenté un exemple. Ce grand chirurgien ayant reçu à la jambe un coup de pied de cheval, voulut reculer pour en éviter un second; mais la jambe étant fracturée, le fragment supérieur, qui était en bec de flûte, traversa non seulement les parties molles correspondantes, mais encore le bas et la botte. J'ai vu un cas tout à fait semblable ; 3° le poids du membre; 4° les mouvements qui lui sont imprimés pendant qu'on transporte le blessé, ou qu'on veut s'assurer de l'existence de la fracture; 5° une mauvaise attitude; 6° et 7° la direction et le siége de la fracture.

Les *causes actives* du déplacement se réduisent à une seule, l'action musculaire. Or, les muscles qui sont les agents du déplacement ne sont pas ceux qui s'insèrent en même temps aux deux fragments comme le triceps fémoral pour le fémur, le triceps huméral pour l'humérus, mais bien les muscles qui viennent d'un lieu plus ou moins élevé pour s'insérer au fragment supérieur et surtout au fragment inférieur, ou à la section du membre qui s'articule avec le fragment inférieur. La contraction mus-

culaire qui est le plus à craindre n'est point la contraction active, volontaire ni convulsive des muslces, mais
bien la tonicité musculaire, cette propriété que Bichat
appelait contractilité organique sensible, sorte d'élasticité
qui, si elle n'est pas équilibrée, agit sans cesse dans un
sens ou dans un autre. Or, la position demi-fléchie appliquée par Pott et, d'après lui, par les chirurgiens anglais
dans le traitement des fractures, prévient surtout la contraction active des muscles, et ne remédie qu'incomplétement à cette élasticité qui s'exerce dans la demi-flexion
comme dans l'extension : voilà pourquoi la demi-flexion
n'a pas sur l'extension les avantages que la théorie semblerait indiquer : l'*immobilité* du membre fracturé, voilà
l'indication dominante.

L'action musculaire étant une cause permanente de déplacement dans les fractures, on conçoit que la situation
précise de cette fracture par rapport aux insertions musculaires doit appeler toute l'attention de l'homme de l'art.
Cela est si vrai que les fractures qui ont lieu dans le même
point de la longueur d'un os ont toutes un air de famille
après comme avant la consolidation : ainsi une fracture
de l'humérus immédiatement au-dessous de l'insertion du
grand pectoral et du grand dorsal n'offre pas le même mode
de consolidation que celle qui est située immédiatement
au-dessus; ainsi une fracture qui a lieu au-dessous du petit
trochanter n'offre pas le même mode de déplacement que
celle qui a lieu au-dessus; une fracture du fémur qui a
lieu au-dessous des muscles jumeaux et gastrocnémiens
n'est pas la même toujours sous le rapport de la disposition que présentent les fragments dans la consolidation,
que celle qui a lieu au-dessus. Le sens suivant lequel est
dirigée l'obliquité de la fracture n'est pas non plus sans
une grande influence : il explique avec la contraction
musculaire pourquoi tel fragment fait saillie en avant ou
bien en arrière, en dedans ou en dehors.

Cela posé sur l'état des os dans les fractures, je vais m'occuper de celui des parties molles.

Etat des parties molles dans les fractures. — On s'exposerait à mal connaître l'anatomie pathologique des fractures si l'on donnait uniquement son attention à l'état des os, en négligeant les parties molles, dont la contusion, toujours proportionnelle au déplacement, exerce une si grande influence sur la marche, sur la terminaison de la lésion et mesure pour ainsi dire sa gravité. Sous ce rapport, il existe une grande différence entre les fractures par choc direct et les fractures par contre-coup ; dans les fractures par choc direct, la contusion des parties molles reconnaît deux causes successives : 1° l'action directe de la cause fracturante ; 2° le déplacement consécutif des fragments. Dans les fractures par contre-coup, il n'existe que la seconde cause de lésion. La contusion des parties molles est postérieure ou consécutive à la fracture. Or cette contusion consécutive, étant en raison directe du déplacement des fragments osseux, peut être en grande partie prévenue ; d'où la nécessité de la restreindre dans les limites les plus étroites, en évitant toute espèce de mouvement dans le membre fracturé. Qu'on juge du désordre qui doit exister au milieu des parties molles lorsqu'à la contusion, suite inévitable de la fracture, s'ajoute encore la lacération de ces mêmes parties causée par des mouvements imprimés au membre dans le placement du blessé sur un brancard et quelquefois sur une chaise, dans les mouvements trop souvent et quelquefois inutilement produits par le chirurgien qui cherche à percevoir la crépitation. Je ne crains pas de le dire, un grand nombre de fractures ne sont graves que par les mouvements imprimés au membre postérieurement à la fracture, et parmi les avis populaires qui sont donnés aux gens du monde touchant l'hygiène, on devrait inscrire en première ligne que lorsqu'un individu vient de

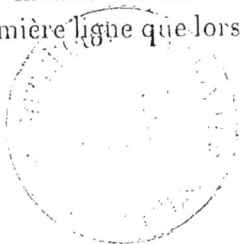

se fracturer un membre, il convient de le laisser immobile jusqu'à l'arrivée du chirurgien, qui devra, autant que
possible, réduire et appliquer l'appareil sur le lieu même
où est arrivé l'accident. Si donc on fait l'examen d'un
membre fracturé quelques heures, vingt-quatre heures
après que sa solution de continuité a été produite, on trouvera les bouts des fragments entourés d'un sang coagulé
plus ou moins abondant et quelquefois réuni en foyer,
la portion de cavité médullaire qui répond au bout des
fragments remplie de sang, le périoste décollé dans une
étendue plus ou moins considérable, les muscles lacérés
et infiltrés de sang quelquefois dans toute leur épaisseur.
Le sang épanché vient des vaisseaux de la moelle, du
corps des os longs, du tissu spongieux des extrémités osseuses (1), des vaisseaux propres aux muscles, des vaisseaux libres d'un certain calibre, et quelquefois même
de l'artère principale lacérée par les fragments. Un fait
d'anatomie pathologique important que j'ai déjà men-
tionné au sujet de la contusion est celui-ci : le déchirement d'une artère de moyen et même de petit calibre
peut donner lieu à un foyer sanguin tellement considérable,
qu'on croirait au premier abord avoir affaire à un anévrisme
faux primitif produit par la déchirure de l'artère principale du membre; d'où je conclus qu'il y a deux espèces
d'anévrismes faux primitifs, suite de contusions et de
fractures : 1° des anévrismes faux primitifs qui pro-
viennent d'artères de moyen et de petit calibre; 2° des
anévrismes faux primitifs qui résultent de la lésion de
l'artère principale du membre. J'ai même senti des pul-
sations dans des membres fracturés et considérablement
tuméfiés ; cependant la résorption s'est effectuée et la

---

(1) J'ai publié (*Anat. path.* avec planches, XXIII° livraison) un
cas de fracture du col du fémur avec hémorrhagie assez considérable
pour entraîner la mort de la malade. La source de l'hémorrhagie était
bien évidemment dans le tissu spongieux de l'os.

guérison a eu lieu comme dans les cas de fractures simples. Enfin, dans certaines fractures, les nerfs peuvent être
lacérés, piqués par des esquilles, irrités par le contact des
extrémités irrégulières des fragments. Cette complication
explique les douleurs vives que les malades accusent
quelquefois dans le trajet des cordons nerveux.

Il suit de là que les phénomènes consécutifs de la fracture doivent se composer : 1° de ceux qui ont trait à la
contusion des parties molles ; 2° de ceux qui ont trait
à la fracture. C'est dans les huit, quinze premiers jours
que se passent les phénomènes principaux relatifs à la
guérison de la contusion des parties molles. Le travail
de consolidation, bien qu'il commence pour ainsi dire
immédiatement après la fracture, ne se manifeste chez
l'homme d'une manière appréciable que du quinzième au
vingtième jour.

Les fractures graves, avec ou sans plaie extérieure, sont
quelquefois accompagnées d'un emphysème qui occupe
toute la circonférence du membre au niveau de la fracture, qui se propage le long des vaisseaux superficiels et
profonds, et qui gagne la partie la plus élevée du membre
et même le tronc. Le développement de cet emphysème
n'exige pas la présence d'une plaie; preuve bien évidente que
dans le cas de fracture avec plaie, l'emphysème n'est nullement le résultat de la pénétration de l'air au sein des parties molles. L'anatomie pathologique démontre, dans la
gangrène de ces parties, la véritable source de l'infiltration gazeuse qui ne peut avoir lieu que lorsque des adhérences pseudo-membraneuses n'ont pas eu le temps de
s'accomplir, et par conséquent de limiter le travail inflammatoire. Cette infiltration gazeuse s'explique par la perméabilité du tissu cellulaire.

Une lésion des parties molles qui donne à la fracture
une énorme gravité, est la solution de continuité de la
peau. Il y a, en effet, une différence énorme entre ..ne

fracture avec plaie et une fracture sans plaie : la première
est souvent un cas d'amputation ; la fracture sans plaie,
même la plus grave en tant que fracture, guérit souvent avec la plus grande facilité. A quoi tient cette différence? Je l'ai déjà dit au sujet des contusions, à la pénétration de l'air jusqu'au foyer de la fracture ; car alors le
sang épanché se putréfie ; l'inflammation, d'adhésive
qu'elle aurait été, devient suppurative, des clapiers purulents se forment, des nécroses ont lieu, et l'amputation ne
sauve pas toujours le malade. La sécrétion du pus et la
sécrétion de la matière du cal s'excluent réciproquement ;
ces deux produits sont incompatibles, et lorsque des fractures avec issue des fragments et par conséquent avec suppuration se consolident, c'est par les côtés par lesquels les
os se touchent à l'abri du contact de l'air et par conséquent
à l'abri de la suppuration, que s'effectue la consolidation.
(Voyez, pour le cal, la classe *Adhésions*.)

Décollement des épiphyses.

J'avais d'abord placé le décollement des épiphyses dans
le genre *Rupture*, mais la considération que ce décollement
est la conséquence d'une violence extérieure identique à
celle qui produit les fractures m'a décidé à le classer
parmi celles-ci, avec lesquelles ce décollement a été
presque toujours confondu.

Columbus, cité par Morgagni (1), paraît être le premier
qui ait indiqué la séparation des épiphyses chez les enfants
nouveau-nés. Après avoir dit que si l'on désarticule les os
d'un chevreau ou d'un agneau, ou d'un autre animal nouvellement né, on verra à leurs extrémités certaines portions, c'est-à-dire les épiphyses, se détacher et tomber, il
présume que *si les os tendres des enfants sont maniés trop
fortement par les mains d'un médecin inhabile, les ligaments
s'étendent jusqu'à entraîner les appendices* (c'est-à-dire les épi-

(1) *De sedibus et causis morborum*, Ep. LVI, 2.

physes) *avec eux*. Du reste, la bibliographie du décollement des épiphyses se réduit à la dissertation de Reichel (1), à un mémoire de M. Rognetta (2), qui est le travail le plus complet que nous possédions à ce sujet, et à d'intéressantes recherches de M. Guéretin (3).

Dans l'état actuel de la science, l'étude du décollement épiphysaire doit être une étude toute critique, tant les auteurs ont mis peu de sévérité dans leurs observations. En effet, des trente-huit cas de décollements épiphysaires traumatiques que la science possède, il y en a bien peu qui ne puissent être révoqués en doute.

Une première distinction très importante est celle qui sépare les décollements traumatiques des décollements non traumatiques, lesquels, succédant à une maladie, devront être classés à côté des fractures consécutives ou par cause interne.

Nous devons rejeter, comme tout à fait étrangers au décollement des épiphyses, les cas de prétendus décollements observés chez l'adulte, c'est-à-dire longtemps après la soudure des épiphyses.

Ce n'est donc que chez les jeunes sujets, avant la réunion des pièces d'ossification, que ce décollement peut être observé; et comme l'époque de cette réunion varie suivant les os, il s'ensuit que l'étude du décollement des épiphyses devrait être précédée de celle de l'époque de leur soudure, et c'est à ce critérium que j'ai soumis, dans une de mes leçons, toutes les observations connues (4).

(1) Sandifort, *De epiphysi ab ossium diaphysi*, etc. *Thesaurus dissertationum*, t. I.

(2) *De la divulsion traumatique des épiphyses*. (*Gazette médicale*, 22 septembre 1834.)

(3) *Presse médicale*, 10 mai 1837.

(4) Voyez, pour l'époque de la soudure des pièces épiphysaires, mon *Traité d'anatomie descriptive*, où la description de chacun des os du squelette est suivie de la détermination du nombre des points d'ossifications primitifs et complémentaires et de l'époque de leur soudure.

Une première série de faits, la seule peut-être qui soit
hors de toute contestation, se rapporte au décollement
épiphysaire à l'époque de la naissance. Les enfants venus
au monde morts et dans un état de putréfaction en présentent souvent, ainsi que le rapporte le savant Dugès (1).
J'avais eu plusieurs fois, à la Maternité, l'occasion de
faire cette observation. Le périoste, chez les enfants pu-
tréfiés, pénétré de sang et décollé de la surface de la diaphyse, s'enlève souvent avec l'épiphyse.

Peut-il y avoir, pendant la vie intra-utérine, décollement des épiphyses? Une chute ou des coups sur le ventre,
chez des femmes parvenues au terme ou au voisinage du
terme de la grossesse, peuvent-ils donner lieu à ce décollement, ainsi que Monteggia, Chaussier et M. Velpeau
disent l'avoir observé? Quelque confiance que m'inspirent
ces observateurs, je crois devoir suspendre encore mon
jugement à cet égard, et si les fœtus observés étaient dans
un état de putréfaction commençant, je serais porté à
considérer le décollement épiphysaire comme le résultat
pur et simple de la putréfaction.

Si jamais le décollement épiphysaire peut avoir lieu,
c'est certainement pendant un accouchement laborieux,
par des tractions exercées sur les membres de l'enfant.
D'après M. Rognetta, le décollement épiphysaire de l'extrémité supérieure de l'humérus aurait lieu par trois mécanismes : 1° par des tractions exercées sur le bras à la
vulve ; 2° par une mauvaise manœuvre employée pour le
dégagement des épaules ; 3° au moment de la version de
l'enfant, lorsque l'accoucheur amenant les pieds à la
vulve, les bras sont obligés, à cause du pelotonnement
de l'enfant, de rentrer dans la cavité utérine. Je com-
prendrais la possibilité du décollement de l'épiphyse
supérieure de l'humérus par les deux premiers méca-

(1) *Manuel d'obstétrique*, p. 36.

nismes; je ne la comprends pas par le troisième mécanisme, malgré l'autorité de Lamothe, qui rapporte que
dans deux cas de version, c'est en tirant par les pieds que le
bras se cassa en tournant pour rentrer et se placer dans le fond
de la matrice. N'est-il pas probable que le décollement ou
plutôt la fracture de l'épiphyse s'est produite pendant le
dégagement des épaules?

Les auteurs qui ont précédé l'époque actuelle ne peuvent pas avoir autorité lorsqu'ils parlent du décollement
épiphysaire, car il ressort de l'étude du petit nombre de
faits qu'ils ont publiés que, pour eux, décollement de l'épiphyse signifie fracture au voisinage du point de réunion
de l'épiphyse à la diaphyse; qu'ils ne connaissaient pas
bien les points épiphysaires, leurs limites (1), l'époque de
l'apparition des points d'ossification, l'époque de la soudure;
que les faits dans lesquels il y a eu examen cadavérique
sont très rares, et même que, dans le plus grand nombre
des cas, la description anatomique de la solution de
continuité qu'ils décrivent sous le titre de décollement
épiphysaire n'est pas assez exacte pour que la question
puisse être décidée d'une manière rigoureuse. Les modernes eux-mêmes ne sont pas exempts du même reproche : la question du décollement traumatique me paraît
devoir être étudiée d'après de nouveaux faits (2).

La méthode expérimentale me paraît d'ailleurs parfaitement applicable à l'étude de cette question, et, sous ce
rapport, je dois mentionner ici les expériences de M. Guéretin qui a essayé de produire le décollement épiphysaire

(1) Ainsi les épiphyses des extrémités des os longs ne comprennent pas
la totalité de cette extrémité, mais les 2/3 seulement de cette extrémité,
la diaphyse formant le tiers supérieur. (Voyez *Traité d'anatomie des-*
criptive.)

(2) MM. Récamier, Marjolin et moi, réunis en consultation il y a
plusieurs années, auprès d'un enfant âgé de trois ans qui, à la suite
d'une violence extérieure, présenta tous les caractères d'une fracture du
col du fémur, avons diagnostiqué un décollement épiphysaire probable.

sur un bon nombre de cadavres pris depuis la naissance jusqu'à l'âge de quatorze ans, soit en cherchant à luxer les os, soit en frappant violemment sur les articulations.

Sur un sujet de neuf mois, il n'a pu produire aucune luxation, mais bien des fractures dans divers points de la longueur de la diaphyse, 3 fois sur 4; le décollement épiphysaire 1 fois sur 4; — sur des sujets de deux à sept ans : luxation, 1 fois sur 5; fracture de la diaphyse, le plus souvent de 6 à 20 lignes du point de sa réunion avec l'épiphyse, 7 fois sur 8; décollement épiphysaire, 1 fois sur 9; — de sept à quatorze ans : pas un cas de décollement épiphysaire sur 10 cas de luxation et de fracture.

Voici le résultat de quelques expériences que j'ai prié MM. Jarjavay et Bonamy de faire en ma présence sur cinq sujets de huit à dix ans. La traction, la torsion des articulations, les efforts les plus violents pour opérer des luxations ou pour opérer un décollement aux extrémités de l'os, les percussions directes exercées avec la grosse extrémité d'un marteau sur les articulations, ou plus directement encore sur chacune des extrémités osseuses elles-mêmes, soit enveloppées, soit dépouillées de parties molles, ont donné les résultats suivants. Les expériences n'ont été faites que sur les os des membres. Jamais de décollement épiphysaire, et toujours fracture pour les extrémités supérieure et inférieure du fémur, de l'humérus, des os de la jambe, de l'extrémité supérieure du radius. Une fois l'épiphyse inférieure du fémur a été décollée dans les deux tiers de son étendue. Pour l'autre tiers, la solution de continuité avait porté sur les parties voisines de la diaphyse; encore, dans les deux tiers que nous admettons comme décollés, y avait-il des débris osseux attachés au cartilage épiphysaire. Une fois, l'épiphyse olécranienne a été décollée entièrement, et avec elle le cartilage d'ossification et d'articulation de l'apophyse sigmoïde, auquel sont restés attachés quelques débris osseux. On produit con-

stamment ou presque constamment le décollement épiphysaire de l'extrémité inférieure du radius en agissant sur
le carpe, soit par le poids de tout le corps, soit par une
pression brusque produite par le marteau. Quelquefois l'é-
piphyse inférieure du cubitus se détache en même temps
que celle du radius; le plus souvent le décollement n'a
lieu qu'au radius. Dans les cas de décollement épiphysaire, il est rare que quelques fragments osseux de la
diaphyse ne restent pas attachés au cartilage de séparation
de l'épiphyse et de la diaphyse.

Le décollement épiphysaire par violence extérieure est
donc un fait très rare dont la production exige un concours de circonstances tel que ce décollement, dans les
cas de solution de continuité d'une extrémité osseuse
avant l'époque de la soudure complète, devrait être considéré comme une exception. Du reste, il ne me paraît pas
y avoir d'importance pratique dans le diagnostic différentiel de l'un et de l'autre mode de solution de continuité.

IVᵉ GENRE.

Ruptures.

Les *ruptures* sont des solutions de continuité sous-cutanées qui résultent d'une *traction*, d'une *distension* qui porte
violemment nos tissus au-delà de leur extensibilité naturelle.

Si la traction ou la distension est portée au point de lacérer la peau en même temps que les parties molles subjacentes, la solution de continuité prend le nom de *plaie
par arrachement*. La plaie par arrachement est à la rupture
ce que la plaie contuse est à la contusion. Il y a de grandes
affinités entre la rupture et la contusion, d'une part; la
rupture et la fracture, d'autre part.

Il faut bien distinguer les ruptures qui sont la conséquence de la fragilité morbide des tissus, des ruptures qui

sont le résultat d'une violence extérieure ou intérieure
dont l'action s'est exercée sur des parties encore douées
de toutes les propriétés dont elles jouissent dans l'état
normal. Ce dernier mode de rupture que l'on peut appeler
rupture sans altérationpréalable, nous occupera seul ici :
les *ruptures avec altération préalable* seront mieux placées
à l'occasion des solutions de continuité par cause interne.
Il est d'ailleurs quelquefois bien difficile de déterminer si
une rupture a ou n'a pas été précédée d'altération morbide préalable.

L'anatomie pathologique générale des ruptures sans
altération préalable comprend, 1° le mécanisme suivant
lequel elles se produisent; 2° les phénomènes primitifs;
3° les phénomènes consécutifs auxquels elles donnent lieu.

Mécanisme des ruptures. — La cause des ruptures est
la *distension* ou la *traction* en sens opposé des deux extrémités d'un organe, quand il s'agit d'un organe fasciculé;
la *dilatation* outre mesure, lorsqu'il s'agit d'un organe
creux : traction et dilatation, voilà les deux modes suivant
lesquels s'opère la solution de continuité dans les ruptures.

La distension ou traction peut être produite : 1° par une
violence extérieure; 2° par une violence intérieure; ainsi
la contraction musculaire qui peut avoir pour conséquence
la rupture des os, celle des tendons et celle du muscle
contracté lui-même; ainsi le développement d'une tumeur
dans l'abdomen, etc.

La distension ne peut pas être considérée comme constituant une lésion par elle-même, mais bien comme une
cause de lésion. Cette observation m'est suggérée par le
souvenir des leçons de chirurgie de Dupuytren, qui faisait
de la distension comme aussi de la commotion une
classe particulière de lésions, dans la définition desquelles
il faisait entrer l'absence de solution de continuité appréciable. (Voyez 1re édition de cet ouvrage, t. I, p. 37 et 42.)

Pour bien apprécier les effets anatomiques de la distension, il faut distinguer la distension qui agit d'une manière brusque, instantanée, de celle qui agit d'une manière lente et graduelle.

La *distension brusque* a pour conséquence une rupture incomplète, ou une rupture complète quand il s'agit d'un organe fasciculé, une perforation étroite ou large quand il s'agit d'un organe creux.

La *distension lente et graduelle* a pour conséquence l'allongement des tissus, même de ceux dont l'inextensibilité est le caractère, et cet allongement peut être porté à un point extraordinaire : ainsi la ligne blanche s'élargit par suite de la grossesse et de l'hydropisie ascite; ainsi se distend le sac fibreux du péricarde dans certaines hydropisies de cette membrane. L'augmentation de volume du globe de l'œil dans certaines hydrophthalmies, l'augmentation du crâne dans l'hydrocéphale chronique des enfants nouveau-nés, n'ont-elles pas quelque chose de prodigieux? L'estomac dans certains cas de rétrécissement du pylore avec rétention des aliments, la vésicule du fiel, les uretères, les bassinets et calices des reins n'acquièrent-ils pas une énorme capacité dans les cas d'obstacles au cours des matières contenues dans ces divers canaux ou réservoirs? Au reste, l'étude des dilatations, de même que celle des rétrécissements des organes canaliculés, nous occupera d'une manière toute particulière lorsque nous traiterons des lésions de canalisation. La distension lente et graduelle des organes, à quelque degré qu'elle soit portée, ne détermine jamais de rupture, à moins que les tissus n'aient subi dans tel ou tel point de leur étendue un travail morbide qui en facilite la rupture. Les organes distendus éprouvent un *amincissement* notable; quelquefois ils subissent un *éraillement*. Or, l'éraillement n'est point une rupture, bien qu'il laisse des traces ineffaçables : c'est un écartement, un déplacement de fibres, lesquelles sont tassées dans tel ou tel point, largement espacées dans tel ou tel autre. Le mot *rupture*, qui avait d'abord servi à désigner les hernies, avait été suggéré par la théorie et non par la dissection, car la dissection établit, au contraire, l'absence de rupture dans les hernies. Lorsque l'allongement des tissus ne dépasse pas une certaine mesure, celle de leur élasticité, l'éloignement de la cause qui l'a produit permet à ces tissus de revenir à leur état antérieur : les anneaux peuvent se resserrer, la ligne blanche rentrer dans ses limites, la vessie reprendre sa capacité avec ses facultés contractiles naturelles. Mais si la dilatation a dépassé les limites de la puissance élastique des tissus, elle survit à la cause qui l'a produite; car, ainsi que l'a très bien dit M. Jarjavay (1), *Toute lésion d'une propriété physique est incurable.*

Phénomènes primitifs des ruptures.

Les effets primitifs des ruptures étant variables suivant les tissus, je les examinerai successivement, 1° dans les organes fasciculés, ligaments, tendons, os, muscles, nerfs; 2° dans les conduits ou réservoirs.

Anatomie pathologique de la rupture des tissus fasciculés.

1° *De la rupture des ligaments.* — La rupture des ligaments a lieu dans la luxation et dans l'entorse. Dans la luxation (voyez le groupe des *Déplacements*), la rupture des ligaments et des capsules fibreuses est assez considérable pour permettre le déplacement des surfaces articulaires. Dans l'entorse, la rupture est incomplète et souvent limitée à quelques fibres. L'entorse n'est pas, comme on l'a cru, une simple distension sans solution de continuité des ligaments. La solution de continuité en est un élément nécessaire. La preuve clinique de cette proposition, c'est

---

(1) Thèse de concours pour l'agrégation, 1847. *De l'influence des efforts sur la production des maladies chirurgicales.*

l'extravasation du sang qui l'accompagne constamment.
L'anatomie pathologique a d'ailleurs constaté, dans un
certain nombre de cas où la mort est survenue dans les
premiers jours de l'accident, une déchirure plus ou moins
grande des ligaments, un épanchement de sang dans l'intérieur de l'articulation et son infiltration dans le tissu cellulaire ambiant, quelquefois même, si les ligaments ont
résisté, une rupture ou arrachement de la portion d'os
à laquelle ces ligaments s'insèrent. C'est ainsi que l'on a
vu quelquefois les malléoles interne et externe arrachées
par suite d'une entorse de l'articulation tibio-tarsienne.

 2° *De la rupture des tendons.* — Aucun fait d'anatomie
pathologique n'est mieux constaté que la rupture des tendons. Ce qu'il y a de remarquable, c'est que cette rupture n'a jamais lieu à l'endroit précis de l'attache du tendon à l'os : elle se voit dans un point de sa longueur,
quelquefois dans l'épaisseur ou à la surface du muscle
correspondant, ainsi que j'en ai vu un exemple. C'est sans
doute sur des cas de ce genre qu'est fondée l'opinion
d'après laquelle la rupture des tendons serait considérée
comme un simple décollement des fibres tendineuses au
point où elles s'unissent aux fibres charnues; mais aucun
fait ne prouve cette assertion, qui est, au contraire, démentie par l'aspect que présente la solution de continuité,
laquelle est toujours nette, dépourvue des dentelures
prolongées par lesquelles se terminent les tendons à la
surface ou dans l'épaisseur des muscles (1).

 La rupture des tendons a lieu : 1° dans l'entorse; 2° dans
certaines plaies par arrachement. J'ai vu un cas d'arra-

(1) J'ai dit ailleurs que la nature avait des moyens particuliers pour
établir l'adhérence entre des tissus hétérogènes, et j'ai cité l'adhérence de
la fibre musculaire à la fibre tendineuse, adhérence telle que dans les
tractions violentes la fibre musculaire ou la fibre tendineuse se rompent
dans leur continuité, mais que jamais la séparation n'a lieu précisément
au point de réunion de la fibre musculaire avec la fibre tendineuse. Il en
est de même du mode de continuité du tendon et de l'os.

chement de la dernière phalange de l'index ; le tendon des
fléchisseurs de ce doigt était resté attaché à la phalange ;
3° surtout par la contraction à la fois violente et brusque
du muscle qui s'attache à ce tendon.

Les pathologistes admettent des ruptures tendineuses
complètes et des ruptures incomplètes, en particulier dans
le tendon d'Achille. Je ne sais si l'anatomie pathologique a
confirmé l'existence des ruptures incomplètes, mais l'observation clinique l'établit et le raisonnement n'a rien à
objecter. Il importe de distinguer la rupture proprement
dite des tendons par violence extérieure ou par contraction
musculaire de la rupture par usure. Ainsi, le tendon de la
longue portion du biceps huméral, le tendon du psoas
iliaque, sont quelquefois usés par le frottement, lorsque la
synoviale de glissement, convertie en tissu cellulaire,
ne protège plus le tendon contre la conséquence des
frottements.

3° *De la rupture des fibres musculaires.* — La rupture des
fibres musculaires a lieu dans les plaies par arrachement
et dans la plupart des luxations. Ainsi, j'ai eu plusieurs
fois l'occasion de constater la rupture du muscle sous-scapulaire dans la luxation en bas et en avant de l'humérus.
Les muscles distendus outre mesure par une violence
extérieure se rompent, soit que la violence extérieure les
surprenne dans l'état de relâchement, soit qu'elle les
surprenne dans l'état de contraction. Dans ce dernier
cas, on peut discuter la question de savoir si la rupture
du muscle a été ou non précédée de son relâchement.
Cette rupture peut se produire, indépendamment de
toute violence extérieure, par le seul fait d'une contraction brusque et violente. La première idée qui a dû se
présenter, c'est que le muscle ou les faisceaux musculaires rompus ont éprouvé la solution de continuité pendant le relâchement, et sous l'influence de la contraction
des muscles antagonistes ; mais les faits démentent cette

théorie, car ils établissent que c'est pendant leur contraction qu'a lieu la rupture de ces fibres musculaires.
Or, comment concilier cette rupture avec la doctrine
généralement admise depuis Bichat, savoir que la fibre
musculaire, si molle, si frangible en dehors des contractions musculaires, acquiert, par le fait de cette contraction et du rapprochement des molécules qui la constituent,
une force de cohésion extrêmement difficile à vaincre?
On a dit : Mais les muscles antagonistes, énergiquement
et brusquement contractés, ne peuvent-ils pas amener, soit
dans un faisceau, soit dans dans tous les faisceaux musculaires, ou successivement ou à la fois, un relâchement
instantané immédiatement suivi de la rupture, si bien que
le moment de la rupture coïncide avec celui du relâchement?

Tel est l'écueil des idées préconçues, de tourner la difficulté sans la résoudre, et de se contenter de subtilités
alors qu'il faudrait aborder franchement la question. Eh
bien! dépouillons-nous de l'idée préconçue de Bichat, à
savoir que les fibres musculaires contractées présentent
une résistance presque invincible aux causes qui tendent
à les rompre, et nous verrons que cette contraction musculaire, au lieu de s'opposer à la rupture, en est une
condition *sinè quâ non*. En effet, soit un muscle contracté :
si ses antagonistes amènent par leur contraction ce
muscle à l'état de relâchement, celui-ci cède. Son extensibilité naturelle permet au membre les mouvements les
plus étendus, et il ne se rompra qu'après les ligaments
articulaires; mais s'il est maintenu par la contraction
dans une espèce de situation fixe, ses antagonistes, que
nous devons supposer ici plus énergiques que lui, soit
intrinsèquement, soit par l'intensité et la vitesse de la
contraction, en amènent une rupture ou partielle ou générale. Il se passe ici ce qui a lieu lorsque sur un cadavre
très rigide, par exemple sur le cadavre d'un supplicié après

la réfrigération, on cherche à étendre les membres fléchis; il est bien rare qu'en pareil cas les muscles fléchisseurs ne se rompent pas. Cette rupture est inégale comme
la résistance des divers faisceaux musculaires, dont la
réunion constitue le muscle. C'est de la même manière que
s'explique la rupture du diaphragme pendant les efforts
du vomissement chez l'homme, et chez les animaux de
trait qui sont morts, comme dans le cas rapporté par
Peyrilhe, sous les coups de fouet du charretier.

Aux ruptures des fibres musculaires nous devons rapporter la rupture de l'utérus pendant l'accouchement, la
rupture dite spontanée du cœur ; mais dans l'appréciation
de ces ruptures diverses, il faut distinguer les cas où les
tissus étaient malades de ceux où ils étaient sains. Ainsi
les ruptures spontanées du cœur m'ont toujours paru le
résultat d'une altération préalable avec fragilité du tissu
de cet organe. Un fait de rupture de l'utérus que j'ai
observé à la Maternité m'autorise à admettre que les
ruptures de matrice sont, au moins dans un certain
nombre de cas, la conséquence d'un ramollissement
préalable.

Je soupçonne que la douleur si remarquable connue
sous le nom de *coup de fouet* est le résultat d'une rupture
non du tendon du plantaire grêle, mais de quelques
fibres charnues des muscles jumeaux : certaines douleurs
lombaires, certains torticolis très douloureux survenus
subitement pendant la contraction musculaire sont dus
peut-être aussi à des ruptures musculaires ; mais l'anatomie
pathologique n'a pas encore dit le dernier mot à cet égard.

4° *De la rupture des os.* — L'anatomie pathologique,
aussi bien que l'observation clinique, a prononcé relativement à la rupture de la rotule, du calcanéum et de
l'olécrâne par contraction musculaire; mais elle n'a pas
encore revêtu de sa sanction le fait de la rupture des os
longs sous l'influence de la contraction musculaire, indé-

pendamment de toute lésion préalable du tissu osseux. Au contraire, elle a constaté un grand nombre de fois que les fractures par violence musculaire tenaient à quelque lésion organique qui avait diminué la cohésion des os. Cependant il existe dans la science plusieurs faits cliniques qui semblent constater cette rupture spontanée : ainsi j'ai vu un jeune homme de trente ans environ, très vigoureux, qui fut reçu à l'hôpital Saint-Antoine, où j'étais alors interne, pour une fracture à la partie moyenne de la cuisse. Ce malade m'assura que cette fracture s'était produite pendant un effort violent qu'il avait fait pour éviter une chute, et qu'il n'était tombé ni avant ni après l'accident. La physiologie n'est d'ailleurs nullement en opposition avec la possibilité des fractures produites par la seule force de la contraction musculaire. En effet, la résistance des os est quelque chose de passif : ils opposent aux agents qui les sollicitent un degré de cohésion constant. La puissance musculaire est, au contraire, essentiellement active ; elle est incommensurable, car elle croît comme la vitesse de contraction des muscles. On conçoit que les leviers osseux, surpris en quelque sorte par la puissance énorme qui vient subitement à lutter contre eux, ne soient pas préparés à lui faire équilibre, et se rompent.

5° *De la rupture des nerfs.* — Les nerfs qui partagent la résistance et l'inextensibilité des ligaments et des tendons sont quelquefois déchirés dans les luxations : par exemple, le nerf axillaire dans la luxation en bas de l'humérus ; le nerf médian dans la luxation du coude avec issue de l'extrémité inférieure de l'humérus. Les nerfs sont également déchirés dans les plaies par arrachement.

Les nerfs peuvent se rompre par suite des tractions excessives qui sont pratiquées dans le but de réduire une luxation. Ainsi, dans un cas, le muscle deltoïde qui n'était pas paralysé avant la réduction de la luxation de l'humérus le devint après cette réduction. Pareil accident a été

I. 8

observé sur le nerf radial après la réduction de la luxation scapulo-humérale.

Il est une rupture des nerfs bien singulière : c'est celle qui a lieu, non point dans la continuité des nerfs, mais à leur insertion à la moelle ; pour qu'elle ait lieu, il faut que la traction ait été produite, non pas sur un seul nerf, mais sur tous les nerfs d'un membre, sur le plexus brachial, par exemple. Le fait remarquable publié par Flaubert, qui parle d'un individu mort par suite d'efforts immodérés de réduction dans un cas de luxation ancienne du bras, et chez lequel on trouva toutes les racines des nerfs qui concourent à la production du plexus brachial détachées de la moelle ; ce fait, dis-je, n'est point unique : des expériences faites sur le cadavre, expériences à l'aide desquelles on arrive au même résultat par des tractions violentes exercées sur le membre supérieur, ne permettent pas le moindre doute sur le mécanisme de cette rupture (1).

6° *Rupture des artères.* — La rupture joue un rôle très important dans toutes les maladies des artères. Cette rupture est une conséquence de leur fragilité naturelle, fragilité dans le sens longitudinal, qui ne leur permet pas de résister à une traction violente exercée sur elles ; fragilité dans le sens horizontal, qui ne leur permet pas de résister à une dilatation considérable. Tel est, en effet, le double mécanisme suivant lequel s'opèrent les ruptures artérielles : par traction, par dilatation. Il y a rupture par traction des artères dans les plaies par arrachement, et, chose très remarquable, la rupture d'une très grosse artère, de l'axillaire, de la fémorale, par exemple, n'est pas ordinairement accompagnée d'hémorrhagie. L'inégale résistance des trois tuniques artérielles, le mode suivant lequel a lieu cette rupture, rendent compte de ce fait.

(1) Je dois à la vérité de dire que plusieurs tentatives que j'ai faites dans ce but sur plusieurs cadavres ne m'ont pas réussi.

Comme exemple de ruptures par traction, je citerai ce qui a lieu dans certaines luxations. Si dans le plus grand nombre des luxations les artères échappent à la rupture en éludant pour ainsi dire les extrémités osseuses déplacées à raison de leur forme cylindrique ou de leur mobilité, il arrive quelquefois que, retenues en place, elles se rompent à la manière des ligaments, des tendons et des muscles; telle est, par exemple, l'artère brachiale au pli du bras dans les luxations du coude, avec issue à travers la peau de l'extrémité inférieure de l'humérus. On a vu, dans d'autres cas, la rupture des artères déterminée par des tractions immodérées produites pour la réduction de luxations anciennes et quelquefois de luxations récentes. J'ai vu à l'Hôtel-Dieu une femme qui portait dans l'épaisseur de l'aisselle une volumineuse tumeur, suite de tractions faites pour la réduction d'une luxation de l'humérus. Cette réduction avait été opérée par un maréchal-ferrant à l'aide des machines à traction qui servent à fixer les animaux. Cette tumeur n'était autre chose qu'un anévrisme, ainsi qu'il fut malheureusement constaté sur le vivant par une ponction dirigée contre un abcès présumé par une main habile et ordinairement prudente. Dans une ville de province un homme considérable avait une luxation de l'humérus qui datait de plusieurs mois : des tentatives de réduction sont faites avec un déploiement de forces extraordinaire ; pendant un effort, le malade pâlit, tombe en syncope et meurt quelques instants après : l'artère avait été largement déchirée.

La rupture des artères par dilatation est extrêmement rare en l'absence d'altération préalable des parois de ces vaisseaux ; cependant j'ai vu à la Salpêtrière, chez une femme qui mourut subitement avec les symptômes d'une rupture du cœur, l'artère aorte rompue à un travers de doigt au-dessus de l'orifice aortique. La tunique celluleuse ayant résisté, le sang s'était infiltré au loin entre cette tunique celluleuse et la tunique moyenne. L'aorte était parfaitement saine au niveau et au voisinage de cette rupture. Le cœur n'était pas notablement hypertrophié.

J'ai constaté que chez cette femme le système artériel et l'aorte en particulier présentait une extréme fragilité, fragilité que j'ai retrouvée depuis sur un assez grand nombre de sujets (1). C'est cette fragilité insolite, indépendante de toute altération appréciable des parois artérielles, qui peut expliquer un certain nombre de ruptures par dilatation.

Je m'occuperai ailleurs des ruptures artérielles consécutives à une lésion de tissu, à l'altération crétacée, aux anévrismes, etc.

7° *Rupture des veines.* — Les veines échappent à la rupture par traction, comme aussi à la rupture par dilatation, à raison de leur grande extensibilité. Il est bien entendu que la rupture des veines comme celle des artères a lieu dans les plaies par arrachement, dans les luxations du coude avec issue d'un os à travers la peau déchirée.

Je ne comprends la rupture veineuse par dilatation indépendamment de toute lésion organique que par une distension excessive des veines dans le phénomène de l'effort. Voici un fait qui s'est passé à Limoges. Un paysan vigoureux qui tenait à la main, à l'aide d'une corde, un taureau indocile, voulut le contenir au moment où l'animal rassemblait toutes ses forces pour s'échapper; après cet effort, le paysan tomba en défaillance, et mourut au bout de quelques heures. A l'ouverture, on trouva une rupture de la veine-cave inférieure. Pott rapporte deux cas d'hématocèles vaginales survenues brusquement, l'une chez un homme d'une quarantaine d'années environ pendant qu'il soulevait un poids considérable, l'autre

(1) Je n'admets point la rupture isolée de la membrane interne des artères: dans tous les cas de rupture incomplète que j'ai eu occasion d'observer, la tunique interne et la tunique moyenne étaient simultanément rompues.

chez un jeune garçon pendant les efforts de la défécation.
Il est probable que dans ces cas il y eut une rupture de
veine avec épanchement de sang dans la tunique vaginale.

8° *Ruptures des organes creux, conduits ou réservoirs.* —
C'est par dilatation qu'a lieu la rupture des conduits ou
réservoirs qui constituent les voies digestives et génito-
urinaires. La grande difficulté dans l'appréciation de ces
ruptures, c'est de distinguer les cas où la rupture est
indépendante de toute lésion organique préalable, de
ceux où elle est la conséquence d'une lésion organique
préalable.

La rupture de l'*estomac*, si fréquente chez les ruminants
et chez le cheval, par suite de la distension rapide qui
résulte du développement des gaz (*Journal de phys.*,
juin 1821), n'a que très rarement été observée chez
l'homme en l'absence de lésion organique (1). Je citerai
comme exemple de rupture de l'œsophage sans altération
préalable le cas si connu et si bien décrit par Boerhaave,
de ce grand amiral de la république de Hollande qui
avait contracté l'habitude de se faire vomir avec l'ipéca-
cuanha et l'infusion de chardon-bénit. On peut rapprocher
de ce fait celui que M. Guersant a publié dans le *Bulletin
de la Faculté de médecine de Paris*, et celui qui est inséré
dans le *Journal de chirurgie* de Desault.

J'ai déjà dit que, fondé sur un fait et sur le raisonnement, je regardais comme infiniment probable que les
ruptures de l'utérus dans les premières douleurs de l'enfantement étaient la conséquence d'un ramollissement
préalable du tissu de cet organe ; quant aux ruptures du
col utérin plus ou moins profondes qui résultent du

(1) Quelques exemples de rupture de l'estomac sans lésion préalable .
sont rapportés, l'un par Lallement, deux autres par M. Néret de Nancy,
à la suite de vomissements. Mais l'absence de détails suffisants nous
oblige à rester dans le doute à cet égard.

passage de la tête du fœtus dans l'accouchement le plus naturel et surtout dans un premier accouchement, elles sont, comme les ruptures du périnée, la conséquence d'une distension excessive.

Je ne connais aucun exemple positif de rupture de la vessie par le seul fait de la distension excessive de cet organe. Une distension excessive de la vessie a pour conséquence nécessaire la dilatation du canal de l'urètre, de même que la dilatation des uretères, et alors le malade urine par regorgement, lorsque le canal est libre; ou le canal de l'urètre se rompt derrière le rétrécissement lorsque ce rétrécissement est la cause de la rétention d'urine. Les perforations de la vessie sont la conséquence, non de la distension pure et simple de cet organe, mais d'une inflammation locale provoquée soit par la présence d'une sonde, soit par d'autres causes qui seront indiquées ultérieurement.

Phénomènes consécutifs des ruptures.

La rupture, solution de continuité sous-cutanée, suit la marche de toutes les solutions de continuité qui ne sont pas en contact avec l'air, et la continuité se rétablit par un travail adhésif, indépendant de toute suppuration : il suffit que les surfaces divisées soient immobiles et dans un rapport immédiat ou même médiat, pourvu que l'écartement ne soit pas trop considérable, ainsi que nous l'exposerons à l'article *Adhésion*.

Après la solution de continuité par instrument tranchant, la solution de continuité par rupture est peut-être celle qui présente la lésion de tissu la plus simple, la moins exempte de complications. Ainsi, dans la rupture incomplète des ligaments, qui constitue l'entorse, le travail adhésif s'effectue si le membre est maintenu pendant un temps assez long dans l'immobilité nécessaire pour le travail de réparation. Mais une entorse négligée peut entraîner à sa suite des accidents dont l'étude est une des questions d'anatomie et de physiologie pathologique les plus importantes qui existent en médecine sous le rapport de l'enchaînement des faits. Ainsi, un individu aussi vigoureux qu'on puisse le supposer, placé dans les circonstances hygiéniques les plus favorables, se fait une entorse au pied, au genou; il la néglige; il surmonte la douleur et continue à marcher : au bout d'un an, une tumeur blanche est constituée; plus tard, les poumons deviennent tuberculeux; il meurt phthisique.

Relativement aux phénomènes consécutifs de la rupture des tendons, l'observation des faits a fait justice de l'opinion des anciens qui attachaient une énorme gravité à la rupture, surtout incomplète, de ces tendons. Les orthopédistes modernes ont prouvé l'innocuité de la section sous-cutanée des tendons, section sous-cutanée qui a une si grande affinité avec la rupture. Le mécanisme de la cicatrisation des tendons se fait d'ailleurs suivant les mêmes principes qui régissent l'adhésion des autres tissus.

Les os rompus se consolident d'après les mêmes règles que les os fracturés, la lésion de tissu qui constitue la rupture d'un os étant identiquement la même que la lésion de tissu qui constitue la fracture. Les douleurs vives qui survivent à la rupture connue sous le nom de coup de fouet n'ont pas encore été expliquées. La persistance de ces douleurs semblerait indiquer que la lésion consiste plutôt dans une rupture aponévrotique que dans une rupture musculaire.

Les particularités que présentent dans leurs phénomènes consécutifs les ruptures des autres tissus, des autres organes, seront étudiées à l'occasion des lésions de ces tissus, de ces organes.

Cinquième mode de solution de continuité traumatique,
escarrification.

Pour terminer ce qui a trait aux solutions de continuité par vulnération, il nous reste à parler de la solution de continuité par escarrification. L'*escarrification traumatique*, à laquelle correspond l'escarrification non traumatique, est opérée par des violences extérieures qui détruisent immédiatement la vie avec l'organisation dans les parties qu'elles ont frappées.

Les agents extérieurs qui désorganisent immédiatement les tissus sont : 1° Des corps contondants qui, animés d'une grande vitesse, broient les parties atteintes ; on peut appeler l'escarrification qui en résulte *escarrification par attrition*, telle est l'escarrification de la couche superficielle des plaies par armes à feu. 2° Une constriction circulaire exercée sur un membre, sur une partie quelconque du corps, d'où résulte une *escarrification par étranglement;* exemples : l'escarrification des hernies étranglées, de l'intestin invaginé, du gland et du prépuce dans le paraphymosis, l'escarrification produite par une ligature, etc. 3° L'accumulation ou la soustraction du calorique portées jusqu'à l'extinction de la vie dans les tissus : *escarrification par ustion, escarrification par congélation.* 4° Les *caustiques* qui agissent par l'affinité chimique qu'ils exercent sur les éléments contituants de nos tissus ; exemples : les acides, les alcalis concentrés; *escarrification par caustication.*

Je ne ferai que mentionner ici le mode de solution de continuité par escarrification. Comme elle n'est qu'une conséquence de l'escarrification ou gangrène, elle trouvera tout naturellement sa place à l'article *Gangrène.* Je dirai seulement que l'escarrification constitue un des grands moyens de la chirurgie comme agent de destruction, soit qu'on l'emploie dans le but de déterminer une solution de continuité, soit qu'on ait pour objet l'extirpation de certaines tumeurs; si bien que dans ces derniers temps l'application des caustiques comme moyen de solution de continuité et d'extirpation a été convertie en méthode avec beaucoup d'avantage. L'idée ingénieuse de faire avec les caustiques des pâtes plus ou moins actives a permis de les manier avec une grande facilité et de les appliquer à des extirpations, à des sections linéaires, non moins qu'à la destruction des tissus morbides. Un des grands avantages des caustiques sur l'instrument tranchant est d'exposer beaucoup moins aux accidents consécutifs des plaies et des opérations chirurgicales. Il ne faut pas croire cependant qu'ils en mettent à l'abri : c'est ainsi que j'ai vu un érysipèle erratique, des abcès multiples, et la mort succéder à l'application du caustique de Vienne autour d'un genou affecté de rhumatisme chronique. Quant aux phénomènes consécutifs des solutions de continuité par escarrification, ils sont identiques à ceux que présentent les plaies qui suppurent.

Telle est l'anatomie pathologique des cinq modes de solution de continuité traumatique ou par vulnération, à savoir, de la plaie, de la contusion, de la fracture, de la rupture et de l'escarrification.

Pour terminer ce qui a trait à l'anatomie pathologique générale des solutions de continuité par vulnération, il me reste à parler des *causes de mort* qui sont la conséquence de ces solutions de continuité, aussi bien lorsque la lésion est produite accidentellement que lorsqu'elle est pratiquée dans un but de thérapeutique chirurgicale. Ces causes de mort appartenant à tous les modes de solution de continuité et à tous les tissus qui en sont le siége, leur étude ne pouvait être mieux placée que dans un chapitre consacré à l'anatomie pathologique générale des solutions de continuité. Il n'est d'ailleurs aucune question de médecine et de chirurgie pratiques sur laquelle l'anatomie pathologique ait jeté un plus grand jour que sur cette question : *des causes de mort à la suite des plaies et des opé-rations chirurgicales,* ou plus généralement, *à la suite des solutions de continuité traumatiques ou par vulnération.*

Causes de mort dans les solutions de continuité traumatiques ou par vulnération.

Si l'observation clinique secondée par l'anatomie patho-logique faite sur le vivant a pu déterminer un certain nombre de causes de mort à la suite des solutions de con-tinuité par vulnération, elle était insuffisante pour rendre compte de celles de ces causes de mort qui tiennent à des désordres intérieurs : aussi voyons-nous la plupart des chirurgiens qui ont précédé notre époque, à l'exemple de J.-L. Petit (1), accuser exclusivement l'état local des suites funestes des plaies et des opérations chirurgicales, et chercher dans une commotion presque toujours imagi-naire la source de tous les accidents primitifs et consé-cutifs. L'anatomie pathologique proprement dite pouvait seule révéler toutes ces causes de mort qu'on peut diviser en deux catégories : 1° *causes de mort par accidents primitifs;* 2° *causes de mort par accidents consécutifs.*

A. Causes de mort par accidents primitifs.

Les causes de mort par accidents primitifs sont : 1° la lésion d'un organe indispensable à la vie ou une grande mutilation; 2° la stupeur; 3° les convulsions éclampsiques; 4° l'hémorrhagie; 5° l'introduction de l'air dans les veines.

1° Mort par lésion d'un organe indispensable à la vie ou par une mutilation considérable.

La mort est immédiate lorsque le cœur, le cerveau ou les poumons ont été grièvement blessés, de manière à supprimer la circulation, l'innervation ou la respiration. La mort n'a lieu qu'au bout de quelques heures ou même

(1) *Maladies chirurg.,* chap. xii.

de plusieurs jours, lorsque la lésion est moins profonde. Une mutilation considérable portant sur des organes qui ne sont pas indispensables à la vie peut également entraîner la mort. L'anatomie pathologique est appelée à constater le mode et le degré de lésion en deçà desquels la conservation de la vie est possible, et au-delà desquels la mort est inévitable.

2° Mort par stupeur.

La stupeur des blessés est un état d'insensibilité physique et morale, d'indifférence parfaite sur leur position. La face est sans expression, profondément altérée, décolorée ou ictérique; le pouls petit, concentré, quelquefois très lent; il y a presque toujours un sentiment d'angoisse à l'épigastre.

Il y a deux causes de stupeur bien distinctes dans les solutions de continuité par vulnération : 1° les grandes mutilations; 2° l'épuisement des forces de la vie par la douleur.

1° La *stupeur par mutilation* s'observe surtout à la suite des plaies par armes à feu, d'où l'opinion longtemps accréditée que ces plaies étaient empoisonnées. La stupeur générale peut être indépendante de toute commotion du cerveau ; car on l'observe dans des cas où il est impossible que cet organe ait éprouvé le moindre ébranlement. En mars 1814, à la bataille de Paris, j'ai vu périr dans la stupeur plusieurs individus blessés par des boulets de canon; ils étaient couchés à côté de leurs camarades, pouvant à peine répondre aux questions qu'on leur adressait; comme le soldat de Quesnay, ils auraient pu répondre, si on leur avait proposé l'amputation, que ce n'était pas leur affaire.

La stupeur est ou *temporaire* ou *permanente;* elle peut être partielle, c'est-à-dire limitée au membre qui a été frappé; elle peut être générale. La stupeur locale est constante dans les plaies par armes à feu : aussi convient-il d'en profiter pour pratiquer l'amputation sur-le-champ, amputation qui est alors bien moins douloureuse et qui entraîne des accidents consécutifs bien moins graves que lorsqu'elle est pratiquée après la réaction; car alors la perturbation, suite nécessaire de l'amputation, se confond avec celle de la plaie.

On ne saurait révoquer en doute l'influence de l'état moral, de l'énergie des blessés sur la stupeur; car tantôt elle existe et tantôt elle n'existe pas chez des individus atteints de plaies accompagnées de désordres qui sont cependant identiquement les mêmes. Ainsi, dans les journées de juillet 1830, les malheureux blessés de cette brave garde royale, si digne d'un meilleur sort, abattus, mornes et silencieux, succombaient dans la stupeur à des blessures qui ne paraissaient pas essentiellement mortelles, tandis que les blessés du parti révolutionnaire, fiers de la victoire, conservaient une énergie morale qui contrastait avec l'abattement de leurs adversaires, et résistaient à des blessures beaucoup plus graves. D'un autre côté, l'exaltation morale, portée à un trop haut degré, épuise les forces et prédispose à la stupeur.

2° *Stupeur par douleur.* — La stupeur par mutilation est une stupeur indépendante de toute douleur et résulte uniquement de la perturbation jetée dans l'économie par un désordre matériel considérable instantanément survenu. Il est une espèce de stupeur qui paraît résulter uniquement de l'épuisement causé par la douleur. La douleur peut entraîner la mort à la suite de longues opérations chirurgicales. J'ai vu deux fois pratiquer la taille par le haut appareil immédiatement après la taille périnéale. Les deux patients supportèrent courageusement l'opération par le bas appareil; les tentatives d'extraction du calcul, qui était très volumineux, avaient été répétées à plusieurs reprises et très douloureusement, et l'opé-

rateur avait mis à cette extraction à peu près la même
force que l'accoucheur emploie pour l'extraction d'une
tête par le forceps. Lorsque, après tant d'efforts inutiles,
le chirurgien annonça, et, je dois le dire, avec tous les mé-
nagements possibles, que la pierre était trop volumineuse
pour être retirée par le périnée, qu'il fallait une seconde
opération, et qu'on allait y procéder après quelques instants de repos, l'abattement qui s'empara de ces malheureux fit assez pressentir qu'ils ne résisteraient pas à cette
double dépense de forces et de courage : en effet, tous
les deux succombèrent pendant la nuit qui suivit le jour
de l'opération, et l'ouverture des corps ne fit découvrir
aucune lésion matérielle qui pût expliquer une mort aussi
prompte. Dans un cas d'extirpation de tumeur cancéreuse,
dont la dissection fut longue et laborieuse, j'ai vu le malade agonisant à la fin de l'opération, que le chirurgien
effrayé termina précipitamment : l'opéré était mort pendant le trajet de l'amphithéâtre à son lit. C'est aussi de
la même manière qu'un travail trop long et laborieux peut
déterminer la mort pendant les douleurs de l'enfantement.
Il n'existe, en effet, dans l'économie qu'une somme donnée de force et de puissance nerveuse ; cette force, variable
suivant les individus, est singulièrement modifiée par l'état
moral du sujet, les combats de l'âme qui ont précédé l'o-
pération, la terreur, ou, ce qui est pis encore, l'exaltation,
ce courage factice qui déprime les forces au même degré
que les rehausse le vrai courage. On comprend donc
aisément la différence qui existe entre une solution de
continuité accidentelle et une opération chirurgicale, et
combien il importe de préparer le malade de longue main
à une opération qu'on lui présente comme le terme assuré
de ses souffrances. Boyer raconte qu'un individu, sur lequel il avait pratiqué la taille latéralisée, laquelle n'avait
offert aucun incident remarquable, mourut au bout de
trois heures. L'ouverture du cadavre ne démontra la pré-

sence d'aucune altération ; le malade s'était soumis avec
courage à l'opération.

L'épuisement nerveux, comme l'hémorrhagie, entraîne
quelquefois la mort. Il se manifeste par une stupeur qui est
identique à la stupeur causée par de grandes mutilations.

Une question d'un grand intérêt se présente tout naturellement ici : *La douleur est-elle nécessaire dans les opérations
chirurgicales? les opérations sans douleur ont-elles des conséquences plus funestes pour la vie des malades que celles qui
pendant leur cours ne sont accompagnées d'aucune souffrance?*
Je crois qu'on peut répondre affirmativement lorsque
l'absence de douleurs est une conséquence de la stupeur
générale; mais il faudrait distinguer l'insensibilité par
stupeur de l'insensibilité qui résulte de l'emploi des
moyens artificiels, de l'inhalation de l'éther, par exemple.
Les faits établissent que l'insensibilité générale due aux
inhalations éthérées et dont la durée ne dépasse pas certaines limites, n'exerce aucune influence fâcheuse sur la
guérison ; que la réaction s'établit, et que les plaies parcourent leurs périodes accoutumées, sans pourtant mettre
les malades à l'abri des accidents primitifs et consécutifs.
Avoir délivré l'humanité de la douleur physique qui accompagne une opération chirurgicale est un des plus
grands bienfaits de la chirurgie moderne (1).

L'anatomie pathologique est souvent intervenue pour
constater la cause de la mort par stupeur, mais elle n'a
découvert dans les organes aucune altération qui pût
rendre compte et de la stupeur et de la mort. On a dit
avoir observé dans certains cas un ramollissement blanc
du cerveau ou de la moelle; mais cette assertion a besoin
d'être soumise à un contrôle sévère. J'ai de bonnes raisons
pour me méfier de ces ramollissements blancs du cerveau

(1) Voyez *Bulletin de l'Académie royale de médecine*, t. XII, p. 308
et suivantes. — H. Chambert, *Des effets physiologiques et thérapeutiques
des éthers*, Paris, 1848, in-8.

et surtout de la moelle, qui sont bien souvent le fait de coups de marteau et quelquefois le résultat d'altérations cadavériques.

3° Mort par syncope : mort par convulsions éclampsiques.

Syncope. — La *syncope* ou *lipothymie*, perte plus ou moins complète de la connaissance, du sentiment et du mouvement, peut avoir lieu à la suite d'une plaie comme aussi pendant une opération chirurgicale. Elle est souvent la conséquence d'une hémorrhagie considérable; mais plus souvent encore elle survient à la suite d'une hémorrhagie légère, comme on le voit quelquefois après la phlébotomie. Enfin elle peut tenir à une disposition particulière, à la douleur, à l'état moral : aussi s'observe-t-elle bien plus souvent dans les opérations chirurgicales que dans les solutions de continuité accidentelles.

Une syncope prolongée peut occasionner la mort : c'est pourquoi il importe d'y remédier à l'instant même ; le chirurgien devra suspendre son opération ; il devra même la laisser inachevée plutôt que de compromettre la vie du malade, dont la conservation doit être sa première règle comme son premier devoir.

C'est à la syncope que paraissent succomber les individus dans les veines desquels il y a introduction de l'air atmosphérique.

Convulsions éclampsiques. — On meurt à la suite des plaies et surtout à la suite des opérations chirurgicales, de convulsions épileptiformes si parfaitement semblables à celles qui surprennent les femmes en couches pendant ou après le travail de l'enfantement, que j'ai proposé de les appeler *éclampsies des opérés*.

M. Maréchal, jeune chirurgien des plus grandes espérances, a raconté à la Société anatomique, et M. le professeur Roux m'a confirmé, qu'une dame de province, âgée de quarante ans, vint à Paris pour se faire pratiquer l'amputation d'une mamelle cancéreuse. Elle désirait si vivement être débarrassée de sa maladie qu'elle insista pour qu'on lui fît l'opération le lendemain du jour de son arrivée (elle habitait à 4o lieues de Paris). L'extirpation fut pratiquée avec toute l'habileté que l'on connaît à M. Roux. Quelques glandes axillaires furent emportées. Immédiatement après l'opération, la malade tombe en syncope; au bout de quelques instants, le pouls reparaît; mais à l'état syncopal a succédé l'état comateux. Le soir, mouvements épileptiformes qui persistèrent toute la nuit; mort le lendemain. A l'ouverture, on dit avoir trouvé l'un des hémisphères cérébraux converti en bouillie. Mais MM. Roux et Maréchal n'ayant pas assisté à l'autopsie, je suis porté à douter de ce fait, avec d'autant plus de raison que l'autopsie des femmes en couches mortes dans des accès d'éclampsie ne m'a jamais rien fait découvrir ni dans le cerveau ni dans la moelle.

4° Mort par hémorrhagie.

La mort peut être immédiate lorsque le cœur ou un très gros vaisseau a été largement ouvert. La rapidité de la mort est en raison directe du calibre du vaisseau, de la largeur et de la direction de l'ouverture. J'ai déjà dit que dans les plaies par armes à feu l'hémorrhagie n'était pas constamment le résultat de la blessure d'un gros vaisseau, à raison des escarres obturatrices. Dans les hémorrhagies externes, la source de l'hémorrhagie est en général évidente; dans les hémorrhagies internes soit dans la poitrine, soit dans l'abdomen, on ne peut que faire des conjectures sur le vaisseau qui a été ouvert, et l'anatomie pathologique seule est appelée à le constater.

Si l'on meurt souvent d'hémorrhagie dans le cas de plaies, c'est-à-dire dans le cas de solution de continuité accidentelle, soit par la situation inaccessible des vaisseaux, soit par le défaut de secours, on ne doit jamais mourir d'hémorrhagie immédiate dans les opérations chirurgicales. L'hémorrhagie étant de tous les accidents le plus redoutable, doit toujours être dans la pensée du chirurgien, tellement que s'il était nécessaire d'appliquer préalablement à l'opération une ligature sur le vaisseau principal d'un membre, il ne devrait pas hésiter. Le chirurgien doit être en garde contre les variétés anatomiques dont les principales, celles qui ont trait aux régions sur lesquelles se pratiquent des opérations réglées, doivent lui être parfaitement connues; il ne doit pas moins être en garde contre les hémorrhagies latentes. Ainsi, dans un cas de taille latéralisée, pour laquelle je servis d'aide à Dupuytren, le malade mourut d'une hémorrhagie interne, trois heures après l'opération, auprès d'un aide qui, ne voyant pas de sang sortir par la plaie, resta tranquille spectateur d'un affaiblissement progressif dont il ne soupçonna pas la cause. Ainsi on a vu mourir en quelques heures d'une hémorrhagie interne des individus auxquels on avait extirpé une ou plusieurs hémorrhoïdes. L'étude des tissus érectiles accidentels ou naturels a appris que ces tissus ne pouvaient être entamés par l'instrument tranchant sans danger d'une hémorrhagie dont la cautérisation paraît être le seul remède.

5º Mort par introduction de l'air dans les veines.

Depuis longtemps les physiologistes connaissaient les funestes effets de l'introduction de l'air dans les veines; c'était, en effet, au moyen de l'injection d'une certaine quantité d'air dans l'une des veines jugulaires que les vétérinaires se débarrassaient des chevaux affectés de maladies contagieuses, de la morve en particulier. Bichat, pour qui ces faits ne devaient pas rester stériles, fit quelques expériences, desquelles il conclut que l'introduction d'une *quantité quelconque* d'air dans les veines causait la mort par le cerveau et consécutivement par le

I.   9

cœur : *La circulation ne s'interrompt*, disait-il, *que parce que l'action cérébrale est préalablement anéantie.*

Dupuytren démontra dans une série d'expériences inédites, pour un certain nombre desquelles je lui ai servi d'aide en 1809 et 1810, que si l'injection brusque d'une certaine quantité d'air produisait une mort instantanée, l'injection lente et graduée d'une quantité presque équivalente de ce gaz n'était pas incompatible avec la vie. Déjà Heide et Camérarius avaient vu des chiens vivre encore, quoique de l'air eût été injecté dans les veines de ces animaux.

Nysten, continuant les recherches de Bichat, publia, en 1811 (1), une série d'expériences qui démontrent : 1º que dans les cas d'injection d'air dans les veines, la mort a lieu, non par le cerveau, mais par le cœur pulmonaire assez distendu d'air pour être paralysé ; 2º que de l'air introduit en plusieurs temps, à deux ou trois minutes d'intervalle, peut ne pas entrainer la mort, tandis que l'injection de la même quantité de ce gaz la causerait si elle était faite dans des conditions contraires ; 3º que si la masse d'air injectée est peu considérable, la santé de l'animal n'est point troublée sensiblement.

Ces faits étaient restés sans application pratique, lorsqu'un hasard malheureux démontra la possibilité de la pénétration spontanée de l'air dans les veines de l'homme, et les funestes effets que la présence de ce fluide exerce sur l'économie.

Beauchêne, le 8 juillet 1818, extirpait une tumeur située sur l'épaule droite d'un jeune homme de vingt-trois ans. Tout à coup, après avoir scié l'extrémité externe de la clavicule, l'avoir détachée avec le bistouri et renversée en dehors, l'opérateur entendit un bruit particulier, *absolument semblable à celui que fait l'air lorsqu'il entre par une*

(1) *Recherches de chimie et de physiologie pathologiques*, Paris, 1811, in-8.

petite ouverture dans la poitrine d'un animal vivant; le malade dit : *Mon sang tombe dans mon cœur, je suis mort :*
et il tomba en syncope. Beauchêne crut la plèvre ouverte,
et s'efforça d'aspirer l'air qu'il croyait dans la poitrine.
Un second bruit semblable au premier se fit encore entendre, et l'état syncopal fut suivi de la mort quinze minutes après l'opération qui avait eu une demi-heure de
durée. A l'ouverture, dix-huit heures après la mort, on
trouva que la veine jugulaire externe avait été coupée ; les
quatre cavités du cœur étaient parfaitement vides de sang.
Les parois du cœur droit étaient flasques, très minces ; le
ventricule et l'oreillette correspondants étaient beaucoup
plus grands que les cavités gauches. Tous les vaisseaux
du crâne (étaient-ce les veines seulement?) renfermaient
une très grande quantité de bulles d'air; la veine cave inférieure, la veine iliaque, l'aorte et les artères crurales
contenaient du sang spumeux.

Un mémoire publié par M. Magendie, à l'occasion de ce
fait (1), avait éveillé l'attention des observateurs sur la
question de l'introduction de l'air dans les veines, lorsqu'un second cas fut observé par Dupuytren.

Le 19 novembre 1822, ce chirurgien faisait sur une
jeune fille l'extirpation d'une tumeur située à la région
postérieure et latérale droite du cou. Un aide soulevait cette
tumeur en exerçant sur elle une traction assez forte, l'in-
clinant tantôt d'un côté, tantôt de l'autre, pour en faciliter
l'ablation. Tout à coup on entend un *sifflement prolongé,
analogue à celui que produit l'entrée de l'air sous un récipient
dans lequel on a fait le vide;* ce qui fit dire à Dupuytren
que s'il n'était pas aussi loin des voies aériennes, il croirait les avoir ouvertes. A peine ce bruit eut-il été entendu,
que la malade, qui n'avait perdu qu'une très petite quantité de sang, s'écria qu'elle était morte. En effet, un trem-

(1) *Journal de physiologie*, Paris, 1821, t. I, p. 190.

blement général s'empara de ses membres, et elle tomba
sur la chaise sans mouvement et sans vie. Vingt-quatre
heures après la mort, le cadavre était roide encore, et ne
présentait aucune trace de putréfaction. On trouva l'oreillette droite distendue par de l'air qui lui donnait une tension élastique très grande, et qui s'échappa après l'incision. Elle contenait en outre une petite quantité de sang
liquide ; il en était de même des autres cavités du cœur,
des veines du tronc, des membres et du cerveau : toutes
ces parties contenaient en outre une grande quantité d'air
que les veines, ouvertes de distance en distance, lais-
saient partout s'échapper. Les plèvres et les poumons
étaient parfaitement sains.

Supposons un praticien moins bon observateur, étranger aux faits de physiologie expérimentale relatifs à l'introduction de l'air dans les veines, cette observation serait
passée inaperçue comme tant d'autres : on aurait attribué
la mort à une syncope prolongée, ou à un état nerveux
particulier. Mais Dupuytren, comme ses aides, avait entendu un bruit de sifflement prolongé : aussitôt les expériences de Bichat, de Nysten, et les siennes propres se
présentèrent à son esprit ; il se rappela que c'était au moment où une veine adhérente à la tumeur avait été coupée
qu'un bruit tout particulier s'était fait entendre, et que
l'état syncopal s'était manifesté. Dès lors plus de doute
dans son esprit : la cause de la mort était la pénétration
de l'air dans les veines, et l'autopsie vint confirmer ce
diagnostic. Les personnes qui ont assisté à la leçon que
fit Dupuytren après ce malheureux événement m'ont af-
firmé que jamais l'illustre chirurgien n'avait été plus beau
que ce jour-là ; c'est que peut-être aussi jamais praticien
ne fut plus profondément affecté. Dès ce moment, l'introduction de l'air dans les veines est venue grossir la liste
déjà trop nombreuse des causes de mort immédiate dans
les plaies et les opérations chirurgicales, et la science pos-

sède en ce moment quarante observations (1) au moins relatives à cet accident.

Je suis loin de croire que tous ces faits puissent être ad_ mis sans critique; plusieurs des malades qui ont donné lieu à ces observations ont guéri, quelques uns ont succombé sans que l'autopsie ait pu être faite. Mais en réduisant au cinquième ou au dixième le nombre de faits positifs, ces quelques cas, appuyés par le résultat des nombreuses expériences pratiquées sur les animaux vivants, ne suffisent-ils pas pour établir la possibilité de l'introduction spontanée de l'air dans les veines comme cause de mort? Le doute serait-il permis après la discussion si approfondie à laquelle a donné lieu une communication faite en 1837 à l'Académie royale de médecine par M. Amussat (2), après les expériences nombreuses faites par ce praticien en présence des membres désignés par cette assemblée (j'ai assisté moi-même à un grand nombre de ces expériences), et le savant rapport de M. le professeur Bouillaud (3)? Voici le résumé de ce point de doctrine dont les preuves sont toutes puisées dans l'anatomie pathologique.

La possibilité de la pénétration spontanée de l'air dans une veine ouverte est un fait positif démontré par les observations recueillies sur l'homme et par les expériences pratiquées sur les animaux vivants.

Mais, pour que cette pénétration ait lieu, il est nécessaire qu'une force attire l'air dans la veine ouverte. Or cette force d'aspiration nous est révélée par la physiologie, qui nous montre qu'à chaque inspiration le sang veineux se précipite dans la poitrine, de même que l'air pénètre dans la trachée-artère par suite de la raréfaction du fluide

(1) Voyez *Nouveaux éléments de médecine opératoire* de M. Velpeau, Paris, 1839, t. I, p. 41.

(2) *Bulletin de l'Académie royale de médecine*, t. I, p. 894, 899, 922; t. II, p. 204.

(3) *Ibid.*, t. II, 182 à 254.

élastique contenu dans les vésicules pulmonaires, lequel
ne fait plus équilibre à la pression atmosphérique, et que
cette espèce d'attraction, si manifeste chez les individus
affectés de dyspnée, est en raison directe de la profondeur
de l'inspiration (1). Une seconde cause d'attraction du sang
veineux dans la poitrine, c'est la diastole des cavités
droites du cœur.

Or, ce mouvement d'attraction, d'aspiration, bien qu'il
tende à retentir sur tout l'arbre veineux, depuis les
veines caves jusqu'aux ramifications veineuses les plus
déliées, et qu'il constitue un des agents les plus efficaces
de la circulation veineuse, est à son maximum d'intensité
dans les gros troncs veineux qui avoisinent le cœur. La disposition des aponévroses du cou favorise singulièrement
le phénomène : on sait en effet que les veines les traversent, et que leurs parois adhèrent à ces lames fibreuses;
aussi la section d'une veine à la base du cou présente-t-elle
toujours béante la lumière du vaisseau. Voilà pourquoi
la pénétration spontanée de l'air dans les veines n'a été
observée chez l'homme que dans les opérations pratiquées
aux régions cervicale, axillaire, mammaire et à celle de
l'épaule. Il en est de même des expériences pratiquées sur
les animaux vivants. Ainsi, la section de la veine jugulaire
à sa partie moyenne, et à plus forte raison à sa partie
supérieure, est difficilement suivie de pénétration spontanée de l'air extérieur, tandis que la section de cette
veine, au voisinage de son embouchure dans la veine sous-
clavière, entraîne presque constamment cette pénétration.
D'un autre côté, je suis persuadé que la veine jugulaire
à son embouchure, que la veine sous-clavière elle-même,

(1) Voyez les belles expériences de M. Barry (*Recherches expérimentales
sur les causes du mouvement dans les veines*. Paris, 1825, in-8), et celles
plus rigoureuses encore de M. Poiseuille (*Recherches sur les causes du
mouvement du sang dans les vaisseaux capillaires*. Paris, 1839, in-4, fig.)
— Burdach, *Traité de physiologie*. Paris, 1837, t. VI, p. 362.

auraient beau être ouvertes, si la circulation et surtout si l'inspiration étaient assez paisibles pour qu'une attraction brusque et puissante ne fût pas exercée sur l'ouverture de la veine, l'introduction de l'air n'aurait pas lieu.

La pénétration spontanée de l'air dans les veines suppose donc deux conditions : 1° la veine ouverte doit être assez voisine du centre de la circulation pour que la force d'inspiration puisse se propager jusqu'à elle ; 2° les parois veineu es doivent être maintenues écartées et l'ouverture du vaisseau béante pour que l'effort attractif puisse s'exercer sur la veine et sur l'ouverture. Ainsi, dans la plupart des opérations qui ont été suivies de la pénétration spontanée de l'air, il est fait mention de veines quelquefois de petit calibre, adhérentes à des tumeurs sur lesquelles des tractions avaient été exercées dans divers sens, de telle manière que les parois de la veine et les lèvres de l'orifice de la plaie veineuse avaient dû être maintenues écartées. Il serait possible qu'en l'absence de ces tractions la pénétration de l'air n'eût pas eu lieu.

Les expériences sur les animaux vivants établissent que la pénétration spontanée de l'air dans les veines n'est pas aussi facile qu'on pourrait le croire. Peut-être n'a-t-on pas tenu assez compte de la forme, de la disposition de l'ouverture veineuse ; il est possible qu'une section complète du vaisseau, ou une division longitudinale, soit beaucoup moins favorable à la pénétration spontanée qu'une section perpendiculaire à l'axe du vaisseau occupant la moitié ou les deux tiers de sa circonférence. En expérimentant, on est souvent obligé d'enlever les caillots sanguins, d'écarter les lèvres de la plaie veineuse pour favoriser la pénétration ; les mouvements auxquels se livre l'animal pour s'échapper, favorisent beaucoup la pénétration en augmentant la force des mouvements d'inspiration. Enfin, l'introduction d'un tube dans l'intérieur de la veine favorise également cette pénétration.

Quelles sont les limites de la puissance d'aspiration? Je pense qu'elles sont indéterminées; car si elles peuvent être jusqu'à un certain point établies par la respiration ordinaire, il est évident qu'elles doivent s'étendre en raison directe de la gêne, de la profondeur de l'inspiration; que les efforts, les cris de douleur des opérés doivent doubler, tripler, quadrupler le champ de la puissance aspiratrice, et que les physiologistes seraient mal venus de récuser comme erronées des observations de pénétration spontanée de l'air par la seule circonstance que la veine ouverte n'était pas dans les limites du rayon suivant lequel, d'après eux, s'opère cette puissance d'attraction. J'ai vu, chez une femme affectée de dyspnée, la veine mammaire externe, qui va se jeter dans la mammaire interne, entre le deuxième et le troisième cartilage costal, veine toujours volumineuse chez les femmes qui ont allaité, présenter au plus haut degré un double mouvement d'affaissement et de distension, isochrone au mouvement d'inspiration et d'expiration, et qu'on appelle *pouls veineux*. Je suis persuadé qu'une opération pratiquée sur la mamelle dans ces circonstances aurait eu pour conséquence la pénétration de l'air dans cette veine ouverte.

La pénétration spontanée de l'air dans une veine ouverte fait entendre un bruit très manifeste, exactement semblable au bruit du *lapement du chien*. La similitude est si frappante, qu'elle s'est présentée à l'esprit de tous les expérimentateurs. Il paraît que chez les chevaux, ce bruit de lapement se change en un bruit de *glouglou* et de *gargouillement*. Mais ce bruit est constamment intermittent comme le bruit du lapement du chien, comme l'inspiration pendant laquelle il se produit. Il est donc difficile de concevoir les bruits qui ont été indiqués par plusieurs des chirurgiens qui ont observé cette pénétration spontanée chez l'homme dans le cours d'une opération, et en particulier ce *sifflement prolongé analogue à celui produit par l'entrée de l'air sous un récipient dans lequel on a fait le vide*, indiqué par Dupuytren et par M. Roux. Je comprends mieux le bruit indiqué par Beauchène, *absolument semblable à celui que fait l'air lorsqu'il entre par une petite ouverture dans la poitrine d'un animal vivant;* car le bruit d'aspiration pleurale que l'on entend chez un animal vivant dont on ouvre la poitrine est intermittent comme celui d'aspiration veineuse. Dans une observation publiée en 1826, et qui a pour sujet un jeune homme de vingt et un ans, porteur d'une tumeur volumineuse à l'épaule droite, qui mourut pendant l'ablation de cette tumeur, M. Castara paraît avoir parfaitement saisi le caractère du bruit, lorsqu'il dit que *tout-à-coup on entendit un bruit particulier, une sorte de glouglou caractérisé par plusieurs claquements précipités qui semblaient s'élever du fond de la plaie.* Au reste, la préoccupation des opérateurs dans un moment aussi terrible rend facilement compte de la variété de leurs sensations, et par conséquent de l'imperfection de leur description. Au bruit de lapement qui accompagne l'entrée spontanée de l'air dans la veine succède, pendant l'expiration, la sortie d'une plus ou moins grande quantité de sang écumeux. On dit que le bruit de lapement ne s'observe pas seulement pendant le temps de l'inspiration, qu'il s'observe encore pendant la diastole des cavités droites du cœur. Je ne l'ai point observé dans les expériences auxquelles j'ai assisté, et j'avoue que j'ai peine à le concevoir, l'effort d'attraction exercé par la dilatation des cavités droites du cœur me paraissant insuffisant.

Des effets de la présence de l'air dans les veines. — Si l'injection d'une grande quantité d'air dans les veines à l'aide d'un tube a pour conséquence la mort immédiate de l'animal qui périt comme s'il était foudroyé, il n'en est pas de même de l'injection d'une petite quantité d'air, il n'en est pas de même de la pénétration spontanée. Un premier fait qui ressort, en effet, des nombreuses expé-

riences tentées à ce sujet, c'est qu'il faut une quantité
d'air assez considérable pour causer la mort, c'est que la
lenteur ou la rapidité de l'introduction exerce une influence très remarquable sur les résultats. M. Barthélemy,
médecin-vétérinaire distingué, qui a pris une si importante part à la discussion qui eut lieu dans le sein de
l'Académie royale de médecine, rapporte que, dans une
première expérience, trois chevaux ont résisté à l'insufflation d'un litre d'air dans la veine jugulaire. Dans une
deuxième, les mêmes chevaux ont résisté à l'insufflation
de deux litres d'air; dans une troisième, à l'injection de
trois litres, après avoir éprouvé des accidents plus ou
moins graves. Enfin, dans une quatrième, sept chevaux
ont été soumis à l'injection de quatre litres d'air : un seul
a résisté, les six autres sont morts dans un délai de quatre
à neuf minutes (1).

Or, dans les expériences sur les animaux vivants, si
la pénétration de l'air n'a jamais amené une mort immédiate, c'est parce que l'introduction de l'air se fait d'une
manière intermittente et en petite quantité chaque fois.
Ce n'est qu'au bout d'un certain nombre d'aspirations de
l'air par les veines que les animaux s'agitent, deviennent
anxieux. Si l'on continue l'expérience, la respiration se précipite de plus en plus; puis il y a émission des urines et
des matières fécales; et si la pénétration de l'air continue,
la mort a lieu avec ou sans mouvements convulsifs. Si,
après un certain nombre de lapements, on met fin à l'expérience, l'animal ne tarde pas à se remettre parfaitement;
d'où je conclus qu'il est infiniment probable que la pénétration de l'air dans les veines a dû avoir lieu un grand
nombre de fois chez l'homme, sans que cette pénétration
ait été soupçonnée; que certains états syncopaux, extraordinaires par leur durée et quelquefois suivis de mort,

---

(1) *Bulletin de l'Académie royale de médecine*, t. II, p. 372.

peuvent être rapportés à cette cause, et que dans les cas
de mort instantanée, cette pénétration a pu se renouveler
un certain nombre de fois avant d'avoir appelé l'attention
du chirurgien absorbé par son opération. On pourrait
même admettre, bien que cette assertion soit en opposition avec tous les faits d'expérimentation, que, dans certains cas d'inspiration très forte et très prolongée, il a pu
pénétrer en une seule fois, dans une veine ouverte, une
assez grande quantité d'air pour occasionner la mort immédiate. Du reste, on conçoit que la quantité d'air nécessaire pour faire mourir un homme doive présenter beaucoup de différences suivant la force de résistance de l'individu, suivant l'âge, le sexe, la maladie, l'état antérieur. Il
est possible qu'une hémorrhagie, que la douleur, un état
syncopal, l'état moral, exercent, toutes choses égales
d'ailleurs, une très grande influence sur 'es conséquences
de cette pénétration, et que tel individu périsse sous l'action d'une quantité d'air moitié moindre que celle qui est
nécessaire pour déterminer la mort de tel autre.

*Comment périssent les opérés dans les cas de pénétration
spontanée de l'air dans les veines ?*

L'examen cadavérique chez l'homme, les expériences
pratiquées sur les animaux vont résoudre ce problème.

1° Voici le résumé des observations d'anatomie pathologique faites sur l'homme : distension de l'oreillette droite
seule, ou bien de l'oreillette et du ventricule droits. Toutes
les veines contenant de l'air, dont les bulles interrompent
la colonne de sang ; quantité considérable d'air dans les
artères pulmonaires et leurs divisions : suivant plusieurs
observateurs, présence de l'air dans l'aorte et dans ses
divisions.

2° Mêmes résultats sur les animaux. Les cavités droites,
distendues par l'air mêlé au sang, étaient quelquefois
énormes et contrastaient avec la petitesse des cavités
gauches qui étaient vides de sang et d'air.

Il me paraît résulter des expériences que, chez les animaux qui meurent rapidement, la présence de l'air n'a été observée que dans les cavités droites du cœur et dans toutes les divisions du système à sang noir, y compris les artères pulmonaires; mais que l'air se répand avec la plus grande facilité dans tout l'arbre veineux quand la mort n'est pas très prompte, si bien que sur des chevaux, tués par insufflation en trois ou quatre minutes, M. Barthélemy a trouvé de l'air jusque dans le système de la veine porte. Chez les animaux qui survivent, au contraire, quelque temps à l'expérience, l'air occupe le système à sang rouge aussi bien que le système à sang noir. Enfin, chez les animaux qui ont survécu plusieurs jours aux expériences, on ne trouve plus d'air dans le système circulatoire ni dans aucun autre système de l'économie.

Il suit de ces faits que la mort immédiate a lieu par le cœur, par les poumons, et peut-être par le cerveau tout à la fois. Par le cœur, car le cœur droit distendu autant que possible par l'air ne peut plus recevoir de sang et conséquemment le transmettre aux poumons par l'artère pulmonaire. C'est de l'air qu'il transmet, car le cœur se contracte malgré la présence de l'air : la preuve, c'est la rapidité avec laquelle l'air injecté dans la veine jugulaire, du côté du cœur, se répand dans tout l'arbre veineux. L'examen de la veine jugulaire d'un cheval, immédiatement après l'insufflation de quatre litres d'air, a montré cette veine d'abord énormément distendue, et résonnant sous le doigt comme un tambour; mais, au bout de quelques minutes, la résonnance avait cessé, et la veine s'était affaissée (expérience de M. Barthélemy).

La raréfaction de l'air, invoquée pour expliquer les effets immédiats de l'introduction de l'air dans les veines, sur le cœur et sur le cerveau, ne joue qu'un rôle fort secondaire; car on prouve en physique qu'en passant de la température de la glace fondante à celle de l'eau bouil-

lante, l'air atmosphérique n'augmente que de 3/8 en volume.

Quant à l'influence que l'air atmosphérique introduit
exercerait par ses qualités chimiques sur le sang, sur le cœur,
et sur tous les organes, nous avons vu que la présence de
cet air ne paralysait pas l'action du cœur, qui se contracte
sur l'air comme sur le sang. Nysten a examiné comparativement l'action des autres gaz sur la circulation, en les
injectant directement dans les veines, et a obtenu des résultats fort curieux qui établissent la réalité de l'influence chimique qu'ont les gaz délétères sur la contractilité du cœur.

Bichat, fixant exclusivement son attention sur la pénétration de l'air dans le cerveau, pensait que c'était par le
cerveau que la mort avait lieu; mais Nysten a réfuté cette
manière de voir, qui ne paraît autre chose qu'un *à priori*
ingénieux.

L'action cérébrale cesse comme celle de tous les organes qui ne reçoivent pas une assez grande quantité de
sang pour entretenir l'exercice de leur fonction. Les veines
cérébrales ne contiennent pas plus d'air que les veines des
autres parties du corps, et ce que je viens de dire de la raréfaction de l'air établit d'ailleurs que cette raréfaction
est impuissante pour exercer sur le cœur une impression
funeste.

Il serait mieux de déterminer comment se fait l'élimination de l'air dans les cas de guérison. Les faits se taisent
à cet égard. C'est par pure supposition qu'on a dit que
l'air s'échappait en partie par l'exhalation pulmonaire,
tandis que le reste finissait par se dissoudre dans le sang.

Conséquences thérapeutiques.— Prévenir l'introduction de
l'air dans les veines en évitant d'ouvrir un vaisseau dans
les régions qui peuvent devenir le siége de l'aspiration veineuse, en évitant d'exercer sur lui des tractions qui
en écarteraient les parois, en maintiendraient béant l'o-

rifice, tel est le but qu'on doit se proposer. La ligature de la veine avant l'ouverture, ou immédiatement
après, si cette ouverture est fortuite ou impossible à
éviter, devrait être mise en usage, malgré le danger de la phlébite, etc. Peut-être, dans le cas de section
inévitable des veines, trouverait-on dans le mode de division de la veine ouverte un préservatif contre la pénétration spontanée de l'air. Je me suis demandé si une
section en bec-de-flûte du vaisseau n'atteindrait pas ce
but : car le vide qui tend à se faire dans la veine par suite
de l'aspiration veineuse a pour conséquence la juxtaposition et une sorte d'accollement des deux lèvres de la
plaie.

Lorsque l'air a pénétré dans une veine ouverte, lorsqu'un bruit de lapement aura été entendu, il n'y a pas
à hésiter, il faut mettre fin à l'opération. La gêne de la
respiration, les efforts expirateurs provoqués par la douleur, toujours suivis d'une inspiration d'une profondeur
proportionnée, ayant cessé, le champ de l'aspiration veineuse sera restreint et n'arrivera plus jusqu'à la plaie.
Si une petite quantité d'air a été introduite, la nature se
suffira à elle-même pour s'en débarrasser en disséminant
dans toutes les voies de l'arbre circulatoire ce gaz qui
sera incessamment présenté à toutes les voies d'élimination.

J'ai dit que, pendant les expériences, on voit souvent
des bulles d'air sourdre avec le sang par l'ouverture du
vaisseau. La première idée qui devait se présenter était
donc de simuler une très forte expiration par une compression vive et brusque exercée sur le thorax ou sur
l'abdomen, et cette idée s'est en effet présentée à Nysten.
On obtient ainsi l'expulsion, par la veine ouverte, d'une
certaine quantité de gaz au lieu de sang. Un chien dans
la veine jugulaire duquel Nysten avait injecté 80 centimètres cubes d'air, ne donnait plus signe de vie. Nysten

ouvrit la sous-clavière, en fit sortir beaucoup d'air à l'aide de la pression sur les parois thoraciques : les accidents cessèrent ; l'animal, qui se portait bien le troisième jour, fut sacrifié, et l'on ne trouva aucune bulle d'air dans le cœur ni dans aucune partie du système vasculaire. M. Amussat croit avoir, par ce moyen, préservé de la mort un de ses opérés dans les veines duquel la pénétration spontanée de l'air venait d'avoir lieu. Cette compression ne doit pas être négligée, quelque insuffisante qu'elle puisse paraître.

Quant à l'aspiration de l'air à l'aide d'une seringue adaptée à un tube introduit dans la veine ouverte, ce moyen atteindrait le but qu'on se propose, si l'air séjournait dans les cavités droites du cœur comme dans des cavités closes ; mais comme, dans les cas où cette opération serait praticable, les contractions du cœur ne sont pas immédiatement interrompues, comme l'air est bientôt mêlé au sang et s'échappe du cœur avec le sang par toutes les voies de la circulation qui lui sont ouvertes, le tube d'aspiration n'atteindrait que quelques bulles d'air mêlées à une grande quantité de sang. C'est ce que fait pressentir le raisonnement, c'est ce que démontre l'expérimentation.

Pour résoudre toutes les questions auxquelles donne lieu le fait de la présence de l'air dans les veines et dans le système circulatoire en général, il importe de discuter la question de savoir si l'air peut se développer spontanément dans les veines ou dans les artères. Or je ne connais aucun fait positif qui établisse ce développement spontané pendant la vie, et, sous ce rapport, il faut bien se garder de conclure de l'anatomie pathologique faite sur le cadavre à l'anatomie pathologique faite sur le vivant : ainsi rien de plus commun que de trouver, dans les autopsies faites pendant les grandes chaleurs, des bulles d'air en grande quantité dans le cœur, dans le système veineux et dans le système artériel ; ce sont les gaz dus à la putréfaction. Je me rappelle avoir assisté en 1823 à une autopsie faite sous les yeux d'un praticien qui croyait pouvoir expliquer la mort d'un malade par le développement spontané de l'air dans le sang, et qui rapprochait ce cas de celui de Dupuytren, récemment observé, lequel avait saisi tous les esprits. Ce prétendu développement de gaz n'était autre chose qu'un effet de la putréfaction.

On conçoit que le développement des gaz, survenu chez un individu mort immédiatement après une opération chirurgicale, pourrait entraîner de graves erreurs au sujet de la pénétration spontanée de l'air dans les veines : il importe donc de noter dans ce cas plus que dans toute autre circonstance la température atmosphérique, le temps qui s'est écoulé depuis la mort et la présence ou l'absence de traces de putréfaction sur le cadavre, pour ne pas confondre les gaz dus à la putréfaction avec le gaz aspiré pendant une opération par l'ouverture d'une veine.

Cela posé sur l'introduction de l'air dans les veines et sur les autres accidents qui peuvent amener la mort immédiate dans les solutions de continuité, je vais m'occuper des accidents consécutifs.

B. Causes de mort par accidents consécutifs.

Les causes de mort par accidents consécutifs peuvent se diviser : 1° en celles qui agissent localement ; 2° en celles qui agissent sur l'ensemble de l'économie.

Les causes de mort par accidents locaux consécutifs sont : 1° l'hémorrhagie ; 2° l'étendue et l'intensité de l'inflammation ; 3° une phlegmasie circonscrite ou diffuse ; 4° une suppuration excessive ; 5° la gangrène.

Les causes de mort par accidents généraux consécutifs sont : 1° l'érysipèle traumatique ; 2° le délire nerveux ; 3° le tétanos ; 4° les phlegmasies viscérales intercurrentes ; 5° la phlébite ; 6° l'angéioleucite.

Causes de mort par accidents locaux consécutifs.

1° *Mort par hémorrhagie consécutive.*

L'hémorrhagie consécutive peut reconnaître pour cause : 1° *la chute d'une escarre ou d'un caillot obturateur.* On l'observe surtout dans le cas de plaie contuse et quand la solution de continuité a été produite par une arme à feu. J'ai vu en 1814 un blessé qui avait reçu une balle dans le creux du jarret échapper aux accidents primitifs et succomber le quinzième jour à une hémorrhagie consécutive. L'autopsie démontra que l'artère poplitée avait été ouverte. J'ai vu également en 1814, dans un cas de plaie par arme à feu produite par une balle qui avait fracturé le condyle droit de la mâchoire inférieure, une hémorrhagie considérable se déclarer le dixième jour ; elle se renouvela à plusieurs reprises. Dupuytren pratiqua tardivement, le malade étant exsangue, la ligature de l'artère carotide primitive droite, et le blessé mourut, non d'une hémorrhagie nouvelle, mais d'épuisement. A l'ouverture nous constatâmes la lésion de l'artère maxillaire interne. La source de l'hémorrhagie est quelquefois bien difficile à déterminer, lorsque plusieurs gros vaisseaux se trouvent dans la même région : ainsi, dans un cas où la balle avait pénétré par la narine droite, perforé la voûte palatine et était sortie au-dessous de l'apophyse mastoïde, une hémorrhagie consécutive survint le treizième jour, se renouvela le quatorzième, et emporta le malade. Breschet, dans le service duquel ce fait a été observé, pensait que l'hémorrhagie provenait de l'artère carotide externe : l'autopsie démontra que c'était l'artère vertébrale qui avait été ouverte (1). J'ai vu un garde du corps qui reçut un coup d'épée dans le ventre résister aux accidents primitifs d'une hémorrhagie considérable et d'une périto-

(1) Thèse de M. Robert, p. 21, 4 avril 1831.

nite et succomber le cinquantième jour à une hémorrhagie consécutive : le tronc cœliaque avait été atteint par
l'instrument vulnérant.

Une hémorrhagie consécutive est quelquefois produite
par un fragment d'os qui érode, perfore l'artère par suite
de la pression qu'il exerce sur elle. Cette hémorrhagie
par pression peut être tardive. Pelletan a rencontré un
cas de ce genre dans lequel l'hémorrhagie n'eut lieu
que le soixante-dixième jour. J'ai vu en 1814 une hémorrhagie mortelle être la suite de tentatives imprudentes
faites pour l'extraction de corps étrangers dans l'épaisseur
de la cuisse, qui avait été traversée par une balle.

2° *La chute prématurée d'une ligature* et quelquefois
même la chute d'une ligature à l'époque accoutumée
devient quelquefois une cause de mort. Le travail d'oblitération peut être empéché par la présence d'une collatérale
située immédiatement au-dessus de la ligature. D'un autre
côté, à l'inflammation adhésive des vaisseaux peut succéder l'inflammation suppurative, et, dans ce cas, le caillot
sanguin intermédiaire au sang et au pus est si peu considérable que la moindre cause peut le détacher.

J'ai eu occasion de pratiquer la ligature de l'artère
fémorale sur un jeune homme qui s'était volontairement
coupé ce vaisseau à trois travers de doigt au-dessous de
l'arcade de Fallope. Aidé du docteur Vallerand-Delafosse,
je liai l'artère immédiatement au-dessous de cette arcade.
Le quinzième jour, chute de la ligature, hémorrhagie considérable. Appelé immédiatement et voyant que la compression méthodiquement exercée sur le ligament de
Fallope arrêtait parfaitement l'hémorrhagie (le malade
était très maigre), je plaçai auprès de lui un aide intelligent sous la surveillance duquel la compression fut maintenue. M. Blandin, que je fis appeler pour décider la
question de savoir s'il y avait lieu de pratiquer la ligature
de l'artère iliaque externe, fut d'avis que la compres-

sion pourrait suffire. Le malade a parfaitement guéri. La compression a été maintenue pendant huit jours sans interruption.

On cite des *hémorrhagies capillaires consécutives* qui ont lieu comme par exhalation à la surface d'une plaie en suppuration, et qui peuvent être assez considérables pour compromettre la vie du malade. Dupuytren, qui les a signalées dans ses leçons cliniques, leur donnait le nom d'*hémorrhagies actives par lésion de tissu*. Une hémorrhagie considérable survient: on dépanse le malade et l'on s'attend à trouver un vaisseau béant d'un certain calibre à la surface de la plaie; cependant on ne trouve rien, et, chose bien remarquable, à peine la surface traumatique est-elle exposée au contact de l'air que le sang cesse de couler; on refait le pansement, et l'hémorrhagie reparaît. Le tamponnement, disait Dupuytren, ne pourrait étancher le sang; souvent même il en favoriserait l'issue. Plus le malade est épuisé, plus cette hémorrhagie est considérable. J'ai vu la mort en être quelquefois la suite. D'ailleurs, ces hémorrhagies ne sont pas extrêmement rares. L'application d'un tourniquet sur la partie la plus élevée de l'artère fémorale a suffi pour arrêter l'écoulement du sang dans un cas observé par M. Gimelle à l'hôpital militaire du Gros-Caillou, chez un homme auquel ce chirurgien avait amputé la cuisse. Dans un cas analogue, M. Jarjavay a employé avec succès le même moyen à l'Hôtel-Dieu; le moignon avait été mis à l'air et en contact avec une vessie pleine de glace. M. Robert est devenu maître d'une semblable hémorrhagie en faisant la ligature de l'artère fémorale; mais la ligature du même vaisseau n'a fait, dans un cas moins heureux, que suspendre l'accident qui fit bientôt périr le malade.

2° *Mort par l'intensité de l'inflammation.* — Une phlegmasie trop intense et trop étendue peut devenir cause de mort à la suite des plaies et des opérations chirur-

gicales. Il semble que les forces de la vie soient épuisées par le développement des phénomènes inflammatoires : ainsi dans la désarticulation coxo-fémorale,
ainsi dans les cas de brûlures très étendues, d'écrasement
d'un membre, d'extirpation de tumeurs d'un volume très
considérable, etc. Voilà pourquoi, dans les grands désordres produits par une cause traumatique, les amputations pratiquées sur-le-champ ont infiniment plus de
chances de succès que celles qui sont faites plusieurs jours
après l'accident, alors que les forces sont déjà épuisées
par le travail inflammatoire qui s'est établi dans le membre
blessé. C'est pourquoi je crois devoir rejeter les opérations
en deux temps, conseillées par Camper et par Louis, dans
le but de prévenir l'épuisement causé par de trop longues
opérations. L'épuisement ne sera-t-il pas plus considérable à la suite du double travail inflammatoire qu'aura à
subir le patient, fatigué par deux opérations successives
et par la douleur extrême occasionnée par la seconde
opération pratiquée d'ailleurs sur des parties déjà enflammées? nous verrons un peu plus tard que les opérations
en deux temps exposent d'une manière particulière à la
phlébite suppurative.

N'oublions jamais qu'une solution de continuité a pour
conséquence nécessaire un mouvement fluxionnaire qui
s'étend dans un rayon plus ou moins grand, et constitue
comme une atmosphère de travail inflammatoire ; il importe
donc d'être très circonspect lorsqu'on pratique une opération sur des parties au voisinage desquelles ce travail
fluxionnaire pourra avoir des conséquences graves (1) :
telles sont les opérations pratiquées au voisinage des voies
aériennes. En voici un exemple : un individu portait sous
la mâchoire inférieure un ganglion lymphatique induré et

(1) Les aponévroses, les membranes séreuses, ne sont pas toujours
une limite contre l'envahissement de l'inflammation.

volumineux dont il désirait être débarrassé; l'extirpation
fut pratiquée par un habile chirurgien. Il survint de la
fièvre, de l'oppression; la respiration devint bruyante,
tous les signes de la laryngite œdémateuse se déclarèrent,
et le malade mourut suffoqué. A l'ouverture on trouva
une inflammation des replis muqueux épiglotti-aryténoï-
diens, de petits foyers purulents dans l'épaisseur des
muscles intrinsèques du larynx et dans la paroi gauche
du ventricule. De même aussi les opérations pratiquées
sur la tête, même les plus légères, ont quelquefois de
graves conséquences, parce que l'atmosphère du travail
fluxionnaire s'étend avec la plus grande facilité jusqu'aux
membranes du cerveau. Ainsi un os carié de la voûte crânienne ayant été ruginé, le malade succomba à une suppuration des méninges. J'ai vu des moxas appliqués autour du genou, pour une maladie chronique de l'articula·
tion, développer une inflammation aiguë de la synoviale
et entraîner la mort par accidents consécutifs.

*Mort par inflammation phlegmoneuse circonscrite ou dif-
fuse.* — Cette cause de mort est une des plus fréquentes
dans les plaies et dans les opérations chirurgicales. A la
suite de l'opération de la taille latéralisée, on voit souvent
la mort causée par l'inflammation du tissu cellulaire périnéal et même du tissu cellulaire intra-pelvien, lorsque,
dans le but de favoriser l'extraction d'un calcul volumineux, l'incision ou la lacération du canal de l'urètre a dépassé les limites de la prostate. On a même vu dans ce
dernier cas la suppuration non seulement remplir le petit
bassin, mais s'étendre encore dans le tissu cellulaire sous-
péritonéal jusqu'aux fosses iliaques internes, jusque autour des reins, et constituer un phlegmon diffus sous-
péritonéal.

Le phlegmon diffus est un écueil pour la guérison d'un
très grand nombre de plaies et d'opérations chirurgicales.
L'anatomie pathologique démontre que le phlegmon diffus

des membres peut occuper trois couches distinctes : 1° le
tissu cellulaire adipeux immédiatement sous - cutané :
le phlegmon qui a un tel siége est toujours érysipélateux ;
2° la couche intermédiaire au fascia superficiel et au
fascia profond : ce *phlegmon sous-fascial superficiel* est
œdémateux ou érythémateux ; 3° la couche subjacente au
fascia profond ou aponévrose d'enveloppe contentive : ce
phlegmon sous-fascial profond est simplement œdémateux ;
il est souvent formé aux dépens du tissu cellulaire qui
unit entre eux les muscles, lesquels sont alors disséqués
par la suppuration, quelquefois même séparés du périoste, qui est alors lui-même détaché de l'os. Beaucoup de
chirurgiens regardent comme un écueil plus particulier
aux réunions par première intention ces inflammations
phlegmoneuses, larges, diffuses, indolentes, ces clapiers
purulents qui s'étendent jusqu'à la partie supérieure du
membre, et voilà pourquoi ils la rejettent comme méthode
générale.

Une chose bien remarquable, c'est que le phlegmon
diffus sous-aponévrotique peut survenir chez les individus
les plus vigoureux, situés dans les conditions de santé les
plus favorables; d'où cette espèce de paradoxe chirurgical, que les amputations pratiquées sur des individus
dans la plénitude de la santé et des forces réussissent
moins bien que chez les individus épuisés par une longue
maladie, par de longues souffrances : aussi la plupart des
chirurgiens, et Dupuytren était de ce nombre, refusent-
ils de pratiquer les opérations dites de complaisance,
c'est-à-dire les opérations qui ne sont pas nécessitées par
une maladie proprement dite, mais que les malades sollicitent à raison d'une difformité ou d'une gêne plus ou
moins grande dans les mouvements que demande l'exercice de leur profession. Il existe dans les annales de la
science un certain nombre d'exemples de mort à la suite
de l'amputation d'un orteil qui gênait la marche par la

position demi-fléchie, d'un doigt levenu adhérent à la face palmaire de la main par suite de brûlure, d'une jambe ankylosée dans la demi-flexion. L'exemple suivant est très remarquable. Un jeune homme de vingt-trois ans avait eu le pied écrasé; la gangrène avait opéré la séparation spontanée du pied d'avec la jambe, et la plaie était cicatrisée; une jambe de bois était devenue nécessaire; le moignon gênait considérablement le malade, qui vint tout exprès de Toulouse à Paris pour demander l'amputation de la jambe. Ce fut en vain que MM. Boyer et Roux voulurent l'en dissuader : l'opération fut pratiquée le 23 avril 1825. La plaie fut réunie par première intention; tout alla bien jusqu'au 25. Le soir, trouble dans les idées, agitation, fréquence extrême du pouls. Le lendemain, vomissements, fièvre, agitation, pressentiments sinistres; moignon tuméfié. Le 27, même état; la plaie paraît réunie par première intention. Le 28, altération profonde des traits, délire, carphologie, sueurs froides; mort. L'ouverture démontra que le tissu cellulaire sous-cutané était le siége d'une suppuration qui s'étendait jusqu'à la hanche; les lèvres de la plaie n'étaient pas réunies. On ne trouva aucune altération manifeste dans les autres organes.

4° *Mort par suppuration excessive.* — La mort peut être causée par une suppuration excessive à la suite d'un grand désordre traumatique ou à la suite d'une inflammation phlegmoneuse consécutive qui a décollé la peau, disséqué les muscles, dénudé les os : presque toujours alors des phlegmasies viscérales, des stomatites et angines couenneuses, des entérites, des pleurésies, des pneumonies, etc., sont venues s'ajouter au désordre local pour précipiter la fin du malade. La fièvre dite hectique qui accompagne les longues suppurations développe toutes les mauvaises prédispositions et plus particulièrement la prédisposition tuberculeuse.

On peut rapporter à la mort par suppuration excessive

les cas d'abcès multiples qui se développent successivement
dans un membre inférieur ou dans les deux membres inférieurs à l'occasion d'une fracture compliquée de la jambe,
d'une plaie contuse. Ces abcès multiples successifs, pour lesquels on peut réserver le mot de diathèse purulente, supposent une intoxication du sang. Un premier abcès se forme, on
l'ouvre, et, au moment où l'on croit le malade en voie de
guérison, on voit surgir un deuxième, puis un troisième,
puis un quatrième abcès, soit dans le membre qui est le
siége de la plaie, soit dans un autre. Une fièvre vive se
déclare ; stomatite et angine couenneuses, délire, mort. J'ai
vu ces accidents survenir chez un jeune homme qui était
arrivé au troisième mois d'une fracture compliquée de la
jambe.

5° *Mort par gangrène.*—La mort est quelquefois causée
par la gangrène, à la suite des solutions de continuité,
lorsque les parties ont été profondément altérées dans
leur organisation. La mortification est alors la conséquence
du travail inflammatoire qui s'empare de tissus incapables
de résister au mouvement fluxionnaire qui accompagne
ce travail. La mort peut avoir lieu plus tôt ou plus tard,
suivant les forces du sujet et la gravité des désordres,
avant ou après la délimitation de la gangrène. C'est au
chirurgien à décider, dans le cas de vulnération d'un
membre, si le désordre local est tel que la conservation
de ce membre soit impossible. J'ai vu, il y a quelques années, une bien triste conséquence du désir immodéré et,
il faut le dire, bien peu éclairé de la conservation d'un membre. Un jeune homme très vigoureux, voulant descendre
de l'impériale d'une diligence pendant que la voiture marchait au pas, s'embarrasse dans son manteau, tombe, et
une roue écrase la partie moyenne de la jambe droite.
L'accident étant arrivé aux environs de Paris, le malade
se fit transporter dans une maison de santé, et fut confié
aux soins d'un homme de l'art peu habitué aux opérations.

On voulut lui conserver le membre. Appelé en consultation avec d'autres confrères le quatrième jour de l'accident, nous trouvâmes que la jambe était déjà gangrenée. Le désordre local était accompagné d'un état général tellement mauvais, que nous ne crûmes pas devoir proposer l'amputation. Une angine couenneuse s'était déjà manifestée; vomissements continuels, hoquet, pouls filiforme; mort le huitième jour après l'accident.

La gangrène des plaies connue sous le nom de *pourriture d'hôpital* devient quelquefois cause de mort. Cette espèce de gangrène, presque toujours épidémique, est la conséquence des miasmes animaux qui infectent l'économie et qui réagissent consécutivement sur les plaies. Ces miasmes animaux, dont l'humidité favorise beaucoup le développement et augmente l'intensité, sont le résultat de l'encombrement. En 1814, alors que l'Hôtel-Dieu était encombré de blessés, toutes les plaies ont été envahies par cette gangrène humide. Aucune amputation n'en a été exempte; un grand nombre de morts ont été dues à cette cause. (Voyez la classe *Gangrène*.)

CAUSES DE MORT PAR ACCIDENTS GÉNÉRAUX CONSÉCUTIFS.

1° Mort par tétanos.

Le tétanos (1) est une des complications les plus redoutables qui puissent survenir à l'occasion des solutions de continuité : on lui donne dans ces cas l'épithète de *traumatique*, par opposition au tétanos *spontané* ou *non-traumatique*, qui est beaucoup moins grave. L'observation clinique et l'anatomie pathologique n'ont pu constater dans les

____

(1) Le tétanos est une maladie caractérisée par la contraction convulsive ou involontaire, douloureuse et permanente, avec alternative d'exacerbations et de rémissions, des muscles de la presque totalité du corps, surtout de ceux du tronc et de ceux qui président à la mastication, à la déglutition et à la respiration.

plaies aucun caractère qui expliquât cet accident qui survient quelquefois dans les plaies les plus légères, quoique cependant il se déclare plus habituellement dans les déchirures et les solutions produites par des instruments piquants. Ni les centres nerveux, ni les membranes qui les enveloppent ne m'ont paru affectés dans les divers cas de tétanos avec autopsie qui ont été soumis à mon observation. Aussi la physiologie pathologique nous ayant appris que la mort dans le tétanos avait lieu par asphyxie, lorsque le spasme s'empare des muscles qui président à la respiration, à la déglutition et la phonation, on peut se demander s'il ne serait pas possible de substituer à la contraction convulsive une contraction volontaire, permanente, et pour ainsi dire acharnée de ces muscles : telle est la pensée qui me dirigea dans le fait suivant, que j'ai observé à Limoges en 1821, et que j'ai publié dans la *Revue médicale*.

Un paysan jeune et vigoureux était monté sur un arbre pour en abattre une grosse branche. Celle-ci étant à moitié coupée, le malheureux perdit l'équilibre, et dans sa chute, le pouce de sa main gauche saisi dans la fente qui résultait de cette section incomplète fut violemment séparé de la main. Cinq jours après, je fus appelé auprès de ce blessé, et je constatai un tétanos bien caractérisé. Des saignées et des purgatifs drastiques furent alternativement prescrits pendant deux jours sans aucun succès. Sueurs continuelles, pouls très petit, extrêmement fréquent, secousses convulsives des muscles de la respiration et de la déglutition répétées toutes les dix et quelquefois toutes les cinq minutes ; la durée de ces secousses se prolonge de plus en plus. Le malade a la conscience d'une fin prochaine et me dit qu'il est perdu, si je ne me rends pas maître de ces convulsions, qu'il appelle son *sanglot*. Le patient était plein de vie et de courage. J'ose lui promettre la guérison, à la condition qu'il se soumettra à tout ce que j'ordonnerai. Je me plaçai au-devant de lui, et je l'engageai à respirer en mesure, en faisant des inspirations forcées aussi profondes que possible. Pour le diriger dans ce fatigant exercice, je me mis à battre devant lui la mesure à deux temps. Pendant une heure que je restai là, aucune crise de suffocation, de strangulation, n'eut lieu. Je me fis remplacer par des aides qui se relevèrent successivement. Au bout de quatre heures, le malade tomba dans un profond sommeil. A son réveil, on recommença le même moyen, qui fut suivi du même repos. Cet exercice ayant été suspendu, il y eut quelques exacerbations qui cédèrent bientôt. Ce malade a parfaitement guéri.

J'ai voulu user du même moyen, il y a deux ans environ, auprès d'un étudiant en droit affecté de tétanos traumatique; mais j'avais affaire à un malade indocile qui résista à toutes mes instances, malgré la crainte de la mort dont il était frappé (1). Voici le résumé de ce fait, que je me propose de publier ailleurs avec plus de détails; déchirure à la main gauche produite par une tige de fer très inégale, qui avait traversé le premier espace interosseux. Appelé le quatrième jour de l'accident, je trouvai un trismus très prononcé avec déglutition difficile; et dans les vingt-quatre heures, la contraction tétanique s'étendit à tous les muscles du tronc, surtout aux muscles extenseurs. Les spasmes, d'abord éloignés, se rapprochèrent et augmentèrent de force et de durée. Plusieurs saignées sont inutilement pratiquées. L'opium à dose assez élevée amène à peine un peu de calme. Les purgatifs, bien qu'ils provoquent des évacuations alvines abondantes, ne peuvent rien sur la marche toujours croissante de la maladie. Je fais des efforts inutiles pour engager le malade à substituer une contraction volontaire énergique des muscles

(1) Tous les individus affectés de tétanos traumatique, comme aussi tous ceux affectés d'hydrophobie, que j'ai eu occasion d'observer, ont le sentiment d'une fin prochaine.

de l'inspiration à la contraction spasmodique qui menace à chaque instant d'intercepter l'entrée de l'air dans les poumons. Soit impossibilité, soit mauvaise volonté, il n'y eut pas moyen d'obtenir la plus légère tentative. Ce fut dans ces circonstances que MM. Bouillaud et Larrey fils furent appelés.

La déglutition était presque impossible; c'était tout au plus si quelques gouttes de liquide pénétraient dans le pharynx. Des bains frais avec affusion fraîche d'abord, puis froide, furent employés plusieurs fois le jour; et c'est sous l'influence de ce moyen que nous avons obtenu une guérison inespérée.

N'oublions jamais que l'anatomie pathologique a constaté l'absence de toute lésion dans le tétanos; que les malades meurent par asphyxie; que cette asphyxie est produite par la contraction convulsive des muscles de la respiration et de la déglutition, et que, par conséquent, le tétanos n'est pas incurable de sa nature, et que le problème thérapeutique à résoudre est de faire tomber le spasme de ces muscles.

2° Mort par érysipèle.

L'érysipèle traumatique est une des causes les plus fréquentes de la mort à la suite des plaies et des opérations chirurgicales. Il se présente presque toujours sous la forme envahissante dite erratique; toute la surface du corps peut en être successivement atteinte. J'ai même vu l'érysipèle envahir de nouveau les parties sur lesquelles il s'était primitivement développé. Le délire ou la prostration l'accompagnent; les forces s'épuisent; la saignée l'exaspère. Le tartre stibié à dose éméto-cathartique ou à dose rasorienne est sans résultat; les vésicatoires appliqués au centre de l'érysipèle, comme pour le concentrer sur un point, sont sans effets avantageux. L'axonge, l'onguent mercuriel, n'exercent qu'une influence très équivoque sur sa marche progressive. Il semble que, dans le cas d'érysipèle traumatique, l'économie soit sous l'influence d'une cause interne infectieuse, qui se renouvelle incessamment et qui ne s'épuise que dans des cas heureux, mais toujours en compromettant gravement la vie du malade.

Et pourtant l'*érysipèle traumatique envahissant* peut survenir à la suite des plaies les plus légères, à la suite des opérations les plus simples, chez les individus qui, auparavant, étaient dans les conditions de santé les meilleures. Lorsque j'étais élève interne à l'hôpital Saint-Antoine, je fis l'extraction d'une des cinq ou six loupes que portait à la tête le père de la supérieure des dames religieuses de cet hôpital. Il guérit sans accident. Quatre ou cinq mois après, incommodé par une deuxième loupe, il désira que j'en fisse l'extirpation, qui fut en effet pratiquée. Quelques heures après, il monta en voiture pour se rendre à Amiens. J'appris qu'il était mort au bout de quinze jours à la suite d'un érysipèle. Il y a deux ans, le même malheur est arrivé à une jeune femme dans des circonstances analogues. L'ablation d'un *nœvus maternus* a causé la mort d'un enfant de quelques mois par suite d'un érysipèle. Une jeune femme, brillante de santé, portait à l'épaule une tumeur cutanée, pisiforme. Un motif de coquetterie lui en fit désirer l'extirpation. Quatre jours après l'opération, fièvre, érysipèle envahissant, délire. Je suis appelé en consultation le quatrième jour de l'invasion : elle était morte le sixième. J'ai vu plusieurs fois survenir l'érysipèle envahissant à la suite de l'application du caustique de Vienne. Dans un de ces cas, la mort a eu lieu.

Il est incontestable que la constitution médicale favorise singulièrement le développement de cette maladie. Il est des saisons pendant lesquelles un grand nombre de blessés et d'opérés périssent d'érysipèle. Je compare l'érysipèle traumatique à l'érysipèle puerpéral. Ils présentent deux variétés : dans l'une, qu'on pourrait appeler lente ou

subaiguë, l'érysipèle s'étend par zones successives, de
telle manière que la zone érysipélateuse nouvelle n'est à
son apogée que lorsque la zone ancienne est à son déclin;
cette variété est la moins grave; dans l'autre variété, l'envahissement a lieu dans une plus grande étendue et avec
une plus grande rapidité; si bien que l'éruption érysipélateuse nouvelle se confond avec l'éruption érysipélateuse antérieure, et que le quart, le tiers, la moitié de la
surface du corps sont simultanément sous le coup de
l'érysipèle.

Dans l'érysipèle envahissant traumatique, de même que
dans l'érysipèle envahissant puerpéral, les symptômes généraux sont ceux des fièvres graves, tantôt sous forme
adynamique, tantôt sous forme ataxique; la cavité buccale, sèche, rouge, fuligineuse, devient le plus souvent le
siége d'une inflammation couenneuse.

Le seul remède qui m'ait réussi (et quelquefois l'amélioration a été immédiate), c'est le quinquina donné à
l'intérieur sous forme de décoction, d'extrait gommeux et
d'extrait résineux, le sulfate de quinine en lavements, et
l'emploi de la décoction de quinquina à l'extérieur en fo-
mentation animée avec l'alcool camphré.

L'érysipèle traumatique envahissant s'accompagne très
souvent de suppuration sous-cutanée. A l'autopsie d'individus qui avaient succombé à cette maladie et chez lesquels je n'avais pas le moins du monde soupçonné l'état
phlegmasique, j'ai trouvé avec des sugillations sous-épi-
dermiques, tantôt du pus disséminé contenu dans les cellules adipeuses du derme, tantôt une couche mince de
pus dans le tissu adipeux sous-cutané; quelquefois même
plusieurs couches minces de pus séparées par des lamelles
aponévrotiques. Quelquefois l'érysipèle envahissant s'accompagne de phlegmasie sous-cutanée ou sous-aponévrotique circonscrite, qui se déclare successivement dans
divers points de la longueur des membres affectés.

On ne saurait contester l'existence d'une sorte d'intoxication dans l'érysipèle traumatique envahissant, et cette intoxication je l'explique par la phlébite capillaire ; car pour moi l'érysipèle n'est autre chose qu'une phlébite capillaire de la peau.

3° Mort par fièvre traumatique, par phlegmasie viscérale et par phlébite.

Dans les plaies qui n'ont qu'une médiocre étendue, il suffit d'une réaction locale pour le développement du travail de restauration. Mais toute grande solution de continuité ne peut guérir que par l'intermédiaire de la fièvre ; cette fièvre dite *traumatique* est salutaire lorsqu'elle est maintenue dans certaines limites ; c'est par elle que s'établit le travail inflammatoire qui a pour effet la cicatrisation. La fièvre traumatique tombe lorsque l'inflammation restauratrice est organisée.

La fièvre traumatique nous donne pour ainsi dire le secret du développement de la fièvre non traumatique. Elle précède l'inflammation des plaies, comme la fièvre dite d'incubation précède l'éruption dans les fièvres éruptives ; et de même qu'on peut mourir dans la fièvre d'invasion de la rougeole, de la variole, etc., de même on peut mourir dans la fièvre d'invasion d'une plaie, lorsque les forces de la vie ne peuvent pas suffire au travail inflammatoire.

La fièvre traumatique et légitime présente tous les caractères de la fièvre dite inflammatoire des nosologistes ; on peut même dire qu'elle en est le type. Mais, dans un grand nombre de cas, elle se prolonge au-delà du terme assigné par les accidents locaux qui l'ont fait naître, et revêt alors tous les caractères des fièvres dites bilieuses, muqueuses, adynamiques et ataxiques, rémittentes simples, rémittentes pernicieuses, etc. (1), formes

(1) Nous devons faire une exception pour la fièvre rémittente pernicieuse. Plusieurs faits établissent que dans ce cas la maladie a cédé comme par enchantement au quinquina.

diverses résumées aujourd'hui sous le nom de fièvre typhoïde.

Avant les recherches d'anatomie pathologique sur les
causes de la mort dans les plaies et les opérations chirurgicales, on disait que dans ce cas il y avait complication
de la plaie avec les fièvres de divers ordres, complication
que l'on regardait comme la cause de la mort. Or l'anatomie pathologique a démontré que toutes ces formes
symptomatologiques si variées des fièvres traumatiques
graves étaient dues à des phlegmasies viscérales, lesquelles se manifestent sous deux formes : tantôt sous la
forme ordinaire ou diffuse; tantôt, et bien plus souvent
encore, sous la forme d'abcès multiples dans divers viscères, et plus particulièrement dans le foie et dans le
poumon (1).

Les phlegmasies viscérales ordinaires ou diffuses se
manifestent presque toujours sous la forme latente et sont
remarquables par leur tendance à la suppuration : telles
sont la pleurésie, la péritonite, l'arachnitis. Elles s'expliquent par la faculté absorbante des plaies, par l'impres-
sionnabilité du blessé qui le rend apte à subir avec
exagération toutes les influences extérieures, d'où la nécessité de le garantir autant que possible contre ces influences.

De tous temps les chirurgiens avaient observé qu'il y
avait des saisons pendant la durée desquelles les opérations échouaient presque constamment; et c'était par cette
raison qu'ils choisissaient la saison de l'année la plus salutaire pour les opérations qui permettaient d'attendre, et
qu'ils avaient l'habitude de soumettre leurs malades à certaines préparations. Cette sage méthode était fondée. Du-

(1) Le ramollissement de l'estomac à la suite de l'amputation des
membres a été signalé par quelques observateurs comme cause de
mort, de même qu'il a été signalé comme cause de mort à la suite de
l'accouchement. De nouveaux faits sont nécessaires pour éclairer cette
question.

puytren l'a rationalisée et l'a soumise à des règles positives, en faisant intervenir les constitutions médicales dans la pratique des opérations. Ainsi, avant de faire l'opération de la-taille, il s'enquérait s'il existait des péritonites; l'opération de la cataracte, s'il existait des ophthalmies, etc.

L'encombrement, l'air vicié des hôpitaux sont la source de presque tous les insuccès des opérations. D'un autre côté, une ventilation trop forte, des courants d'air sur le blessé, ne sont pas sans de graves inconvénients. Le blessé et la femme en couches doivent être soumis aux mêmes lois hygiéniques : j'ai insisté ailleurs sur les points de rapprochement que présentent l'état puerpéral et l'état traumatique.

Les phlegmasies viscérales sous forme d'abcès multiples sont bien plus fréquentes comme cause de mort à la suite des vulnérations que les phlegmasies viscérales diffuses. Les poumons et le foie en sont le siége le plus ordinaire; mais toutes les parties du corps peuvent en être atteintes, les muscles, le tissu cellulaire, le cerveau. L'anatomie pathologique a démontré que ces abcès multiples avaient pour principe une phlébite suppurée existant au voisinage de-la plaie, et voici par quelle série de faits cette vérité a été établie dans la science :

L'anatomie pathologique ayant démontré la présence d'abcès multiples dans les viscères et sur le corps des individus morts à la suite des plaies et des opérations, et le produit de ces abcès ayant coïncidé avec une diminution notable dans la quantité de pus fourni par la plaie, l'idée de la résorption ou absorption purulente a dû naturellement se présenter avec d'autant plus de raison qu'à l'autopsie aucune trace d'inflammation ne paraissait exister autour du pus contenu dans l'épaisseur des viscères où ce liquide semblerait avoir été déposé (1). Joignez à cela

_____

(1) Lors même que le pus aurait été déposé en nature, il déterminerait immédiatement une inflammation par sa présence.

que, pendant leur vie, les malades n'avaient éprouvé aucune douleur, aucun symptôme local qui pût donner l'éveil sur la présence d'une phlegmasie dans l'organe ou dans les organes qui étaient le siége d'abcès multiples. La filiation entre ces deux faits, savoir, surface suppurée et abcès viscéraux, parut immédiate, et on ne s'enquit nullement de l'explication de cette espèce de métastase purulente.

Or les abcès multiples du foie coïncidant très fréquemment avec les plaies de tête, on chercha la raison de cette coïncidence dans un trouble de la circulation hépatique (Pouteau et Bertrandi), dans une prétendue sympathie entre le cerveau et le foie (Desault et Bichat), dans une commotion éprouvée par le foie en même temps que par le cerveau (Richerand).

Dans d'autres cas, ces abcès multiples occupant les poumons, on admit qu'ils n'étaient autre chose que le résultat de la fonte de tubercules préexistants, fonte qui avait été déterminée par l'opération. Cette explication jouissait d'une grande faveur il y a une trentaine d'années, et je me rappelle avoir eu à ce sujet une discussion très animée avec l'infortuné Delpech, pendant mon séjour à Montpellier, dans l'hiver de 1824 à 1825. Voici à quelle occasion. Un paysan des Cévennes, jeune, des plus vigoureux, vint à l'hôpital Saint-Éloi pour une nécrose partielle du tibia ; il voulait se débarrasser d'une suppuration incommode qui se conciliait d'ailleurs avec la santé la plus florissante Delpech pratiqua une incision cruciale à la peau qui recouvrait l'os malade, fit de vains efforts pour l'extraction du séquestre, et remit à quelques jours de nouvelles tentatives d'extraction : ces tentatives recommencèrent le cinquième jour de la première opération ; elles furent excessivement douloureuses et très impatiemment supportées. Plusieurs couronnes de trépan furent appliquées ; le séquestre fut habilement extrait ; mais voici que la fièvre se déclare, le malade tombe dans la prostration, et meurt au bout de huit jours. A l'ouverture nous trouvâmes une multitude de petits abcès à la surface et dans l'épaisseur des poumons et du foie. Delpech considéra ces petits abcès comme la conséquence de la fonte purulente de tubercules préexistants, et me demanda mon opinion à cet sujet. Je lui dis que jusqu'à ce moment j'avais incliné vers cette manière de voir, qui était d'ailleurs celle de Dupuytren, mais que le cas particulier que nous avions sous les yeux me paraissait en opposition formelle avec cette interprétation; d'abord, qu'il y avait dans le foie des abcès identiques à ceux des poumons, que conséquemment si l'on admettait des tubercules préexistants dans les poumons, il fallait absolument les admettre dans le foie, et que les tubercules du foie, chez l'adulte, étaient chose excessivement rare; que d'une autre part il m'était impossible de supposer qu'un sujet aussi vigoureux que celui de cette observation, au moment de son entrée à l'hôpital, eût les poumons déjà farcis de tubercules : je soutins donc l'opinion que les abcès du poumon, de même que ceux du foie, étaient postérieurs à l'opération, la conséquence de l'opération; et cette proposition, que je n'appliquai alors qu'au cas particulier que j'avais sous les yeux, devint bientôt pour moi un principe général applicable à tous les cas du même ordre.

Mais quel est l'intermédiaire entre la solution de continuité et les abcès viscéraux? C'est ce qu'une autre série de faits ne devait pas tarder à établir, et cette autre série de faits est relative à la présence du pus dans les veines. Or voici ce que l'anatomie pathologique nous apprend à cet égard:

Dans toute solution de continuité l'inflammation s'empare des veines qui ont subi cette solution, comme d'ailleurs de tous les tissus divisés. Si cette inflammation ne dépasse pas les limites de l'adhésion, elle ne détermine aucun accident; mais si d'adhésive l'inflammation des

veines devient suppurative, il peut arriver deux choses :
ou bien le pus reste isolé, cohibé par des caillots sanguins
qui le séparent de la circulation générale, et alors les
choses se passent localement, sans accidents généraux; il
y a là un simple foyer veineux purulent qui s'ouvre ou
qui ne s'ouvre pas à l'extérieur, et qui, dans ce dernier
cas, guérit par l'absorption de la partie la plus liquide
du pus; ou bien le pus, cohibé par des caillots sanguins, surmonte la digue impuissante que ceux-ci lui
opposent, se mêle au sang, et avec le sang est porté dans
toutes les voies de la circulation. Or ce pus, arrêté dans le
système capillaire de tous les organes, agit, non comme
pus, mais à la manière d'un corps étranger, et chaque
gouttelette de pus devient la cause matérielle d'une inflammation, d'une phlébite capillaire, inflammation circonscrite, nécessairement suppurative, parce qu'il y a un
corps étranger à éliminer, et qui parcourt ses périodes
avec une excessive rapidité.

La présence du pus dans les veines, voilà donc le fait
d'anatomie pathologique qui remplit le vide qui sépare
la plaie qui suppure des abcès viscéraux (1).

Pourquoi des abcès multiples dans les viscères n'ont-ils
pas été observés dans le cas de vastes collections purulentes, par exemple dans les abcès par congestion, dans
les pleurésies et les péritonites terminées par suppuration? L'absorption du pus ne saurait-elle donc s'effectuer? Sans doute il se fait dans tous les foyers purulents
une absorption plus ou moins active; on a même vu des
collections purulentes d'un volume très considérable disparaître complétement; mais autre chose sont les élé-

(1) Voyez *Anat. pathol.*, avec planches, XIᵉ livraison, pl. I, II, III, et mon
article PHLÉBITE du *Dictionnaire de médecine et de chirurgie pratiques*,
t. XII, p. 637 et suiv. — Voyez aussi *Recherches sur les cas dans lesquels
on observe des abcès multiples et comparaisons de ces cas sous leurs différents rapports*, par MM. de Castelnau et Ducrest (*Mémoires de l'Académie
royale de médecine. Paris, 1846. t. XII, p. 1 et suiv.*)

ments que l'absorption soustrait au pus pour les verser dans le torrent circulatoire, autre chose est le pus introduit en nature ou formé de toutes pièces dans les veines. L'absorption pathologique, de même que l'absorption physiologique, ne s'exerce pas sur les corps en masse, mais successivement sur les divers éléments de ces corps, qu'elle modifie peut-être. Le pus en particulier paraît d'abord dépouillé de sa partie la plus liquide; sa partie solide n'est absorbée que plus tard, et souvent après avoir acquis la consistance caséeuse et après s'être dénaturée. Or les globules purulents microscopiques ne peuvent pas être absorbés à l'état de globules; les lois physiques s'y opposent.

Puisque les vastes surfaces en suppuration ne sont pas la cause des abcès viscéraux, et puisque, d'une autre part, les abcès viscéraux les plus nombreux se manifestent quelquefois à la suite de la solution de continuité la plus minime, telle qu'une saignée, et en l'absence de tout foyer de suppuration, il s'ensuit que le pus trouvé dans les veines et dans les viscères n'y a point été déposé en nature, et conséquemment qu'il a été produit dans le lieu même où on le rencontre, dans les veines comme dans les viscères.

Des preuves directes établissent cette dernière proposition. Ainsi :

1° C'est à tort que l'on a dit que les abcès viscéraux multiples, suite des plaies et des opérations chirurgicales, ne présentaient autour d'eux aucune trace d'inflammation. Sans doute les choses paraissent se passer ainsi quand l'abcès est complétement formé; mais de nombreuses occasions s'étant présentées pour étudier ces abcès à toutes leurs périodes, il a été évident qu'avant que le pus fût ramassé en foyer, il était infiltré dans l'épaisseur de l'organe, et qu'à une époque antérieure une induration rouge avait précédé la formation du pus; et comme tous les

degrés de cette inflammation circonscrite se rencontrent
quelquefois chez le même sujet, il est facile de conclure
que tous les foyers purulents ne sont pas contemporains;
qu'ils se sont formés successivement au fur et à mesure
que le pus de la veine suppurée a été déposé dans le système capillaire.

2° Des preuves non moins directes établissent que le
pus trouvé dans les veines est du pus formé dans ces vaisseaux eux-mêmes, à la suite d'une inflammation; car si, à
une période avancée de la maladie, on trouve les veines
remplies de pus phlegmoneux à plein canal, dans des périodes moins avancées et quelquefois chez le même sujet on
trouve toutes les périodes de la phlébite: 1° veines remplies
de concrétions sanguines non canaliculées et adhérentes;
2° matière lie de vin foncé occupant le centre de la concrétion, qui est par conséquent canaliculée; 3° matière lie de
vin claire; 4° pus louable remplissant la capacité de la
veine et disparition complète des concrétions sanguines : à
toutes ces périodes, bien que la surface interne de la veine
ne présente aucune trace d'inflammation, on trouve dans
l'injection des vaisseaux capillaires de la surface externe
de la veine et du tissu cellulaire ambiant, dans l'infiltration, la densité et la fragilité de ce tissu cellulaire et de la
tunique externe de la veine, des traces non équivoques
d'une inflammation antérieure.

3° Ce que je dis du pus observé dans les veines s'applique parfaitement aux vaisseaux lymphatiques. Une
observation publiée dans mon premier ouvrage, qui
démontrait la présence du pus dans un grand nombre
de vaisseaux et de ganglions lymphatiques inguinaux
et lombaires chez une femme affectée de loupe graisseuse à la partie supérieure et interne de la cuisse
avec phlegmon suppuré sous-cutané, m'avait paru
établir d'une manière incontestable le fait de la résorption
du pus par les vaisseaux lymphatiques; mais depuis

cette époque un nombre considérable de faits relatifs à la présence du pus dans les vaisseaux lymphatiques des membres, et surtout dans ceux de l'utérus, m'ont donné la certitude que c'est bien dans les vaisseaux lymphatiques eux-mêmes que le pus se forme; mais ils m'ont appris que le pus, une fois formé dans un vaisseau lymphatique, pouvait circuler dans ce vaisseau, traverser, sans les enflammer, les ganglions, qu'il injecte à la manière d'une injection artificielle, passer de là dans les vaisseaux lymphatiques efférents et injecter les ganglions lymphatiques auxquels ces vaisseaux efférents aboutissent. Je n'ai jamais vu le pus arriver jusqu'au canal thoracique; je ne l'ai jamais vu traverser plus de deux séries de ganglions (1). J'ai examiné avec le plus grand soin les vaisseaux lymphatiques qui avoisinent les grandes collections purulentes; je n'ai jamais rencontré ces vaisseaux lymphatiques pleins de pus : la présence du pus dans les vaisseaux lymphatiques ambiants n'est donc point un fait physiologique, mais bien un fait pathologique qui suppose l'inflammation de ces vaisseaux.

Un jeune chirurgien de grande espérance, mort de *phlébite* peu de temps après sa dernière épreuve pour le doctorat, Maréchal, soutint dans sa thèse que le pus trouvé dans les veines à la suite des plaies était absorbé en nature par les orifices béants des veines divisées, et porté en nature dans les viscères. Argumentateur de cette thèse, je n'eus pas de peine à prouver que l'oblitération par des caillots sanguins suivait presque immédiatement la production de la plaie; que conséquemment les veines divisées étaient oblitérées depuis longtemps lorsque le pus se produisait à la surface de la plaie; quant au dépôt en nature du pus dans les viscères, je prouvai par la série des phénomènes qui accompagnent la formation des abcès vis-

(1) Voyez *Anat. pathol.* avec planches, XIIIᵉ livraisons, pl. I, II, III.

céraux à la suite de plaies, que si, comme je le pensais avec
lui, le pus mêlé au sang était porté dans tous les viscères,
il agissait sur ces organes comme corps étranger irritant, et
nullement en sa qualité de pus, et que le pus des abcès
viscéraux n'était point du pus venant d'autre part et
filtré par un travail particulier; mais qu'il était formé dans
le lieu même. Dupuytren, qui argumenta le candidat
après moi, émit une opinion bien différente. Suivant lui,
le pus était formé aux dépens du sang lui-même, et pour
preuve, il invoqua les concrétions sanguines flottantes
dans les cavités du cœur, et au milieu desquelles on
rencontre du pus. Mais d'après ma manière de voir, si ces
concrétions ont été trouvées flottantes, c'est qu'elles s'é-
taient détachées. Pour mon compte, je les ai toujours trouvées adhérentes, seulement par une partie de leur surface,
et je les compare à ces concrétions sanguines adhérentes
creusées d'un canal rempli de pus qu'on rencontre dans
la phlébite suppurée à son début. J'admets que, dans l'un
et l'autre cas, le pus est sécrété par les parois du cœur ou
de la veine, et filtré par un phénomène de capillarité jusqu'au centre de la concrétion. Pour moi, le sang couen-
neux est un sang dépourvu de toute vitalité, et incapable
par conséquent de toute modification propre. Dans la
même argumentation, Dupuytren attribua également à
une altération spontanée du sang la présence de la matière carcinomateuse dans les vaisseaux sanguins. Je dis-
cuterai ailleurs cette opinion, que je suis loin de partager.

Les faits et la discussion qui précèdent me paraissent
établir d'une manière positive que la phlébite suppurée
est l'intermédiaire nécessaire entre une solution de continuité et les abcès viscéraux. Mais ce n'est que rationnellement et par la pensée qu'on suit le pus mêlé au sang veineux dans tous les vaisseaux capillaires. La chimie et
l'observation microscopique faisant défaut quant à la
possibilité de reconnaître le pus mélangé au sang, c'est

pour y suppléer autant que possible que j'ai institué quelques expériences. Le point fondamental dans ces expériences, c'était de trouver un corps étranger qui, mêlé au sang, pût se reconnaitre partout où il serait déposé, et dont la divisibilité infinie, si on peut ainsi parler, lui permettrait de parcourir avec le sang toutes les voies de la circulation. Or, le mercure était peut-être le seul liquide qui remplit toutes ces conditions (1).

J'ai d'abord vainement cherché à faire résorber le mercure en le déposant dans le tissu cellulaire, dans la plèvre, dans le péritoine, dans la cavité des synoviales ; partout il agit à la manière d'un corps irritant qui détermine une inflammation très intense, surtout dans les plèvres et le péritoine ; mais nulle part il ne fut absorbé. J'ai alors injecté directement le mercure dans le réseau lymphatique sous-épidermique de la peau de certaines régions, et plus particulièrement de la face : je n'ai obtenu aucun résultat. Alors j'ai injecté directement le pus tantôt dans la veine crurale, tantôt dans la veine jugulaire, sur des chiens. Plus tard, j'ai trouvé un mode d'introduction auquel j'ai donné la préférence : il suffit de couper transversalement les parties molles qui recouvrent la partie inférieure et antérieure du corps du fémur, de scier cet os dans sa moitié antérieure et de le briser ensuite par un léger effort, de détruire la membrane médullaire à l'aide du stylet, et de verser dans la cavité médullaire une certaine quantité de mercure. Je me suis assuré qu'en quelques heures le métal ainsi introduit pénètre dans les voies de la circulation veineuse. Or, il arrive que le mercure est entraîné par le torrent de la circulation dans les cavités droites du cœur, d'où il est chassé pour aller dans le poumon, et que ce corps étranger, arrêté par globules extrémement petits dans le système capillaire, détermine la formation

(1) Voyez Mémoire lu devant l'Athénée de médecine, *Nouvelle Bibliothèque médicale*, 1826, t. III, p. 386.

d'une multitude de foyers inflammatoires dont chacun a
un globule de mercure pour centre ; foyers inflammatoires qui passent successivement de l'état d'induration
rouge, à l'état de pus infiltré, à l'état de pus louable
réuni en foyer, et même à l'état de pus concret, lorsque
l'animal survit assez longtemps à l'expérience. Or, l'i-
dentité entre les résultats fournis par cette injection
et les résultats de la phlébite suppurée est telle que
je n'ai pas pu ne pas admettre la même théorie pour les
deux cas, et ne pas conclure que le pus agissait dans la
phlébite suppurée comme les globules du mercure après
l'introduction du liquide dans les voies de la circulation
veineuse, c'est-à-dire non en tant que pus, mais en tant
que corps étranger irritant par sa présence le système capillaire au sein duquel il est déposé. D'où la théorie que
j'ai émise sur la formation des abcès viscéraux, savoir :
que ces abcès sont le résultat d'une phlébite capillaire des viscères, phlébite secondaire succédant à une phlébite primitive,
laquelle peut avoir tout aussi bien pour siége le système capillaire veineux que les veines de moyen et de gros calibre.

La doctrine de la phlébite suppurée comme cause de la
production des abcès viscéraux a été combattue dans ces
derniers temps avec beaucoup de talent par M. P. Teissier,
qui a essayé de lui substituer la doctrine de la diathèse purulente (1). D'après ce médecin distingué, les abcès viscéraux
ne sont nullement la conséquence de la phlébite suppurée; mais la présence du pus dans les veines, comme celle
du pus dans les viscères, tient à une cause commune, la
diathèse purulente, c'est-à-dire à une disposition particulière et inexplicable de l'économie à former du pus presque sans inflammation. Mais où sont les preuves directes
de cette assertion ? Je n'en trouve aucune dans le travail,
très remarquable d'ailleurs, de l'auteur, qui se contente

(1) Bulletin de l'Académie royale de médecine, t. VI, p. 14.

d'essayer de réfuter la doctrine de la phlébite suppurée,
et qui croit l'avoir réfutée en disant que dans la phlébite
suppurée, le pus est constamment séparé du sang en circulation par des caillots sanguins. Il se fonde également
sur certains faits exceptionnels, desquels il résulterait
qu'on n'a pas toujours trouvé de phlébite suppurée en
même temps que les abcès viscéraux à la suite des plaies
et des opérations chirurgicales.

Mais d'abord ces faits exceptionnels ont-ils été bien observés? Je me rappelle un cas de ce genre qui fut présenté à la Société anatomique. Les poumons et le foie étaient
farcis d'abcès multiples chez un individu mort à la suite
d'une amputation de la jambe. Toutes les veines du membre amputé avaient été minutieusement disséquées sans
qu'il eût été possible de découvrir la moindre trace de
phlébite suppurée. Je dis alors de briser le tibia et le péroné, et nous trouvâmes du pus dans la cavité médullaire,
dans le tissu spongieux et dans le tissu compacte de ces
deux os.

Depuis que les autopsies relatives à ce genre de maladie
sont mieux faites, les cas exceptionnels deviennent de
plus en plus rares; ici, comme presque toujours, les
faits exceptionnels sont des faits mal observés.

Quant à l'objection puisée dans la délimitation du pus
par les caillots, elle est plus sérieuse. Cette délimitation
est un fait positif que je crois avoir aidé à établir. J'admets que, dans les premiers temps de la phlébite suppurée, cette sorte d'isolement, d'enkystement, est telle que
le pus ne saurait franchir cette limite, et qu'aucun des accidents d'intoxication du sang par le pus ne pourrait se manifester; mais je soutiens que la présence de caillots sanguins aux limites de la purulence n'est que temporaire;
que les bouchons formés par ces caillots diminuent peu à
peu de hauteur, qu'ils se réduisent à une lame mince en
forme de couvercle, laquelle finit elle-même par dispa-

raitre, et qu'alors le mélange du sang en circulation et du pus se fait aussi librement que possible. On comprend d'ailleurs que lors même qu'il resterait un caillot d'une mince épaisseur, une sorte de filtration capillaire du pus pourrait s'effectuer au travers de ce caillot comme à travers une substance poreuse, perméable et non vivante. Je soutiens d'ailleurs que le pus qu'on rencontre dans une veine, que ce pus soit cohibé, qu'il soit à l'état libre, a été formé dans cette veine, et dans le lieu même où il a été trouvé.

Ou je me trompe fort, ou la phlébite suppurée, comme point de départ des abcès multiples des viscères à la suite des plaies et des opérations chirurgicales, est un fait aussi positivement démontré que les phénomènes physiques les plus incontestables; car, d'une part, toutes les fois que, dans des expériences sur des animaux vivants, vous déterminerez la formation du pus dans une veine, vous trouverez à l'autopsie des abcès viscéraux multiples; et d'une autre part, toutes les fois que, chez les individus morts à la suite des plaies et des opérations chirurgicales, vous trouvez des abcès viscéraux, vous trouvez en même temps une phlébite suppurée.

Non, aucune théorie autre que celle de la phlébite suppurée, et par conséquent l'intoxication du sang par le pus, ne peut rendre compte de la succession des faits dont voici le résumé :

1º Plaies; grande ou petite opération; saignée; ligature d'une veine; simple incision;

2º Invasion subite d'accidents généraux formidables; stupeur; dépression des forces; teinte plombée ou ictérique; fuliginosité; mort rapide;

3º Inutilité de toutes les méthodes de traitement;

4º A l'autopsie, d'une part, un nombre considérable d'abcès dans le foie et les poumons, abcès à toutes les périodes de leur développement, savoir : induration rouge, pus apparaissant par points séparés, pus infiltré, pus réuni en foyer au milieu d'un tissu sain; et d'une autre part, inflammation suppurée des veines qui avoisinent les solutions de continuité.

Or, mettez en regard de ces faits la doctrine de l'absorption purulente d'une part et la doctrine de la diathèse purulente d'une autre part, et vous verrez si l'une et l'autre de ces deux doctrines ne vous font pas défaut à chaque instant.

Aux partisans de la résorption ou absorption purulente, vous montrerez de vastes surfaces en suppuration, d'énormes collections purulentes exemptes de tous les accidents qu'on attribue à cette résorption, et, d'un autre côté, ces accidents dits de résorption survenir sans surfaces en suppuration, sans collections purulentes, à la suite d'une saignée par exemple.

Aux partisans de la diathèse purulente, vous montrerez tous les accidents qu'ils attribuent à cette diathèse, savoir: abcès multiples, suppuration dans les veines, survenant chez les sujets les plus vigoureux, vivant dans les conditions hygiéniques les plus salubres, loin des hôpitaux, loin des villes, dans une maison de campagne parfaitement bien exposée. C'est à la suite de l'extirpation d'une loupe, d'une excroissance cutanée, d'une hémorrhoïde, d'une ligature de veine, d'une saignée de précaution; c'était une balle située sous la peau du jarret qu'un individu portait depuis vingt ans, et dont un chirurgien distingué le débarrassa par une simple incision; c'était l'amputation d'un orteil, dont les deux dernières phalanges étaient soudées à angle droit avec la première, et qui rendaient la marche pénible, etc.

Telles sont les causes de mort primitives et consécutives dans les solutions de continuité soit accidentelles, soit produites par un art conservateur.

Après avoir étudié les solutions de continuité par cause

traumatique, nous allons passer rapidement en revue :
1° les solutions de continuité par cause interne ou non
traumatique; 2° les solutions de continuité congéniales.

DEUXIÈME SOUS-ORDRE.

SOLUTIONS DE CONTINUITÉ NON TRAUMATIQUES OU CONSÉCUTIVES.

Nous avons vu que les solutions de continuité par vulnération s'opéraient suivant cinq modes : 1° par plaie;
2° par contusion; 3° par rupture; 4° par fracture; 5° par
escarrification.

En regard des solutions de continuité par violence extérieure, nous placerons les solutions de continuité non
traumatiques ou consécutives qui surviennent spontanément par le seul fait de l'exercice de la vie pathologique.
Or à la solution de continuité par plaie correspond la solution de continuité par *ulcération*, ou, d'une manière plus
générale, la solution de continuité par *inflammation*.

A la solution de continuité par contusion correspond la
solution de continuité par *hémorrhagie spontanée*.

Il y a des *ruptures* et des *fractures spontanées*, comme
il y a des ruptures et des fractures par violence extérieure.

A la solution de continuité par escarrification traumatique répond la solution de continuité par *escarrification
non traumatique* ou par *gangrène spontanée*.

L'analogie entre les solutions de continuité par violence
extérieure et les solutions de continuité non traumatiques
est telle qu'il est quelquefois difficile de déterminer *à priori*
si l'on a affaire à l'un ou à l'autre de ces modes de solution de continuité.

Les solutions de continuité spontanées présentent aussi
à considérer un mode de division étranger aux solutions
de continuité traumatiques : c'est la solution de continuité
par *ramollissement gélatiniforme*. Nous aurons encore à

examiner les solutions de continuité dans les altérations organiques strumeuses et carcinomateuses, solutions de continuité qui me paraissent devoir être rapprochées de celles par ulcération, et, comme elles, rapportées au grand fait de l'inflammation.

Les solutions de continuité non traumatiques ne sont le plus souvent qu'un effet secondaire, qu'un épiphénomène survenant dans le cours d'une autre lésion ; mais effet secondaire, épiphénomène qui devient quelquefois la source des indications les plus importantes, un moyen de salut, comme aussi une cause de mort. Il est donc du plus grand intérêt d'apprécier le rôle que joue la solution de continuité dans les lésions de structure des organes ; et cette manière abstraite, scientifique, d'envisager les solutions de continuité comme élément de lésions, ce rapprochement inusité des solutions de continuité par cause interne et des solutions de continuité par cause externe, en même temps qu'ils les éclairent les unes par les autres, concourent à jeter une vive lumière sur les questions des lésions organiques.

PREMIER GENRE.

Solutions de continuité par inflammation.

L'anatomie pathologique a démontré que l'inflammation, tout en augmentant d'une manière notable le volume des organes, les rend aussi très fragiles. C'est sur cette fragilité qu'est basé le procédé de l'application des cautères au moyen du vésicatoire destiné à enflammer préalablement la peau. De même la présence d'une sonde dans la vessie est très souvent la cause d'une perforation, lorsque ce réservoir ayant été enflammé par la présence du corps étranger, le bout de la sonde vient à appuyer contre la portion de paroi vésicale enflammée. Ainsi les ligatures dites d'attente que l'on plaçait autrefois dans un but de sécurité avaient constamment pour effet la section du vaisseau, et pouvaient par conséquent devenir la source d'une hémorrhagie. Ainsi une ligature appliquée sur une artère enflammée la coupe avec une extrême facilité, etc., etc. Or c'est par l'intermédiaire d'une inflammation à laquelle on a donné, d'après ses effets, les noms de *perforatrice*, de *diruptrice*, d'*érosive*, d'*ulcérative*, qu'ont lieu les solutions de continuité spontanées qui se présentent sous diverses formes dont les principales sont : 1° la *perforation*, 2° l'*ulcération*, 3° l'*érosion*.

1° *Perforation spontanée*. Elle doit être étudiée : 1 dans les abcès; 2° dans les canaux de divers ordres.

Perforation spontanée dans les abcès. Il y a nécessairement solution de continuité pour la formation d'un abcès. L'écartement des lames et lamelles du tissu cellulaire ne saurait suffire pour expliquer la formation d'un foyer purulent; il faut de toute nécessité que ces lames et lamelles, rendues fragiles par l'inflammation, se lacèrent et quelquefois même se séparent complétement des parties voisines, de manière à former de petites masses celluleuses gangrenées; d'où sans doute l'opinion des anciens qui considéraient la suppuration comme le résultat de la destruction du tissu cellulaire. Les vaisseaux et les nerfs qui traversent les cellules purulentes à la manière des brides résistent seuls à la distension.

L'abcès étant formé, une nouvelle solution de continuité tend à se faire. Elle a pour but la perforation de l'abcès et par conséquent l'issue du pus. Comment se fait cette perforation? Hunter, cet esprit éminemment généralisateur, mais qui me paraît être souvent tombé dans l'écueil de créer sans nécessité des forces propres pour chaque phénomène un peu important, Hunter rapportait la perforation spontanée des abcès à un mode d'*absorption* qu'il appelait *progressive ;* il voulait exprimer par là l'amincissement graduel et la solution de continuité successive des couches de parties qui recouvraient le pus. La diminution dans la force de cohésion qui accompagne l'inflammation, et la pression que le pus accumulé en foyer exerce sur les couches qui le limitent, voilà les causes toutes naturelles du phénomène de la perforation.

Le pus accumulé en foyer est un véritable corps étranger qui tend à être éliminé au dehors. S'il avoisine la peau, c'est vers elle qu'il se dirige ; s'il avoisine une membrane muqueuse, c'est du côté de cette membrane qu'il tend à se porter. Le choix entre ces deux ordres de membranes est fondé, non sur de prétendues forces centripètes et centrifuges dont rien ne prouve l'existence dans l'économie, mais sur le degré plus ou moins considérable de résistance que le pus rencontre dans telle ou telle direction. Cela est si vrai que si le pus trouve du côté de la peau, vers laquelle il se dirige d'abord, une aponévrose qui lui résiste, il change de direction et fuse le long du tissu cellulaire sous-aponévrotique jusqu'à ce qu'il ait rencontré quelque partie moins résistante qui cède ou quelque éraillement à travers lequel il s'insinue. C'est parce qu'elles sont peu susceptibles d'inflammation que les aponévroses font subir au pus des déviations si singulières : ainsi le pus formé à la partie antérieure de la région lombaire de la colonne vertébrale fuse dans le tissu cellulaire sous-péritonéal et peut aller former un abcès à l'anus, à la région fessière, au creux du jarret. Celui qui provient des parties latérales des vertèbres lombaires, bridé par l'aponévrose *fascia iliaca*, va soulever la partie interne et supérieure de la cuisse, vers le petit trochanter.

Si les abcès situés dans l'épaisseur des parois des cavités splanchniques ont si peu de tendance à s'ouvrir au dedans, cela tient sans doute, dans beaucoup de cas, à la facilité de l'inflammation adhésive des séreuses, mais toujours à la présence de ces lamelles aponévrotiques qui doublent les séreuses partout où elles revêtent des parois de cavité.

I.   12

C'est donc par l'inflammation, et exclusivement par l'inflammation, que se produit la perforation spontanée d'un abcès. Il en résulte que si les parois de l'abcès ne s'enflamment pas, le pus peut séjourner dans son foyer pendant un temps très long, pendant un an, deux ans, sans que le travail d'élimination ait lieu ; exemple : abcès froids, abcès symptomatiques.

Or l'inflammation des parois d'un abcès est sollicitée, non par la présence pure et simple du pus, mais par la distension des parois, qui résulte de l'addition incessante d'une nouvelle quantité de liquide morbide. On conçoit que l'effort de cette distension s'exerçant plus spécialement sur la région la moins résistante du foyer, il en résulte l'inflammation successive des couches de cette région, puis la lacération, la perforation successive de ces couches, puis celle de la peau elle-même, qui, malgré sa résistance, attaquée couche par couche par l'inflammation, perd à la fin et sa résistance et son extensibilité. Devenue fragile, elle s'amincit, se rompt ; et alors la pression exercée par le pus se circonscrivant de plus en plus, le foyer s'acumine, une petite escarre se forme sur le point le plus saillant, et la perforation a lieu. La petite escarre est évidemment le résultat combiné de la pression exercée par le pus et du décollement de la peau, qui se dépouille successivement de ses moyens de nutrition. Cette petite escarre de perforation est-elle constante ? Grande ou petite, je l'ai toujours rencontrée.

Je compare le mécanisme de la perforation spontanée d'un abcès à celui de la solution de continuité par une pression qui agit du dehors au dedans. Tel est, par exemple, l'établissement par pression d'un cautère sur une peau enflammée. Essayez d'établir un cautère par pression sur une peau saine, vous ne pourrez pas y parvenir ; mais enflammez le tégument, même superficiellement, à l'aide d'un vésicatoire, et appliquez ensuite le pois à cautère,

vous le verrez y laisser une empreinte avec la plus grande
facilité.

C'est par le même mécanisme que se creusent dans l'é-
paisseur de nos parties ces canaux accidentels, quelquefois longs et sinueux, destinés à suppléer les canaux naturels oblitérés ou rétrécis et qu'on appelle *fistules.*

2° *Solutions de continuité par ulcération.* — C'est encore
à l'inflammation qu'est due la solution de continuité par
ulcération; voilà pourquoi cette inflammation a été désignée sous le nom d'*ulcérative.* La solution de continuité
par ulcération procède, par une sorte de destruction,
d'usure moléculaire analogue à celle que produirait l'action corrosive ou dissolvante de liquides âcres accidentels. J. Hunter a cru devoir créer pour l'explication de
ce mode de solution de continuité un mode d'absorption
qu'il a appelée *ulcérative* (1), par opposition à l'absorption
progressive, qu'il faisait non moins gratuitement présider
à la perforation des abcès.

La solution de continuité par ulcération est une des
formes les plus communes des lésions morbides; l'inflammation dont elle est une conséquence peut appartenir à une cause d'irritation purement locale ou bien à
une cause d'irritation générale, spécifique ou autre, telle
que le virus syphilitique, les vices dartreux, strumeux,
cancéreux. La classification clinique des ulcères repose
sur la cause qui les a produits.

Que l'ulcération soit due à une cause d'irritation purement locale, qu'elle soit la conséquence d'une cause générale, son caractère est : 1° de s'étendre d'une manière indéfinie, tout le temps que la cause d'irritation persiste, soit par cercles concentriques, soit par couches
successives; 2° de ne respecter aucun tissu. Les tissus

_____

(1) *OEuvres complètes de J. Hunter,* trad. par Richelot, Paris, 1843,
t. 1, p. 422.

fibreux seuls opposent quelque résistance à la marche envahissante de l'ulcération ; mais cette résistance ne tarde pas à être vaincue si la cause d'irritation locale ou générale n'est pas efficacement combattue.

Si l'on considère que le même mode d'inflammation préside aux ulcérations par cause locale et aux ulcérations par cause générale, on comprendra pourquoi il est quelquefois difficile, même pour l'œil le plus exercé, de déterminer de prime abord si l'ulcération que l'on a actuellement sous les yeux doit être rapportée à l'une ou à l'autre de ces causes. L'insuffisance de l'anatomie pathologique à cet égard est démontrée dans beaucoup de cas sur le vivant pour la détermination des ulcères cutanés, qui ne peuvent être rapportés à leur véritable cause qu'après avoir été soumis à l'épreuve du traitement.

J'ai dit ailleurs que bien souvent, sur le cadavre, les ulcères chroniques simples, même cicatrisés, de l'estomac et du rectum, avaient été pris pour des ulcères cancéreux, pour des indurations cancéreuses ; mais une pareille erreur me paraît impossible dans l'état actuel de la science.

Bien qu'à la rigueur le mode de solution de continuité connu sous le nom d'ulcération puisse se manifester dans l'épaisseur comme à la surface des organes, cependant la forme ulcéreuse peut être regardée comme appartenant plus spécialement aux surfaces libres cutanées et muqueuses.

Le travail d'ulcération peut avoir lieu d'une manière aiguë ou d'une manière chronique. La forme ulcéreuse ne dépend ni du degré d'intensité, ni de la durée, mais bien du mode de la phlegmasie; elle dépend quelquefois du siége : ainsi toute phlegmasie cutanée ou muqueuse qui débute par les follicules prend nécessairement la forme ulcéreuse.

L'ulcération peut être primitive ; elle peut être consé-

cutive à une plaie ou à toute autre solution de continuité
par vulnération.

Pénétrons plus avant dans le phénomène de l'ulcération, et examinons le mécanisme suivant lequel elle se
produit. Quatre éléments me paraissent y concourir : 1° la
diminution dans la force de cohésion, 2° l'œdème, 3° la
suppuration, 4° la gangrène. Le tissu enflammé est devenu
fragile : l'œdème, élément inévitable de toute inflammation, diminue encore la force de cohésion des tissus, dont
il écarte, dont il dissocie les molécules ; et je me suis souvent demandé si la diminution dans la force de cohésion
des tissus enflammés n'était pas la conséquence pure et
simple de l'œdème. Le tissu enflammé, fragile, infiltré
de sérosité, ne tarde pas à s'infiltrer de pus, et la vie s'é-
teint avec la plus grande facilité dans ce tissu, pour peu
que la cause d'irritation subsiste. La gangrène est le résultat final de cette diminution dans la force de cohésion,
et de cette infiltration de sérosité et de pus. C'est par la
gangrène que s'établit l'ulcération, *gangrène moléculaire*,
c'est-à-dire gangrène qui se fait d'une manière tellement
latente qu'elle a échappé aux observateurs. Dans d'autres
cas, la gangrène se produit rapidement d'une manière
très apparente et par zones concentriques ou par couches
successives ; si bien qu'on a donné à ce genre d'ulcères
le nom d'*ulcères gangréneux*.

L'ulcération dans l'inflammation chronique procède au
fond de la même manière. Sans doute le propre de l'inflammation chronique est d'exercer sur les tissus un
effet diamétralement opposé à celui de l'inflammation
aiguë, c'est-à-dire d'augmenter considérablement la densité et la force de cohésion. Mais l'ulcération ne peut avoir
lieu qu'avec le concours de l'inflammation aiguë, qui s'emparant des parties chroniquement enflammées, y diminue
la force de cohésion et y éteint la vie. La gangrène n'est
pas alors simplement moléculaire ; sa marche est rapide,

très rapide; elle envahit, à la suite de l'inflammation aiguë, toutes les parties chroniquement enflammées.

Ainsi, le phénomène dominant dans l'ulcération ordinaire, soit pour la production, soit pour l'extension de l'ulcère, est la gangrène moléculaire : c'est la gangrène par zones concentriques ou par couches successives dans l'ulcération qui marche avec une grande rapidité. C'est donc à juste titre qu'on a considéré la carie comme l'ulcère des os; car dans la carie, il y a suppuration infiltrée et gangrène tantôt moléculaire, tantôt par fragments plus ou moins considérables. La première, ou gangrène moléculaire des os, est la carie des auteurs; la deuxième, ou gangrène par fragments, est la nécrose. D'après cette manière de voir, il est évident qu'il n'y a aucune différence fondamentale entre la carie et la nécrose.

De l'ulcération dans les altérations strumeuses et cancéreuses. — La forme ulcéreuse est une des formes les plus communes qu'affectent les lésions strumeuses et cancéreuses. Souvent primitive, elle est plus souvent encore consécutive. Elle ne peut être primitive que lorsqu'elle attaque la peau et les membranes muqueuses.

Du reste, c'est encore par la gangrène que se produit la *forme ulcéreuse* dans les altérations strumeuses et cancéreuses. Lorsqu'un tissu strumeux ou cancéreux est le siége d'une inflammation, ce tissu dont la force de cohésion est diminuée, ce tissu infiltré de matière strumeuse ou cancéreuse, de sérosité et de pus, devient le siége d'une gangrène tantôt moléculaire, tantôt par petites masses; quelquefois même la gangrène envahit la totalité des parties qui ont subi l'altération strumeuse ou cancéreuse; si bien que, dans un certain nombre de cas, il ne reste pas de traces suffisantes de tissu strumeux ou cancéreux pour témoigner du caractère primitivement strumeux ou cancéreux de la maladie.

3° *Solutions de continuité par érosion.*—L'ulcération s'accompagne toujours de suppuration et de gangrène que l'on peut considérer comme les débris des tissus détruits. Dans l'érosion, il y a solution de continuité sans suppuration, sans gangrène, sans résidu, sans débris, si je puis m'exprimer ainsi. Il y a usure, atrophie avec diminution dans la force de cohésion des parties qui vont devenir le siége de la solution de continuité. Ex. : solutions de continuité produites par un anévrisme, par les tumeurs fongueuses de la dure-mère.

Le mot d'*érosion*, employé par Galien pour décrire ce phénomène, me paraît devoir être conservé. Il y a entre l'érosion et l'ulcération des parties molles la même différence qu'entre l'usure des os par une tumeur anévrismale et la carie. L'érosion, c'est l'usure par atrophie ; l'ulcération, c'est la destruction par inflammation suppurée et gangréneuse. Ainsi, lorsqu'une tumeur anévrismale marche en usant successivement les couches de parties qu'elle rencontre sur son passage et en s'appropriant des couches nouvelles qu'elle ne tardera pas à user de la même manière, voici ce qui se passe : Les tissus qui font accidentellement partie de la poche anévrismale et qui n'avaient pas été créés pour supporter une pression ou une distension aussi considérable éprouvent par le fait de cette pression, de cette distension, une diminution dans leurs moyens de nutrition, et par suite une atrophie qui peut aller jusqu'à la disparition complète des parties sur lesquelles porte plus particulièrement la distension ou la pression. Il y a absorption sans réparation. Et pour suivre l'idée de Hunter, qui avait imaginé un mode d'absorption pour chacun des modes de solution de continuité spontanée, on pourrait dire qu'il y a *absorption atrophique* ou *absorption interstitielle*. D'après cette manière de voir, on comprend qu'il n'est pas nécessaire de tumeur pulsatile pour produire la solution de continuité des os par usure ou par érosion ; il suffit d'une compression permanente dirigée soit du dehors au dedans, soit du dedans au dehors. Chez une femme affectée de cancer à la mamelle, et qui mourut quelque temps après avoir été atteinte d'une fracture spontanée du fémur immédiatement au-dessous du petit trochanter, nous avons trouvé la cause de cette fracture dans une tumeur cancéreuse née de la moelle du fragment supérieur s'enfonçant dans un cylindre formé par le fragment inférieur, cylindre dont les parois étaient prodigieusement amincies et même percées à jour dans quelques points.

Toute cause de compression qui agit sur nos tissus en détermine l'atrophie, et par conséquent l'usure.

Solutions de continuité consécutives par rupture, par fracture, par décollement spontané des épiphyses.

1° *Rupture spontanée*. — En regard de la rupture par violence extérieure ou intérieure sans altération préalable, doit se placer la rupture par altération préalable des tissus. Ainsi dans tous les cas où j'ai eu occasion d'étudier la rupture spontanée du cœur, j'en ai trouvé le tissu propre fragile, comme cassant, avec coloration jaune, on pourrait même dire *jaune de buis*, dans une étendue plus ou moins considérable au voisinage de la perforation. Dans un cas de rupture spontanée du col de l'utérus, rupture qui survint dès les premières douleurs de l'accouchement, j'ai trouvé les lèvres de la solution de continuité extrêmement fragiles, et cette fragilité s'étendait à une certaine distance. Le contraste entre la force de cohésion de la partie saine et celle de la partie malade était frappant : la transition était brusque. La rupture des poches anévrismales se fait par le même mécanisme, c'est-à-dire par une diminution préalable dans la force de cohésion qui ne leur permet pas de résister à l'impulsion du sang.

2° *Fractures spontanées*. — La plupart des cas de fracture par contraction musculaire, sans violence extérieure, rapportés par les auteurs, sont des cas de fracture consécutive à une lésion organique des os. Un individu se fracture successivement les deux fémurs sans être soumis à aucune violence venue du dehors, par le seul fait de la progression; l'ouverture du corps nous démontre la présence d'une dégénération cancéreuse de la moelle qui avait envahi ou détruit progressivement le cylindre osseux dont il ne restait que la couche la plus superficielle. Un kyste acéphalocyste développé dans l'épaisseur de l'humérus eut pour conséquence la fracture spontanée de cet os. J'ai observé sur une vertèbre dorsale la même lésion qui avait causé aussi une solution de continuité. On verra à l'article *Atrophie* que les os sont sujets à une atrophie qui a eu pour conséquence, dans un certain nombre de cas, la rupture spontanée d'un grand nombre d'os chez le même sujet, par le seul fait de la station, de la progression ordinaire, et même de mouvements exercés dans le lit.

3° *Décollement spontané ou non traumatique des épiphyses.* — C'est le seul que j'aie observé, et par conséquent le seul sur lequel je puisse donner quelques documents *de visu.*

En 1829, on apporta à la consultation de la Maison royale de Santé, dont j'étais alors médecin, un enfant de deux ans, qui venait d'être pris d'un gonflement très douloureux et très considérable de la cuisse gauche. Je diagnostiquai une inflammation profonde, sous-aponévrotique. Les sangsues, les bains, les cataplasmes, furent inutilement mis en usage. L'enfant mourut au bout de quinze jours. A l'ouverture, je trouvai que le périoste des deux tiers inférieurs du fémur était complétement décollé de l'os, dont il était séparé par une couche de pus; je constatai en même temps que l'épiphyse inférieure du fémur était entièrement séparée de la diaphyse.

De ce fait et de plusieurs autres analogues on peut

conclure que chez les jeunes sujets l'inflammation suppurée de la portion du périoste qui avoisine les extrémités articulaires a pour conséquence le décollement de l'épiphyse.

S'il est vrai que la variole, la rougeole, le scorbut, aient eu plusieurs fois pour conséquence le décollement spontané des épiphyses, ce ne peut donc être que par suite du décollement du périoste (1).

Telle est en effet l'intimité de la connexion du périoste et du cartilage épiphysaire, qu'on doit considérer le périoste comme le moyen principal d'union de l'épiphyse et de la diaphyse. On peut facilement s'en convaincre par l'expérience suivante que j'ai répétée plusieurs fois (2). Si sur un os long entouré de son périoste et pris sur le cadavre d'un enfant, on détache ce périoste de la diaphyse vers l'épiphyse, le décollement sera facile jusqu'au niveau du cartilage épiphysaire. Arrivé là, on rencontrera une adhérence tellement intime, que, si l'on emploie une force suf-

(1) Morgagni raconte (*Epist.* vi, 34) qu'un chirurgien voyant les deux avant-bras d'un petit enfant se tuméfier près du carpe, et sentant par le toucher que les extrémités du radius et du cubitus étaient devenues mobiles sous une tumeur fluctuante, crut à une fracture des deux avant-bras et accusa la bonne qui le portait d'avoir laissé tomber l'enfant. Morgagni appelé, ayant appris que l'enfant avait eu une variole grave quelque temps auparavant, dit au chirurgien : « Craignez, de grâce, que » des abcès développés consécutivement à la variole n'aient peut-être sé- » paré les épiphyses des os en rongeant le périoste qui les unit à eux; car » cet accident arrive souvent. » Le chirurgien ne tarda pas à être convaincu que Morgagni était dans le vrai. L'enfant guérit parfaitement. Évidemment ce fait ne saurait être invoqué comme démonstration du décollement épiphysaire.

(2) Ce fait était parfaitement connu de Ruysh, qui fit quelques expériences sur les os des enfants nouveau-nés, pour démontrer que les épiphyses se séparent des diaphyses aussitôt que le périchondre du cartilage intermédiaire est détruit. — Wilson (*On the bones and joints*, 1820) a trouvé que pour décoller les épiphyses sur les cadavres d'enfants, il fallait employer une force de 550 livres lorsque le périoste était sain, et un poids de 119 livres lorsque le périoste avait été détaché. Ce que j'ai dit au sujet des expériences faites sur le cadavre pour le décollement des épiphyses est en opposition avec ces résultats.

fisante, avec le périoste on détachera l'extrémité épiphysaire : mais à mesure que l'ossification fait des progrès,
l'union du périoste et du cartilage épiphysaire devient de
moins en moins intime, au point que l'expérience ne
réussit que lorsque le cartilage intermédiaire a une certaine épaisseur. Réduit à une lame très mince, ce cartilage
devient tout à fait indépendant du périoste.

Une autre cause du décollement non traumatique des
épiphyses se trouve dans une maladie articulaire (phlegmasie chronique, carie). Dans ce cas, le cartilage épiphysaire reste attaché à la diaphyse; tandis que dans le
cas où le décollement de l'épiphyse procède du décollement du périoste de la diaphyse, le cartilage épiphysaire
reste attaché à l'épiphyse.

Y a-t-il des maladies qui envahissent primitivement le
cartilage épiphysaire, diminuent sa force de cohésion,
et, par conséquent, peuvent avoir pour conséquence
le décollement épiphysaire? On l'a dit; mais on ne l'a pas
prouvé. Pour mon compte, je ne l'ai jamais observé; j'ai
même vu plusieurs fois des caries des extrémités articulaires avec intégrité parfaite de la lame cartilagineuse qui
sépare l'épiphyse de la diaphyse. Cette lame intermédiaire
établissait la limite de l'altération.

Il faut bien éviter de confondre le décollement épiphysaire avec la séparation de fragments osseux par la carie;
ainsi on a peine à comprendre que sir Astley Cooper ait
pu donner comme un cas de décollement épiphysaire de
l'apophyse odontoïde par l'usage du mercure le fait d'une
femme soumise à un traitement mercuriel qui présenta
cette séparation, surtout si l'on se rappelle que l'apophyse
odontoïde se soude au corps de l'axis dans le cours de la
troisième année.

Solutions de continuité par hémorrhagie spontanée.

Tous nos organes, tous nos tissus sont susceptibles

de solutions de continuité par hémorrhagie spontanée
(voyez *Classe des Hémorrhagies*). L'hémorrhagie spontanée
résulte de la rupture des vaisseaux sanguins, qui a pour
conséquence nécessaire la rupture des tissus dont ces
vaisseaux font partie. L'apoplexie ou hémorrhagie cérébrale spontanée en est le type. Or l'hémorrhagie cérébrale n'est autre chose qu'une solution de continuité
spontanée par rupture vasculaire ; et bien évidemment
dans toute hémorrhagie spontanée, la solution de continuité des tissus est consécutive à la déchirure des vaisseaux. La solution de continuité entre donc comme élément dans toute hémorrhagie spontanée. Aussi, dans
l'appréciation des effets primitifs et consécutifs des hémorrhagies, devons-nous faire entrer en ligne de compte
les effets de la solution de continuité.

Il y a, sous le point de vue de l'anatomie pathologique,
identité entre le foyer sanguin apoplectique et le foyer
sanguin. suite de contusion. Cette identité s'observe non
seulement dans les phénomènes primitifs, mais encore
dans les phénomènes consécutifs. Aussi Sauvages avait-il
appelé l'hémorrhagie cérébrale par contusion *apoplexie
traumatique*. Wepfer (1) qui, le premier, a jeté une vive lumière sur l'anatomie pathologique de l'apoplexie du cerveau, l'appelle *anévrisme faux du cerveau*, et regarde l'é-
panchement sanguin comme le produit de la rupture des
vaisseaux. On peut dire que la différence principale qui
existe entre la solution de continuité par contusion du
cerveau et la solution de continuité par foyer apoplectique, c'est que dans celui-ci la déchirure étant consécutive à l'épanchement est exactement moulée sur lui,
tandis que dans le cas de contusion, la déchirure n'étant
pas produite par l'épanchement, mais bien par l'ébranlement du cerveau, ne lui est pas exactement proportionnelle.

(1) *Historiæ apoplecticorum*, Venetiis, 1749, in-8.

Le parallèle entre la solution de continuité par contusion et la solution de continuité spontanée peut s'étendre jusqu'aux moindres détails. Ainsi, de même qu'il existe une contusion traumatique au premier degré, dans laquelle le sang se trouve infiltré dans les tissus et comme combiné avec eux, attendu que les vaisseaux rompus ne sont autre chose que des vaisseaux capillaires, de même il existe une hémorrhagie spontanée capillaire dans laquelle il y a une sorte de combinaison du sang avec le tissu; et dans l'un et l'autre cas, lorsque le tissu infiltré de sang est résistant, il y a augmentation de densité, de dureté du tissu, tandis que lorsque ce tissu est peu résistant, il se déchire et se combine avec le sang sous forme de bouillie rouge, que l'on a considérée, à tort, je crois, dans le cerveau, sous le nom de *ramollissement rouge*, comme la première période de l'inflammation. Il y a entre le ramollissement rouge du cerveau et le foyer hémorrhagique la même différence qu'entre l'hémorrhagie forte et l'hémorrhagie faible, entre l'hémorrhagie des gros vaisseaux et celle des vaisseaux capillaires.

Du reste, des degrés insensibles conduisent du foyer hémorrhagique à l'hémorrhagie capillaire; et, dans quelques circonstances, on rencontre réunis sur le même sujet tous les degrés de l'hémorrhagie spontanée.

Solutions de continuité par ramollissement spontané.

Le ramollissement des tissus peut devenir une cause de solution de continuité. C'est ce qu'on observe souvent dans le cerveau à la suite de l'hydropisie ventriculaire aiguë. La voûte à trois piliers, les couches inférieures du corps calleux, les parois de la cavité digitale, sont alors converties en une epèce de pulpe blanche; on peut suivre pour ainsi dire pas à pas les progrès de ce ramollissement. D'abord les fibres sont simplement dissociées, écartées les unes des autres par de la sérosité; dans un degré plus avancé, ces fibres sont lacérées et se convertissent en pulpe sans aucun changement de couleur. La solution de continuité, dans ce cas, me paraît la conséquence de l'infiltration séreuse ou œdémateuse.

A la solution de continuité par ramollissement, je rapporte les perforations spontanées de l'estomac, qui sont la conséquence du ramollissement gélatiniforme de cet organe. On sait que dans le ramollissement gélatiniforme, les parties affectées sont épaissies, demi-transparentes, offrent la consistance d'une gelée, en un mot, présentent une altération tout à fait semblable à celle que produirait sur les mêmes organes privés de la vie l'action d'un acide étendu ou l'action d'un acide un peu concentré, suivie de l'immersion dans l'eau. Il suffit de les toucher, de les soulever, pour qu'ils se déchirent. Eh bien, dans aucun cas de ramollissement gélatiniforme de l'estomac et des intestins, je n'ai rencontré dans la cavité péritonéale de traces d'inflammation, de traces d'épanchement ; et tout semble indiquer que, si ce ramollissement gélatiniforme est un acte purement vital dans son principe, il se continue et se complète après la mort. Cette manière de voir me paraît acquérir la force d'une vérité démontrée par les faits suivants : Sur le corps d'un enfant, j'ai trouvé le colon descendant converti en pulpe gélatiniforme ; les couches superficielles du rein avaient subi la même transformation. Dans plusieurs cas de ramollissement gélatiniforme du grand cul-de-sac de l'estomac, la partie inférieure de l'œsophage, le diaphragme, la partie correspondante des poumons et de la plèvre du médiastin postérieur avaient subi la même altération. Je ne puis me dissimuler que ces faits ou ne peut plus favorables à l'opinion qui admet que le ramollissement gélatiniforme est un phénomène purement cadavérique. Je regarde comme appartenant à la même catégorie, c'est-à-dire à la solution de continuité par ramollissement gélatiniforme : 1º la perforation spontanée de la cornée; 2° le ramollissement pultacé du foie qui s'écoule, pour ainsi dire, en pulpe, lorsque les membranes d'enveloppe de cet organe sont déchirées; les vaisseaux seuls ont résisté; 3° le ramollissement pultacé de la rate; 4° celui de l'utérus, qui, à la suite de certains accouchements, présente dans ses couches internes un ramollissement gélatiniforme bien distinct de la gangrène. Tous ces ramollissements, toutes ces solutions de continuité, je les rapporte à l'œdème, et j'ai coutume de les appeler *ramollissements séreux*, parce que les choses se passent comme si la sérosité se combinait avec le tissu propre des organes.

Solutions de continuité spontanées par gangrène.

A la gangrène ou *escarification par vulnération* correspond la *gangrène* ou *escarification spontanée* ou *consécutive*, que nous verrons plus tard (voyez classe des gangrènes) être toujours la conséquence d'une interception dans le cours du sang artériel. Or, la solution de continuité par escarification spontanée se fait exactement de la même manière que la solution de continuité par escarification traumatique. Comment s'effectue la séparation du mort d'avec le vif? Hunter avait cru devoir créer, pour l'expliquer, un mode d'absorption qu'il appelait *disjonctive;* et je me rappelle avoir entendu dire à Dupuytren qu'il n'était pas aussi facile qu'on pourrait le croire d'expliquer comment se faisait la séparation entre l'escarre et les parties vivantes. J'avoue que je n'ai jamais compris cette difficulté, et que, d'une part, l'inertie de l'escarre n'obéissant plus désormais qu'aux lois physiques et chimiques, d'une autre part, l'activité vitale de la couche des parties vivantes qui la confinent, me paraissent rendre un compte aussi satisfaisant que possible de la solution de continuité. J'ai trop insisté, au sujet de la solution de continuité par inflammation, sur le rôle si important que joue la gangrène soit moléculaire, soit par escarre, dans la production de cette solution de continuité, pour y revenir de nouveau.

Tel est le tableau rapide des solutions de continuité spontanées ou par cause vitale.

Pour terminer ce qui a trait aux solutions de continuité considérées de la manière la plus générale, il me reste à parler des *solutions de continuité congénitales*.

TROISIÈME SOUS-CLASSE.

DES SOLUTIONS DE CONTINUITÉ CONGÉNITALES.

Parmi les nombreux vices de conformation que présente l'enfant nouveau-né, un des plus intéressants, bien que le nombre en soit très limité, est sans contredit la solution de continuité.

Or les solutions de continuité congénitales se divisent en plusieurs genres :

1er *genre.* — Le premier genre comprend la *non-réunion de pièces d'ossification*, non-réunion qui peut être primitive, qui peut être consécutive. Comme exemple de non-réunion primitive je citerai la séparation permanente des deux moitiés de l'os frontal; la séparation permanente de l'acromion, qui, dans ce cas, constitue comme un os intermédiaire à la clavicule et à l'omoplate; et comme exemple de non-réunion consécutive je citerai la non-réunion des os du crâne par suite de l'hydrocéphalie; des lames vertébrales ou spina-bifida dans le cas de hernie de la moelle; des différentes pièces du sternum dans les cas de hernie du cœur. Il faut bien distinguer cette non-réunion des pièces d'ossification des perforations congénitales, telles que la perforation de la portion large de l'occipital dans certaines encéphalocèles.

2e *genre.* — Le deuxième genre renferme la *persistance d'ouvertures et de canaux naturels* presque tous vasculaires, qui, dans l'état régulier, deviennent inutiles après la naissance, se rétrécissent peu à peu et finissent par disparaître au moment où, avec la respiration, s'établit une circulation nouvelle : telle est la persistance du canal artériel, du trou de Botal, du canal veineux, de la veine ombilicale, des vaisseaux omphalo-mésentériques ; telle est aussi la persistance de l'orifice de communication de la tunique vaginale avec la cavité péritonéale, la persistance de l'ouraque. Ce ne sont pas là des solutions de continuité proprement dites, mais bien des canaux persistants par suite de circonstances qu'il n'est pas toujours facile de déterminer.

3e *genre.* — *Divisions par scissure.* Comme exemples de cette division des organes par des scissures plus ou moins profondes, je citerai la division des poumons et du foie en un nombre de lobules plus considérable que dans l'état naturel et celle de la rate par des scissures plus ou moins profondes, lesquelles vont quelquefois jusqu'à la séparation complète d'une partie, de plusieurs parties de la rate, d'où les rates surnuméraires.

A la rigueur, la non-réunion des pièces d'ossification, la persistance d'ouvertures ou de canaux naturels, la division des organes par des scissures plus ou moins profondes, plus ou moins multipliées, ne peuvent pas être considérées comme des solutions de continuité ; ce sont des anomalies de développement. Il n'en est pas de même du quatrième genre qu'il me reste à étudier, et qui a pour objet les *fissures.*

4e *genre.* — *Des fissures.* Division presque toujours médiane qui consiste tantôt dans une simple perforation, tantôt dans une division longitudinale plus ou moins considérable soit de canaux excréteurs, soit des parois d'une cavité. Ce genre comprend le plus grand nombre des solutions de continuité congénitales proprement dites. Ce sont :

1° La *fissure irienne*, fissure qui occupe constamment la moitié inférieure de la circonférence de l'iris et toujours la ligne médiane de l'œil. Il n'y a pas de perte de sub-

stance, bien qu'un écartement considérable existe entre
les lèvres de la division. J'ai eu plusieurs occasions de
m'assurer que la vue n'était nullement troublée.

2° La *fissure palpébrale,* qui consisterait dans la division
médiane de la paupière supérieure; mais l'existence de
cette division congénitale ne me paraît pas suffisamment
démontrée.

3° La *fissure buccale*, fissure verticale qui part de l'orbite et s'étend jusqu'à la commissure de la lèvre correspondante. On a vu la fissure buccale exister des deux
côtés de la bouche et coïncider avec d'autres lésions (1).

4° La *fissure linguale*. Je place la bifidité de la langue,
qui rapprocherait la langue de l'homme de celle des serpents et de la plupart des sauriens, dans la catégorie des
faits douteux.

5° *Fissure nasale*. Il en est de même de la bifidité du nez,
bien qu'on conçoive très bien la possibilité de l'écartement
des lames cartilagineuses qui forment la sous-cloison de
cet organe. Il est même possible que les cas décrits sous
le nom de nez double appartiennent à un simple écartement médian des cartilages des lobules. Il est une race
de chiens, il est quelques rongeurs qui présentent normalement cette division médiane du nez et de la lèvre supérieure. Quant au cas décrit par Bartholin sous le nom de
nez double, il consistait dans une tumeur pathologique
surmontant le nez normal.

6° *Fissure du pénis*. La fissure médiane du pénis, qui
aurait pour conséquence un double gland, une double
verge, ne me paraît pas suffisamment constatée.

7° *Fissure de la pointe du cœur*. La pointe du cœur pré-

(1) La connaissance de cette fissure est due à Nicati : Voyez une dissertation qui a pour titre : *Specimen anatomico-pathologicum inaugurale
de labii leporini naturá et origine*, Amsterdam, 1822, in-8. —Voyez aussi
Laroche, *Dissertation sur les monstruosités de la face.* — Isid. Geoffroy-
Saint-Hilaire, *Histoire générale et particulière des anomalies de l'organisation*, Paris, 1832, t. I, p. 598.

sente chez quelques sujets une division assez prononcée ; mais cette bifidité du cœur, dont la possibilité est établie par l'anatomie normale, ne dépasse jamais le sommet de l'organe.

8° *Fissure de la luette.* La bifidité de la luette est un fait que j'ai constaté un assez grand nombre de fois. Cette bifidité, qui est plus ou moins complète, s'explique par l'existence de deux muscles palato-staphylins qui ont été décrits à tort comme un seul muscle sous le nom d'*azygos*.

9° *Division congéniale du diaphragme*, ou plutôt *absence congénitale d'une portion du diaphragme.* Toujours accompagnée de hernie du diaphragme, c'est-à-dire du passage des viscères abdominaux dans la cavité thoracique, cette solution de continuité occupe rarement la ligne médiane. On l'a toujours observée à gauche du diaphragme, jamais à droite, sans doute à cause de la présence du foie. Elle est probablement la conséquence de la présence des viscères dans la cavité thoracique et non la cause du déplacement de ces viscères.

10° *Fissure médiane du sternum.* On a vu des cas de bifidité complète du sternum, le cœur restant en place. A la bifidité du sternum nous devons rapporter : 1° la division de la partie inférieure du sternum en deux moitiés latérales ; 2° les perforations que présente le sternum sur divers points de sa hauteur. Ces fissures médianes du sternum ont été à juste titre invoquées pour appuyer la théorie du développement des os médians par deux moitiés latérales ; mais nous avons vu ailleurs (Voyez *Anatomie descriptive*, t. I, p. 50) que cette théorie ne s'appliquait qu'à un certain nombre de faits, et que le sternum se développait en partie par des points médians, en partie par des points latéraux. La fissure médiane du sternum s'accompagne souvent de la hernie du cœur. Dans un cas que j'ai observé, la division du sternum était exactement moulée sur le pédicule constitué par les gros vaisseaux du cœur.

Dans les exemples de hernies du cœur rapportés par différents auteurs, le sternum était divisé ou absent.

11° *Fissure médiane de l'abdomen.* Elle peut occuper : *A.* la région ombilicale; *B.* la région hypogastrique.

A. La *fissure ombilicale* s'accompagne constamment d'une hernie ou éventration dont les enveloppes sont constituées et par le péritoine et par les membranes transparentes du cordon, lesquelles membranes sont tantôt intactes, tantôt lacérées au moment de la naissance. La lacération des membranes peut avoir lieu pendant la vie intra-utérine; elle peut aussi avoir lieu au moment de l'accouchement. Dans l'exomphale congénitale, les parois abdominales ne font pas défaut; elles sont seulement écartées et refoulées de chaque côté de la ligne médiane.

B. La *fissure hypogastrique*, qui consiste en une division de la ligne blanche, s'accompagne presque toujours de la séparation des pubis. Cette fissure présente divers degrés : quelquefois la vessie est intacte, sous-cutanée. Le plus souvent la vessie est divisée sur la ligne médiane et renversée sous la forme d'une tumeur fongueuse. Le canal de l'urètre est court, divisé en gouttière ouverte à sa partie supérieure.

12° *Fissure de l'urètre.* Le canal de l'urètre peut être ouvert par sa partie supérieure immédiatement au-devant de la symphyse. Cette solution de continuité, extrêmement rare, porte le nom d'*épispadias*. Il peut être ouvert à sa partie inférieure : cette solution de continuité, qui est un des vices de conformation les plus fréquents, prend le nom d'*hypospadias*. Elle présente plusieurs variétés :

A. L'*hypospadias du gland,* dans lequel le méat urinaire, au lieu d'occuper l'extrémité du gland, se voit sur sa face inférieure où il constitue tantôt un simple pertuis, tantôt une fente dont l'extrémité antérieure aboutit au niveau du méat urinaire dans l'état normal.

B. L'*hypospadias scrotal,* dans lequel l'ouverture du

canal de l'urètre a lieu au niveau du scrotum. Les deux
moitiés du scrotum séparées ressemblent assez bien aux
grandes lèvres; c'est dans des cas de ce genre qu'on a pu
croire à l'hermaphrodisme. Dans ce vice de conformation,
toute la partie du canal de l'urètre antérieure à l'ouverture est divisée inférieurement sous la forme d'une gouttière.

Il est des solutions de continuité congénitales qui ont
pour but de remédier à des oblitérations : telle est l'ouverture du rectum dans la vessie chez l'homme, dans le vagin
chez la femme, lorsqu'il y a absence d'anus.

13° *Utérus bifide.* Dans ce vice de conformation générale-
lement connu sous le nom d'*utérus double*, l'utérus divisé
en deux moitiés latérales représente exactement l'utérus
bicorne des animaux. Les degrés de cette division constituent autant de variétés(1).

1° Il y a une simple échancrure médiane qui occupe
le fond de l'utérus; la bifidité n'est en quelque sorte qu'indiquée;

2° La bifidité occupe le corps de l'utérus, le col étant
intact;

3° Il y a bifidité du corps, cloisonnement du col ;

4° Il y a bifidité du corps et du col;

5° Il y a bifidité du corps et du col et cloisonnement
du vagin;

6° Les deux moitiés de l'utérus ne sont pas égales en
volume, comme dans la variété précédente; mais l'une
des divisions est atrophiée.

14° *Division congénitale de la lèvre supérieure.* Il n'existe
pas d'exemple authentique de division congénitale médiane de la lèvre inférieure et de l'os maxillaire inférieur,
bien que ce dernier os se développe par deux points d'os-

(1) Cassan, *Recherches anatomiques et physiologiques sur les cas d'utérus
double et de superfétation.* Paris, 1825, in-8, fig. — Mon *Anatomie pathologique* avec planches. Livraison IVe, pl. V et VI.

sification latéraux. L'impossibilité de se rendre compte scientifiquement de ce fait a conduit à l'expliquer par une cause finale, et l'on a dit que la lèvre inférieure constituant une espèce de chaussée pour la salive, l'écoulement inévitable de ce liquide dans le cas de division de la lèvre inférieure aurait eu de graves inconvénients.

La division congénitale de la lèvre supérieure porte le nom assurément bien impropre de bec-de-lièvre, dont voici les principales variétés :

A. *Bec-de-lièvre simple.* Division verticale de la lèvre supérieure se prolongeant quelquefois jusque dans la narine correspondante. L'intervalle qui sépare les deux bords de la fente représente un triangle isocèle dont la base est en bas. Cet intervalle, qui varie suivant que les fibres musculaires de la lèvre sont contractées ou relâchées, n'est nullement la conséquence d'une perte de substance. Dans le bec-de-lièvre il y a division pure et simple sans perte de substance. Il résulte des observations de Chaussier que dans le bec-de-lièvre la fissure occupe non la ligne médiane, mais l'un des bords de la gouttière médiane. Je ne connais aucun fait positif qui établisse que la division occupe la ligne médiane proprement dite. Meckel a signalé et le docteur Nicati a confirmé l'existence d'une variété de bec-de-lièvre dans laquelle la fissure occuperait non la ligne médiane, non le niveau de la ligne de séparation de l'incisive externe et de la canine, mais bien le niveau de l'intervalle qui sépare les incisives moyennes des incisives latérales. Je crains bien que cette distinction ne soit une pure subtilité.

B. *Bec-de-lièvre double.* Dans le bec-de-lièvre double, chaque solution de continuité occupe l'un des bords de la rainure médiane, et l'espèce d'appendice charnu qui sépare les deux divisions est formée par la portion de lèvre qui correspond à la gouttière.

C. *Bec-de-lièvre compliqué.* Dans le bec-de-lièvre simple

ou double, l'os maxillaire supérieur est parfaitement intact; il n'en est pas de même dans le bec-de-lièvre compliqué : la division unique ou double subie par la lèvre se prolonge sur la mâchoire supérieure.

Pour se faire une bonne idée de l'état des os, il faut se rappeler que, chez les animaux, il existe deux petits os triangulaires appelés *inter-maxillaires* ou *incisifs*, lesquels sont constitués par la portion de l'os maxillaire qui supporte les dents incisives de la mâchoire supérieure ; que, chez l'homme, il y a un vestige de cette séparation dans deux scissures très remarquables que j'ai appelées *scissures incisives* (1). Or, dans le bec-de-lièvre compliqué de division des os, cette division occupe tantôt l'une ou l'autre de ces deux scissures, tantôt les deux scissures à la fois, suivant que le bec-de-lièvre est simple ou double. Dans le cas de double scissure osseuse, les deux divisions vont se réunir sur la voûte palatine ; tantôt, 1º la division simple ou double s'arrête à la voûte palatine ; 2º tantôt la division occupe toute la longueur de la voûte palatine, y compris ou non compris le voile du palais.

Les *variétés d'écartement* méritent d'être mentionnées. On en rencontre tous les degrés, depuis la fissure linéaire jusqu'à la disparition complète de la voûte palatine osseuse : dans ce dernier cas qui s'accompagne toujours de la division du voile du palais, la cavité buccale, les fosses nasales et le pharynx ne forment plus qu'une seule et même cavité ; le vomer est incomplet ou nul; le cartilage de la cloison est incomplet; il y a absence de la portion d'os maxillaire qui supporte les incisives. On a appelé *gueule-de-loup* cet énorme vice de conformation dans lequel il y a disparition presque complète de toutes les parties médianes.

Je dois faire observer que, de même que la lèvre supé-

(1) Voyez *Anatomie descriptive*, t. I, p. 166.

rieure présente une division simple ou double indépendamment des os maxillaires supérieurs qui sont intacts, de même la division des os maxillaires supérieurs et même l'énorme perte de substance dont je viens de parler peuvent coïncider avec l'intégrité parfaite de la lèvre supérieure.

15° *Division congénitale du voile du palais.* Cette réflexion s'applique parfaitement au voile du palais, dont la division congénitale a lieu tantôt indépendamment de celle de la voûte palatine osseuse et tantôt en même temps que la division de cette voûte. Dans des cas mixtes, la division occupe le voile du palais et les deux tiers postérieurs de la voûte palatine; le bord alvéolaire est parfaitement intact. La bifidité de la luette, dont j'ai déjà parlé, peut être considérée comme l'élément de la division congénitale du voile du palais. Une remarque bien importante à faire, c'est qu'il n'y a pas de perte de substance dans le voile du palais divisé, bien que chaque moitié du voile soit rétractée au point de faire croire au premier abord qu'il manque complétement. L'opération de la staphyloraphie est une conséquence de ce fait d'anatomie pathologique. Du reste, le voile du palais divisé est pourvu de tous ses muscles; chaque demi-luette, laquelle est arrondie à la manière d'une luette complète, est soulevée par le muscle si improprement nommé *azygos uvulæ.*

Un autre fait non moins remarquable et qui n'est pas étranger à l'anatomie pathologique, c'est l'influence qu'exerce l'opération du bec-de-lièvre sur le rapprochement des bords de la voûte palatine et la division de l'os maxillaire; l'action légère mais continue opérée par les lèvres amène ce résultat qui va jusqu'à la soudure des deux pièces osseuses, lorsqu'il n'y a pas de perte de substance. Cette influence de la guérison du bec-de-lièvre est nulle sur le voile du palais dont la division nécessite une opération particulière.

16º *Spina bifida.* Le spina bifida est un vice de conformation qui consiste dans l'absence des lames vertébrales, si bien que le canal vertébral est ouvert en arrière. Au summum de cette lésion le crâne et le canal vertébral sont ouverts dans toute leur étendue; il y a absence de cerveau et de moelle.

Le spina bifida ordinaire est limité à un petit nombre de vertèbres et s'accompagne de la présence d'une tumeur à parois transparentes formée par de la sérosité, tumeur qui se vide spontanément soit après la naissance, soit au moment de l'accouchement, soit même avant la naissance. C'est la présence de cette tumeur aqueuse qui a fait admettre que le spina bifida était une conséquence de l'hydrorachis.

Le spina bifida occupe presque toujours la région lombaire ou sacrée, rarement la région dorsale, plus rarement encore la région cervicale. J'ai coutume de rapprocher du spina bifida et de désigner sous le nom de *spina bifida* crânien (et c'est presque toujours la région occipitale qui en est le siége) le vice de conformation dans lequel une portion du cerveau ou du cervelet sort du crâne avec ou sans une certaine quantité de liquide pour constituer l'encéphalocèle ou l'hydro-encéphalocèle. J'en rapproche également le vice de conformation dans lequel il y a absence complète de voûte crânienne et de moelle cérébrale. J'ai eu occasion de voir un spina bifida *cervico-occipital.*

Il résulte de mes observations que le spina bifida n'est nullement la conséquence d'un hydrorachis; car il n'y a point d'hydrorachis dans le spina bifida; il n'y a de liquide que dans la poche plus ou moins considérable qui occupe le lieu de l'écartement de ces lames. La véritable cause de l'absence des lames vertébrales, c'est la hernie de la moelle épinière, ainsi que j'ai pu le constater un grand nombre de fois (1).

(1) Voyez *Anatomie pathologique* avec planches. Livraison XVIᵉ, pl. IV; livraison XIXᵉ, pl. V et VI; XIXᵉ. pl. IV.

Plusieurs faits établissent que, dans certains vices de conformation dans lesquels la tête avait été renversée en arrière sur la colonne vertébrale, il existait un spina bifida antérieur ; la tumeur remplie de liquide s'était prononcée en avant; il y avait absence complète du corps des vertèbres.

17° *Interruption complète du canal alimentaire.* Je crois devoir mentionner comme un mode fort rare de solution de continuité l'interruption complète du canal alimentaire : telle est la séparation du pharynx et de l'œsophage, le pharynx finissant et l'œsophage commençant par un cul-de-sac ; telle est encore l'interruption de l'intestin grêle, du gros intestin : rien ne remplaçant la partie d'intestin qui manque, on dirait qu'elle n'a jamais existé.

Fractures, décollement des épiphyses, section des membres.

Existe-t-il des faits positifs qui établissent que le fœtus puisse être affecté de fracture pendant la vie intra-utérine ? On en cite deux exemples dont l'un appartient à Chaussier. Mais quelque disposé que l'on doive être à admettre les faits les plus inconcevables lorsqu'ils sont revêtus de tous les caractères de l'authenticité, cependant j'avoue que je ne saurais admettre sans plus ample informé que le fœtus puisse, dans les conditions où il se trouve, être affecté de fractures. Seraient-ce des fractures produites par des violences extérieures ? seraient-ce des fractures consécutives à un état morbide des os, ou une fragilité telle que des mouvements spontanés fussent suffisants pour l'opérer ? Que si l'on m'objecte que le fœtus peut bien être exposé à des fractures, puisqu'il est exposé à des luxations, je répondrai qu'il n'y a pas la moindre parité entre ces deux ordres de lésions et que la luxation congénitale s'explique très bien par une attitude vicieuse.

Il est donc possible que les cas de fractures congénitales

mentionnés par les auteurs soient des fractures survenues pendant le travail de l'accouchement par suite d'une mauvaise manœuvre. Pour qu'il me fût possible de croire à une fracture intra-utérine, il faudrait qu'on me montrât chez un enfant nouveau né un cal naissant ou formé. La rapidité avec laquelle se forme le cal dans le premier âge n'est-elle pas une preuve manifeste que ce cal serait commencé, si la fracture avait précédé la naissance de quelques jours seulement?

Quant au *décollement congénial des épiphyses*, il ne pourrait avoir lieu que par suite d'une maladie du périoste qui aurait amené son décollement. J'ai déjà dit que je n'avais eu l'occasion de l'observer que dans des cas où le fœtus était mort pendant la vie intra-utérine ; le périoste décollé de la diaphyse avait pour ainsi dire entraîné l'épiphyse.

La *section des membres* peut avoir lieu pendant la vie intra-utérine. Il faut bien distinguer ce cas de celui dans lequel il y a défaut de parties : dans ce dernier cas, dont je m'occuperai à l'occasion de l'espèce *atrophie*, il est bien rare qu'il ne reste pas de vestige des parties qui, au premier abord, sembleraient manquer complétement. Dans le cas de section des membres, et je ne sache pas qu'on ait observé d'autre section que celle de la jambe, le fœtus étant expulsé, la jambe sort avec le délivre. M. le docteur Géry a observé dans sa pratique un fait de ce genre. Le premier degré de cette section se trouve dans le fait de M. Ferd. Martin, chirurgien-orthopédiste, qui a fait représenter un cas de cordon ombilical enroulé deux fois autour de la partie supérieure de la jambe, qu'il avait incomplétement coupée. Le mécanisme de cette section est celui de la section d'une artère par la ligature qui l'étreint. La constriction amène l'inflammation ; celle-ci a pour conséquence la fragilité des tissus, que le cordon divise alors avec la plus grande facilité.

Tel est l'ensemble des faits relatifs aux solutions de

continuité congéniales. Peut-on embrasser tous ces faits
dans une seule et même théorie, dans la loi de l'*arrêt de
développement ?* et dirons-nous que, par une cause difficile à
déterminer, les organes qui ont subi cette solution de continuité n'ayant pu parcourir le cercle des révolutions qu'ils
parcourent dans l'état normal, pendant la vie intra-utérine, ces organes sont demeurés dans un état inférieur
d'organisation, état qui a son représentant dans les
classes inférieures ? et l'association de la loi d'arrêt de développement de Meckel, de la loi d'unité de composition
organique de M. Et. Geoffroy Saint-Hilaire, de la loi du
développement centripète de M. Serres, rend-elle un
compte parfait, non seulement des solutions de continuité, mais encore des adhésions congéniales et du plus
grand nombre des vices de conformation ?

Je pense que si un certain nombre de faits relatifs aux
divisions congéniales s'expliquent admirablement par l'arrêt de développement des organes (en faveur duquel on
peut invoquer à juste titre la régularité constante de ces
vices de conformation qui peuvent être ramenés à un
petit nombre de genres), un plus grand nombre de faits
échappent à cette loi qui ne peut lui être appliquée que par
voie d'induction et nullement par voie de démonstration.
Ainsi, comme rentrant dans la loi des arrêts de développement, je pourrais citer la persistance du trou de Botal,
du canal veineux, de la veine ombilicale, des vaisseaux
omphalo-mésentériques, de l'orifice de communication de
la tunique vaginale avec la cavité péritonéale. Mais la
même explication peut-elle s'appliquer aux diverses espèces de fissures, à l'utérus double ou bifide, aux diverses espèces d'hypospadias, de divisions de la ligne
blanche, au bec-de-lièvre, au spina bifida ?

Pour que la loi d'arrêt de développement pût s'appliquer
aux diverses variétés de bifidité de l'utérus, il faudrait
qu'il eût été démontré anatomiquement qu'à une époque

déterminée de la vie embryonnaire ou fœtale, l'utérus humain présente ces diverses variétés de bifidité. Que si l'on me donne comme arguments en faveur de l'arrêt de développement les considérations suivantes : 1º que le vice de conformation connu sous le nom d'utérus bifide dans l'espèce humaine représente l'utérus naturellement bicorne des animaux ; que la bifidité complète de l'utérus humain représente l'utérus des ovipares et des marsupiaux ; la bifidité incomplète, l'utérus des mammifères ; 2º qu'il est un principe d'embryogénie comparée, d'après lequel les organes des animaux supérieurs passent, avant d'acquérir leur développement complet, par toutes les formes, ou du moins par les principales formes des espèces inférieures, et qu'en conséquence, l'utérus bifide de l'espèce humaine est un utérus arrêté dans son développement ; 3º que si l'on ajoute pour complément de preuves qu'il est une autre loi d'embryogénie d'après laquelle tous les organes médians se développent par deux moitiés latérales : je répondrai que j'en suis bien fâché ; mais que je ne pourrai admettre cette explication comme positive que lorsqu'on m'aura montré, le scalpel à la main, que l'utérus humain est bifide, que tous les organes médians sont bifides à une époque donnée du développement normal ; que les choses de l'anatomie doivent être démontrées anatomiquement.

Et les diverses espèces d'hypospadias, et la division de la ligne blanche avec séparation du pubis, avec ou sans division de la vessie, et la division congénitale connue sous le nom de spina bifida ; quelle période de la vie fœtale représentent ces divers vices de conformation ?

Il n'est pas jusqu'au bec-de-lièvre qui ne semble en quelque sorte le refuge de la théorie de la loi d'arrêt de développement, dans lequel cette théorie paraisse inexpugnable.

Y a-t-il une époque de la vie embryonnaire ou fœtale

dans laquelle le produit de la conception présente à la lèvre supérieure deux divisions comme dans le bec-de-lièvre double, une seule division comme dans le bec-de-lièvre simple. La lèvre se développe-t-elle par deux moitiés latérales, qui, d'abord séparées, se réuniraient sur la ligne médiane ou par trois points, comme le veut Blumenbach, ou par quatre points, comme le veulent ceux qui admettent autant de points de formation pour la lèvre supérieure qu'ils en reconnaissent pour l'os maxillaire supérieur?

Est-il bien vrai qu'il existe deux os intermaxillaires chez le fœtus humain comme chez les animaux et que la scission incisive de l'os maxillaire supérieur de l'homme soit l'indice de deux points d'ossification distincts pendant la vie intra-utérine, et non un simple vestige (1)? Voilà des questions qui ne me paraissent pas encore résolues, et qui me forcent à suspendre mon jugement sur une des théories les plus larges, les plus élevées qui aient jamais été conçues par le génie de l'homme, et qu'on serait tenté d'accueillir avec une sorte d'enthousiasme, si l'enthousiasme ne devait pas être mis à l'index dans l'étude des sciences.

DEUXIÈME CLASSE.

DES ADHÉSIONS.

Il est dans l'économie animale des parties naturellement contiguës : ce sont les surfaces qui sont libres dans l'état normal. Il en est d'autres qui sont accidentellement contiguës : ce sont les surfaces devenues libres accidentellement. Or ces surfaces libres, soit naturelles, soit accidentelles, peuvent devenir continues. Cette continuité,

(1) Voyez *Anatomie descriptive*. t. I, p. 166.

morbide dans le premier cas, *restauratrice* dans le second, constitue le grand fait de l'*adhésion*.

Les adhésions (1) m'ont paru constituer une espèce particulière de lésions morbides que j'ai dû placer à côté des solutions de continuité à raison du grand nombre de points de contact que les adhésions et les solutions présentent entre elles; car c'est par les adhésions que guérissent les solutions, et réciproquement c'est par les solutions que guérissent les adhésions.

Que si l'on objecte que les adhésions ne constituent pas une maladie à proprement parler, qu'elles ne sont le plus souvent que des effets, un mode de terminaison de l'inflammation quelquefois produite d'une manière tellement occulte qu'on ne sait à quel travail la rapporter, je répondrai que l'anatomie pathologique ne s'occupe pas des maladies, mais bien des lésions morbides. Du reste il est des adhésions qui sont tellement inoffensives, qu'elles ne donnent aucun signe de leur présence; d'autres fois elles produisent des accidents plus ou moins graves qui exigent l'emploi des moyens chirurgicaux; elles peuvent même devenir cause de mort. Dans un très grand nombre de cas, elles sont un bienfait de la nature, qui prévient par elles les accidents les plus fâcheux; quelquefois enfin c'est l'art lui-même qui les provoque par des procédés plus ou moins ingénieux, et les adhésions deviennent entre les mains du chirurgien un puissant moyen de thérapeutique.

La classe des adhésions se divise en trois ordres bien distincts :

1er ordre.—*Adhésions restauratrices.*

(1) Dans mon premier ouvrage (*Essai sur l'anatomie pathologique*, 1816), les adhésions morbides avaient été rapprochées les unes des autres et étudiées d'une manière générale sous le titre de *Transformations celluleuses* et rangées dans la classe des transformations et productions organiques.

2ᵉ ordre.—*Adhésions morbides.*

3ᵉ ordre.—*Adhésions congénitales.*

Les *adhésions restauratrices* comprennent les adhésions qui se produisent sur les surfaces accidentellement contiguës, c'est-à-dire dans les solutions de continuité.

Les *adhésions morbides* ont pour objet toutes les adhésions des surfaces naturellement contiguës, que ces surfaces soient à l'abri du contact de l'air comme les plèvres, le péritoine, ou qu'elles soient en contact avec l'air comme les membranes muqueuses. Or l'étude des adhésions restauratrices jette le plus grand jour sur celle des adhésions morbides; car les unes et les autres s'opèrent par le même mécanisme, et ce n'est pas un des moindres avantages d'une classification des espèces morbides exclusivement fondée sur les caractères anatomiques que ce rapprochement d'affections faites pour s'éclairer mutuellement et que semblait séparer une ligne de démarcation presque infranchissable, les unes étant classées parmi les maladies chirurgicales, les autres parmi les maladies médicales, un certain nombre parmi des effets, des épiphénomènes.

Les *adhésions congénitales*, c'est-à-dire les adhésions qui se produisent pendant la vie intra-utérine, me paraissent devoir être décrites à côté des adhésions qui ont lieu pendant la vie extra-utérine; car, bien que les conditions dans lesquelles se trouve le fœtus soient des conditions particulières, cependant les circonstances déduites de l'âge, du milieu, ne peuvent être considérées que comme accessoires : on tend ainsi à déspécialiser les maladies du fœtus (qu'on me passe cette expression), et à jeter un nouveau jour sur les lésions décrites en bloc sous le titre de vices de conformation, de monstruosités, et présentées comme essentiellement différentes des lésions observées aux divers âges de la vie extra-utérine, obéissant à d'autres lois et constituant une science à part.

PREMIER ORDRE.

Des adhésions restauratrices.

Tout tissu qui a subi une solution de continuité tend essentiellement à l'adhésion, c'est-à-dire au rétablissement de sa continuité ou plus généralement à sa cicatrisation : C'est une grande loi de l'économie vivante, loi de restauration, loi d'intégrité, loi nécessaire, vu le peu de cohésion de nos organes sans cesse en butte à l'action des violences extérieures, loi commune à tous les êtres organisés, qui va jusqu'à la reproduction ou régénération de certaines parties enlevées chez les espèces inférieures. Chez l'homme, la régénération des chairs, le pouvoir régénérateur est une chimère si on l'étend au-delà de la faculté de produire un tissu de cicatrice.

Cette *tendance à l'adhésion* des surfaces traumatiques est telle qu'on a beaucoup de peine à l'empêcher de s'effectuer et à maintenir un canal artificiel, une surface libre artificielle, et qu'on est obligé de lutter sans cesse contre cette tendance ; et, chose remarquable, lorsque deux surfaces naturellement contiguës sont devenues continues, le rétablissement de la contiguïté dans ces parties accidentellement continues est presque aussi difficile à obtenir que si ces surfaces avaient été naturellement continues. Il suit de là que le traitement des fistules par le rétablissement des canaux naturels, rétrécis ou même oblitérés, quoique en général préférable au traitement qui a pour objet la production de canaux artificiels, exige néanmoins l'emploi très longtemps continué des moyens dilatateurs ; que, relativement aux canaux accidentels, rien n'est plus difficile que d'en obtenir l'organisation définitive ; je crois même qu'on peut soutenir qu'un trajet accidentel, une fistule, ne peuvent se maintenir indépendamment de la cause qui les a produits, que lorsque ces trajets sont entretenus par une cause permanente.

Que si l'on objecte, contre cette tendance à l'adhésion, le défaut de réunion des parois des foyers dans les fistules axillaires, pelviennes, anales, il sera facile de prouver dans tous ces cas et autres analogues la présence d'une cause qui lutte incessamment contre la force d'adhésion et la neutralise; tel est, dans les cas que je viens de citer, le défaut de contiguïté des parois. Cela est si vrai qu'il suffit d'en obtenir le contact immédiat pour amener la cicatrisation, et que souvent on voit des fistules par décollement guérir spontanément par le seul fait de l'embonpoint, dont l'effet est de rapprocher les parois du canal accidentel.

Toutes les fois donc qu'une solution de continuité ne se cicatrise pas, toutes les fois qu'un trajet fistuleux persiste, n'en accusez jamais la solution de continuité en elle-même, mais bien quelque vice local, quelque vice général. C'est la tendance à l'adhésion qui produit ces prolongements fongueux quelquefois si considérables qu'on observe dans les tumeurs blanches, dans les plaies scrofuleuses, et qu'on a considérés comme une altération particulière sous le titre de *dégénérescence fongueuse*, de *tissu fongueux*.

Il suit de cette tendance à l'adhésion de toute solution de continuité que le rôle du chirurgien dans le traitement des plaies doit se borner à diriger convenablement cette force d'adhésion et à mettre la solution de continuité dans des conditions telles que cette force puisse s'exercer.

Il est bon de remarquer que cette force d'adhésion n'existe pas seulement dans les premiers jours de la production d'une solution de continuité, mais qu'elle subsiste à des degrés divers tout le temps que cette solution de continuité n'est pas complétement cicatrisée; il est d'ailleurs certain que cette force d'adhésion est à son maximum d'intensité les premiers jours de l'existence de la solution de continuité.

Du reste, la force d'adhésion ne s'exerce pas seulement de tissu similaire à tissu similaire ; elle s'exerce en outre entre les tissus les plus hétérogènes et quant à la structure et quant à la vitalité ; elle s'exerce entre des couches de parties prises sur une région du corps et appliquées sur une autre région rendue saignante, comme on le voit dans les restaurations du nez et autres pratiques autoplas. tiques. Plusieurs faits prouvent que cette force d'adhésion a pu rendre à la vie des parties complétement séparées du corps, mais qui ont été réappliquées immédiatement sur les surfaces dont elles avaient été séparées. Enfin je suis convaincu que la force d'adhésion s'exercerait d'individu à individu, et il ne serait pas impossible que l'idée vînt à quelque chirurgien d'emprunter à un individu des parties vivantes propres à réparer des pertes de substance essuyées par un autre individu ; on dit même que Tagliacozzi y avait songé et qu'il hésita à le faire. Dans ce cas l'art imiterait l'adhésion congénitale qui constitue la monstruosité double.

Cela posé, nous allons étudier successivement les adhésions restauratrices et dans les parties molles et dans les parties dures.

PREMIER GENRE.

Adhésions des parties molles.

Soit une solution de continuité aussi étendue, aussi hétérogène que possible, pourvu que les conditions favorables à l'exercice de la force d'adhésion aient lieu (et j'établirai dans un instant quelles sont ces conditions), les lèvres de la plaie mises en contact immédiat adhèrent entre elles d'abord faiblement, puis solidement, si bien que l'adhérence est complète au bout de cinq ou six

jours; plus tard elle est telle que la résistance de la cicatrice, toujours linéaire dans ce cas, l'emporte sur la résistance des parties environnantes.

Que si les lèvres de la plaie n'ont pas été juxtaposées,
l'adhésion immédiate ne saurait avoir lieu, une suppuration s'établit; mais si les surfaces suppurantes sont mises
en contact l'une avec l'autre, l'adhésion s'effectue à l'aide
d'une cicatrice qui n'est plus linéaire, comme dans le cas
précédent, et qui présente une épaisseur plus ou moins
grande.

Enfin, si les lèvres de la solution de continuité ne peuvent pas être mises en contact l'une avec l'autre, s'il y a
perte de substance, le phénomène de l'adhésion ne pouvant pas s'exercer, les lèvres de la plaie se cicatrisent isolément; la brèche se répare à l'aide d'un tissu de nouvelle
formation analogue à la peau dont il doit remplir les fonctions.

De là trois modes de cicatrisation qui peuvent être rapportés à deux modes d'adhésion, savoir : 1° l'*adhésion primitive ou immédiate;* 2° l'*adhésion consécutive*, qui présente
deux variétés : A. l'*adhésion consécutive par juxtaposition;*
B. l'*adhésion consécutive par production d'un tissu cutané
nouveau*, qui est intermédiaire aux lèvres de la plaie.

1ʳᵉ ESPÈCE. Adhésion primitive ou immédiate.

L'*adhésion primitive* ou *immédiate*, que j'appellerai encore
adhésion pseudo-membraneuse, est connue depuis Galien
sous le nom de *réunion par première intention*, par opposition à l'adhésion consécutive qui était désignée sous le
nom d'adhésion par deuxième intention.

Tout tissu divisé tend à la réunion immédiate. Celle-ci
semble résulter d'une agglutination analogue à la soudure usitée dans les arts mécaniques ; mais pour que
cette agglutination puisse s'effectuer, certaines conditions
d'organisation et de vitalité sont nécessaires. Quelles sont

ces conditions? Que se passe-t-il dans le mécanisme de l'adhésion immédiate? Ce sont ces deux questions qui vont m'occuper successivement.

Conditions requises pour l'adhésion immédiate. — Ces conditions sont *locales* ou *générales*. Les conditions locales sont : 1° le bon état des parties divisées; 2° la contiguïté ou juxta-position des lèvres de la plaie. Les conditions générales sont relatives à la constitution du blessé et au milieu dans lequel il se trouve placé.

1° Le *bon état des parties divisées*. — S'il y a contusion des chairs, la réunion immédiate est impossible; car les parties violemment contuses doivent être éliminées, et celles qui l'ont été à des degrés moindres ne peuvent suffire au travail morbide nécessaire pour l'agglutination immédiate.

2° La *contiguïté ou juxta-position des lèvres de la plaie*. — Tout corps étranger interposé aux lèvres de la plaie est un obstacle invincible à la réunion. Plus la coaptation est exacte, et plus la réunion immédiate est parfaite; mais heureusement il n'est pas nécessaire pour obtenir cette réunion qu'il y ait harmonie de tissu, c'est-à-dire coaptation des tissus homologues, de telle façon que les muscles répondent aux muscles, la peau à la peau, le tissu cellulaire au tissu cellulaire, etc. L'*harmonie de vitalité* des tissus juxta-posés n'est pas plus nécessaire que l'*harmonie de texture ;* car on voit l'adhésion s'obtenir dans des cas de coaptation très inexacte, où les os répondent aux muscles, la peau au tissu cellulaire, les nerfs aux vaisseaux, etc. C'est donc par une vue de l'esprit, et non en présence des faits, qu'on a dit (John Bell en particulier) qu'il fallait une correspondance d'action parfaite entre les surfaces opposées; que si l'une des surfaces que l'on veut faire adhérer organise promptement son travail réparateur, tandis que l'autre ne l'organise que beaucoup plus tard, alors l'action de la première sera terminée avant que celle de la deuxième commence, et que ce défaut d'harmonie rendra l'adhésion impossible.

La doctrine de l'inosculation des vaisseaux considérée comme une condition d'adhésion immédiate, est donc démentie par les faits; j'ajoute même que l'inosculation est matériellement impossible; car les vaisseaux divisés se rétractent au milieu des chairs et leurs extrémités s'oblitèrent.

Si l'harmonie de vitalité n'est pas nécessaire au travail d'adhésion, il est indispensable que chacune des deux surfaces opposées fournisse au travail réparateur son contingent de vitalité. Quelque faible que soit la part que l'une des deux surfaces ou les deux surfaces apportent à ce travail, la réunion immédiate peut s'effectuer. Ainsi, on voit tous les jours se réunir et prendre en quelque sorte racine, un doigt qui ne tenait au reste de l'individu que par une languette extrêmement mince.

Mais si l'une des deux surfaces contiguës n'est pas vivante, il peut y avoir agglutination mécanique, mais non une véritable adhésion. Ainsi dans plusieurs cas de cicatrice, suite d'amputation dans l'article, j'ai trouvé le cartilage articulaire sans aucune adhérence avec les parties molles dont il avait été recouvert. Cette observation n'avait point échappé à John Bell (1), qui dit que les cartilages ne paraissent pas jouir de la propriété de s'agglutiner et de s'enflammer.

3° S'il existe des conditions locales d'adhésion immédiate, l'état général du sujet, les conditions atmosphériques au milieu desquelles il se trouve placé, n'exercent pas sur ce mode d'adhésion une influence moins importante. Ainsi, chez les individus épuisés par une maladie chronique, lorsque règnent le typhus, la dyssenterie, la pourriture d'hôpital, par suite de causes épidémiques,

(1) *Traité des plaies*, trad. de l'anglais par Estor, Paris, 1825, in-8.

ou d'encombrement, les adhésions immédiates sont bien rarement obtenues. Aucune tentative de réunion immédiate n'a réussi dans les salles de chirurgie de l'Hôtel-Dieu en janvier, février et mars 1814, lorsque, par suite de la guerre d'invasion, les lits des hôpitaux de Paris furent doublés, triplés, pour recevoir les blessés; et pourtant l'adhésion immédiate fut tentée dans tous les cas d'amputation pour soustraire les blessés aux dangers de l'absorption miasmatique si active à la surface des plaies. A cette époque, le typhus régnait dans les salles de médecine, et la pourriture d'hôpital dans les salles de chirurgie.

Une question se présente ici : Une partie complétement séparée du corps peut-elle être susceptible d'adhésion immédiate?

On peut répondre généralement que non ; cependant il existe quelques faits qui semblent établir la possibilité de cette adhésion qui constituerait une sorte d'ente ou de greffe animale.

Les expériences de Duhamel sur les greffes végétales le conduisirent à essayer la greffe animale (1) : l'expérience la plus justement célèbre est celle de l'ergot des jeunes coqs implanté sur leur crête. Non seulement cet ergot prend racine, mais il est positif qu'il acquiert une bien plus grande longueur que s'il était resté à sa place accoutumée. Ainsi Duhamel rapporte qu'un ergot qui n'était pas plus gros qu'un grain de chènevis ayant été inséré sur la crête d'un jeune coq dans le mois de juin, avait, au mois de décembre, un pouce de long ; et au bout de trois ou quatre ans, quelques uns de ces ergots avaient 4 pouces de longueur. On dit même en avoir vu un atteindre jusqu'à 9 pouces.

Hunter a répété les mêmes expériences, et en a institué quelques autres qui sont bien moins probantes.

(1) *Mémoires de l'Académie royale des sciences*, 1746.

Ainsi, son expérience de la dent humaine qu'il aurait implantée immédiatement après son avulsion sur la crête d'un jeune coq, où elle aurait immédiatement pris racine, ne doit-elle pas être mise sur la même ligne que cette pratique barbare qui consistait à transplanter une dent saine arrachée à un malheureux, dans l'alvéole d'un individu riche, qui achetait cette complaisance un prix convenu? Dans l'un et l'autre cas, il est évident qu'il y a eu, non point adhésion vitale, mais implantation ou rétention mécanique (1). Une autre expérience de Hunter ne saurait être passée sous silence : ce chirurgien a introduit, un assez grand nombre de fois, les testicules d'un jeune coq dans la cavité péritonéale d'une poule, dans le but de déterminer si les testicules contracteraient des adhérences. Cette expérience lui réussit rarement; cependant elle a réussi au moins quatre fois à Hunter; et l'on trouve dans son cabinet quatre pièces dans lesquelles la réunion vasculaire paraît s'être opérée; et, bien que le volume des testicules n'eût pas augmenté, leur vitalité paraissait complète. Richerand, qui s'est montré partout l'antagoniste des entes ou greffes animales, a critiqué par le raisonnement les expériences de Hunter. Suivant lui, les testicules se comporteraient dans ces expériences à la manière d'un corps étranger, et leur agglutination serait toute mécanique. Comme Richerand ne dit nulle part qu'il ait répété les expériences de Hunter (2), son autorité ne peut pas être mise en parallèle avec celle du chirurgien anglais. On ne saurait d'ailleurs soupçonner la véracité de Hunter,

(1) On dit que les pièces conservées dans le cabinet de Hunter semblent établir cette communication, attendu que l'injection a pénétré des vaisseaux de la crête dans les vaisseaux de la dent : j'objecterai qu'il peut y avoir eu transvasation de la matière injectée dans la cavité dentaire.

(2) On ne réfute pas des faits par une affirmation, par une négation, ni même par le raisonnement, mais bien par des faits contradictoires. Les expériences de Hunter doivent être répétées, d'autant plus que si une greffe animale peut réussir, c'est bien certainement de séreuse à séreuse.

qui avoue que l'adhésion du testicule a eu rarement lieu ; mais qui affirme que, dans les cas où elle s'opéra, les testicules, loin de tomber dans une sorte de décomposition putride, se réunirent à l'aide de vaisseaux et continuèrent jusqu'à la mort de l'animal à recevoir le sang et la vie. D'un autre côté, Lafaye, et plus tard Richerand, ont tenté inutilement des greffes animales sur le nez et sur les oreilles d'un chien.

Au reste, ces expériences relatives à l'adhésion vitale de parties totalement séparées du corps et immédiatement réappliquées sur une surface saignante ne sont pas nécessaires, si l'on ajoute foi aux auteurs qui rapportent des exemples de nez emportés dont la réunion s'est aussi parfaitement effectuée que s'ils avaient tenu par un pédicule. Il existe dans la science trois faits de ce genre dont l'authenticité me paraît difficile à contester : le fait de Fioraventi, le fait de Bligny et celui de Galin, rapporté par Garengeot. Plusieurs autres faits, relatifs à des portions de doigt, d'oreille, ne paraissent pas mériter la même créance.

Il ne m'est pas possible de ne pas croire au fait de la Salpêtrière observé par M. Beau, alors mon interne. Le bout du doigt complétement séparé s'est réuni. J'ai vu la femme après la réunion : le bout du doigt s'est en partie atrophié. Je ne puis pas ne pas croire au fait de M. le docteur Gorsse (1), membre de l'Académie royale de médecine, qui m'a montré une partie de la peau de son doigt, laquelle avait été complétement emportée par un instrument tranchant, recollée et tout à fait insensible. Enfin, à l'issue d'une leçon où je traitais de ce sujet, un de mes auditeurs me montra sur la pulpe d'un doigt une portion de peau circulaire, distincte des parties voisines par une cicatrice, qu'il me dit avoir été complétement em-

(1) *Bulletin de l'Académie royale de médecine*, t. 1, p. 294.

portée. Cette peau était beaucoup plus pâle que la peau du voisinage : elle était complétement insensible (1).

Je crois donc à la possibilité de l'adhésion vitale d'une partie complétement séparée, pourvu que cette partie soit peu considérable et que sa réapplication soit immédiate (2).

Cela posé sur les conditions requises pour la réunion immédiate, étudions le mécanisme de cette réunion sous le point de vue de l'anatomie pathologique.

Mécanisme de l'adhésion immédiate. Que se passe-t-il dans l'adhésion immédiate? Est-ce le sang interposé aux deux lèvres de la plaie qui devient le moyen de leur agglutination? Hunter, qui le premier a jeté une si vive lumière sur ce sujet, était dans l'erreur lorsqu'il admettait que le sang pouvait quelquefois servir à l'agglutination des parties divisées, à la manière d'une trame, d'un substratum, au milieu duquel pouvaient se développer et s'inosculer des vaisseaux. Le sang extravasé est complétement étranger à l'adhésion des plaies : il est obstacle, jamais moyen de réunion; je lui conteste même l'utilité d'être un moyen provisoire d'agglutination (3). Ce qu'il agglutine, ce sont les pièces de l'appareil avec la plaie et non point les deux lèvres de la solution de continuité entre elles. Si, à la rigueur, une couche de sang très mince ne s'oppose pas à

(1) J'ai déjà parlé d'esquilles osseuses complétement séparées des parties molles dans certaines fractures, et qui, enveloppées par le cal, prenaient racine et vivaient à la manière des autres os.

(2) On peut concevoir jusqu'à un certain point que la circulation capillaire persistant encore dans la partie séparée au moment de sa réapplication, puisse continuer à l'aide du suintement qui a lieu par la surface de la plaie ; que la fausse membrane d'adhésion de la surface de la plaie en possession de la plénitude de la vie se forme et s'organise rapidement et maintienne la circulation capillaire dans la partie séparée.

(3) Hunter a dit qu'il existait une réunion beaucoup plus immédiate que les autres et que cette réunion se faisait au moyen du sang qui suinte des vaisseaux divisés. (*OEuvres complètes de J. Hunter.* Paris, 1843, t. III, p. 143.)

l'adhésion, parce que l'absorption peut s'en emparer, il
est positif qu'une couche de sang épaisse de quelques millimètres rendra toute adhésion impossible ; car elle détruit
la condition la plus essentielle de l'adhésion, c'est-à-dire
le contact immédiat des lèvres de la plaie : la couche de
sang agit donc à la manière d'un corps étranger interposé
à ces lèvres.

Le sang extravasé ne s'organise jamais ; il a perdu, par le
seul fait de son extravasation, des conditions de vitalité
qu'il ne recouvrera jamais, c'est un véritable corps étranger
qui, à l'abri du contact de l'air, solidifié par l'absorption,
peut rester inoffensif dans l'épaisseur des tissus, soit à l'état
d'infiltration, soit à l'état de foyer, mais qui est absolument incapable d'organisation et de vie. Jamais je n'ai pu
découvrir la plus faible trace d'organisation dans les lamelles fibrineuses qui remplissent les poches anévrismales, jamais dans les anciens foyers apoplectiques : aussi
je rejette formellement cette théorie pathologique d'après
laquelle diverses altérations organiques se produiraient
de toutes pièces au milieu du sang extravasé. Dans ma manière de voir, le sang extravasé est un corps étranger qui,
s'il ne provoque pas autour de lui une inflammation éli-
minatrice, peut être repris en totalité ou en partie par
l'absorption, et dont les éléments qui lui ont résisté peuvent séjourner pendant longues années dans nos tissus
sans produire d'inflammation.

Le moyen d'union des lèvres d'une plaie, dans l'adhésion immédiate, est une *pseudo-membrane,* c'est-à-dire un
produit nouveau de sécrétion solidifié ou solidifiable, en-
trevu par les anciens, qui l'avaient désigné sous les noms de
suc nourricier, baume naturel, suc radical, que les modernes
ont appelé *lymphe coagulable* ou *organisable,* et les micro-
graphes allemands *plasma.* Si, en effet, on écarte sur un
animal vivant soumis à l'expérience les lèvres d'une plaie
récente réunie par première intention, on trouve qu'elles

sont recouvertes par une couenne glutineuse ou pseudo-membrane. Il n'est pas d'ailleurs très rare de voir cette disposition chez l'homme lui-même, sous l'influence d'une cause quelconque, lorsque les lèvres de la plaie préalable-ment réunies viennent à se séparer. La production pseudo-membraneuse n'est pas une conséquence nécessaire de la juxta-position des lèvres de la plaie, car elle a lieu même dans le cas où elles sont distantes l'une de l'autre.

L'apparition de cette pseudo-membrane est très rapide, elle a lieu au bout de quelques heures; c'est au bout de vingt-quatre, quarante-huit heures, qu'elle est à son maxi-mum de développement.

La pseudo-membrane des plaies ne peut être considérée que comme un moyen provisoire d'adhésion qui ne devient définitif que par l'organisation de cette fausse membrane. Or, des traces d'organisation s'observent déjà le troisième jour. Écartez, en effet, les lèvres d'une plaie faite sur un animal vivant, pendant les quatre jours qui suivent la réunion, vous provoquerez un suintement sanguinolent, avec cette différence que dans les deux premiers jours le sang viendra des lèvres de la plaie, tandis que dans les deux derniers il suintera de la fausse membrane déjà pé-nétrée de vaisseaux sanguins. Au bout de six, huit jours, la réunion de la plaie sera assez solide pour persister indé-pendamment de tout moyen contentif; au bout d'un temps plus ou moins long, la cicatrice aura acquis toute sa soli-dité. Il importe de remarquer que, quelque exacte qu'ait été la coaptation, la cicatrice est indélébile: il y a eu solu-tion de continuité, il reste une soudure.

Nous discuterons plus bas, à l'occasion des adhésions des membranes séreuses, la grande question de l'organisa-tion des fausses membranes; nous examinerons si les vaisseaux qui les traversent sont nouvellement formés, ou bien s'ils ne sont autre chose que le prolongement des vaisseaux qui appartiennent aux lèvres de la plaie. Ce qu'il y a de certain, c'est que la circulation se rétablit entre les deux lèvres de la solution de continuité, ainsi que le prouve l'expérience suivante de Duhamel. Cet observateur fractura les pattes de six poulets, et lorsque la consolidation fut effectuée, il divisa le tiers de la circonférence des parties molles qui entouraient le cal sans épargner ni vaisseaux ni nerfs. Quand la cicatrisation fut opérée, il divisa le deuxième, puis enfin le dernier tiers. Un seul poulet survécut à cette cruelle expérience. La vie se maintint parfaitement dans la partie du membre inférieur située au-dessous de la cicatrice. Duhamel injecta l'artère fémorale à la partie supérieure de la cuisse, et vit pénétrer l'injection dans la partie inférieure de la jambe. « Je ne saurais dire, » ajoute l'auteur, si les gros vaisseaux remplis par l'injec- » tion étaient des capillaires dilatés, ou bien le gros vais- » seau lui-même qui s'était réuni ; mais cette expérience » prouve d'une manière irréfragable l'inosculation des » vaisseaux sanguins, que plusieurs célèbres anatomistes » avaient contestée. » De nouvelles expériences tentées par l'illustre académicien lui ont prouvé que c'était par les petits vaisseaux, et non par les gros troncs vasculaires, qu'avait lieu la communication entre la partie supérieure et la partie inférieure du membre.

Richerand a fait une expérience non moins convaincante, qui a ensuite été répétée par plusieurs expérimentateurs. Il a taillé sur le crâne d'un chien un lambeau de peau triangulaire, qu'il a détaché des parties subjacentes et qu'il a réappliqué. La cicatrisation opérée, il a taillé un autre lambeau dont la base correspondait à la base du premier, de telle façon que le dernier lambeau ne pût recevoir sa nourriture que de lui. Or, l'adhésion s'est parfaitement opérée. Donc les cicatrices sont organisées, donc la circulation se rétablit à travers les cicatrices.

De ces expériences faut-il conclure à l'inosculation di-

recte des vaisseaux des deux lèvres de la plaie? Non certainement. Si l'inosculation immédiate et primitive des vaisseaux des deux lèvres de la plaie par suite de leur rapprochement, quelque exact qu'on le suppose, est une chose
impossible, l'inosculation consécutive de ces mêmes vaisseaux l'est encore davantage; car, bien loin de se prolonger
à travers la fausse membrane et d'aller au-devant les uns
des autres par une sorte d'affinité élective, ils sont rétractés
et oblitérés. La véritable théorie de la communication
vasculaire des deux lèvres de la plaie, c'est la génération
spontanée des vaisseaux dans l'épaisseur des fausses membranes (ces vaisseaux m'ont paru exclusivement veineux)
et l'abouchement de ces vaisseaux avec ceux des lèvres de
la plaie.

J'ai dit que la pseudo-membrane traumatique était un
produit morbide de sécrétion opéré par un acte vital; cet
acte vital, c'est l'*inflammation*, ou plutôt un mode particulier d'inflammation, si bien nommé par Hunter *inflammation adhésive*. En vain a-t-on objecté à Hunter que l'inflammation était un accident des plaies et non la cause de
leur réunion; que l'adhésion était un phénomène de santé
et l'inflammation un phénomène de maladie, et qu'il était
absurde (car on n'a pas craint de se servir de cette expression) de réunir sous le même nom des phénomènes si
différents (1).

Mais l'étude attentive des phénomènes de l'inflammation, considérée d'une manière générale, est venue confirmer toutes les idées de Hunter, dont les vues élevées et

(1) Voici les paroles de John Bell (*Traité des plaies*, traduction de
M. Estor, p. 37, 38): « Car je ne pense pas que l'on doive appeler de ce
» nom (du nom d'inflammation) le procédé par lequel les parties se réunis-
» sent, et confondre ainsi avec un état pathologique un travail médica-
» teur des plus salutaires,.... L'adhésion prévient même l'inflammation :
» l'une est un phénomène de santé, l'autre un phénomène de maladie. Il
» est donc *absurde* de les désigner de la même manière. En se servant de

éminemment philosophiques ont si souvent devancé l'époque à laquelle il vivait, et justifier sa belle classification des inflammations en *adhésive, suppurative, ulcérative*, trois modes bien distincts par leurs effets, mais qui peuvent très facilement se transformer l'un dans l'autre.

L'inflammation adhésive, que j'appellerai d'une manière plus générale ou plus anatomique, *inflammation pseudomembraneuse*, appartient aux surfaces libres naturelles comme aux surfaces libres accidentelles, et cette objection plus spécieuse que solide, adressée à Hunter au sujet de l'adhésion des plaies, tombe devant l'étude de l'adhésion des membranes séreuses. La réunion immédiate des plaies se fait par un mécanisme tout à fait semblable à celui de l'adhésion de ces membranes.

L'uniformité, l'identité de la fausse membrane, quel que soit le tissu divisé, est un des faits les plus importants de l'étude des solutions de continuité. Quel est l'organe de sécrétion de cette pseudo-membrane? Sont-ce les parties divisées? Nullement. Dans toute solution de continuité, les vaisseaux divisés se retirent et s'oblitèrent, les fibres musculaires se rétractent, les tissus fibreux, musculaires, nerveux et osseux sont le siége d'un travail particulier : les *tissus divisés ne se réparent jamais.* L'organe de sécrétion de la pseudo-membrane est un élément commun à tous, le tissu cellulaire, dont l'exhalation séreuse est remplacée par une exhalation couenneuse.

Ce que je dis ici relativement à *l'inertie des tissus divisés*, pour la réparation des solutions de continuité qu'ils ont subies, s'applique à toutes les lésions organiques. Les

---

» ces expressions incorrectes, on décrit un procédé de la nature sous » le nom d'un accident capable à lui seul de le troubler et de l'inter- » rompre. » Tout cela veut dire que le travail inflammatoire par lequel les parties divisées se réunissent diffère essentiellement du travail inflammatoire qui a pour conséquence la suppuration. John Bell confond le fait avec le mode.

tissus propres ne prennent pas plus de part aux unes qu'aux autres. Les tissus propres ont été créés pour remplir tel ou tel usage spécial : le muscle se contracte, la fibre nerveuse conduit le principe du sentiment et du mouvement, la glande sécrète, l'os sert de colonne de sustentation, ou de cavité protectrice; ils vivent pour remplir cet usage, ils ne font que cela. Leur nutrition est plus ou moins active, suivant qu'ils sont plus ou moins exercés; mais les lésions morbides n'atteignent jamais les fibres propres, elles ne portent que sur les éléments communs à tous les tissus, le tissu cellulaire et le réseau capillaire (1).

— Il suit de ce qui précède, que la réunion immédiate par première intention se fait par un mécanisme tout à fait semblable à celui de l'adhésion des membranes séreuses (voyez *Adhésions morbides*). Une inflammation, dite adhésive, s'empare des surfaces divisées; cette inflammation a pour conséquence la formation d'une *fausse membrane*, espèce de couenne glutineuse qui revêt chacune des deux lèvres de la plaie qu'elle agglutine mécaniquement. Puis cette couenne s'organise et se convertit en une lamelle fibreuse, tellement résistante, qu'en supposant une traction violente exercée sur cette cicatrice, les parties voisines cèderaient plutôt que la cicatrice elle-même , d'ailleurs tellement ténue qu'à peine est-elle marquée sur la peau par un trait linéaire, et dans les couches profondes par une légère intersection fibreuse qui a pu échapper aux observateurs, et faire croire à une réunion sans intermédiaire. Il faut de cinq à huit jours pour que ce travail restaurateur soit opéré; il faut un mois pour que la cicatrice ait acquis sa solidité.

Je terminerai l'étude de l'adhésion immédiate des surfaces traumatiques par quelques considérations pratiques.

(1) Dans mes idées, c'est sur le réseau capillaire (lequel est essentiellement veineux) que portent toutes les lésions; le tissu cellulaire n'est que le réceptacle des produits élaborés dans le système capillaire.

L'adhésion immédiate est de tous les modes de réunion des plaies le plus désirable, car il est le plus rapide ; six jours, huit jours suffisent pour l'obtenir. Il entraîne une dépense de forces beaucoup moindre que l'adhésion consécutive. Il expose beaucoup moins la vie ; car dans l'adhésion immédiate le travail réparateur des solutions de continuité est réduit à sa plus simple expression. C'est parce qu'ils comptent sur l'adhésion immédiate que les chirurgiens modernes extirpent tous les jours des tumeurs énormes, d'où résultent des surfaces traumatiques tellement considérables que le travail nécessaire pour l'adhésion consécutive entraînerait presque nécessairement la mort. C'est à l'adhésion immédiate que sont dues toutes les méthodes autoplastiques qui ont pris une si grande place dans la chirurgie moderne. En outre, et cela est de la plus haute importance, l'adhésion immédiate expose beaucoup moins que les autres modes de cicatrisation aux accidents consécutifs et surtout à la phlébite, cet écueil si redouté et si souvent inévitable des opérations les mieux conçues et le plus habilement exécutées. Nous pouvons donc dire avec John Bell que la pratique de la réunion immédiate des plaies a rendu plus de services à la chirurgie que les plus grandes découvertes. Née en France, elle a fructifié en Angleterre, d'où elle nous est revenue et a définitivement pris droit de domicile dans la science (1).

On peut dire que toute méthode, tout procédé de chirurgie qui placera la solution de continuité dans les conditions les plus favorables pour la réunion immédiate, devra l'emporter sur les autres méthodes et sur les autres procédés.

(1) La réunion immédiate a été surtout préconisée par Delpech, qui avait réhabilité la suture dans l'espérance qu'une coaptation plus exacte atteindrait plus efficacement ce but.

2ᵉ ESPÈCE. Adhésions consécutives ou suppuratives.

Lorsque les lèvres de la plaie ne sont pas dans les conditions requises pour l'adhésion immédiate, la réunion a lieu par un mécanisme beaucoup plus compliqué, par l'intermède de la suppuration; elle est alors désignée sous le nom de *réunion par deuxième intention, réunion consécutive*. Je l'appellerai *adhésion suppurative*, par opposition à l'adhésion pseudo-membraneuse. Or, cette réunion consécutive a pour objet la formation d'un tissu nouveau qui remplit le vide que laissent entre elles les lèvres de la plaie, et qui, dans les plaies avec perte de substance, constitue une membrane, laquelle remplit, à l'égard des parties qu'elle recouvre, les fonctions de tégument protecteur. Voici le résumé des phénomènes qui se passent pour arriver à ce résultat.

Supposons que les lèvres de la plaie soient dans de bonnes conditions d'organisation et de vitalité, et que le seul obstacle à l'adhésion pseudo-membraneuse soit le défaut de rapprochement et de coaptation (1).

Bien que les deux lèvres de la plaie ne soient pas en contact immédiat, le travail de l'inflammation adhésive n'en a pas moins lieu sur chacune de ces lèvres de la même manière que si elles étaient juxtaposées; mais la condition nécessaire de l'adhésion, la juxtaposition, faisant défaut, l'inflammation suppurative succède à l'inflammation adhésive. Ce n'est que vers le quatrième ou cinquième jour que cette transformation de la sécrétion pseudo-membraneuse en sécrétion purulente a lieu; de telle sorte

(1) J'ai dit (p. 77) que dans le cas où les lèvres de la plaie sont dans de mauvaises conditions d'organisation et de vitalité, par exemple, dans les plaies contuses, le travail de cicatrisation et d'adhésion ne commence que lorsque la solution de continuité est ramenée à l'état de plaie par instrument tranchant qui suppure.

que si l'on opère le rapprochement avant le cinquième jour, l'adhésion immédiate ou pseudo-membraneuse pourra encore avoir lieu.

En même temps que le pus, apparaissent sur toute la surface de la plaie des *granulations* rouges qui semblent bourgeonner de cette surface; d'où les noms de *bourgeons charnus, bourgeons celluleux et vasculaires*, de *caroncules*, qui ont été donnés par les anciens à cette production. La réunion de ces granulations constitue une membrane continue, rouge, éminemment vasculaire, saignant au plus léger contact, de la surface de laquelle suinte incessamment une plus ou moins grande quantité de pus. Et alors deux choses peuvent se passer relativement à l'adhésion.

1° Si les deux moitiés de la surface traumatique granulée et en suppuration sont mises en contact immédiat, et, bien entendu, si elles sont dans de bonnes conditions de vitalité, la réunion ou l'adhésion des deux surfaces contiguës peut encore s'effectuer, presque avec la même rapidité que l'adhésion immédiate et par le même mécanisme : alors, en vertu de la loi que la tendance à l'adhésion dans une plaie subsiste tout le temps que cette plaie n'est pas couverte d'une cicatrice, l'inflammation pseudo-membraneuse s'empare des deux surfaces traumatiques suppurantes, de la même manière que dans la réunion immédiate elle s'empare des deux surfaces saignantes : la fausse membrane s'organise et l'adhésion est opérée. Il suit de là que, dans toute réunion consécutive, l'inflammation pseudo-membraneuse succède à l'inflammation suppurative, de la même manière que l'inflammation suppurative a succédé à l'inflammation pseudo-membraneuse. Mais il y a cette différence entre l'adhésion consécutive et l'adhésion primitive, que dans celle-ci, la cicatrice est linéaire et consiste dans une lamelle tellement ténue qu'elle a pu échapper aux observateurs, tandis que dans l'adhésion consécutive, la coaptation est beaucoup moins parfaite et la cicatrice a une épaisseur beaucoup plus grande (1).

2° Si la surface traumatique suppurante et granulée est abandonnée à elle-même, cette surface se rétrécit par l'attraction dans tous les sens qu'exerce la membrane granuleuse sur la peau des parties voisines; et lorsque cette peau a prêté autant que possible, la surface traumatique, réduite alors à des diamètres qui ne sont que le tiers, le quart et quelquefois que la 10e, la 20e partie de la surface traumatique primitive, se recouvre d'une pellicule épidermoïde qui s'accroît par zones successives de la circonférence vers le centre, qui procède quelquefois en même temps et par zones successives de la circonférence au centre et par points ou îles de cicatrisation du centre à la circonférence, et qui finit par recouvrir la totalité de la perte de substance. Or, la cicatrice consiste dans un tissu cutané nouveau, bien imparfait sans doute, car on n'y trouve ni réseau lymphatique ni pigment, ni papilles, ni follicules, mais supportant impunément le contact de l'air et des objets extérieurs, et remplissant essentiellement les fonctions d'organe protecteur par sa résistance plutôt que par sa sensibilité.

Bien que les deux modes de cicatrisation consécutive que je viens d'exposer ne diffèrent pas essentiellement l'un de l'autre, il me paraît cependant utile de les caractériser par deux dénominations distinctes : le nom d'*adhésion suppurative par juxta-position* me paraît convenir au premier mode, le nom d'*adhésion consécutive par production cutanée* me paraît convenir au deuxième. Je ferai remarquer que la cicatrisation, dans le deuxième mode comme dans le premier, n'a lieu que par la transformation de l'inflammation suppurative en inflammation adhésive, et

---

(1) C'est de cette manière qu'a lieu la guérison des abcès après leur ouverture spontanée ou artificielle, pourvu que les parois soient contiguës.

que la pellicule mince dont se couvre une surface en
suppuration n'est autre chose qu'une fausse membrane,
conséquence de cette transformation.

J'aurai occasion de remplir la lacune volontaire que je
laisse dans l'exposé du travail de la cicatrisation, en
traitant des lésions phlegmasiques (15° classe) et des
métamorphoses et productions organiques (11° classe);
cependant, je ne puis passer ici sous silence: 1° les propriétés principales des granulations traumatiques, 2° la
doctrine de la régénération des chairs.

Anatomiquement étudiées, les granulations traumatiques se présentent sous la forme de monticules inégaux,
de consistance molle, d'une couleur rouge très prononcée,
saignant au plus léger frottement, et devenant quelquefois
le siége d'hémorrhagies considérables. Une forte loupe
démontre à leur surface un réseau capillaire à mailles
extrémement fines et serrées, que son aspect et l'analogie
m'autorisent à considérer comme veineux. Les injections
artérielles de même que les injections veineuses pleuvent
à la surface de la plaie, mais ne remplissent pas les vaisseaux capillaires qui paraissent trop délicats pour pouvoir
résister au choc de l'injection. On n'est pas plus heureux
lorsqu'on cherche à injecter ces vaisseaux par un tube à
injection lymphatique : si petite que soit la colonne de
mercure, elle suffit pour lacérer les granulations (1).

Sous le point de vue de la physiologie pathologique, les
granulations traumatiques sont pourvues de deux propriétés du plus grand intérêt : 1° de la faculté de se resserrer ou rétractilité; 2° de la tendance à l'adhésion.

1° La *rétractilité* des granulations traumatiques est cette
force par laquelle ces granulations exercent sur la peau du
voisinage une attraction telle que les plaies suppurantes

_____

(1) De nouvelles injections me paraissent devoir être pratiquées avant
de prononcer définitivement sur toutes ces questions.

tendent sans cesse à se rétrécir dans tous les sens, force considérable qui renverse les paupières, dévie les membres, force contre laquelle est obligé de lutter le chirurgien dans un grand nombre de cas, et qui d'autres fois, habilement dirigée, peut lui être d'un si grand secours. Cette force d'attraction des granulations traumatiques qui déplace la peau en même temps qu'elle met en jeu son extensibilité, subsiste tout le temps de leur existence, et ne s'éteint que lorsque la cicatrisation est consommée. Ses limites sont : 1° le contact des bords de la plaie, lorsque le contact est possible; 2° la limite de l'extensibilité de la peau; son obstacle, c'est l'adhérence de la peau aux parties subjacentes, ce sont certaines attitudes des membres qui ne lui permettent ni de se déplacer, ni de s'étendre. Son intensité est en rapport avec le nombre de granulations (1). Il semble que chaque granulation soit un petit ressort, et on peut juger de l'effet définitif qui doit résulter de cette multitude de petits ressorts agissant simultanément. Sa durée est celle de la plaie, elle s'éteint avec elle. Dupuytren et Delpech pensaient que la force d'attraction des granulations se continuait dans la cicatrice; c'est une erreur; les cicatrices ne tendent nullement à se resserrer; le diamètre d'une cicatrice examiné au moment où elle vient de s'accomplir, n'est ni plus ni moins grand que celui d'une cicatrice qui a plusieurs années d'ancienneté, il n'y a qu'une circonstance dans laquelle cette rétraction de la cicatrice puisse avoir lieu, c'est celle de son inflammation; car le tissu des cicatrices étant fibreux, l'inflam-

(1) Comme exemple de la puissance de rétractilité des granulations, j'ai coutume de citer le cas d'une jeune fille qui, à la suite d'une brûlure, présentait une adhérence du petit doigt à la face externe de la lèvre inférieure renversée. Une bride semblable à la membrane de l'aile d'une chauve-souris était étendue de la main, de l'avant-bras et du bras à la face antérieure du cou et à la partie inférieure de la face. Le dessin de cette jeune fille, que j'ai observée à l'Hôtel-Dieu, dans le service de Dupuytren, est dans les cabinets de la Faculté.

mation de ce tissu a pour conséquence un épaississement, une rétraction, une corrugation analogue à celle qu'elle détermine dans les tissus fibreux sains, dans les prolongements cutanés de l'aponévrose palmaire, par exemple.

Les effets de cette force d'attraction sont quelquefois si prodigieux, que Hunter avait imaginé pour les expliquer, indépendamment de la force contractile qu'il admettait dans les granulations, une force contractile peut-être plus active encore, qui aurait son siége dans la portion de peau qui forme le pourtour de la plaie, force contractile qui resserrerait la plaie comme une bourse, si bien que les granulations seraient quelquefois étranglées : mais cette force n'existe pas.

La force d'attraction des granulations pourrait bien n'être que le résultat de la tendance à l'adhésion de ces granulations, ainsi que nous allons le voir.

2° *Tendance à l'adhésion des granulations traumatiques.* Cette tendance à l'adhésion, de même que la tendance au resserrement, subsiste pendant toute la durée de la plaie, pourvu toutefois que la vitalité soit dans de bonnes conditions : c'est cette tendance à l'adhésion qui explique l'adhésion consécutive; ressource bien précieuse lorsqu'on n'a pas pu obtenir l'adhésion primitive, et qui en a presque tous les avantages. Ainsi, lorsqu'à la suite de l'opération du bec-de-lièvre, les aiguilles ont déchiré les chairs, on ne doit pas désespérer de la réunion; mais aussitôt que les granulations traumatiques sent bien développées, il faut rapprocher et maintenir dans une juxtaposition parfaite à l'aide de très longues bandelettes de diachylum, les deux lèvres de la plaie, et alors on obtient par l'adhésion consécutive une réunion presque aussi exacte que par l'adhésion primitive (1).

(1) Seulement la cicatrice n'est pas linéaire; car elle résulte de la juxta-position de quatre couches de fausses membranes organisées, savoir : 1° des deux fausses membranes qui ont servi à former les granula-

Cette tendance à l'adhésion des granulations traumatiques existe non seulement au sommet, mais encore sur toute l'étendue de la surface de chaque granulation.

Ainsi, si les granulations se touchent par le sommet, par exemple, lorsqu'on oppose la moitié d'une surface traumatique granuleuse à l'autre moitié de la même surface traumatique, il y a *adhésion consécutive par opposition*. Si, au contraire, on rapproche fortement à l'aide de bandelettes agglutinatives les deux bords d'une plaie, de manière à ce que les granulations soient fortement serrées les unes contre les autres, on obtient une *adhésion consécutive latérale*. Je suis même fondé à admettre que c'est cette tendance à l'adhésion latérale des granulations voisines (tendance qui se réalise incessamment), qui a pour conséquence l'attraction dans tous les sens de la peau qui avoisine la plaie et par conséquent son rétrécissement. D'après cette manière de voir, la force rétractile des granulations ne serait donc autre chose que le résultat de leur tendance à l'adhésion latérale.

Régénération des chairs. Les granulations traumatiques se présentent sous l'aspect de bourgeons, qui s'élèvent du fond des plaies avec perte de substance qu'elles semblent destinées à réparer; il est donc tout naturel que l'idée vague d'une sorte de reproduction des chairs enlevées se soit présentée aux premiers observateurs; d'où la doctrine de la *régénération des chairs*, doctrine séduisante, fortifiée par l'autorité de vingt siècles, et qui a régné dans la science jusqu'à l'époque de l'Académie royale de chirurgie. L'erreur était d'autant plus facile qu'en même temps que le fond de la plaie semble se remplir, les bords tuméfiés dans les premiers temps s'effacent peu à peu, se dégorgent et se mettent au niveau du fond. Du reste, sans se rendre un compte exact de cette régénération qu'on expli-

tions; 2° des deux fausses membranes qui servent à l'adhésion après le rapprochement des bords de la plaie.

quait tantôt par un suc nourricier qui participait de la
nature de chaque tissu, tantôt par une sorte de turges-
cence, de développement de ces tissus, on admettait que
les parties régénérées présentaient tous les caractères de
celles qui avaient été divisées : on disait que lorsqu'un
muscle avait été divisé avec ou sans perte de substance,
le tissu nouveau présentait le caractère musculaire ;
lorsque c'était une glande, le tissu nouveau était glanduleux; un tendon, le tissu nouveau était tendineux, etc.

Une pareille doctrine ne pouvait résister à une observation sérieuse de la marche des plaies dans leur cicatrisation, qui établit de la manière la plus positive que les
parties qui ont été enlevées ou détruites manquent toujours; que les muscles divisés s'atrophient, se rétractent
bien loin de s'allonger, qu'il en est de même de tous les
tissus qui font partie de la surface d'une plaie, que la dé-
perdition de substance ne se remplit pas *à fundo sursùm*,
comme le disait Boerhaave, mais d'une manière tout à
fait opposée, c'est-à-dire par l'affaissement des bords de la
plaie. On sait avec quelle supériorité de dialectique cette
doctrine de la régénération des chairs fut réfutée dans le
sein de l'Académie de chirurgie par Fabre, qui trouva
dans Louis et Pibrac de si puissants auxiliaires.

Cependant la doctrine de la régénération des chairs
peut être soutenue à quelques égards, si on limite cette
régénération à la production du tissu cellulaire et de ses
dérivés, c'est-à-dire des tissus fibreux, cartilagineux et
osseux. Je ferai toutefois remarquer que dans ce sens le
mot régénération est impropre, et doit être remplacé par
celui de *production;* mais si l'on entend par régénération la
production d'un tissu autre que le tissu cellulaire et ses
dérivés, à savoir du tissu musculaire, du tissu glanduleux,
du tissu nerveux, je m'élève de toutes mes forces contre
cette proposition ; car aucun fait authentique ne démontre la moindre reproduction sous ce rapport. Ainsi,

l'observation d'une langue amputée ou gangrenée (1) qui se serait reproduite, l'observation plus célèbre encore de Jamiéson qui a trait à une prétendue régénération du gland et d'une partie du corps caverneux, doivent être rejetées comme des erreurs.

Toutes les cicatrices sont des productions celluleuses, fibreuses, cartilagineuses, osseuses, et rien autre chose. Leur identité, leur uniformité, quel que soit le tissu divisé, établissent que tout le pouvoir régénérateur dans l'économie se réduit à cette proportion. Dans l'adhésion immédiate, comme dans l'adhésion consécutive, l'observateur ne découvre rien autre chose qu'une fausse membrane qui s'organise. Les granulations traumatiques des plaies qui suppurent ne sont pas autre chose.

Non seulement les tissus divisés avec ou sans perte de substance ne se régénèrent pas; mais je soutiens que ces tissus divisés ne concourent nullement à la cicatrisation dont tout le mécanisme se réduit à l'organisation d'une fausse membrane. Ainsi, l'artère divisée se retire et s'oblitère; la fibre musculaire se rétracte et se flétrit. Tous les tissus nerveux, fibreux, osseux, etc., restent inertes pour leur propre cicatrisation. C'est, je le répète, la fausse membrane organisable qui fait tous les frais de la réunion immédiate, comme aussi de la réunion consécutive, soit par juxtaposition, soit par production d'un tissu cutané nouveau.

Ne soyons donc pas étonnés que le travail de cicatrisation soit commun à tous les tissus, identique dans tous les tissus; qu'une coaptation parfaite des parties similaires ne soit pas indispensable, que la cicatrisation soit aussi parfaite au moins comme réunion, lorsque la peau ne ré-

_____

(1) Il est probable qu'on a inféré la reproduction de la langue de la conservation de la faculté d'articuler les sons; or, d'autres faits ont appris qu'on pouvait parler avec une langue réduite à un petit moignon.

pond pas exactement à la peau, les muscles aux muscles,
les tendons aux tendons ; que la cicatrice d'un nerf divisé
soit identique à celle d'un tendon, d'un muscle, d'une
glande.

Puisque le tissu des cicatrices n'est pas un tissu à part,
mais bien un tissu fibreux accidentel, je ne vois pas de
nécessité à la création d'un nom nouveau pour désigner le
tissu des cicatrices. On connaît le succès qu'a eu la dénomination de *tissu inodulaire* donnée au tissu des cicatrices
par Delpech et les conséquences pratiques d'un haut intérêt qu'il a déduites de l'étude approfondie de ce tissu.
Fidèle au principe fondamental de toute nomenclature
scientifique qui consiste à ne créer des noms nouveaux
que pour exprimer des choses nouvelles, je crois ne devoir
pas adopter cette dénomination.

Qu'on me permette de réfuter ici une opinion que je vois
assez généralement adoptée, et qui, si elle était vraie, serait en opposition avec ce que je viens de dire sur la cicatrisation, et un argument redoutable en faveur de la régé
nération des parties divisées : je veux parler de la régénération des nerfs qu'on suppose s'effectuer dans l'épaisseur
des cicatrices. On cite à l'appui de cette hypothèse des
faits d'anatomie et de physiologie pathologiques qui me
paraissent erronés : sous le point de vue de l'anatomie
pathologique, la cicatrice fibreuse qui établit la continuité entre le bout supérieur et le bout inférieur du nerf
divisé, a été prise à tort pour du tissu nerveux ; car si
l'on fait macérer dans l'acide nitrique étendu des nerfs
ainsi cicatrisés, on voit que la fibre nerveuse n'a pris
aucune part à la cicatrice qui est entièrement fibreuse
comme le névrilème dont elle est d'ailleurs aussi distincte
que le derme cutané est distinct du derme du tissu
cutané nouveau. Sous le point vue de la physiologie pathologique, on dit que des nerfs ayant été coupés, la
sensibilité et la myotilité des parties auxquelles les nerfs

se distribuent, d'abord abolies, ont été recouvrées au bout d'un certain temps; je réponds que cela est impossible, que les parties sensibles et contractiles dont *tous* les nerfs de sentiment et de mouvement ont été divisés avec ou sans perte de substance, ont perdu à tout jamais leur sensibilité et leur myotilité, et je pourrais citer à l'appui des faits positifs. Non, lorsque le nerf facial a été coupé dans une opération chirurgicale, le mouvement ne revient pas dans les muscles de l'expression. Non, lorsque le nerf radial a été coupé au côté externe du bras, l'extension des doigts et de la main est impossible et le sera toujours. Un chien, auquel j'avais coupé le grand nerf sciatique et que j'ai conservé pendant six mois, traînait la jambe de la même manière, et l'appuyait sur le dos bientôt ulcéré des phalanges onguéales à la fin du sixième mois tout aussi bien qu'immédiatement après l'opération.

Toutes les fois que la fibre nerveuse a été coupée, le hiatus est infranchissable pour l'action nerveuse comme pour la volonté. La continuité est une loi du système nerveux sous le rapport anatomique comme sous le rapport physiologique.

IIᵉ GENRE.

Adhésions des solutions de continuité des os.

Les os qui ont subi des solutions de continuité tendent à l'adhésion comme les parties molles. Leur consolidation s'effectue par une espèce de virole, de gangue osseuse, qui réunit les fragments : ce moyen d'union des os porte le nom de *cal*. Comment se produit le cal? Cette production osseuse constitue-t-elle un phénomène à part, ou bien peut-elle rentrer dans la loi générale des adhésions? C'est cette question que l'anatomie pathologique est appelée à résoudre.

Avant Duhamel, il n'y avait pas de théorie relative au

cal (1) : aucune idée scientifique ne présidait à la manière de concevoir la consolidation des os. C'était un suc osseux concrescible, transsudant de l'os et des parties voisines et agglutinant, mastiquant les fragments par une espèce de soudure : quelques uns admettaient que ce suc osseux n'était autre chose que le sang épanché entre les fragments; d'autres admettaient vaguement un allongement et une réunion des fibres osseuses, à peu près comme ils avaient supposé l'allongement des parties molles pour la cicatrisation. Mais c'était là une manière grossière de se rendre compte des faits, plutôt qu'une théorie proprement dite.

Duhamel, profitant de la découverte de la coloration rouge des os chez les animaux par l'usage de la garance, établit dans une série de huit mémoires publiés parmi ceux de l'Académie royale des sciences, et dont le premier date de 1739, que le cal était produit par l'ossification du périoste externe, et que le périoste interne y concourait quelquefois. Il admit, en outre, comme conséquence de ses expériences que le périoste est l'organe formateur des os (2).

(1) La doctrine du cal touche à la fois, et à la grande question de la formation et du développement des os, et à la grande question de l'adhésion, de la cicatrisation des solutions de continuité en général. Duhamel, dans ses recherches, n'avait d'autre but que d'étudier le développement des os, comparativement à l'accroissement des arbres. Deux voies se présentaient à lui pour cet objet : ou bien suivre sur des embryons les progrès de l'ossification normale, ou bien déterminer des ossifications accidentelles en fracturant les os, et appliquer à l'ostéogénie les notions acquises sur la formation du cal. C'est cette dernière route que Duhamel a suivie.

(2) Dans une lettre qu'il écrivit à Ch. Bonnet en 1757, et qui est consignée dans le *Journal de médecine* de la même année, Duhamel déclare qu'il ne croit pas que toutes les lamelles périostiques soient également propres à s'ossifier, et que bien que le périoste puisse s'ossifier dans toute son épaisseur, à la manière d'une artère, d'un tendon, de la plèvre, il pourrait se faire qu'il y eût dans le périoste des lames destinées à s'ossifier et d'autres lames destinées à rester périoste.

Les travaux de Duhamel fixèrent l'attention de tous les savants et surtout des hommes de l'art. Un grand nombre se déclarèrent pour cette doctrine. Hunaud, Daubenton, Lassone, Monro, Fougeroux, la soutinrent avec chaleur, ce dernier surtout, qui publia en 1760 deux mémoires destinés à combattre une à une les objections des plus célèbres antagonistes de cette opinion (1).

Bien qu'imbu des doctrines de Boerhaave (2) et d'Albinus (3) dont il avait été le disciple, Haller fut un instant ébranlé dans sa manière de voir par les expériences et l'autorité de Duhamel. Il aurait probablement passé condamnation sur la faculté qu'aurait eue le périoste de former le cal, mais toute sa physiologie se révoltait à l'idée que le périoste peut former des os. Comment concevoir, disait-il, que l'os pierreux ait été produit par la dure-mère qui lui sert de périoste; que la membrane périostique du labyrinthe ait servi de moule aux canaux demi-circulaires et au limaçon? autant vaudrait dire que le cerveau et le cervelet sont des produits de la pie-mère, les testicules le produit de la tunique albuginée.

Par ces motifs, Haller entreprit une série d'expériences sur le cal, et, ne pouvant les suivre par lui-même, il en chargea Dethleef, l'un de ses prosecteurs, qui en a publié les résultats dans sa dissertation inaugurale (4).

(1) Morgagni paraît avoir adopté l'opinion de Duhamel. Il dit (*Epist.* LVI, 29) : « *Explicat vir experientissimus, non ut alii, ab osseis fibris se producentibus, aut ab osseo qui ab his quidem fibris distillat, succo; aut ab effuso et adhærente fractis ossibus sanguine sed juxta proprias observationes ex intumescente et crassiore facto ad fracturas externo internove periosteo, laminasque suas in cartilagineam primum, deinde in osseam firmitudinem mutante.* Plus bas, il dit que, d'après les expériences de Duhamel, la formation du cal paraît devoir être rapportée au périoste. *Ex periosteo callus videtur repetendus.*

(2) Boerhaave, *Prælect. in instit. rei med.*, n. 476.

(3) Albinus. *Icones ossium fœtus*, p. 150.

(4) *Dissertatio ossium calli generationem et calli naturam per fracta in animalibus rubiæ radice pastis ossa demonstratum exhibens.* Gotting., 1753.

De ces expériences, qui sont très nombreuses, Haller conclut : « 1° que le cal est formé par un suc gélatineux » qui suinte des extrémités de l'os, et surtout de la moelle, » et qui s'épaissit tout autour des fragments; 2° que ce suc » s'épaissit par degrés et devient une gelée tremblante, » qu'il passe par divers degrés de consistance jusqu'à ce » qu'il devienne cartilagineux; 3° qu'il se forme dans ce » cartilage comme dans l'ossification naturelle des noyaux » osseux qui grandissent, se réunissent et effacent peu à » peu la substance cartilagineuse; 4° que le cal tout à fait » formé est un véritable os spongieux, comme celui des » extrémités des os longs : avec le temps, ce cal devient » plus compacte: les deux bouts de l'os contribuent presque » également à sa formation ; 5° que *le périoste n'a aucune* » *part à la réunion des os et qu'il ne fait pas partie du cal qui* » *s'est répandu à sa surface extérieure dans quelques expé-* » *riences;* qu'il n'est pas attaché au cal, qu'il ne précède » pas la formation du cal, mais qu'il la suit et qu'il ne re- » naît que lorsque le cal est avancé; 6° qu'il naît dans le » cal des vaisseaux qui se comportent absolument comme » dans l'ossification naturelle. »

A ces deux théories sur le cal qui s'excluent réciproque-ment, a succédé une troisième théorie qu'on peut appeler *analogique*, parce qu'elle est fondée sur l'analogie que l'on a cru trouver entre la cicatrisation des parties dures et celle des parties molles, d'après laquelle les bouts des frag-ments seraient les moyens de leur propre consolidation. Cette doctrine, indiquée par Bordenave, a été plus expli-citement formulée par Troja (1), dont les expériences sur le cal sont moins connues que celles sur la régénération des os, et qui admet que l'*union des os s'effectue par le même* *mécanisme que la cicatrisation des os amputés, que des gra-* *nulations, d'abord, puis des fibres charnues et gélatineuses*

_____

(1) *De novorum ossium, in integris aut maximis, ob morbos, de per-* *ditionibus, regeneratione experimenta*, Paris, 1775, in-12.

rétablissent la continuité, et qui rejette d'ailleurs toute partici-pation du périoste. Scarpa (*De penitiori ossium structurâ,* 1799) admet que les *bouts des os fracturés se ramollissent d'abord, puis se recouvrent d'une substance rouge que Celse appelle caroncules; que ces caroncules s'allongent plus ou moins entre les fragments, affectent des formes différentes suivant la position respective de ces deux fragments et se pé-nètrent peu à peu de molécules terreuses qui lui font acquérir une consistance osseuse.* Du reste, Scarpa rejette comme Troja toute participation du périoste à la formation du cal, et accorde au cal la même texture qu'aux os. Bichat, uniquement fondé sur l'analogie, admet pour la formation du cal, comme pour la cicatrisation des plaies, des bourgeons charnus qui se développent sur les bouts des fragments, qui s'unissent et se transforment en cartilage d'abord, puis en os. Il rejette également toute ossification du périoste.

Voilà bien les trois théories mères proposées pour la consolidation des os dans les fractures : 1° la théorie de l'ossification du périoste ; 2° la théorie du suc osseux versé autour et dans l'intervalle des fragments, sans aucune participation du périoste; 3° la théorie analogique d'après laquelle les bouts des fragments seraient les agents de leur propre consolidation, par un travail tout à fait semblable à celui qui préside à la réunion des plaies.

Tel était l'état de la science, lorsqu'en 1812, Dupuytren proposa une théorie mixte qui conciliait la théorie de Duhamel avec celle de Bichat : appuyé non sur des expé-riences, mais sur quelques faits d'anatomie pathologique, et plus particulièrement sur des faits cliniques ; ayant ob-servé : 1° qu'il se forme, dans les premiers temps de la consolidation des fractures, une virole osseuse qui entoure les fragments; 2° qu'au bout d'un temps plus ou moins long cette virole osseuse disparaît et que sa disparition coïncide avec une solidité beaucoup plus grande du cal;

Dupuytren posa en principe qu'il existait deux temps ou périodes dans la consolidation des fractures ; que dans un premier temps la consolidation s'effectuait au moyen de l'ossification du périoste, d'où la virole osseuse, et il donna au cal de cette première période le nom de *cal provisoire ;* que dans un second temps, la consolidation s'effectuait aux dépens des bouts des fragments eux-mêmes en même temps que le cal provisoire était absorbé, et il donna au cal de cette deuxième période le nom de *cal définitif* (1).

Cette doctrine conciliatrice semblait rendre compte de tous les faits, et répondait d'ailleurs à tous les besoins de la pratique. Elle nous montrait, d'une part, dans un premier temps, un cal volumineux, spongieux, extérieur aux fragments, susceptible de céder à des violences extérieures, de se déformer sous le poids du corps dans les membres inférieurs, mais en revanche susceptible d'être redressé, réformé dans les cas de consolidation vicieuse ; d'une autre part, dans un second temps, un cal réduit à un volume beaucoup moins considérable, intermédiaire aux fragments, compacte, résistant aux violences extérieures bien plus efficacement que les parties qui l'avoisinent.

Cette doctrine si satisfaisante, si éminemment pratique,

---

(1) Les conclusions du mémoire de Bordenave (*Acad. roy. des sciences,* séances des 11 mars et 31 mai 1757) sont remarquables par la ressemblance qu'elles ont avec les idées de Dupuytren, qui certes ne les y avait pas puisées. « Le cal peut paraître sous différentes formes, suivant le » temps ou les circonstances dans lesquelles on le considère. Dans les » premiers temps, il paraît gélatineux, et n'est point solide. *Le périoste* » *épaissi semble l'instrument de la réunion.* Lorsque l'ouvrage de la na- » ture est plus avancé, le cal paraît solide ; le périoste n'est pas plus » adhérent à l'endroit du cal que dans le reste de l'os. *L'os semble réuni* » *par lui-même,* et alors, suivant que le cal est plus ou moins ancien, » tantôt il paraît spongieux et poreux ; quelquefois, chez les jeunes su- » jets, *il s'efface pour ainsi dire avec le temps et se confond avec la sub-* » *stance de l'os.* »

avait été suggérée par l'induction bien plus que par l'étude
de l'anatomie pathologique du cal à ses diverses périodes ;
il lui manquait une démonstration directe, et c'est dans le
but de vérifier par les faits et par l'expérimentation les
inductions de l'observation clinique que j'entrepris, en
1814 et 1815, une série d'expériences, dont les résultats
ont été consignés dans ma thèse et reproduits dans mon
premier ouvrage (1), et que tous les faits que j'ai recueillis depuis sont venus confirmer : ces résultats qui constituent, si l'on veut, une théorie, peuvent être formulés
ainsi qu'il suit : *le cal est formé par l'ossification de toutes les
parties molles lacérées qui entourent les fragments, périoste,
tissu cellulaire, muscles, tendons, aponévroses, etc. ; les bouts
des fragments sont complétement étrangers à leur propre
consolidation à toutes les époques de la formation du cal. Il n'y
a pas deux cals, l'un provisoire et l'autre définitif, mais un
seul et même cal, spongieux et volumineux dans la première
période, compacte et réduit dans la deuxième.*

Voici par quelle série de faits j'ai été conduit à ce résultat qui m'est entièrement personnel (2).

La première idée de la formation du cal par le concours
de toutes les parties molles lacérées qui entourent les
fragments m'a été suggérée par le fait suivant que j'ai observé à l'Hôtel-Dieu, au commencement de 1814, sur un
jeune homme de vingt ans, affecté d'une fracture du fémur, qui mourut d'une fièvre adynamique le vingtième
jour de la fracture. La fracture, qui était extrêmement

(1) *Essai sur l'anatomie pathologique*, 1816, t. I, p. 48, et t. II, p. 39.

(2) On me permettra de revendiquer en ma faveur ce premier fruit de
mes travaux. Dupuytren, auquel je fis part des résultats auxquels j'étais
parvenu, ne pouvait pas y croire. Jamais, que je sache, il ne se les est attribués. La théorie de Dupuytren se réduit à ceci : il y a deux cals, un *cal
provisoire* produit par l'ossification du périoste, et un *cal définitif* produit
par un travail qui se passe dans les bouts des fragments. C'est par erreur
que plusieurs des élèves de Dupuytren lui ont attribué autre chose que
cela.

oblique, avait eu lieu un peu au-dessous du grand trochanter ; les fragments avaient subi un déplacement considérable suivant leur longueur, de telle manière que le
fragment inférieur, situé derrière le fragment supérieur,
débordait en haut d'un demi-pouce le niveau du grand trochanter. Le cal, qui était extrêmement volumineux et déjà
osseux, permettait néanmoins une assez grande mobilité
entre les fragments. Ce qui s'explique par l'état du tissu
osseux de nouvelle formation, qui était très spongieux,
très vasculaire, qui cédait sous la moindre pression
et qui se coupait avec la plus grande facilité. Je voulus séparer le fémur des parties molles qui l'environnaient pour
étudier plus en détail la disposition des parties ; mais je
m'aperçus qu'il y avait à la surface du cal des lames im-
briquées qui se continuaient avec divers plans musculaires, et entre lesquelles se prolongeaient d'autres lames
de fibres charnues. La continuité des fibres charnues avec
les lamelles osseuses était manifeste. Bien évidemment
le périoste seul ne pouvait pas constituer cet énorme cal
et ces prolongements lamelleux. D'ailleurs, on voyait
en bas une traînée plus considérable, stalactiforme,
ayant deux ou trois pouces de longueur, qui s'enfonçait
dans l'épaisseur d'un muscle triceps et qui était séparé
du périoste par une grande épaisseur de fibres musculaires.

Ayant scié perpendiculairement le fémur, de manière à
diviser le cal en deux moitiés égales, je vis facilement
les rapports des fragments et du cal d'une part ; du cal
et du périoste, d'une autre part. Or, chaque moitié du cal
constituait un demi-cylindre dont les couches les plus
profondes seules se continuaient avec le périoste. Ayant
ensuite incisé circulairement le périoste du fémur, à
quatre pouces au-dessous du cal, je le décollai avec le
manche d'un scalpel, en procédant de bas en haut ; de
cette manière, à l'aide d'une force médiocre, il me fut

facile d'enlever le cal en entier avec le périoste, et voici ce que j'observai : 1° Du côté des fragments, une couche osseuse très mince, spongieuse, qui les revêtait; les bouts de la cavité de ces fragments contenaient également un peu de tissu spongieux de nouvelle formation; du reste, ils n'avaient en aucune manière participé au travail de consolidation, et, la petite couche de tissu spongieux enlevée par l'action de racler, on eût dit que la fracture venait d'avoir lieu; 2° du côté du cal il y avait dans le demi-cylindre formé par chacune de ses moitiés, deux parties distinctes, l'une profonde, l'autre superficielle; la profonde était parfaitement distincte, par la direction longitudinale de ses fibres, de la superficielle; cette partie profonde, qui constituait une couche d'un tiers de ligne ou d'une demi-ligne d'épaisseur, était évidemment formée aux dépens du périoste auquel elle faisait suite. Quant à la partie superficielle, elle différait essentiellement de la précédente par sa forme lamelleuse : les lamelles constituaient des plans obliques, superposés; situées dans la direction des plans musculaires au milieu desquels elles étaient placées, elles se continuaient manifestement avec eux. Il était évident que cette partie lamelleuse du cal était complétement étrangère au périoste, et qu'elle appartenait aux couches musculaires environnantes au milieu desquelles elle se prolongeait.

Mais ces lamelles osseuses étaient-elles formées aux dépens des fibres musculaires elles-mêmes? La continuité entre les lamelles osseuses et les plans musculaires semblait l'indiquer; cependant comme la transition entre le tissu osseux et le tissu musculaire était brusque, je ne pouvais croire à cette transformation complète et sans intermédiaire de la fibre musculaire en fibre osseuse; et mesurant en quelque sorte la puissance de la nature à celle de mon intelligence, j'aimais mieux croire à l'ossification du tissu fibreux, et je me disais que peut-être le cal était constitué non seulement par le périoste, mais encore par tous les tissus fibreux qui entourent une fracture.

Ainsi éloigné de la vérité par le raisonnement, je compris que, dans l'impossibilité d'observer sur l'homme un assez grand nombre de faits pour suivre la filiation des phénomènes, il était nécessaire d'avoir recours à l'anatomie pathologique expérimentale, afin de pouvoir suivre le cal dans toutes ses périodes, depuis le premier moment de son apparition jusqu'à son développement complet : mais ce qui importait par-dessus toutes choses, c'était la détermination de ce qui se passe dans les premières périodes ; car, une fois l'ossification consommée, il eût été bien difficile de déterminer aux dépens de quelles parties le tissu osseux nouveau avait été formé. Les lapins, les chiens, les pigeons, ont été les sujets de mes expériences ; j'avais à étudier dans la production du cal : 1° les fragments osseux ; 2° le périoste ; 3° les tissus ambiants ; et cette étude devait être suivie depuis le moment où la fracture venait d'avoir lieu jusqu'au moment où la consolidation était opérée, et même jusqu'au moment où le cal était tellement confondu avec les fragments, qu'il était impossible de les distinguer l'un de l'autre. Voici brièvement les résultats de ces expériences. Les détails en seraient ici déplacés (1).

Que nous présente une fracture (voyez *Solutions de continuité*, art. FRACTURES) ? des fragments anguleux, souvent des esquilles ; le périoste lacéré, à quelques exceptions près, sur toute la circonférence de l'os, souvent décollé dans une plus ou moins grande étendue ; les parties molles déchirées dans une épaisseur plus ou moins considérable ; du sang épanché.

Que se passe-t-il ? Examinons d'abord les faits d'anato-

(1) J'ai encore plusieurs cahiers où sont consignées ces expériences. Les fractures sur les pigeons ont été observées de trois heures en trois heures pendant les cinq ou six premiers jours de la fracture.

mie pathologique observables sur le vivant. L'anatomie
pathologique du cadavre nous permettra ensuite d'interpréter tous les faits et d'en déduire des conséquences thérapeutiques.

1° *Faits appréciables sur le vivant*, ou *caractères cliniques.*
Rappelons ici (voy. *Solutions de continuité*, art. FRACTURES),
que toute fracture, et même la plus simple, se compose
de deux éléments bien distincts : 1° de la solution de
continuité des os ; 2° d'une contusion plus ou moins considérable des parties molles. Or, on peut admettre quatre
temps ou périodes dans la marche de la consolidation
d'une fracture.

Premier temps. Un premier temps que nous pouvons
considérer comme la *période d'incubation*, quant aux parties dures, est principalement affecté à la guérison de
la contusion des parties molles. Il est caractérisé par une
tuméfaction considérable et diffuse du membre, au point
que l'appareil qui ne causait aucune gêne le premier jour
produit assez souvent, le deuxième, le quatrième, le cinquième jour, une constriction très forte quelquefois suivie
d'accidents plus ou moins graves : le lieu précis de la
fracture, qui est en général facile à déterminer le premier
jour, devient impossible à reconnaître les jours suivants.
Des ecchymoses apparaissent au voisinage de la fracture,
et quelquefois dans toute la longueur du membre. Ce
temps dure dix jours environ chez l'homme.

Deuxième temps. Dans le deuxième temps, la tuméfaction, diffuse jusque là, se circonscrit autour des fragments.
Le lieu de la fracture apparait alors parfaitement : il est
caractérisé par une induration sphéroïdale ou ovoïde d'un
volume considérable, qui est en raison directe du déplacement des fragments. Ce temps, qui constitue la *période
de la formation du cal*, dure du dixième au vingtième jour
environ. Les fragments sont maintenus, mais d'une manière bien peu solide, en sorte que le moindre mouve-

ment, la moindre attitude vicieuse pourrait opérer un déplacement.

Troisième temps. Dans un troisième temps, l'induration sphéroïdale ou ovoïde diminue beaucoup de volume en même temps qu'elle augmente de consistance, et à la fin de cette période le cal acquiert assez de consistance pour maintenir solidement les fragments et supporter le poids du membre, mais point assez pour supporter encore le poids du corps (s'il s'agit d'un membre inférieur). Cette période, qui dure du vingtième au quarantième jour, est la *période de la solidification* du cal. Si le poids de tout le corps était confié à un membre inférieur ainsi consolidé, il y aurait chevauchement ou courbure. Si une violence extérieure suffisante pour produire une solution de continuité était dirigée contre le membre, ce serait aux dépens du cal que s'effectuerait la fracture.

Quatrième temps. Dans un quatrième temps, le cal revient encore sur lui-même, se condense, et devient tellement solide qu'il résiste plus fortement aux violences extérieures que les autres points de la continuité de l'os. Cette période peut être appelée *période de la condensation* du cal.

Que se passe-t-il? L'anatomie pathologique du cadavre va nous l'apprendre.

2° *Faits appréciables par le secours de la dissection.*

Premier temps. — *Période d'incubation.* Les dix premiers jours qui suivent la fracture décident de l'état des parties molles. C'est dans cette première période que le sang se résorbe, que la question si grave de la suppuration, de la gangrène des parties molles ou de leur adhésion, de leur restauration, est résolue. L'anatomie pathologique, qui nous a déjà révélé (voyez *Fractures*) l'état des parties molles et dures immédiatement après la production de la fracture, nous permet de constater les états successifs à travers lesquels passent les parties molles : elle nous montre l'œdème sous-cutané et sous-aponévrotique, le sang épanché et sa dissémination successive dans les mailles du tissu cellulaire, l'état des fragments qui ne présentent encore pendant cette première période aucune trace de travail consolidateur, et, dans les cas où la contusion des parties molles a été trop considérable pour qu'elles puissent concourir à leur propre restauration ou à celle des os, les suppurations, les gangrènes.

Deuxième temps. — Le deuxième temps, qui est la *période de formation du cal*, est le plus important à étudier, parce que c'est à cette période qu'il est permis de déterminer quelles sont les parties qui concourent à cette formation. Sous le point de vue de l'anatomie pathologique, c'est la *période cartilagineuse du cal*. Du dixième au quinzième jour, chez l'homme, toutes les parties molles qui entourent les fragments ou plus exactement qui sont en contact avec eux durcissent et subissent la transformation cartilagineuse, et, par ce durcissement, s'isolent des parties environnantes : ce *cal cartilagineux* engaîne les fragments comme une espèce de moule, dont il peut être séparé avec la plus grande facilité. D'une autre part, le bout des fragments est rempli par un tampon cartilagineux. A cette période, du phosphate calcaire est déjà sécrété ; on trouve quelques grains osseux disséminés à la surface de l'os, quelquefois même constituant une couche mince continue. Ces grains osseux se trouvent surtout aux limites du décollement du périoste, sous le périoste lui-même ; on en voit presque constamment dans le canal médullaire. Dans mes expériences sur les pigeons, j'ai quelquefois trouvé des granulations osseuses au bout de vingt-quatre heures. Il résulte de ce fait, rapproché d'autres faits d'ossification accidentelle, que l'état cartilagineux n'est pas un intermédiaire nécessaire pour arriver à l'état osseux.

Arrêtons-nous un instant sur ce cal cartilagineux : il est

bien évidemment formé aux dépens de toutes les parties molles lacérées et plus particulièrement des muscles qui entourent les fragments osseux. Les limites de la transformation cartilagineuse sont celles de la lacération des parties molles. La *sphère d'activité du cal* est en raison directe de cette lacération et du déplacement; cependant si le déplacement est assez considérable pour que les fragments ne soient pas en communication suffisante l'un avec l'autre, il s'organise autour de chacun d'eux un foyer distinct de cartilaginification et d'ossification : ces deux foyers étant alors indépendants l'un de l'autre, il n'y a pas soudure. Si, au contraire, le déplacement est très peu considérable, si même ce déplacement est nul, le périoste seul étant lacéré, le cal cartilagineux, et par conséquent le cal osseux est exclusivement formé par le périoste (ex. : fracture des côtes, du crâne; certaines fractures du péroné, le tibia étant intact, ou du tibia, avec intégrité du péroné). J'admets donc avec M. Flourens, qui vient de réhabiliter dans toute sa pureté la doctrine de Duhamel dans un travail des plus intéressants (1), que *le cal se forme dans le périoste;* mais je ne saurais admettre avec le célèbre académicien cette proposition, que *le cal se forme exclusivement dans le périoste*, que pour les cas excessivement rares où les fractures ne sont accompagnées d'aucun déplacement : dans tous les autres cas, le cal est formé par le concours de toutes les parties lacérées qui entourent les fragments.

Pourquoi cette transformation cartilagineuse et osseuse des parties molles qui entourent les fragments? Pourquoi ces mêmes parties molles qui, en l'absence de la fracture, se seraient réunies à l'aide d'une cicatrice fibreuse, se réunissent-elles au moyen d'un tissu cartilagineux d'abord, puis osseux? La présence des fragments osseux a-t-elle donc la puissance de communiquer aux parties molles qui

_____

(1) *Théorie expérimentale de la formation des os*, Paris, 1847, in-8, fig.

les entourent immédiatement la propriété de passer à l'état osseux? La nature médicatrice des anciens, l'animisme de Stahl, qui rapportaient à un principe intelligent tous les phénomènes morbides des corps vivants, auraient-ils pu invoquer un plus puissant argument en leur faveur?

La cartilaginification du cal ne s'opère pas successivement, mais simultanément, dans tous les tissus qui doivent y participer, périoste, muscles, tendons, tissu cellulaire. Il n'y a pas de points de cartilaginification dans l'évolution du cal, pas plus que nous n'y trouvons de points d'ossification. La virole cartilagineuse représente exactement, par sa forme et son volume, la forme et le volume de la virole osseuse qui va la remplacer. Elle est régulière, ovoïde, lorsque les fragments sont situés bout à bout; irrégulière, lorsqu'ils chevauchent l'un sur l'autre. La virole cartilagineuse est homogène, et, chose bien remarquable, la transformation des muscles en cartilage est bien plus rapide que celle des tendons ou des aponévroses, et même du périoste. La fibre musculaire se continue manifestement avec le cal cartilagineux ; mais la transition est brusque, il n'y a pas d'état intermédiaire ; on dirait d'un muscle qui s'insère sur un cartilage.

C'est surtout à la période de la cartilaginification du cal qu'il est facile de réfuter la théorie de Hunter, qui expliquait la consolidation des fractures par l'organisation du sang épanché, théorie qui a été reproduite dans ces derniers temps par Howship, et de démontrer que dans la cicatrisation des os, comme dans celle des parties molles, le sang est obstacle, et jamais moyen. Je suis même fondé à admettre que certains cas de non-consolidation ou de consolidation retardée reconnaissaient pour cause un épanchement de sang trop considérable qui baignait les fragments. Le sang, qui donne la vie à tous les organes, la perd sans retour lorsqu'il est épanché hors de ses réservoirs, ou même lorsque, encore contenu dans ses réservoirs, il s'y est coagulé : il devient alors un corps étranger qui n'est pas plus susceptible d'organisation que le pus.

Que deviennent les fragments osseux pendant toute la période de cartilaginification du cal? Ils sont complétement inertes ; et lorsqu'ils sont séparés de la virole cartilagineuse qui les entoure, ils sont dans le même état où ils se trouvaient immédiatement après la fracture.

Troisième temps. — Période d'ossification du cal. Cette période comprend l'intervalle qui sépare le quinzième du vingt-cinquième jour. Nous venons de voir que, dès les premiers jours, des grains osseux se sont manifestés à la surface des fragments et dans la cavité médullaire. L'affinité du périoste (1) et de la membrane médullaire pour la sécrétion osseuse est telle, que cette sécrétion se fait pour ainsi dire d'emblée, tandis que les autres tissus, le tissu musculaire en particulier, ont besoin de passer par l'état cartilagineux.

Le passage du cal cartilagineux à l'état osseux ne procède nullement par points ou centres d'ossification, comme dans le développement régulier des os du squelette ; les grains osseux qui se manifestent çà et là dans l'épaisseur

(1) Dans plusieurs expériences que j'ai faites à ce sujet sur le périoste, j'ai vu qu'il suffisait de décoller cette membrane sur un animal vivant pour que la sécrétion calcaire s'établît autour de l'os, surtout aux limites du décollement du périoste, et cela dans l'espace de trois ou quatre jours. Cette expérience, qui montre que la sécrétion calcaire se fait au-dessous du périoste, établit que pour devenir osseuse la lymphe plastique ou ossifiable n'a pas besoin d'être déposée dans un parenchyme : elle est donc en faveur de l'opinion de Haller et de Dethleef. L'erreur de Haller me paraît donc consister, non dans l'admission d'un suc gélatineux ossifiable, dont l'existence entre implicitement ou explicitement dans toute théorie sur l'ossification, mais dans cette idée que le cal est formé par ce suc *épanché*. Qu'un peu de suc ossifiable épanché autour des fragments, concourt à la consolidation, cela est probable, mais le cal est essentiellement formé par la lymphe plastique ossifiable *infiltrée* dans le périoste, le tissu cellulaire, le tissu musculaire, en un mot dans tous les tissus lacérés qui entourent les fragments.

du cal cartilagineux ne sont pas de véritables points d'ossification. Une fois que les premiers points osseux ont paru, le reste du cartilage est bientôt envahi ; et en quelques jours, du quinzième au vingtième chez quelques sujets jeunes, du vingtième au vingt-cinquième chez le plus grand nombre, l'ossification est terminée ; la virole osseuse a remplacé la virole cartilagineuse. Cette virole osseuse est mamelonnée, quelquefois lamelleuse, toujours percée de trous, sillonnée à la surface, creusée dans son épaisseur de canaux vasculaires, qui communiquent les uns avec les autres, pénétrés d'un sang qui suinte par une pression légère. Il y a identité parfaite entre le tissu osseux du fœtus et le tissu du cal. C'est un véritable corps érectile à parois osseuses, ainsi que le démontre de la manière la plus manifeste l'injection de ce tissu, et son étude, soit à l'œil nu, soit à la loupe : le tampon obturateur du cylindre de chaque fragment est entièrement osseux.

Une fois constitué, le cal osseux suffit pour maintenir en rapport les fragments ; le membre fracturé pourrait à la rigueur se passer d'appareil ; mais il s'en faut bien que le cal, extrêmement spongieux, encore mou et en quelque sorte ductile, puisse résister soit à une mauvaise attitude du membre, soit à une violence extérieure. Si l'on imprime aux deux fragments de la fracture des mouvements en sens inverse, il est facile de voir que ces fragments jouissent d'une certaine mobilité. A cette époque, si l'on fait macérer l'os fracturé, le cal ne tarde pas à se séparer entièrement ou presque entièrement de l'os ; et si à l'aide d'une rugine on enlève la couche osseuse de nouvelle formation qui a pu rester adhérente aux fragments, on verra que les os n'ont subi par eux-mêmes aucun travail, que le cal ne tient pas aux os, qu'il ne procède pas des os ; il est même probable qu'à cette époque il n'y a aucune communication entre les moyens de nutrition des os et les moyens de nutrition du cal.

A la même époque, le cal peut permettre aux fragments de se couder à angle plus ou moins obtus; il peut même permettre le chevauchement des os.

Quatrième temps. — *Période de consolidation, de condensation du cal.* Tout le temps qui s'écoule depuis le moment où l'ossification du cal est terminée, c'est-à-dire du vingt-cinquième jour jusqu'au quarantième ou cinquantième, époque ordinaire de la levée de l'appareil, ce temps, dis-je, est employé à la condensation du cal, qui devient de moins en moins spongieux, de moins en moins vasculaire, et qui diminue notablement de volume en même temps qu'il devient plus compacte. Or, le travail d'ossification ne se fait pas avec la même rapidité chez tous les individus : l'âge, la constitution, les conditions dans lesquelles se trouve la fracture, le traitement, sont des éléments qui doivent nécessairement exercer une grande influence sur la consolidation; on conçoit donc que la durée du traitement n'est pas toujours la mesure du degré de solidité du cal ; on conçoit aussi que l'appareil doive être maintenu pendant un temps plus long pour une fracture des membres inférieurs que pour une fracture des membres supérieurs, à cause des usages différents de ces membres. Je me rappellerai toujours un jeune boucher, affecté d'une fracture de jambe des plus simples, qui, au sortir de l'appareil, présentait la consolidation la plus régulière ; c'était le quarante-cinquième jour : on lui permit de se lever. Plein de courage, il appuie le plus possible sur la jambe fracturée; mais le cal cède, les os chevauchent et forment un coude qui ne disparut jamais, bien que le membre ait été maintenu de nouveau dans l'appareil des fractures de jambe pendant un mois et demi environ.

Au quarantième, cinquantième, soixantième jour, bien que le tissu du cal ait acquis une certaine compacité, on peut encore distinguer le tissu du cal du tissu des os. Si, à cette époque, on enlève le cal de manière à dépouiller complétement les fragments de l'espèce de gangue osseuse qui les revêt; si l'on rugine les fragments, on verra avec étonnement (et c'est là le sentiment que j'ai éprouvé) les fragments osseux dans le même état qu'au moment où la fracture vient d'être produite, avec leurs angles, leurs inégalités, et leurs esquilles ; et cette disposition des fragments osseux s'observe pendant tout le temps que la différence de densité des fragments et du cal permet de les distinguer l'un de l'autre : c'est ainsi que j'ai pu faire les mêmes observations sur des cals de quatre mois. Enfin le tissu du cal devient si compacte, tellement identique au tissu des fragments osseux, que la ligne de démarcation est tout à fait impossible à établir. Il y a en quelque sorte fusion entre l'os nouveau et l'os ancien. En outre, la solidité est telle, que le cal, qui est certainement la partie la moins résistante de l'os pendant les premiers mois qui succèdent à la fracture, opposerait aux violences extérieures une force de cohésion plus considérable que les parties de l'os qui l'avoisinent. C'est ce que nous avons déjà observé dans la cicatrice des parties molles. Quant à ce bouchon osseux intérieur ou médullaire, qu'on a eu tort d'appeler virole interne, car il ne concourt nullement à la consolidation, il devient compacte, et tantôt il disparaît lorsque les bouts des fragments sont dans un rapport plus ou moins immédiat, tantôt il persiste, lorsque les bouts des fragments sont séparés par un grand intervalle.

Telle est l'histoire du cal dans l'état régulier.

Conséquences. Il suit de ce qui précède :

1° Que la consolidation des os a lieu non seulement aux dépens du périoste, mais encore aux dépens de toutes les parties lacérées qui environnent une fracture; que cependant le périoste peut suffire à la formation du cal lorsqu'il n'y a pas de déplacement.

2° Que le sang n'entre pour rien dans la consolidation des fractures; qu'il est obstacle et non moyen (1).

3° Qu'il s'opère dans toute fracture une sécrétion de lymphe plastique ossifiable, qui s'infiltre dans les parties molles lacérées qui entourent les fragments et qui constitue le véritable moyen de consolidation.

4° Que les fragments d'une fracture ne concourent nullement à leur propre consolidation; qu'ils sont inertes, à la manière de la surface qui résulte de la section d'une branche d'arbre; qu'à aucune époque de la consolidation, on ne surprend aucune espèce de travail dans les fragments, et en cela les os se comportent comme les parties molles.

5° Qu'il n'existe pas deux espèces de cal, un cal provisoire et un cal définitif, en ce sens que le cal définitif serait le résultat d'un travail propre aux bouts des fragments, lequel succéderait à un cal provisoire ayant son siége dans le périoste. Il n'y a qu'un seul et même cal; spongieux dans la première partie de son évolution, qui répond à ce qu'on appelle cal provisoire; compacte dans la deuxième partie, qui répond à ce qu'on appelle cal définitif. Le cal est véritablement un os nouveau qui parcourt les mêmes périodes que l'ossification normale, et nullement une concrétion ossiforme.

On comprend pourquoi Dupuytren disait qu'il était

(1) Voici la théorie du cal proposée par Breschet (*Thèse de concours pour la place de chef des travaux anatomiques*, 1819), théorie qui est le *nec plus ultra* des théories conciliatrices ou éclectiques : « La cicatrice des » os fracturés ou le cal ne dépend pas exclusivement de l'épanchement » d'un fluide particulier qui se concrète et passe graduellement à l'état os- » seux ; de l'ossification du périoste gonflé, allongé, non plus que de » celle de bourgeons charnus développés sur la cassure ; mais elle est » souvent le résultat de toutes ces circonstances réunies ou de plusieurs » d'entre elles ; et dans tous les cas, la conséquence plus ou moins directe » d'une série d'altérations qui s'observent dans les parties molles avoi- » sinant immédiatement les fractures, comme le périoste, le tissu mé- » dullaire, ou dans la cavité des os, dans leur tissu même, enfin dans » la substance intermédiaire aux fragments, etc. »

possible de réformer, de redresser le cal provisoire, mais qu'il était impossible d'exercer la moindre action sur le cal définitif : on peut redresser, réformer le cal, peut-être même l'allonger, tout le temps qu'il est spongieux, parce qu'il est ductile, parce qu'il peut céder à une action modérée mais continue. J'ai vu Dupuytren rendre, au moyen d'un appareil ingénieux, une jambe anguleusement consolidée à la direction normale ; mais une fois devenu compacte, le cal partage l'inflexibilité des os.

Cette doctrine, que l'on trouve, sinon aussi développée, au moins sommairement présentée dans mon premier ouvrage (*Essai sur l'anatomie pathologique,* article FRACTURES, t. I, p. 48, rend compte de tous les faits, répond à toutes les objections (1).

Si cette doctrine est vraie, si les fragments d'une fracture ne prennent aucune part à leur propre consolidation, il suit que les fractures dans lesquelles les fragments sont abandonnés à leurs propres forces ne pourront pas se consolider ; or, je ne vois qu'une fracture dans l'économie qui présente cette disposition, à savoir : la fracture intra-capsulaire du col du fémur, avec déchirure complète du repli fibro-synovial qui revêt ce col. Or, cette fracture ne se consolide jamais, au moins par cal : l'isolement complet des fragments, voilà la véritable cause de la non-consolidation et non le défaut de vitalité du fragment supérieur ; car le fragment inférieur, dont on ne peut suspecter la vitalité, ne présente pas plus de traces de consolidation que le supérieur.

Si cette doctrine est vraie, les os fracturés qui ne seront entourés de parties molles que d'un côté de leur surface ne présenteront de travail consolidateur que dans cette partie

---

(1) Cette doctrine se lie à des expériences que j'ai faites concurremment sur la régénération des os, desquelles il résulte que l'os régénéré est formé non seulement aux dépens du périoste, mais encore aux dépens des couches cellulaires et musculaires qui l'avoisinent.

de leur surface. Or, la rotule se trouve précisément dans ces conditions.

Si cette doctrine est vraie, toutes les fois qu'un os, dépouillé complétement des parties molles qui l'entourent, sortira à travers la peau, la consolidation sera impossible; mais s'il reste entouré de parties molles dans une certaine étendue de sa circonférence, c'est par cette partie de sa circonférence que pourra se faire la consolidation; or, les faits répondent affirmativement à toutes ces vues de la théorie (1).

Une question me reste encore à traiter pour terminer ce qui a trait à la consolidation des os dans l'état régulier; nous savons aux dépens de quelles parties se produit le cal, mais nous n'avons rien dit sur le mécanisme par lequel les parties molles qui entourent les fragments, se convertissent en tissu osseux, en suivant toutes les phases ou périodes de l'ossification normale. Comment se fait-il que ces parties molles lacérées, qui, en l'absence de la fracture, se seraient réunies à l'aide d'un tissu fibreux, subissent la transformation cartilagineuse, puis osseuse? La présence ou le contact des fragments osseux donne donc aux parties qui les environnent la propriété de se pénétrer de phosphate calcaire? Ce suc osseux découlerait-il de la surface externe de l'os, de la surface interne du périoste ou de la membrane médullaire? Répondre à ces questions par des causes finales et dire que cette transformation est une loi du créateur qui a prévu le désordre et qui a établi

_____

(1) Nous verrons plus tard (voyez *Anatomie pathologique appliquée*) qu'aucun fait particulier de fractures n'est en opposition avec la théorie que je viens d'exposer, et que bien au contraire tous les faits y rentrent complétement. La pierre de touche de toute bonne théorie c'est de n'admettre aucune exception : non, ce n'est pas pour les sciences physiques qu'a été faite cette sentence célèbre, *l'exception confirme la règle*. Dans les sciences physiques, l'exception tue la règle, ou, pour parler plus exactement, l'exception elle-même est une règle. Je ne connais pas en médecine de cas exceptionnels; s'ils sont admis comme tels, ce n'est que provisoirement et jusqu'à plus ample informé.

en conséquence des lois restauratrices, ce n'est pas là une réponse scientifique : les considérations suivantes pourront jeter quelque lumière sur ce sujet.

Le cal est un mode d'adhésion des os, comparable à l'adhésion immédiate des parties molles. Toute la différence, c'est que le travail adhésif des os dure de quarante à cinquante jours, tandis que le travail adhésif des parties molles dure de six à huit jours. L'adhésion des os est un cal osseux ; l'adhésion des parties molles est un cal fibreux. L'adhésion des parties molles se fait par une lymphe organisable dont le dernier terme est le tissu fibreux ; l'adhésion des os se fait par une lymphe organisable dont le dernier terme est le tissu osseux. On peut pousser plus loin l'analogie, en montrant que la lymphe organisable des parties molles peut quelquefois devenir cartilagineuse et osseuse, comme dans les adhésions pleurales.

On le voit, cette lymphe organisable, ossifiable, n'est autre chose que le suc osseux de Haller et de Dethlef, présenté sous une autre forme. Nous sommes, sans nous en douter, arrivé à une théorie conciliatrice, qui se compose de la combinaison de la doctrine de Duhamel, laquelle est fondée sur le siége de l'ossification, avec la doctrine de Haller, laquelle est fondée sur le mode suivant lequel s'opère l'ossification, avec cette différence cependant que dans la doctrine de Haller le suc osseux est épanché autour des fragments, et que dans celle de Duhamel comme dans celle que je soutiens ce suc osseux est déposé dans la trame même des tissus ; dans le périoste exclusivement suivant Duhamel et M. Flourens (*Théorie expérimentale de la formation des os*, Paris, 1847, in-8), dans le périoste, le tissu cellulaire, les muscles, etc.; en un mot, dans toutes les parties lacérées qui entourent les fragments, suivant la doctrine que je soutiens.

La consolidation des os n'est donc qu'une variété de la réunion immédiate ou par première intention. Il y a tendance égale à l'adhésion dans les fractures et dans les solutions de continuité des parties molles; dans l'un et l'autre cas les parties divisées sont étrangères à leur propre consolidation; dans l'un et l'autre cas les conditions de l'adhésion sont exactement les mêmes.

Nous avons vu que pour les parties molles, les conditions de l'adhésion immédiate étaient le bon état des parties divisées, la coaptation et l'immobilité : ces mêmes conditions sont également celles de la formation du cal. Un mot sur chacune d'elles.

1° La *condition du bon état des parties* dans une fracture s'applique non seulement aux os, mais encore aux parties molles qui les entourent. Relativement aux os, on conçoit que des fractures avec esquilles nombreuses soient dans des conditions de consolidation beaucoup moins favorables que des fractures simples. Cependant il suit de la théorie du cal que la gravité des fractures comminutives tient moins encore à la fracture elle-même qu'à l'état des parties molles; car il faut que ces parties molles soient dans des conditions de vitalité et d'organisation qui les rendent aptes à subir la transformation osseuse; et je suis convaincu que s'il était possible que des parties molles en bon état pussent entourer des os écrasés en esquilles, la consolidation pourrait encore s'effectuer. J'ai déjà dit qu'il m'était démontré par des faits positifs que des esquilles complétement isolées ont pu être enveloppées dans le cal, et n'ont apporté aucun obstacle à la consolidation.

2° *La coaptation des fragments est une condition de consolidation.* Si, comme précepte thérapeutique, on doit désirer que cette coaptation soit aussi parfaite que possible pour prévenir le raccourcissement et la déformation du membre sous le point de vue de la consolidation, une opposition parfaite des surfaces fracturées n'est heureusement pas nécessaire. Cette consolidation s'effectue tout aussi bien les fragments chevauchant l'un sur l'autre que

situés bout à bout (1). La condition indispensable, c'est
que le contact ait lieu, au moins par une partie de la
surface des fragments : on dit généralement que l'interposition d'un plan musculaire entre les fragments est un
obstacle à la consolidation ; mais la théorie du cal a fait
justice de cette assertion. L'ossification du tissu musculaire
rend compte de ces consolidations de fractures à distance,
inexplicables dans toute autre théorie.

3° *L'immobilité,* condition si nécessaire pour l'adhésion
des parties molles, n'est pas moins indispensable pour
l'adhésion des parties dures : c'est vers ce but que doivent
être dirigés tous les moyens contentifs ; et, sous ce rapport, l'appareil inamovible peut rendre d'importants services, pourvu toutefois que l'état des parties molles ne
s'oppose pas à son application (2).

Des variétés principales que présente le cal.

Pour terminer ce qui a trait à l'anatomie pathologique
générale du cal, j'ai cru devoir présenter un tableau succinct des principales variétés que j'ai eu occasion d'observer : ces variétés peuvent être rapportées à quatre chefs
principaux, 1° variétés de coaptation, 2° variétés d'inclinaison, 3° variétés de configuration, 4° variétés de structure.

1° *Variétés de coaptation.* La coaptation peut avoir lieu de

(1) La coaptation parfaite, c'est-à-dire la coaptation bout à bout des
fragments, est impossible, à moins d'engrènement. La coaptation est
toujours latérale, c'est-à-dire avec chevauchement.

(2) La théorie et les faits me conduisent à improuver l'emploi des appareils inamovibles pendant les dix ou douze premiers jours qui suivent
la fracture, à moins de fracture tellement simple qu'on n'ait point à
redouter les conséquences des phénomènes inflammatoires. J'ai vu un
malheureux affecté de fracture de cuisse qui fut mis dans un appareil assez fortement serré immédiatement après l'accident ; le troisième, le quatrième jour, le malade se plaint de vives douleurs : on ne donne aucune
attention à ses plaintes ; on les attribue à de la pusillanimité. Lorsque le
douzième jour on se décida enfin à lever l'appareil, des foyers purulents
existaient dans l'épaisseur du membre ; il fallut donner issue au pus, et
le malade succomba à l'abondante suppuration.

deux manières : 1° par *affrontement*, 2° par *chevauchement*.
L'affrontement parfait des fragments est excessivement
rare. On ne l'observe guère que dans les fractures du crâne
des côtes et dans celles des membres composés de deux
os lorsqu'un seul de ces os est fracturé, l'autre os servant d'attelle ; telles la fracture du tibia, le péroné étant
intact, ou la fracture du péroné avec intégrité du tibia. Dans
ce cas, le cal est si peu volumineux qu'il déborde à peine les
fragments, et qu'au premier abord on serait tenté de
croire qu'il n'y a pas eu de fracture. Cependant je dois
dire que, quelque exacte que soit la coaptation, si l'œil le
plus exercé peut méconnaître sur le vivant les traces d'une
fracture de ce genre, il est toujours possible de les reconnaître sur le cadavre. La trace de la soudure est indélébile.

Le *chevauchement* des fragments est la règle dans les
fractures. Il peut avoir lieu *avec juxtaposition* ou *à distance*.
Dans le premier cas, les deux bouts des fragments sont
enveloppés par le cal comme dans une gaîne ; le cal est
invaginant ou *à virole*.

Quand le chevauchement se fait à distance, il arrive
tantôt que le cal naît de l'un des bouts des fragments,
pour se porter à la face latérale correspondante de l'autre
fragment qui se termine alors par une extrémité mousse :
c'est le *cal unilatéral ;* tantôt le cal est étendu de la face
latérale de l'un des fragments à la face latérale de l'autre
fragment, les deux bouts restant libres : c'est le *cal bilaté-
ral.* On peut encore appeler le cal latéral, *cal à colonne ;*
car la réunion se fait par une espèce de colonne, tantôt
régulière, tantôt irrégulière.

Tandis que dans le cal invaginant ou à virole, les bouts
des fragments sont agglutinés dans un cal ; dans le cal
latéral, les bouts des fragments sont libres, arrondis,
mousses. Cette forme arrondie ne vient pas du fragment
lui-même, dont les inégalités se seraient effacées par le
frottement et plus particulièrement par la contraction

musculaire, elle résulte de productions osseuses nouvelles qui obturent les fragments et masquent leurs inégalités. Quelquefois cependant ces bouts se prolongent en une crête ou en une épine, qui est reçue au milieu des parties molles.

2° *Variétés d'inclinaison des fragments dans le cal.* Il est presque impossible qu'une fracture se consolide sans que les fragments aient subi des changements plus ou moins notables dans leur direction, et ne représentent à un degré plus ou moins prononcé les diverses espèces de déplacement suivant l'axe, suivant la circonférence ou suivant l'épaisseur, espèces que nous avons indiquées comme une conséquence presque nécessaire de la solution de continuité des os d'un membre. Les appareils contentifs ne peuvent pas lutter efficacement contre les causes incessantes de déplacement, et en particulier contre la tonicité musculaire, qui imprime un cachet particulier aux fractures, suivant qu'elles ont lieu dans tel ou tel point de la longueur de l'os.

3° *Variétés de configuration.* Il est des cals lisses, réguliers, ovoïdes; il en est de *stalactiformes,* qui sont surmontés de crêtes, d'épines, de proéminences dont quelques unes m'ont paru produites par la traction musculaire. Il est des cals *sillonnés* et même *canaliculés,* pour loger des tendons, des nerfs, des vaisseaux, lesquels, placés hors de la sphère d'activité du cal, n'ont pas pu concourir à sa formation. Il est même des cals *perforés* de part en part, et quelquefois ces perforations sont si régulières qu'on dirait qu'elles ont été produites par une balle. Il existe dans les cabinets de la Faculté une pièce qui est bien propre à induire en erreur à cet égard. Mais ces perforations sont le résultat de jetées osseuses étendues de l'un des fragments à l'autre. Il est des cals *à géodes,* lesquelles tantôt s'ouvrent à la surface du cal, tantôt constituent des cavités closes et ne peuvent être reconnues que lorsqu'on scie les os avec le cal: cette disposition peut, comme la perforation, être la conséquence de jetées osseuses; je me suis demandé si du sang

épanché entre les fragments en trop grande quantité pour
pouvoir être absorbé à temps ne serait pas la cause de cette
cavité, qui constitue la géode.

4° *Variétés de structure.* Le cal est quelquefois entièrement
compacte; d'autres fois, la croûte seule est compacte,
le reste étant constitué par du tissu spongieux. Les cals
volumineux sont spongieux; les cals peu volumineux sont
compactes. Les *cals à esquilles libres* sont beaucoup plus
fréquents qu'on ne le croit communément; la présence
de ces esquilles, même en nombre assez considérable,
n'est pas un obstacle à la consolidation : les esquilles, en
effet, ne peuvent agir que de deux manières, ou comme
des corps étrangers inoffensifs qui seraient absorbés à la
longue, ou comme des portions d'os qui prennent racine,
bien qu'elles soient complétement séparées des parties
vivantes. Les faits établissent que ces esquilles sont re-
trouvées au milieu du cal, sans aucune trace d'absorption,
tout le temps que le tissu du cal peut être distingué du
tissu de l'os. Si ces esquilles étaient un obstacle à la consolidation, si elles devaient être éliminées au milieu de la
suppuration, il y aurait bien peu de fractures qui pussent
se réunir par première intention ; en effet, je n'ai pas vu
une seule fracture du col du fémur, une seule fracture avec
écrasement de l'extrémité inférieure du radius, j'oserais
même dire bien peu de fractures par choc direct qui ne
présentent quelques esquilles complétement séparées (1).

Telles sont les principales variétés du cal.

Je crois avoir établi que la consolidation des fractures
par cal est, par rapport aux solutions de continuité des
os, ce que l'adhésion immédiate est par rapport aux parties molles ; mais si les conditions nécessaires pour la production du cal viennent à manquer, soit à cause du mau-

---

(1) Dans certaines fractures, les bouts des fragments sont eux-mêmes
dépouillés du périoste dans une certaine étendue, et cependant ils prennent racine dans le cal.

vais état des parties molles et dures, soit à raison du défaut
de coaptation; si des mouvements sont imprimés aux fragments, il se produit dans les fractures un travail qu'on
peut rapprocher de la réunion des parties molles par
deuxième intention et qui a pour conséquence tantôt une
réunion par cicatrice, tantôt une *articulation contre nature*.
Jetons un coup d'œil général sur ces deux modes de consolidation des fractures.

Réunion des fractures par cicatrice.

La réunion des fractures par cicatrice (et cette cicatrice
est toujours fibreuse) est la réunion par deuxième intention
des os. Ce mode de réunion s'observe : 1° dans toutes les
solutions de continuité des os avec suppuration autour
des fragments ; 2° lorsque les fragments des fractures ne
sont pas entourés de parties molles qui puissent servir à
leur consolidation.

La *solution de continuité des os avec suppuration* ne se
termine jamais par consolidation osseuse : car on peut considérer comme démontrée cette proposition : la *sécrétion du
pus et la sécrétion du phosphate calcaire sont incompatibles*.
Or, la solution de continuité avec suppuration s'observe
dans les circonstances suivantes : 1° dans le cas de *plaie*
ou *section* de l'os accidentelles par instrument tranchant,
le plus souvent produites par l'art au moyen de la scie,
dans l'opération de la résection, dans l'application du trépan. Cette solution de continuité, qui est en contact avec
l'air, est dans des conditions tout à fait différentes des solutions de continuité à l'abri de ce contact. Chaque bout
de fragment se comporte à la manière du bout d'un os
amputé : les conditions sont identiquement les mêmes. Le
bout de l'os s'exfolie ou ne s'exfolie pas; des granulations
traumatiques, de véritables bourgeons celluleux et vasculaires (1) naissent de sa surface, comme de celle des parties

(1) C'est seulement dans le cas de solution de continuité des os avec

molles voisines, et se terminent par une cicatrice fibreuse. C'est d'après ces données qu'il faut apprécier l'opération de la résection des os, résection qui place les bouts des fragments dans les mêmes conditions qu'une plaie des os, qui expose par conséquent les malades à toutes les chances des longues suppurations, pour arriver définitivement à une cicatrice fibreuse (1).

2° La suppuration s'observe, dans le cas de fractures, dans trois circonstances bien distinctes. A , tantôt la perforation des parties molles et de la peau a été produite par l'un des bouts des fragments ; B, tantôt cette perforation est le fait de l'instrument vulnérant lui-même : dans ces deux cas, la fracture est accompagnée de pénétration de l'air. C, dans un troisième cas, la suppuration se déclare dans une fracture comminutive ; et alors, par suite de l'ouverture de l'abcès, il y a pénétration de l'air extérieur.

Or, toutes les fois que, dans une fracture avec ou sans

pénétration de l'air qu'on voit des bourgeons charnus s'élever des bouts des fragments ; ainsi que l'avait parfaitement observé Hunter, les bourgeons charnus sont complétement étrangers à la formation du cal proprement dit.

(1) On ne comprend pas qu'on ait pu pratiquer la résection des bouts des fragments dans le cas de fausse articulation, cette résection ne pouvant pas avoir pour conséquence la consolidation par cal, mais bien la consolidation par cicatrice fibreuse ou par fausse articulation. Nous ne pouvons qu'improuver, en la rapportant à l'imperfection de la doctrine relative à la réunion des os, l'opération pratiquée par M. Long, chirurgien de l'hôpital Saint-Barthélemy. Chez un jeune homme robuste, la réunion d'une fracture de l'humérus ne se faisant pas, ce chirurgien se décida à faire une incision des parties molles jusqu'à l'os et à pratiquer la résection. Le membre fut ensuite entouré d'attelles pour favoriser la réunion, qui ne se fit pas. Samuel Cooper, qui rapporte ce fait, n'entre d'ailleurs dans aucun détail. N'est-il pas évident que le chirurgien plaçait son malade, sous le rapport de la consolidation, dans des conditions plus défavorables qu'il ne l'était avant l'opération ? Une opération aussi grave ne saurait être pratiquée que dans un petit nombre de cas de tumeurs blanches d'une incurabilité bien constatée ?

pénétration de l'air, il s'établit autour des fragments une suppuration abondante, de telle manière que les fragments baignent dans le pus, un malade ne résistera pas aux graves accidents qui sont la suite de cette complication, ou il n'y aura pas formation de cal, mais bien *réunion par cicatrice fibreuse* qui naîtra, soit des bouts des fragments exfoliés, soit de leurs parties latérales. C'est là le seul mode de réunion dont soient susceptibles les fractures produites par une balle. Et l'on sait à travers quels dangers on arrive à conserver un membre qui souvent ne peut rendre que bien peu de services. Le cas le plus simple des fractures avec pénétration de l'air ou avec suppuration est celui dans lequel la perforation des parties molles et de la peau a été produite par l'un des bouts des fragments. Car alors l'autre fragment (ordinairement l'inférieur) n'est pas dénudé; le fragment perforateur peut n'être dénudé lui-même que dans la portion qui a traversé la peau; les parties molles peuvent ne pas avoir souffert d'autre lésion que celle qui est en quelque sorte nécessaire pour la fracture et pour la perforation : or, il arrive que la suppuration se limite autour de la portion du fragment supérieur qui a été dénudée, que le bout inférieur s'applique non sur l'extrémité dénudée du bout supérieur, mais sur la partie latérale de ce bout immédiatement au - dessus de la dénudation : alors la suppuration est limitée autour de la portion dénudée du bout supérieur : un foyer du cal bien distinct du foyer de la suppuration s'établit latéralement; et tandis que la portion de fragment dénudée se sépare de la portion d'os saine et que la surface granuleuse qui résulte de cette élimination se réunit par cicatrice aux parties molles voisines, le foyer du cal poursuit sa marche. La réunion de cette fracture se fait donc d'une manière mixte, en partie par cal et en partie par cicatrice fibreuse. Le cal est latéral.

J'ai dit que la réunion des fractures par cicatrice fibreuse

avait lieu, non seulement dans le cas de solution de continuité des os avec suppuration, mais encore lorsque les
fragments de la fracture ne sont pas entourés de parties
molles qui puissent servir à la consolidation. Telle est la
fracture intra-capsulaire du col du fémur. En effet, du moment qu'il est démontré que les fragments d'une fracture
sont étrangers à leur propre consolidation, que le cal est
formé aux dépens des tissus ambiants, il est bien évident
que la consolidation par cal de cette fracture intra-capsulaire ne saurait avoir lieu; et, sous ce rapport, j'adopte
pleinement l'opinion de sir Astley Cooper ; mais je ne
partage pas sa manière de voir lorsqu'il professe la *non-
réunion absolue* de toute fracture intra-capsulaire du col du
fémur. J'ai vu à la Salpêtrière plusieurs exemples de consolidation de ces fractures : la réunion paraissait solide ;
et cependant point de virole tout autour des fragments,
la réunion avait évidemment lieu par les surfaces elles-
mêmes de la fracture : alors ayant scié la pièce anatomique
en deux parties parfaitement égales, il m'a été facile de
voir qu'il existait une certaine mobilité entre les deux fragments, et que le moyen d'union était une cicatrice fibreuse
aussi dense que le tissu fibreux qui unit les corps des vertèbres. L'une de ces pièces ayant été soumise à l'ébullition,
le tissu fibreux disparut, fut converti en gélatine et la tête
du fémur se sépara complétement du col de cet os.

La consolidation des fractures par cicatrice fibreuse
est donc en opposition avec cette loi que j'ai établie pour
la consolidation par cal, à savoir que les fragments des
fractures sont étrangers à leur propre réunion ; mais
ici les fragments se comportent à la manière des parties
molles : la membrane médullaire, qui tapisse les cellules
du tissu spongieux de l'os, subit l'inflammation adhésive ;
la pseudo-membrane qui revêt les fragments s'organise
et devient fibreuse; le tissu osseux proprement dit ne
participe en aucune manière à cette cicatrisation.

Si la réunion par cicatrice fibreuse des fractures intra-
capsulaires du col du fémur ne s'observe pas plus souvent,
c'est à cause de la mobilité des fragments : et cette mobilité,
ainsi que nous allons le voir, a souvent pour conséquence
une fausse articulation. Théoriquement parlant, les fractures intracapsulaires du fémur seraient curables, comme
les fractures extra-capsulaires, sauf la différence du mode
de réunion, si l'on pouvait maintenir le membre dans l'immobilité. Un fait que j'ai observé m'a donné l'idée de
l'immobilité assise comme beaucoup plus favorable, au
moins dans quelques cas, que l'immobilité horizontale
pour la guérison des fractures du col du fémur. La position assise permet, d'ailleurs, au malade de vaquer à ses
besoins sans changement de position (1).

Ces réflexions s'appliquent aux fractures de la rotule
et de l'olécrâne. La consolidation par cal ne peut s'opérer
pour ces os que par leur surface cutanée, la surface articulaire étant complétement dépouillée de parties molles :
mais la consolidation par cicatrice fibreuse peut s'opérer
sur toute la surface des fragments ; j'ai vu une rotule ainsi
consolidée.

Je terminerai ce que je viens de dire sur la cicatrisation fibreuse des fractures, par cette simple question que
je laisserai sans solution, faute de faits pour la résoudre :
la cicatrice fibreuse des os fracturés peut-elle se pénétrer
du phosphate calcaire ?

(1) Le malade auquel je fais allusion, vieillard plus qu'octogénaire,
s'était fracturé le col du fémur à 400 lieues de Paris : cette fracture fut
méconnue. Le malade voulut absolument revenir à Paris : à peine fut-il en
voiture, qu'il fut soulagé ; comme il avait éprouvé de vives douleurs causées
par le transport de la voiture dans une chambre et par le séjour au lit, il
se décida à passer les nuits dans sa voiture jusqu'à Genève, où la fracture
fut reconnue. Il se dirigea ensuite sur Paris, où la guérison s'acheva, toujours dans la position assise. Ce ne fut qu'au milieu du troisième mois, à
dater du moment de la fracture, qu'il put supporter le lit. Ce vieillard
mourut, deux ans après, d'une maladie tout à fait étrangère à la fracture.

Troisième mode de guérison des fractures.

Terminaison des fractures par articulation contre nature ou pseudarthrose (1). La pseudarthrose, à la suite des fractures, reconnaît deux causes bien distinctes : 1° la mobilité des fragments ; 2° le défaut de juxtaposition : dans l'un et l'autre cas, les fragments sont dans les mêmes conditions qu'une solution de continuité des parties molles dont on maintiendrait les lèvres écartées l'une de l'autre ; ils se cicatrisent séparément, lors même qu'ils seraient dans les conditions les plus favorables à la consolidation.

Or, les pseudarthroses, suite de fractures, présentent trois variétés bien distinctes.

A. *Arthrodie morbide.*— Dans une première variété qui constitue la fausse articulation proprement dite, les fragments sont en contact immédiat, et la configuration est réciproque. Dans un certain nombre de cas, la surface s'est encroûtée d'un cartilage accidentel qui prévient leur usure : dans d'autres cas, le cartilage accidentel faisant défaut, chaque surface articulaire est recouverte d'une lame osseuse éburnée qui s'use par le frottement. Les articulations contre nature appartiennent en général à l'*arthrodie lâche ou serrée.* Une capsule fibreuse, plus ou moins résistante, est disposée tout autour des fragments qui m'ont paru lubrifiés par de la synovie. Les bouts des fragments sont quelquefois amoindris ; d'autres fois leur diamètre est plus considérable, augmenté qu'il est par des végétations osseuses, dont la production a été favorisée par le frottement.

B. *Amphiarthrose morbide.*—Dans une deuxième variété, les fragments sont réunis par un tissu fibreux plus ou

(1) Les articulations contre nature s'établissent dans deux circonstances bien distinctes : 1° dans le cas de luxation non réduite ; 2° dans le cas de fracture. Il ne doit être question ici que de l'articulation contre nature qui succède à une fracture.

moins résistant, comme par une espèce d'*amphiarthrose*, et le rapprochement est d'autant plus frappant, que souvent dans l'amphiarthrose morbide, comme dans l'amphiarthrose normale (voyez *Anat. descript.*), on trouve à la fois, et une portion de la surface articulaire qui est contiguë et une portion qui est continue à l'aide du tissu fibreux.

C. *Syssarcose morbide.* Dans une troisième variété, qu'on pourrait appeler articulation par *syssarcose*, il n'y a pas articulation proprement dite, les deux fragments étant tout à fait indépendants l'un de l'autre, et se terminant par un bout arrondi qui se perd au milieu des chairs. Dans ce cas, les bouts des fragments ont été séparés par un grand intervalle, si bien qu'aucune communication n'a existé entre les sphères d'activité des deux bouts des fragments, lesquels sont restés séparés par une grande épaisseur de parties molles.

Une cause de défaut de consolidation et d'isolement des deux fragments sur laquelle on n'a pas suffisamment fixé l'attention est l'interposition de parties molles saines, je veux dire non lacérées entre les fragments. Supposons, dans une fracture du corps du fémur, l'un des bouts des fragments coiffé par un muscle sain non lacéré : ce muscle fait l'office d'un corps étranger, et la consolidation des fragments ainsi séparés l'un de l'autre ne saurait pas plus avoir lieu que celle d'une plaie des parties molles entre les lèvres de laquelle seraient interposées d'autres parties molles non divisées. Un muscle, un tissu sain ne sauraient entrer dans la sphère d'activité du cal; la solution de continuité est une condition *sine qua non* pour faire partie de cette sphère d'activité. Ainsi, M. Earle a vu, sur le corps d'une femme morte avec une fracture non consolidée de l'humérus, bien que cette fracture eût été soumise au traitement le mieux dirigé pendant plusieurs mois, que le défaut de consolidation tenait à ce que l'extrémité aiguë du fragment inférieur était en quelque sorte fichée dans l'épaisseur du muscle biceps dont elle n'avait pu être dégagée pendant les tentatives de réduction : dans ce cas, l'immobilité la plus absolue n'est d'aucun secours, la condition la plus importante pour la réunion, je veux dire la juxtaposition, faisant défaut.

IIe ORDRE.

ADHÉSIONS MORBIDES.

Les *adhésions morbides* comprennent toutes les adhésions qui s'établissent entre les surfaces libres naturellement contiguës. Or, les surfaces libres naturellement contiguës sont : 1° les lamelles du tissu cellulaire ; 2° les membranes séreuses et les synoviales ; 3° les vaisseaux ; 4° les membranes tégumentaires, peau, membranes muqueuses.

PREMIER GENRE.

Adhésions du tissu cellulaire.

L'adhésion des filaments et lamelles du tissu cellulaire est un phénomène très remarquable qui permet de se rendre compte d'un grand nombre de faits.

Le premier effet de l'inflammation du tissu cellulaire est de déterminer avec l'exhalation d'une certaine quantité de sérum ou lymphe non organisable celle d'une lymphe plastique organisable qui agglutine entre eux les filaments celluleux. Dès lors, plus de perméabilité ; les liquides appelés par l'irritation sont cohibés, et si la résolution s'opère, l'adhésion définitive des lamelles celluleuses a lieu absolument comme dans une plaie récente qui se réunit par première intention ; il y a oblitération des vacuoles celluleuses.

C'est par l'adhésion des lamelles ou filaments celluleux qu'est circonscrit le pus dans les abcès ; c'est encore par l'adhésion que guérit un abcès ouvert. Lorsqu'il n'existe aucun obstacle à la juxtaposition, l'adhésion des parois opposées de l'abcès se fait aussi rapidement que dans une plaie récente dont les lèvres en suppuration auraient été rapprochées.

C'est à cause de l'adhésion du tissu cellulaire que le pus d'un abcès par congestion ne s'infiltre pas de cellule en cellule à la manière de la sérosité et que se forment des canaux accidentels qui présentent une grande analogie avec les canaux excréteurs; car ils sont, comme ces derniers, tapissés par une fausse membrane organisée qu'on a rapprochée des membranes muqueuses avec lesquelles elle partage le rôle de membrane protectrice. Nous verrons plus tard (V. *Métamorphoses et productions organ.*) les analogies et les différences qui existent entre les membranes muqueuses morbides et les membranes muqueuses normales.

De ce qui précède, il suit que les métastases purulentes ne peuvent en aucune manière s'expliquer par la migration du pus de cellule en cellule, et que c'est à tort que l'on dit généralement que les abcès peuvent s'ouvrir dans le tissu cellulaire et fuser au loin.

C'est encore à la suite de l'adhésion des lames du tissu cellulaire qu'est circonscrit le sang épanché dans les mailles de ce tissu. Dans les hémorrhagies cellulaires, il y a d'abord infiltration du sang; puis, si le sang est épanché en assez grande quantité pour être réuni en foyer, il est circonscrit par l'adhésion cellulaire. Les kystes hématiques, les anévrismes faux consécutifs sont des foyers sanguins circonscrits par l'adhésion, lesquels communiquent avec une artère ouverte; c'est l'adhésion successive des couches de tissu cellulaire qui entourent les poches anévrismales qui s'oppose à la perforation de ces poches dont le tissu cellulaire renouvelle en quelque sorte les parois à mesure qu'elles se détruisent.

C'est à l'aide de l'adhésion cellulaire que les corps étrangers, balles, grains de plomb, fragments de verre, entozoaires, s'entourent d'un kyste qui les isole des parties voisines et leur permet de séjourner impunément pendant plusieurs années et quelquefois toute la vie au milieu de nos tissus. L'adhésion cellulaire joue encore un rôle important dans la migration des épingles ou aiguilles qui traversent successivement les tissus et viennent se présenter à telle ou à telle partie du corps.

L'adhésion cellulaire explique ce qui se passe dans les fistules stercorales et urinaires. Soit une large perforation du canal de l'urètre : l'urine épanchée en grande quantité s'infiltre au loin, car l'adhésion n'a pas eu le temps de s'établir comme une barrière propre à limiter les ravages de l'infiltration urineuse. Si au contraire l'urine s'échappe de ses canaux goutte à goutte comme par une espèce de suintement, l'adhésion cellulaire a pu se produire et la fistule s'établir sans inflammation désorganisatrice.

Le tissu cellulaire qui a subi l'adhésion présente des propriétés nouvelles qui donnent lieu à des considérations pratiques d'un grand intérêt. Dans les premiers temps, le tissu cellulaire qui a subi l'inflammation adhésive est remarquable par sa fragilité, par sa sécabilité, si bien qu'une ligature le coupe avec la plus grande facilité ; plus tard, ce tissu cellulaire présente la densité, la résistance et l'inextensibilité du tissu fibreux ; car le propre de l'inflammation adhésive est d'opérer une transformation fibreuse dans le tissu cellulaire. Le chirurgien doit avoir toujours présente à la pensée cette transformation lorsqu'il procède à une amputation, à une extirpation, à la ligature d'un vaisseau dans des régions qui ont été préalablement le siège d'une inflammation adhésive. Il n'y a pas de comparaison à établir entre une opération pratiquée dans une région dont le tissu cellulaire a subi la transformation fibreuse, et la même opération pratiquée dans une région dont le tissu cellulaire est sain.

IIe GENRE.

Adhésions des membranes séreuses.

Toutes les conditions pour l'adhésion se trouvent
réunies dans les membranes séreuses. C'est à l'occasion
de ces membranes qu'on peut étudier le phénomène de
l'adhésion dans toute sa plénitude et qu'il est facile de
démontrer l'identité parfaite qui existe entre les adhésions
morbides et les adhésions traumatiques.

On peut admettre deux espèces d'adhésions pour les
membranes séreuses : 1° des *adhésions pseudo-membraneuses* ; 2° des *adhésions organisées*, lesquelles se subdivisent
en celluleuses, fibreuses, filamenteuses, cartilagineuses
et osseuses.

1re ESPÈCE. Adhésions pseudo-membraneuses.

Signalées, mais décrites isolément et comme en passant par les divers observateurs à l'occasion des maladies des séreuses, les pseudo-membranes n'ont été
étudiées d'une manière générale que depuis Hunter (1)
qui les a considérées comme étant le produit d'un mode
particulier d'inflammation, et par Dupuytren qui en a
fait l'un des sujets de sa thèse inaugurale (2). Renvoyant
à l'article *Inflammation* tout ce qui a trait au mode de
formation et au mode d'organisation des fausses membranes, je ne m'occuperai ici de ces fausses membranes
que comme moyen d'adhésion.

Les adhésions pseudo-membraneuses des membranes
séreuses présentent plusieurs variétés.

Première variété. — Adhésions glutineuses. J'ai cru de-

(1) *Traité du sang et de l'inflammation* dans les *OEuvres complètes*,
Paris, 1843, t. III.
(2) *Propositions sur quelques points d'anatomie, de physiologie et d'a-
natomie pathologique*, Paris, an XII, in-8. — Voyez aussi la thèse de
M. Villermé, sur *les fausses membranes*, 1814.

voir caractériser par un nom particulier une adhésion
pseudo-membraneuse qui n'a juste que l'épaisseur nécessaire pour produire l'adhésion, si bien qu'elle échappe
souvent, par sa ténuité, à l'observateur. C'est une couche
presque transparente de fibrine réticulée qu'on ne peut
apercevoir que sous un certain jour. On ne la reconnaît que parce qu'elle donne à la séreuse l'aspect d'un
verre dépoli, aspect qui contraste avec celui de la portion
de membrane séreuse voisine qui est lisse. Le doigt
promené sur la surface de la pseudo-membrane peut apprécier des rugosités visibles d'ailleurs à la loupe et
même à l'œil nu.

Cette couche glutineuse, qui peut être considérée
comme la pseudo-membrane réduite à sa plus simple
expression, se produit dans les circonstances suivantes :

1° Dans l'inflammation des organes qui sont revêtus
par une membrane séreuse. Il faut pour cela que l'inflammation du tissu propre soit périphérique ou arrive jusqu'à la périphérie de l'organe ; ainsi la pneumonie qui n'est
pas centrale s'accompagne constamment de la pleurésie
glutineuse, laquelle est exactement bornée aux limites de
l'inflammation. Or, cette pleurésie glutineuse qu'on pourrait
appeler consécutive occupe non seulement le feuillet viscéral, mais encore le feuillet pariétal de la séreuse, à moins
qu'il n'y ait un liquide intermédiaire (1). Ainsi, quand un
abcès se développe dans le foie, l'inflammation glutineuse
inévitable qui s'empare des deux feuillets séreux péritonéaux correspondants prévient tout épanchement dans le
péritoine.

2° Dans le cas de phlegmon suppuré qui avoisine
le feuillet pariétal des séreuses, l'adhésion glutineuse pré-

(1) Cette propagation de l'inflammation adhésive du feuillet d'une séreuse à un autre est une loi dont l'exercice n'exige qu'une condition, la
contiguïté; car si un liquide intermédiaire les sépare, il y a indépendance complète entre eux.

vient l'ouverture de l'abcès dans la cavité séreuse ; ainsi, il n'existe pas dans la science un seul exemple authentique d'abcès extérieur au péritoine ou à la plèvre, qui se soit ouvert dans ces cavités séreuses ; le fait de Petit le fils, sans cesse invoqué pour établir la possibilité de l'ouverture d'un abcès extérieur à la plèvre dans cette cavité, ne fait pas exception, car l'ouverture du cadavre n'a pas été pratiquée.

C'est cette tendance des séreuses à contracter l'adhésion par le seul fait de l'inflammation des couches des parties adjacentes, que l'on a utilisée dans ces derniers temps pour ouvrir sans danger d'épanchement les kystes acéphalocystes du foie, etc.

3° L'adhésion glutineuse des membranes séreuses peut être primitive, indépendante de l'inflammation des parties qui l'avoisinent : cette adhésion glutineuse primitive est très fréquente dans la plèvre. Le raisonnement et les faits me portent à admettre que la pleurodynie n'est autre chose que l'inflammation glutineuse de la plèvre. Comme preuve j'invoquerai l'identité de la douleur pleurodynique et de la douleur pleurétique ; le passage assez fréquent de la pleurodynie ou pleurésie purement adhésive et non fébrile (1) à la pleurésie ordinaire ou pleurésie avec épanchement. Le hasard m'a fourni l'occasion d'observer un cas tout à fait concluant : un jeune homme, que j'avais soigné d'une pleurodynie très intense, étant mort subitement deux ans après, l'autopsie me montra des adhésions multipliées entre la plèvre pulmonaire d'une part, et la plèvre costale et diaphragmatique d'une autre part. Les adhésions pleurales des phthisiques répondent aux pleurodynies qu'ils éprouvent très souvent dans le

---

(1) Le point de côté pleurodynique est peut-être plus douloureux que le point de côté pleurétique : l'adhésion glutineuse doit en effet rendre le frottement pleural beaucoup plus rude que les autres modes d'adhésion.

cours de leur maladie. Il est des pleurodynies non fébriles, péricardiques, péritonéales, comme il est des pleurodynies pleurales. Les unes et les autres reconnaissent pour cause l'adhésion glutineuse et ont pour conséquence l'adhésion celluleuse ou filamenteuse. Voilà la source de la fréquence de ces adhérences.

L'adhésion glutineuse des membranes séreuses ne constitue pas une maladie à proprement parler : c'est l'adhésion réduite à sa plus simple expression, l'adhésion telle qu'on l'observe dans une plaie par instrument tranchant placée dans les conditions les plus favorables pour la réunion immédiate.

Mais il arrive bien souvent que la pseudo-membrane dépassant la limite de l'adhésion se présente sous la forme d'une couche épaisse amorphe, disposée en couches lamelleuses d'inégale épaisseur et d'inégale densité. Or, il n'est pas surprenant que les premiers observateurs aient considéré les pseudo-membranes comme un corps étranger, dont la présence, prolongeant l'irritation des séreuses, est beaucoup plus fâcheuse que la terminaison par suppuration. Nous verrons plus tard (*classe des inflammations*) qu'il n'y a pas de comparaison à établir, quant à la gravité, entre les phlegmasies pseudo membraneuses et les phlegmasies purulentes ; qu'on guérit, par exemple, très souvent des péritonites pseudo-membraneuses et très rarement des péritonites purulentes. Cette différence tient évidemment à ce que le pus est un produit incapable d'organisation, tandis que la pseudo-membrane est essentiellement organisable, lorsqu'elle est dans des conditions convenables.

2ᵉ ESPÈCE. Adhésions organisées.

L'adhésion pseudo-membraneuse ne saurait être que temporaire. Les fausses membranes des séreuses s'organisent comme les fausses membranes traumatiques.

Les conditions qui favorisent cette organisation sont :
1° l'adhérence de la pseudo-membrane à la membrane
séreuse ; les fausses membranes libres de toutes parts
ne s'organisent jamais ; 2° une certaine cohérence de la
pseudo-membrane ; — la contiguïté des deux couches pariétale et viscérale des fausses membranes n'est pas nécessaire pour leur organisation. Séparées l'une de l'autre
par de la sérosité et par des flocons pseudo-membraneux,
ces fausses membranes ne s'organisent pas moins facilement. Nous verrons, à l'occasion des inflammations, comment s'effectue cette organisation ; si c'est par le prolongement des vaisseaux sous-séreux à travers la membrane
séreuse, si c'est par un travail spontané qui se fait dans la
fausse membrane, travail analogue à l'organisation de l'œuf
dans l'incubation ; ou bien si, comme je suis fondé à le
croire, c'est par ces deux mécanismes à la fois.

Il nous suffit d'établir ici que la fausse membrane
est le point de départ des adhésions organisées que nous
avons dit se diviser en *celluleuses*, *filamenteuses*, *fibreuses*,
cartilagineuses et *osseuses*.

1° L'*adhésion celluleuse* est la terminaison la plus heureuse ; c'est celle de l'adhésion glutineuse. Il y a fusion des
deux feuillets séreux qui semblent transformés en tissu
cellulaire. On peut considérer cette adhésion comme la
terminaison par résolution de l'inflammation adhésive.

2° L'adhésion celluleuse devient *filamenteuse*, *rubanée*,
lorsqu'une traction permanente est exercée sur les surfaces adhérentes. C'est ainsi que se forment les prétendus
ligaments des poumons, les brides péritonéales qui
jouent un si grand rôle dans les maladies abdominales.
Ces brides filamenteuses, quelquefois si longues et si
grêles, acquièrent, à la suite des tractions qui les irritent,
toute la résistance et même quelquefois l'aspect nacré des
tissus fibreux les plus denses.

3° Lorsque la fausse membrane a été plus épaisse que

dans les cas précédents, elle est remplacée par une membrane organisée, persistante, de *nature fibreuse*, qui accole définitivement les deux surfaces séreuses sans leur permettre le moindre glissement : cette membrane organisée, qui n'a quelquefois qu'un millimètre d'épaisseur, peut devenir le siége d'une irritation chronique, d'où résultent une densité et un épaississement prodigieux. J'ai vu des membranes pleurales organisées qui avaient jusqu'à quatre centimètres d'épaisseur.

4° Les adhésions fibreuses peuvent devenir *cartilagineuses* et *osseuses* ou plutôt *ostéiformes*. Le dépôt de phosphate calcaire se fait par plaques plus ou moins considérables. Il n'est pas rare de voir ces membranes ostéiformes tapisser à la manière d'une cuirasse la plèvre costale. Si ces transformations s'observent plus spécialement dans la plèvre, c'est parce que la plèvre seule présente les conditions qui leur sont favorables.

5° Les adhésions celluleuses et fibreuses des séreuses peuvent être le siége d'un développement tuberculeux plus ou moins considérable. Cette présence de tubercules m'a paru constituer un cinquième mode d'adhésion sous le titre d'*adhésions tuberculeuses*.

Quant à la prétendue transformation des fausses membranes en tissu musculaire, elle repose évidemment sur une erreur d'observation : la disposition linéaire et radiée de la couche pseudo-membraneuse organisée adhérente au diaphragme, la disposition linéaire tournoyante de la couche pseudo-membraneuse qui revêt immédiatement le cœur, ne suffisent pas pour caractériser la nature musculaire de ces couches, laquelle n'est pas mieux prouvée par l'analyse chimique qui y a constaté de la fibrine.

L'adhésion des *membranes synoviales* articulaires, tendineuses et sous-cutanées, donne lieu aux mêmes considérations.

III* GENRE.

Adhésions des extrémités articulaires, ou ankyloses.

L'*ankylose* (1) est cette lésion dans laquelle les extrémités articulaires des os sont soudées entre elles. L'ankylose n'est point une maladie, mais bien une lésion consécutive à une maladie articulaire, dont elle est quelquefois une terminaison heureuse. Prévenir la formation de l'anky-lose dans le plus grand nombre des cas, la favoriser au contraire lorsqu'elle est le seul moyen de conservation des membres, tel est le double but que l'art doit se pro-poser dans le traitement des phlegmasies articulaires. En outre, il est quelquefois appelé à prononcer si l'amputa-tion d'un membre ankylosé et incommode doit être prati-quée. L'histoire des opérations chirurgicales renferme, à côté de plusieurs cas de guérison, par suite de l'amputation de membres ankylosés, plusieurs cas de mort. Nous ver-rons que, dans ces derniers temps, impatient de ses limites, l'art a cru pouvoir remédier par une opération hardie à l'ankylose, en substituant une maladie à une autre maladie.

L'ankylose doit être bien distinguée de la *rigidité arti-culaire* qui la simule et à laquelle on devrait appliquer exclusivement la dénomination de fausse ankylose qui n'a pas d'acception bien déterminée dans la science.

Or, l'anatomie pathologique a révélé ce fait fonda-mental dans l'ankylose, savoir que le plus grand nombre des prétendues ankyloses sans déformation ne sont autre chose que des rigidités articulaires. Toutes les fois qu'une articulation est restée longtemps dans l'immobilité, elle

(1) L'ankylose a été définie la perte complète ou incomplète des mou-vements d'une articulation, elle est dite *vraie* dans le premier cas, *fausse* dans le second. Cette définition prise du point de vue physiologique ne me paraît pas rigoureuse : car une articulation peut être privée du mou-vement sans être ankylosée.

devient rigide; et, au bout d'un temps plus ou moins long, les mouvements spontanés d'abord, puis les mouvements communiqués eux-mêmes deviennent impossibles : si les malades succombent, on est tout surpris de trouver les surfaces articulaires saines, alors qu'on supposait une soudure des os. Cette rigidité articulaire ou fausse anky- lose tient à la rétraction des muscles et des tendons qui entourent l'articulation, et surtout à la rétraction des liga- ments articulaires qui, revenus lentement sur eux-mêmes, ne peuvent subir la moindre distension sans causer de très vives douleurs. Comme les surfaces articulaires se ren- contrent souvent alors dans des rapports un peu différents de ceux suivant lesquels s'exercent les pressions dans l'état régulier, si l'immobilité se prolonge, il peut en résulter des déformations considérables des surfaces articulaires, déformations dont le véritable caractère est quelquefois difficile à établir.

Il est donc de la plus haute importance de distinguer la rigidité articulaire de l'ankylose (1), la rigidité étant cura- ble, l'ankylose étant incurable. Mais il ne faut s'attendre à un succès complet, dans le traitement de la rigidité, que lorsque l'immobilité articulaire n'a pas une date trop an- cienne; car si cette immobilité datait de quelques années, la déformation des extrémités articulaires pourrait être telle que les secours de l'art fussent complétement inutiles. Ainsi, dans un cas de demi-flexion de la main sur l'avant- bras, par suite de paralysie survenue probablement dans

(1) Lorsqu'il y a quelques années, un homme de l'art annonça qu'il guérissait les ankyloses en un instant par une machine à extension dont il graduait la force à volonté, je pensai d'abord que les cas de guérison qu'il invoquait s'appliquaient aux cas de rigidité musculaire qu'il avait sans doute appris à distinguer de l'ankylose proprement dite; mais après avoir acquis la certitude qu'il appliquait en aveugle sa terrible machine à tous les cas sans distinction, je crus devoir refuser d'assister à ses opéra- tions, bien persuadé qu'il produirait des fractures dans le cas où il ren- contrerait des ankyloses vraies, et c'est en effet ce qui est arrivé.

la première enfance, les extrémités inférieures du radius et du cubitus étaient méconnaissables, le carpe s'articulait avec le côté antérieur de ces extrémités. Plusieurs os du carpe étaient soudés entre eux. Parmi les observateurs auxquels j'avais soumis ce fait, les uns avaient cru à une luxation du poignet sur l'avant-bras, et j'avais eu cette pensée; les autres, à une fracture avec écrasement de l'extrémité inférieure de l'avant-bras (1).

L'immobilité articulaire a encore pour conséquence l'atrophie portée jusqu'à la transformation graisseuse des muscles des membres restés inactifs : nouvelle preuve qu'on ne peut s'attendre à un succès complet que lorsque la maladie est récente; et qu'après plusieurs années d'immobilité, les changements de formes, de rapports, de structure des parties, rendent le rétablissement des mouvements tout à fait impossible.

L'ankylose peut-elle être la suite d'une immobilité longtemps continuée? et la science doit-elle donner sa sanction au récit de quelques voyageurs qui racontent que les fakirs indiens qui, par esprit de pénitence, se condamnent à rester immobiles dans une certaine attitude pendant plusieurs années, finissent par être ankylosés? Je ne le pense nullement. La rigidité articulaire suffit pour expliquer l'impossibilité où se trouvent finalement ces malheureux de mouvoir leurs articulations. *Point d'ankylose sans maladie articulaire qui ait précédé.*

Je considère donc comme appartenant à la rigidité articulaire et non à l'ankylose les cas d'immobilité articulaire qui résultent d'une fracture avoisinant une articulation. La preuve, c'est qu'à l'aide de mouvements prudemment communiqués après la consolidation du membre, on parvient à donner à l'articulation une certaine souplesse ou même celle qu'elle avait dans l'état normal.

(1) Voyez *Anatomie pathologique* avec planches, 1er livr., planche 2.

Je porte le même jugement sur les ankyloses produites
par une fracture qui pénètre dans une articulation. Les
fractures intra-capsulaires du col du fémur, celles de
l'extrémité inférieure du même os, avec séparation des deux
condyles, celles de la rotule et de l'olécrâne établissent en
effet que les surfaces articulaires ont conservé leur aspect
lisse et poli; et si les articulations qui sont traversées par
une fracture ne recouvrent pas la liberté complète de
leurs mouvements, cela tient à des causes étrangères à
l'ankylose.

Les plaies des articulations ne déterminent l'ankylose
que parce qu'elles ont pour conséquence l'inflammation
de la synoviale.

Cela posé sur la rigidité articulaire, étudions l'ankylose
proprement dite, l'ankylose avec soudure. Or, il y a cinq
espèces d'ankyloses bien distinctes :

1° L'*ankylose périphérique* ou *par invagination*; 2° l'*ankylose par fusion*; 3° l'*ankylose par intermède*; 4° l'*ankylose par
amphiarthrose*; 5° l'*ankylose composée*, ou *mixte*, dans
laquelle on trouve à la fois ankylose périphérique et
ankylose interosseuse. Du reste, l'anatomie pathologique
des ankyloses témoigne du défaut d'organisation des cartilages articulaires; car si les cartilages articulaires peuvent persister avec l'ankylose périphérique, ils manquent
entièrement dans l'ankylose interosseuse; et tout le temps
que subsiste encore un fragment de cartilage, la partie
correspondante des surfaces articulaires ne peut prendre
part à la soudure.

Un mot sur chacune de ces espèces d'ankylose :

1° Dans l'*ankylose périphérique ou par invagination*, les
extrémités articulaires sont réunies entre elles par une
gaîne osseuse, espèce de fourreau plus ou moins complet,
étendu d'un os à l'autre, indépendamment de toute espèce
de travail dans les surfaces articulaires : le type de l'ankylose périphérique se voit sur la colonne vertébrale.

Comme variétés, je dois noter l'*ankylose* par *trabées* ou *jetées osseuses*, dont on trouve un bel exemple dans les cabinets de la Faculté, pour l'articulation coxo-fémorale. Les surfaces articulaires sont parfaitement libres.

2° Dans l'*ankylose par fusion*, il y a soudure des extrémités articulaires; on peut admettre deux variétés. *Première variété : l'ankylose par juxtaposition*, qui consiste dans la soudure pure et simple des extrémités, lesquelles sont dépouillées de leurs cartilages, mais ne sont d'ailleurs nullement déformées, en sorte qu'on peut distinguer ce qui appartient à l'une de ce qui appartient à l'autre. L'ankylose représente exactement une articulation synarthrodiale, dans laquelle le cartilage interarticulaire a été envahi par l'ossification. *Deuxième variété : l'ankylose par fusion* proprement dite, dans laquelle les extrémités articulaires sont tellement confondues entre elles, qu'il est impossible de faire la part de chacune de ces extrémités, lesquelles ont d'ailleurs subi une perte de substance plus ou moins considérable; si bien que, dans certaines ankyloses, les deux extrémités articulaires réunies représentent à peine en poids et en volume une seule de ces extrémités. On pourrait dire à quelques égards que, tandis que dans l'ankylose par juxtaposition les extrémités osseuses sont réunies entre elles à la manière des synarthroses dans lesquelles il est toujours possible de distinguer ce qui appartient à chaque os, dans l'ankylose par fusion, les extrémités osseuses sont réunies à la manière des divers points d'ossification dans l'ossification normale.

3° L'*ankylose par intermède* est celle dans laquelle une couche osseuse ou disque osseux plus ou moins épais est interposé aux surfaces articulaires. J'en ai vu un bel exemple pour l'articulation du genou ; le disque osseux n'occupait qu'une partie de l'étendue des surfaces articulaires soudées à angle droit.

4° Dans l'*ankylose par amphiarthrose*, les extrémités osseuses, dépouillées de cartilage, sont réunies à l'aide d'un tissu fibreux à la manière des articulations amphiarthrodrales. Ce mode d'ankylose, analogue à la réunion des os fracturés par cicatrice, s'observe dans les maladies articulaires qui ont été le siége d'une suppuration. Il n'est nullement démontré que ce tissu fibreux puisse, plus tard, se pénétrer de phosphate calcaire.

IV° GENRE.

Adhésions des membranes tégumentaires.

1° *Adhésions de la peau.* La peau n'étant contiguë à elle-même que par une très petite partie de sa surface, et de plus, l'épiderme dont elle est revêtue formant une espèce de vernis inorganique, la peau ne saurait être le siége d'adhésions que dans certaines circonstances : la première condition de ces adhésions est l'inflammation suppurative préalablement établie dans le réseau vasculaire de la peau : il en résulte la chute de l'épiderme. La méthode non sanglante de Louis pour la guérison du bec-de-lièvre est une application très élevée de l'adhésion des membranes tégumentaires : on sait que Louis se bornait à enflammer les deux lèvres de la solution de continuité et à les maintenir rapprochées à l'aide de bandelettes agglutinatives. Dans les brûlures superficielles qui occuperaient les surfaces correspondantes des doigts et des orteils, le chirurgien devrait lutter contre cette tendance à l'adhésion par l'interposition d'un corps étranger entre ces appendices.

La tendance à l'adhésion de la peau dépouillée de son épiderme est d'ailleurs prouvée par la rapidité avec laquelle se forment les pseudo-membranes cutanées, et cette adhésion serait souvent mise en jeu si les conditions *sine quâ non* de toute adhésion, savoir la contiguïté et l'immobilité, se trouvaient plus souvent réunies.

Nous ne devons pas considérer comme des adhésions tégumentaires ces cicatrices en forme de brides, suite de brûlures, à l'aide desquelles les doigts se renversent et s'appliquent contre le dos ou contre la paume de la main : ces cicatrices ne peuvent avoir lieu que lorsque la peau a été détruite dans toute son épaisseur; car lorsqu'il reste encore une portion de derme, quelque ténue qu'elle soit, elle suffit pour servir de base à la cicatrice et pour prévenir un déplacement des membres.

2° *Adhésion des membranes muqueuses.* Les membranes muqueuses contractent rarement des adhérences entre elles, ce qui tient, d'une part, à ce que ces membranes sont rarement contiguës et souvent mobiles l'une sur l'autre; d'une autre part, à l'enduit muqueux dont elles sont tapissées et à l'épithélium, espèce de vernis épidermique muqueux qui les revêt dans toute leur étendue. Ce défaut de tendance à l'adhésion m'a été bien démontré par les expériences suivantes que j'ai faites comme contre-épreuve de celles de M. Jobert sur l'adhésion dans les plaies intestinales. Si, après avoir divisé circulairement l'intestin sur un animal vivant, on renverse les deux bouts de l'intestin en dedans, de manière à accoler séreuse à séreuse, l'adhérence s'établit en quelques heures, je dirais presque en quelques minutes; aucun épanchement des liquides contenus dans le canal intestinal n'a lieu, lors même que les points de suture seraient négligemment appliqués et fort espacés : mais si, au contraire, on renverse le bout de l'intestin en dehors, de manière à mettre en rapport la muqueuse avec la muqueuse, les matières fécales se font jour entre les points de suture, et l'épanchement a lieu, lors même que les points de suture sont extrêmement rapprochés. Au bout de vingt-quatre heures, les surfaces muqueuses contiguës sont dans les mêmes conditions qu'au moment de l'expérience. C'est ce défaut d'aptitude à l'adhésion qui fait que dans l'anus contre nature, aussi complet que possible, le bout inférieur de l'intestin ne s'oblitère jamais.

N'exagérons rien cependant : est-il bien vrai que les membranes muqueuses soient incapables d'adhésion? On l'a dit ; on a même avancé qu'il fallait absolument détruire la membrane muqueuse lorsqu'on voulait obtenir l'adhésion des conduits muqueux. Examinons cette question : lorsque vous adossez deux séreuses entre elles, vous adossez une surface enflammée à une surface enflammée ; le contact de l'air, le contact des doigts, les points de suture, sont en effet pour la séreuse des causes d'inflammation et même d'une inflammation très vive : mais lorsque vous adossez une surface muqueuse à une surface muqueuse, vous mettez en rapport deux surfaces non enflammées, non irritées, à peu près comme si vous rapprochiez deux portions de peau qui n'auraient pas été dépouillées d'épiderme. Est-il surprenant qu'il ne se fasse alors aucun travail d'adhésion ? Mais si vous irritez les deux surfaces muqueuses, si vous les dépouillez non seulement de leur enduit muqueux, mais encore de l'épithélium, si vous les ébarbez pour ainsi dire avant de les adosser, l'adhésion a lieu presque aussi promptement que si vous agissiez sur une membrane séreuse. Ainsi donc, la difficulté que rencontre l'adhésion des membranes muqueuses tient non pas à une nature réfractaire à l'adhésion, mais à la difficulté de réunir pour les membranes muqueuses les trois conditions indispensables pour toute adhésion, à savoir, l'inflammation pseudo-membraneuse, la juxtaposition et l'immobilité.

L'aptitude des membranes muqueuses à l'adhésion est établie par leur aptitude à l'inflammation pseudo-membraneuse, et il n'est peut-être pas une partie de la surface des membranes muqueuses où cette sécrétion pseudomembraneuse n'ait été rencontrée ; or, de la présence d'une pseudo-membrane à l'adhésion, il n'y a qu'un pas ; il n'est besoin que de la contiguïté et de l'immobilité des surfaces.

L'adhésion des membranes muqueuses entraînerait l'oblitération des conduits qu'elles revêtent, et cette oblitération serait en général incompatible avec la vie. Les cas d'oblitération des conduits muqueux sont des cas exceptionnels qu'on ne peut observer que dans des portions de muqueuse appartenant à des canaux dont la liberté n'est pas indispensable à la vie: ex. canal cystique, vésicule du fiel, canal nasal. Telle est encore l'oblitération de l'utérus, du vagin, surtout après l'époque critique. Quant à l'oblitération du canal alimentaire et des voies aériennes, elle ne peut être observée que dans le cas où le conduit naturel est remplacé par une voie artificielle : ex. anus contre nature dans l'oblitération de l'intestin ; canule trachéale dans l'oblitération du larynx. J'aurai occasion de revenir sur toutes ces questions à l'occasion des lésions de canalisation.

Ve GENRE.

Adhésions des vaisseaux.

L'adhésion des vaisseaux est leur oblitération, laquelle joue un rôle si important dans l'histoire pathologique des artères, des veines, et peut-être aussi des vaisseaux lymphatiques.

L'adhésion des vaisseaux se fait suivant deux modes : 1° par pseudo-membrane ; 2° par caillots sanguins adhérents. Ces deux modes sont le résultat de l'inflammation adhésive. La seule différence, c'est que l'adhésion par pseudo-membrane a lieu lorsque la circulation étant complétement interceptée dans le vaisseau, les parois sont appliquées l'une contre l'autre, tandis que l'adhésion par caillots sanguins se fait lorsque les parois vasculaires sont saisies par l'inflammation adhésive pendant que la circulation se fait encore dans le vaisseau : le caillot sanguin joue alors le rôle de fausse membrane.

Il est une adhésion vasculaire physiologique qui peut servir de type pour l'adhésion pathologique, c'est celle qui a lieu à la naissance, lorsque le sang cesse d'aborder dans l'ordre de vaisseaux qui est particulier à la vie fœtale, telles sont les artères ombilicales et le canal artériel d'une part, la veine ombilicale et le canal veineux d'une autre part. Or, que s'est-il passé dans ces vaisseaux pour que l'adhésion s'y établisse? Rien autre chose que le défaut d'abord du sang; d'où je conclus que *l'absence du sang dans les vaisseaux devient un stimulant pour l'adhésion* : les vaisseaux étant vides et par conséquent à parois contiguës, l'adhésion a lieu par pseudo-membrane; cependant, il arrive quelquefois que la circulation du sang n'ayant pas été complétement interceptée, l'adhésion se fait par caillots adhérents dans un certain nombre de points; ainsi j'ai vu plusieurs fois le canal artériel oblitéré par adhésion pseudo-membraneuse à ses extrémités, et par du sang coagulé à sa partie moyenne, laquelle était restée dilatée, sphéroïdale; d'où l'idée d'un anévrisme congénial du canal artériel, idée complétement erronée. L'adhésion vasculaire pathologique est la conséquence, 1° de la compression; 2° de la ligature d'un vaisseau; 3° d'une altération organique des parois vasculaires ; 4° de la propagation aux parois vasculaires d'une lésion des parties voisines ; 5° d'une inflammation idiopathique des vaisseaux.

1° *La compression* des vaisseaux devient une cause d'adhésion lorsqu'elle est portée au point d'intercepter la circulation en maintenant les parois rapprochées. Ainsi, par rapport aux veines, j'ai vu, dans plusieurs cas d'anévrisme de la crosse de l'aorte, les deux veines sous-clavières et la veine cave descendante complétement oblitérées. Je ferai remarquer qu'il m'a été souvent possible de séparer les parois veineuses accolées à l'aide d'un stylet introduit

I. 19

dans la portion de veine encore libre qui avoisinait l'oblitération : par rapport aux artères on a vu des exostoses,
des tumeurs fibreuses et autres qui comprimaient fortement ces vaisseaux soit en les aplatissant, soit en les
entourant circulairement, finir par amener leur oblitération.

La compression des artères par un tourniquet au-
dessus des anévrismes a été abandonnée comme méthode
de traitement de ces maladies, vu son insuffisance pour
intercepter le cours du sang dans la poche anévrismale.

2° La *ligature* est le vrai moyen d'oblitération des artères. Cette oblitération a lieu par pseudo - membrane
immédiatement au-dessus de la ligature et par caillots
adhérents jusqu'aux artères collatérales les plus voisines.
La *stagnation du sang est une cause d'inflammation adhésive,*
car l'oblitération du vaisseau s'étend à une aussi grande
distance que le caillot adhérent.

3° L'*altération des parois vasculaires* est souvent la cause
de leur adhésion ; l'inflammation adhésive par caillots
succédant souvent à cette altération qui rétrécit d'ailleurs
d'une manière remarquable le calibre du vaisseau. Ainsi,
j'ai vu dans un cas l'artère carotide primitive, dans un
autre cas l'artère sous-clavière obturées de cette manière.
Les veines variqueuses sont assez souvent le siége d'une
inflammation adhésive par caillots.

4° Les *lésions inflammatoires*, *tuberculeuses*, *carcino-*
mateuses et autres qui avoisinent les vaisseaux, ont souvent, pour conséquence, l'oblitération de ces vaisseaux ;
et, sous ce rapport, il y a une très grande différence
entre les artères et les veines. Ainsi, les artères sont
souvent inaltérables au milieu des lésions organiques les
plus essentiellement envahissantes : les mouvements dont
elles sont animées, peut-être autant que la nature de leur
tissu, les affranchit, jusqu'à un certain point, de l'espèce
de contagion qui gagne peu à peu tout ce qui les entoure.

Ainsi, dans les abcès par congestion, suite de carie des vertèbres lombaires, j'ai vu plusieurs fois la veine cave oblitérée, l'artère aorte étant parfaitement libre. Ainsi, les masses tuberculeuses ou carcinomateuses qui entourent les vaisseaux et nerfs axillaires, obturent très communément toutes les veines et laissent intacte l'artère axillaire. Ainsi, les masses carcinomateuses développées aux dépens des ganglions lombaires oblitèrent souvent la veine cave inférieure en épargnant l'artère aorte.

N'exagérons rien cependant; le tissu artériel finit lui-même par être envahi. J'ai eu l'occasion de voir tous les degrés de cette propagation de la maladie carcinomateuse au tissu artériel chez une femme qui portait dans l'aine une tumeur de ce genre, laquelle entourait de toutes parts l'artère fémorale. Cette artère, mobile au milieu de cette gaîne cancéreuse au pli de l'aine, était encore intacte, mais adhérente à un centimètre au-dessous, complétement oblitérée au niveau de l'artère fémorale profonde.

4° *L'inflammation idiopathique des vaisseaux.* Une des causes les plus fréquentes de l'oblitération des vaisseaux, c'est leur inflammation traumatique ou spontanée. Ainsi, toute section de vaisseau est suivie de son oblitération; mais il n'est pas rare de voir l'inflammation adhésive se changer en inflammation suppurative. En 1814, à l'époque où régnait le typhus et la pourriture d'hôpital à l'Hôtel-Dieu, j'ai vu plusieurs fois à l'ouverture des cadavres des amputés que le caillot obturateur des artères était remplacé par du pus. Nous avons vu que le passage de l'inflammation adhésive des veines à l'inflammation suppurative était la cause de mort la plus fréquente dans les plaies et opérations chirurgicales (voyez *Solutions de continuité*). L'inflammation non traumatique ou spontanée des veines donne lieu aux mêmes considérations : la question de savoir si une veine oblitérée par caillots sanguins peut être rendue à la circulation, ne paraît pas encore résolue. Cette question se présentera tout naturellement à l'occasion du groupe des *lésions de canalisation*, classe des rétrécissements et oblitérations.

TROISIÈME ORDRE.

Adhésions congénitales.

Les *adhésions congénitales* constituent une des divisions les plus considérables de cette grande classe de lésions appelées autrefois *vices de conformation* ou *monstruosités* qui, grâce aux travaux des anatomistes français et allemands modernes, a acquis une importance telle qu'elle a pu être élevée au rang d'une science.

Les adhésions congénitales présentent un groupe de lésions tout à fait étrangères aux adhésions postérieures à la naissance, savoir les adhésions entre deux fœtus ; je diviserai donc l'ordre des adhésions congénitales en deux sous-ordres : 1° adhésions entre les parties d'un même fœtus ; 2° adhésions entre deux fœtus : cette dernière division constitue la *monstruosité double*.

PREMIER SOUS-ORDRE.

Adhésions entre les parties d'un même fœtus.

Les adhésions entre les parties d'un même fœtus comprennent deux genres : 1° les adhésions des surfaces muqueuses ; 2° les adhésions superficielles et profondes des organes pairs et latéraux. Je ne connais pas d'exemple bien constaté chez le fœtus d'adhésion des membranes séreuses (1).

PREMIER GENRE.

Adhésions des surfaces muqueuses.

Les adhésions des surfaces muqueuses comprennent

(1) J'ai eu trop d'occasions de voir à la Maternité des pleurésies, des péricardites, des péritonites sur des fœtus à terme pour révoquer en doute la possibilité des adhésions congénitales des membranes séreuses.

1° les occlusions des orifices par lesquels les divers départements des muqueuses s'ouvrent à l'extérieur, 2° l'oblitération des conduits muqueux ou leur interruption. Je ne ferai ici qu'une simple énumération, les occlusions et oblitérations congénitales devant être d'une part rappelées à l'occasion du groupe des lésions de canalisation et d'une autre part décrites avec détail lorsque je m'occuperai des lésions de chaque organe en particulier.

Toutes les ouvertures naturelles de la surface du corps peuvent manquer : celles qui manquent le plus souvent sont sans contredit l'orifice anal et l'orifice vaginal, sans qu'on ait pu rendre un compte satisfaisant de cette espèce de prédilection. Mais toutes les autres ouvertures, celles des paupières, des narines, de la bouche, du conduit auditif, des points lacrymaux, peuvent être congénitalement imperforées.

Première espèce. — Occlusion et imperforation de l'anus. — Elle est assez fréquente pour que l'accoucheur doive toujours s'assurer, au moment de la naissance, si l'orifice anal existe ou non. Dans *une première sous-espèce, occlusion par opercule*, l'occlusion a lieu par une membrane en forme d'*opercule*, laquelle membrane peut occuper tantôt l'orifice anal, *opercule anal*, tantôt le rectum, à quelques lignes au-dessus de l'orifice anal, *opercule rectal*. Dans le premier cas, l'opercule est cutané; dans le deuxième cas, il est muqueux; dans un cas présenté à la Société anatomique par M. Paris, je pus m'assurer que la membrane opercule qui existait à quelques lignes au-dessus de l'anus était formée par une membrane muqueuse continue à la muqueuse de l'intestin rectum et que dans la petite portion de cet intestin, inférieure à l'opercule, la membrane muqueuse était remplacée par une membrane cutanée. Cet enfant (c'était un petit garçon), n'ayant pas pu rendre le méconium, fut exploré. On reconnut la présence de l'opercule qui fut divisé par l'instrument tranchant; le mé-

conium sortit, mais l'enfant mourut quelques jours après
d'une pneumonie qui ne paraît pas avoir eu le moindre
rapport avec la petite opération pratiquée.

Dans *une deuxième sous-espèce*, il y a à la fois imperforation de l'anus et obturation du rectum. Dans une première variété que nous appellerons *imperforation anale
avec vestige*, la partie inférieure du rectum est convertie
en un cordon fibreux dans l'espace de 2 à 12 centimètres,
plus ou moins : il y a alors vestige de l'anus ; dans une
deuxième variété, *imperforation anale sans vestige*, il y a absence complète de la partie inférieure du rectum qui se
termine en cul-de-sac à une distance plus ou moins considérable de l'anus ; il n'y a point alors vestige d'anus ;
dans une troisième variété, *oblitération du rectum par interruption*, l'anus est perforé ; mais le petit doigt introduit
rencontre à quelques lignes au-dessus un cul-de-sac.
A l'autopsie, on trouve que le rectum se termine à une
distance variable de ce cul-de-sac par un autre cul-de-sac
et qu'il manque complétement entre ces deux points.

Dans *une troisième sous-espèce*, il y a coïncidence d'imperforation avec une fistule congénitale ; le rectum imperforé à la région anale s'ouvrant chez les garçons soit
dans la vessie (*atresia ani vesicalis,* Papindorff et Muller),
soit dans le canal de l'urètre (*atresia ani urethralis*); chez les
filles, dans le vagin (*atresia vaginalis*); l'anus anormal
peut encore s'ouvrir à la peau de l'abdomen, au-dessus
du pubis, à l'aine, à l'ombilic. J'ai fait représenter (1) un
cas d'imperforation du rectum avec canal accidentel qui
venait s'ouvrir à la face inférieure de la verge, derrière le
gland. Il importe de remarquer que dans tous les cas
d'imperforation avec anus anormal congénital, il y a
absence de toute la portion d'intestin qui est située au-
dessous de cet orifice. L'anus anormal fournit une voie

---

(1) *Anatomie pathologique*, 1ʳᵉ livraison, pl. 6.

accidentelle tantôt suffisante, tantôt insuffisante pour l'évacuation des matières ; dans le cas où elle est suffisante, la vie peut être maintenue ; on peut dire que dans ce cas un vice de conformation, savoir une fistule congénitale, est devenu le correctif et pour ainsi dire le remède de l'imperforation.

Des occlusions soit par *obturation*, soit par *cordon fibreux*, soit par *interruption*, c'est-à-dire par absence d'une portion plus ou moins considérable de ces conduits ont été observés dans divers points du canal alimentaire. Il faut bien distinguer ces cas des rétrécissements phlegmasiques qui peuvent avoir lieu pendant la vie intra-utérine. Ainsi j'ai eu occasion d'observer chez un enfant mort-né un rétrécissement considérable de l'intestin grêle produit par un épaississement évidemment inflammatoire des parois de ce canal.

2ᵉ ESPÈCE. Imperforation des orifices des voies génito-urinaires.

Première sous-espèce. — Adhésion de la face interne des grandes lèvres, presque toujours incomplète pour le passage des urines. Plusieurs faits m'autorisent à admettre que cette adhésion se fait quelquefois, postérieurement à la naissance, à la suite d'une inflammation adhésive qui s'empare de la face interne des grandes lèvres.

Deuxième sous-espèce. — *Imperforation de la membrane hymen.*

Troisième sous-espèce. — *Imperforation du vagin.* (Deux variétés.) *Première variété :* Oblitération du vagin, lequel est converti en un cordon dur dans toute sa longueur ou dans une partie de sa largeur. *Deuxième variété :* Absence d'une partie du vagin qui se termine en cul-de-sac à quelques lignes de la vulve.

Quatrième sous-espèce. — *Imperforation de l'utérus.* (Quatre variétés.) Première variété : *Imperforation congéniale de l'orifice vaginal de l'utérus.* Deuxième variété : *Obli lération congéniale du col utérin dans toute sa longueur.* Troisième variété : *Oblitération congéniale du corps de l'utérus,* la cavité du col étant intacte. Dans un cas de ce genre, que j'ai eu occasion d'observer chez une femme adulte d'une trentaine d'années, la malade n'était pas réglée. Quatrième variété : *Cloisonnement de l'utérus et du vagin,* par une membrane verticale qui les divise en deux moitiés latérales parfaitement semblables ; ce cloisonnement est partiel ou complet.

Cinquième sous-espèce. — *Imperforation congéniale de l'orifice du prépuce* qu'on peut considérer comme l'exagération du phimosis.

Sixième sous-espèce. — *Imperforation de l'urètre.* — Plusieurs variétés ; 1° oblitération du méat urinaire proprement dit ; 2° imperforation du gland et même du canal de l'urètre, lésions toujours accompagnées d'une fistule ou hypospadias qui en prévient les conséquences. On a vu coïncider l'oblitération du canal de l'urètre avec la persistance de l'ouraque. L'oblitération de l'orifice de l'urètre a été observée chez la femme ; elle coïncidait avec une fistule ombilicale.

3ᵉ ESPÈCE. Imperforation congénitale des ouvertures de la face.

Première sous-espèce. — *Imperforation des paupières.* — Adhérence partielle ou complète des deux bords libres des paupières par une membrane intermédiaire aux deux rangées de cils ; l'incision en est le remède ; c'est pour ce vice de conformation qu'on a imaginé le terme barbare d'*ankyloblepharon.*

Deuxième sous espèce. — *Adhérence des paupières au globe de l'œil (Symblepharon),* laquelle coïncide quelquefois avec l'adhérence des bords libres des paupières. Dans une variété, l'adhérence s'étend jusqu'à la cornée.

Troisième sous-espèce. (Deux variétés.) Première variété : *Imperforation congéniale des points lacrymaux.* Deuxième variété : *Imperforation des conduits lacrymaux* dans une partie ou dans la totalité de leur longueur.

Quatrième sous-espèce. — *Imperforation congéniale de l'iris*, lésion qui n'est pas fort rare, et à laquelle on a consacré le nom de *synizezis* ou *cataracte pupillaire*. Ce vice de conformation est dû à la persistance de la membrane pupillaire ; on a vu cette membrane être résorbée peu de temps après la naissance.

Cinquième sous-espèce. — *Imperforation du conduit auditif*. (Deux variétés.) Première variété : *Opercule* ou *diaphragme* qui existe quelquefois à une certaine profondeur et qui a été pris dans ce cas pour une seconde membrane du tympan. Deuxième variété : *Oblitération du conduit auditif*, laquelle peut occuper une partie seulement de la longueur ou bien toute la longueur du conduit tant osseux que membraneux.

Sixième sous-espèce. — *Imperforation de la bouche.* — Elle n'a été observée que dans le cas de cyclopie que nous verrons plus tard être dans quelques cas accompagnée d'astomie ou absence complète de la cavité buccale.

Septième sous-espèce.—*Imperforation des narines.*—Elle n'a été observée que dans le cas de cyclopie, vice de conformation qui s'accompagne toujours d'absence des fosses nasales.

Telles sont les espèces principales d'imperforations qui ont été observées.

Or, devons-nous regarder ces imperforations comme des arrêts de développement ? Cette théorie s'applique parfaitement à l'imperforation de la pupille, mais nullement aux autres imperforations. Aucun anatomiste n'a vu que les conduits muqueux présentassent à une certaine époque de la vie intra-utérine une imperforation par opercule ou par oblitération, encore moins une communication des conduits muqueux oblitérés avec d'autres conduits muqueux voisins (1) ; et, à moins qu'on n'établisse que les

(1) Personne n'a constaté anatomiquement que dans l'état normal, à

vices de conformation apportent avec eux la preuve que le fœtus passe par un état semblable à celui qui constitue chacun de ces vices de conformation, nous continuerons à admettre que l'imperforation des organes n'est nullement le résultat d'un arrêt de développement. Quoi! la même loi d'arrêt de développement servirait également à l'explication des lésions les plus contraires des adhésions et des solutions de continuité congéniales, du bec-de-lièvre et de l'imperforation de l'anus!

IIe GENRE.

Adhésions superficielles ou par fusion des organes (1).

Dans ce genre se trouvent réunies les lésions les plus légères qui ne constituent que de simples anomalies, telles que la fusion des reins et les lésions les plus graves, telles que la cyclopie. L'adhésion par *juxtaposition* en est le premier degré, et l'adhésion par *fusion* en est le dernier terme.

L'adhésion par fusion se fait aux dépens des organes pairs et symétriques placés de chaque côté de la ligne médiane séparés, par conséquent, les uns des autres par un intervalle plus ou moins considérable. Cette tendance des organes pairs et symétriques à se réunir et à se confondre, tendance dont nous verrons des exemples bien plus remarquables encore dans les monstruosités doubles, a été caractérisée d'une manière en quelque sorte pittoresque par Geoffroy Saint-Hilaire, sous le nom de *loi d'affinité de soi pour soi.*

Cette réunion, cette fusion d'organes pairs et latéraux vient merveilleusement à l'appui de la *théorie du dévelop-*

une époque donnée de la vie embryonnaire ou fœtale de l'homme, le rectum s'ouvrit dans la vessie, dans le vagin, comme chez les reptiles ou les oiseaux, ou sur quelqu'un des points des parois abdominales.

(1) Breschet les a appelées des *symphysies.*

pement excentrique des organes (1), théorie professée par
M. Serres et par les anatomistes transcendants qui ont
adopté sa doctrine. Les organes médians ou impairs étant
primitivement doubles, comme les organes latéraux ou
pairs, il suit que, dans les adhésions congéniales, les
membres inférieurs, les yeux, les oreilles, les reins, se
confondent sur la ligne médiane absolument comme les
deux utérus latéraux se confondent en un utérus médian
symétrique, les deux demi-rachis latéraux en un seul
rachis, les deux demi-aortes en une seule aorte. Que si
nous poussons ces idées jusqu'à leur dernière conséquence, nous dirons avec M. Isidore Geoffroy Saint-
Hilaire que les monstruosités par jonction ou par fusion,
loin d'être des monstruosités par défaut, loin d'être des
monstruosités par arrêt de développement, sont des monstruosités par *excès de développement :* car les organes
médians ayant été doubles avant d'être uniques, la duplicité doit être considérée comme un degré moins
avancé de développement que l'unité. Les organes pairs
ou latéraux doivent donc être considérés comme occupant dans l'échelle de l'organisation un degré inférieur
aux organes impairs et médians de telle façon que ces
fusions d'organes considérées par nous comme des monstruosités, ne seraient aux yeux du philosophe qu'un
degré plus avancé dans l'organisation. On voit que, d'induction en induction, nous ne sommes pas bien loin de
cette théorie singulière qui regarde l'organisation de la
femme comme un arrêt de développement de l'organisation de l'homme. Dans tout ceci, il n'y a qu'une chose
à prouver, c'est que les organes médians ou impairs se
développent par deux moitiés latérales qui viennent à la
rencontre l'une de l'autre, qu'à une certaine époque de la

(1) M. Serres, 4ᵉ mémoire d'anatomie transcendante, *Annales des
sciences naturelles*, 1830, p. 1 et suiv., t. XXI.

vie intra-utérine, il y a deux demi-aortes, deux demi-artères basilaires, deux demi-œsophages, deux demi-trachées, deux demi-larynx, etc. On pourrait se demander ensuite si l'état de perfection d'un organe n'était pas celui dans lequel cet organe est dans la condition la plus favorable pour remplir les fonctions auxquelles il est destiné.

Dans un temps où règne une si grande tendance à considérer comme des attaques de personnes les controverses même les plus légitimes sur les doctrines, il m'en coûte de me poser en antagoniste d'opinions professées par des savants si distingués, de doctrines si bien liées, si éminemment philosophiques et présentées avec tant de talent; mais il est un premier besoin et un premier devoir, celui de dire la vérité ou ce qu'on croit être la vérité. Eh bien, je considère les adhésions par juxtaposition ou par fusion d'organes comme le résultat, non d'un arrêt de développement, non d'une imitation de l'état normal dans telle ou telle espèce animale, mais comme l'effet de causes mécaniques, de pressions produites sur le fœtus, soit à l'état embryonnaire, soit à l'état fœtal.

1re ESPÈCE. Adhésion des reins.

Tellement fréquente qu'il en est fait mention dans tous les traités d'anatomie normale. Dans une première variété les reins réunis par leurs extrémités inférieures, forment, au devant de la colonne vertébrale, un croissant à concavité supérieure. Dans une deuxième variété très rare, les reins, réunis par leur extrémité supérieure, représentaient un croissant à concavité inférieure (1). Dans une troisième variété, qui présente une fusion beaucoup plus

(1) Une considération curieuse qui n'a point échappé à M. Martin Saint-Ange (*Ann. des sciences naturelles*, t. XIX, p. 153), c'est que dans tous ces cas les reins de l'homme présentent la disposition normale des reins des poissons et de quelques palmipèdes dont le corps allongé et étroit nécessitait cette réunion.

complète, les deux reins sont réunis dans l'une ou l'autre des régions lombaires. Dans une quatrième variété, il n'y a plus qu'un rein, pourvu d'un seul ou de deux uretères. Chose remarquable ! dans ces diverses anomalies, les capsules surrénales complétement étrangères à cette fusion, occupent leur place accoutumée.

2ᵉ ESPÈCE. Adhésion des testicules.

On comprend la possibilité de l'adhésion des testicules lorsqu'ils sont encore contenus dans la cavité abdominale; on ne saurait nullement admettre leur adhésion dans le scrotum, car les testicules ne descendent dans les bourses qu'à la fin de la vie intra-utérine et ce n'est pas à cette période que se font les adhésions ou fusions d'organes. Je pourrais encore moins concevoir la descente dans les bourses de testicules adhérents dans l'abdomen; comment ce double testicule pourrait-il parvenir jusque dans les bourses? Je suis donc forcé de révoquer en doute l'authenticité de quelques faits sans détails, sans preuves, que possède la science à cet égard. On ne saurait, toutefois, révoquer en doute un fait de réunion des testicules encore contenus dans l'abdomen, communiqué à M. Isidore Geoffroy Saint-Hilaire par MM. les docteurs Breton et Chauvet de Grenoble. En voici le résumé : Un enfant naquit à Vizille en 1842. Plusieurs médecins de Grenoble consultés sur le sexe de l'enfant furent d'un avis différent. Il fut inscrit comme fille sur les registres de l'état civil et mourut à dix-huit mois. A l'autopsie, MM. les docteurs Breton et Chauvet reconnurent un hypospadias. Le scrotum bifide était vide; les deux reins, les deux capsules surrénales et les deux testicules étaient réunis sur la ligne médiane. Les veines et artères spermatiques, les vésicules séminales et les canaux déférents étaient doubles. Chaque moitié du double testicule recevait ses vaisseaux particuliers.

Adhésion des deux ovaires. — Aucun exemple.

Adhésion des deux poumons. Aucun exemple authentique. Si cette réunion avait lieu, elle réaliserait une disposition normale chez les serpents dont la forme allongée explique cette fusion.

3ᵉ ESPÈCE. Adhésion ou fusion des deux hémisphères cérébraux.

L'adhésion des hémisphères cérébraux suppose l'absence de faux de la dure-mère. On ne saurait la révoquer en doute; mais il est à regretter qu'une dissection attentive n'ait pas appris ce que deviennent, dans ce cas, toutes les parties médianes du cerveau. Y a-t-il simple adhésion superficielle? y a-t-il fusion profonde, de telle manière qu'il soit impossible de déterminer les parties constituantes de chaque hémisphère? Dans deux cas de cyclopie, j'ai reconnu la fusion des deux hémisphères. Il ne m'a pas été donné d'étudier à fond le cerveau comme je me l'étais proposé.

4ᵉ ESPÈCE. Cyclopie, astomie, monotie.

On donne le nom de *cyclopie*, de *polyphémie* ou *monopsie* à une monstruosité qui consiste dans la fusion médiane des deux yeux de telle façon que le petit monstre représente sous ce rapport les cyclopes de la fable. Il n'est même pas impossible que la vue d'un fœtus cyclope ait inspiré aux poëtes grecs l'idée que leur imagination a ensuite si richement exploitée.

Il y a plusieurs degrés dans ce vice de conformation. M. Is. Geoffroy Saint-Hilaire qui a substitué au nom de cyclopie celui de *cyclocéphalie* a fait de ces degrés autant de genres auxquels il a donné des noms particuliers. Voici la classification que j'ai adoptée et exposée dans mes leçons.

Premier degré. — *Cyclopie sans fusion des orbites.* — Deux variétés : dans la première (*variété sans trompe*), il y a simple rapprochement des orbites, comme chez les singes américains, d'où le nom de *cébocéphale* (κηβος, singe), qui lui a été donné par M. Is. Geoffroy Saint-Hilaire. Chaque orbite renferme un œil distinct. Les fosses nasales sont rudimentaires en raison du rapprochement des orbites; mais il n'y a point de trompe (1).

La deuxième variété (*variété avec trompe*) est le genre *ethmocéphale* de M. Is. Geoffroy Saint-Hilaire. Dans cette variété qui peut être considérée comme un degré de cyclopie plus avancé que la variété précédente, bien qu'il n'y ait pas fusion des orbites, le nez est remplacé par une appendice en forme de trompe située sur la ligne médiane au-dessous des orbites. Dans l'une et l'autre variété, tantôt les yeux sont parfaitement développés, tantôt ils sont à l'état rudimentaire, d'autres fois ils manquent complétement.

La cyclopie sans fusion des orbites signalée par Meckel dans un excellent mémoire sur les monstruosités par fusion, a été fort rarement observée chez l'homme. Meckel a rapproché du cas qu'il avait rencontré sur un veau la description suivante d'un monstre humain faite par Plouc-

---

(1) Sœmmerring a donné quelques détails malheureusement très incomplets sur un cas de ce genre. Un nez extrêmement petit surmontait une seule narine. Les fosses nasales étaient d'une étroitesse excessive. Les os propres du nez n'étaient représentés que par une pièce lenticulaire. L'ethmoïde était rudimentaire presque sans lame criblée. Les lobes antérieurs du cerveau étaient mal conformés. On trouve les détails ostéologiques suivants dans la thèse de M. Laroche (*Essai d'anatomie pathologique sur les monstruosités ou vices de conformation primitifs de la face*, 1823); mais il est difficile de déterminer si ce cas appartient à la variété avec trompe ou à la variété sans trompe. Les orbites très rapprochés présentant un diamètre transversal considérable, étaient séparés l'un de l'autre en avant par une surface plane résultant de l'articulation des apophyses montantes des os maxillaires avec le coronal. Il n'y avait pas d'os propre du nez, point de vomer, point d'os intermaxillaire, le coronal très compact, très saillant, ne présentait pas de suture médiane. Il y avait une large fissure palatine.

quet, d'après Isenflamm. « Deux sourcils distincts, deux
» orbites, deux yeux avec leurs paupières closes ; une
» trompe analogue au pénis d'un enfant, se terminant
» par un prépuce un peu ouvert, naissant entre les
» deux sourcils. Le reste du corps était dans l'état nor-
» mal. Seulement il y avait six doigts aux pieds et aux
» mains. »

Deuxième degré. — *Cyclopie avec fusion des orbites.* —
C'est la cyclopie proprement dite : les deux orbites sont
réunis en une seule cavité médiane surmontée par une
trompe : mais tantôt il y a deux yeux distincts contigus,
tantôt les deux yeux sont confondus en un seul œil médian. De là plusieurs variétés qui constituent autant de
degrés de fusion.

Première variété. — *Un seul orbite, deux yeux séparés par
un ruban cutané.* — Elle a été observée chez l'homme
par Morgagni, chez le cochon par F. Tiedemann, chez le
chien et le cochon par M. Is. Geoffroy Saint-Hilaire ; on en
trouve un bel exemple dans les cabinets de la Faculté sur
un monstre double monocéphale.

Les deux yeux juxtaposés, jamais superposés, sont
entourés de quatre paupières et séparés l'un de l'autre
par un ruban cutané garni de quelques poils. Il y a donc
un rudiment de séparation des deux orbites ; mais ce rudiment n'existe qu'à l'extérieur, car dans la cavité orbitaire
les deux globes oculaires se touchent immédiatement. Du
reste, les yeux contigus peuvent être ou parfaitement
développés ou à l'état rudimentaire.

Deuxième variété. — *Un seul orbite, fusion des deux
yeux.* — Dans cette variété les deux yeux ne forment
plus qu'un globe unique composé, renfermant les éléments des deux globes oculaires. Ainsi, on trouve deux
cornées transparentes juxtaposées tantôt continues, tantôt séparées l'une de l'autre par un trait linéaire. L'iris
suit la cornée dans sa fusion comme dans sa séparation.

Il en est de même du cristallin : mais le corps vitré, la rétine et la choroïde sont ordinairement confondus et ne se distinguent du corps vitré, de la rétine et de la choroïde d'un œil ordinaire que par de plus grandes dimensions (1).

Dans une sous-variété, la fusion des deux globes oculaires est encore indiquée par le volume considérable de l'œil unique qui est ellipsoïde plutôt que sphéroïde, et par la forme ovale et non circulaire de la cornée, de l'iris et du cristallin.

Troisième variété. — Un seul œil normal. — L'œil est parfaitement simple, et son volume normal ne trahit nullement sa double origine. Il est donc plus que probable que l'un des yeux a été complétement atrophié. La planche 6, XXXIIIe livrais. de l'*Anatomie pathologique* avec planches, représente deux cas de ce genre. On y voit quatre paupières réunies à angles et constituant un losange parfaitement régulier. L'angle inférieur offre tous les caractères du grand angle de l'œil.

Quatrième variété. — OEil rudimentaire. — Dans une quatrième variété, l'œil rudimentaire est réduit à une sclérotique tapissée par un détritus noirâtre. On trouve même dans les cabinets de la Faculté un cas dans lequel l'œil manque complétement.

Comme annexes de la cyclopie, je crois devoir parler ici de la cyclopie avec fusion des mâchoires, qui constitue la *cyclopie avec astomie*, et de la cyclopie avec fusion des appareils auditifs qui constitue la *cyclopie avec monotie*.

Troisième degré. — Cyclopes astomes. — Dans le plus grand nombre des cas de cyclopie les mâchoires et plus particulièrement les mâchoires supérieures sont courtes, vu l'absence plus ou moins complète des fosses nasales; mais il est d'autres cas de cyclopie dans lesquels l'atrophie

(1) C'est cette espèce de cyclopie qui a été décrite par M. Geoffroy Saint-Hilaire père sous le nom de *stomencéphale*, mot heureusement remplacé par M. Is. Geoffroy Saint-Hilaire par celui de *stomocéphale*.

porte non seulement sur la partie supérieure, mais encore sur la partie inférieure de la face, si bien que les mâchoires devenant rudimentaires, la bouche peut manquer complétement, ce qui constitue l'*astomie*. J'appellerai donc *cyclopes astomes*, c'est-à-dire cyclopes privés de bouche, les monstres cyclopes qui présentent ce vice de conformation (1), dans lequel les téguments des joues, des lèvres et des mâchoires, ramassés sur eux-mêmes, constituent une espèce de trompe ; je ne connais pas d'exemple d'astomie sans cyclopie.

Quatrième degré. — *Cyclopes astomes monotiens.* — Dans ce degré, il n'y a pas seulement fusion des yeux, fusion des mâchoires, mais encore fusion médiane de la base du crâne et plus particulièrement de la région sphénoïdale, de telle façon que les deux appareils auditifs sont rapprochés et réunis, ce qui constitue la monotie.

M. Isidore Geoffroy Saint-Hilaire a considéré la série des lésions dans lesquelles il y a réunion médiane des deux appareils auditifs comme constituant une classe particulière de monstruosités qu'il a décrites sous le nom d'*otocéphalie*. Il est en effet certain que la fusion des deux appareils auditifs peut avoir lieu indépendamment de la cyclopie et de l'astomie, et c'est pour cela que je pense qu'il faut en faire un genre à part, sous le nom de monotie.

(1) Chose bien remarquable qui n'a pas échappé à M. Is. Geoffroy Saint-Hilaire ! la cyclopie avec ses degrés se trouve parfaitement représentée dans la classe des crustacés. Aussi parmi les *entomostracés* on trouve des espèces dans lesquelles les deux globes oculaires sont situés l'un à côté de l'autre, tandis que dans d'autres espèces il n'y a qu'un œil médian, d'où les noms de *cyclopes*, *monoclus*, *polyphemus*, donnés à plusieurs de ces articulés par Linné, Lamarck, Muller. Un fait du plus grand intérêt, noté par Jurine (*Histoire des monocles*, 1820), c'est que l'œil du Daphnis, espèce d'entomostracé, unique dans l'âge adulte, est primitivement composé de deux yeux d'abord séparés, puis réunis sur la ligne médiane.

IIIᵉ GENRE.
Monotie.

La *monotie* constitue un vice de conformation dans lequel l'atrophie et la fusion médiane ne portent nullement sur la partie supérieure, mais bien sur la partie inférieure de la tête. Les deux oreilles sont rapprochées ou réunies sous le crâne; les mâchoires et la bouche n'ont subi aucune altération. Ce genre, établi par M. Geoffroy Saint-Hilaire père sous le nom de *sphénocéphalie*, a été décrit par ce savant avec cette manière philosophique et pittoresque qui le caractérisait. « Le crâne, dit-il, est ployé à la région pa-
» latine, de façon que les dents de chaque côté se rencon-
» trent et se touchent sur la ligne médiane. Les oreilles con-
» tiguës sont soudées sur le centre; il n'y a qu'un seul trou
» auriculaire et une seule caisse; le sphénoïde postérieur
» ayant ses deux os ptérigoïdiens (apophyses ptérygoïdes ex-
» ternes) soudés dans les neuf dixièmes de leur longueur. »
M. Geoffroy Saint-Hilaire père a établi ce genre d'après le crâne d'un mouton. M. Barkow a publié un second cas qui a également pour sujet un mouton. Le grand intérêt de cette monstruosité, dit M. Geoffroy, est dans son sphénoïde postérieur qui présente dans l'état pathologique les conditions normales des oiseaux; d'où le nom de sphénocéphalie qu'il lui a donné, comme pour appeler l'attention sur le sphénoïde. Dans cette monstruosité, l'appareil nasal et l'appareil visuel sont dans l'état normal; elle n'appartient donc pas à la cyclopie avec laquelle elle est presque toujours associée de même qu'avec l'astomie. Je ne sache pas que la monotie proprement dite ait été observée chez l'homme.

Quant à la théorie de la cyclopie avec ou sans astomie et monotie, vice de conformation qui consiste essentiellement dans l'atrophie des parties situées sur la ligne médiane de la face avec fusion des parties latérales, il me

semble qu'une pression latérale sur la tête à laquelle le
fœtus aura été soumis dans les premiers temps de la vie
intra-utérine, rend bien mieux compte de cette difformité
que la théorie du développement centripète, c'est-à-dire
la tendance à la réunion des organes pairs et latéraux, et
que l'affinité de soi pour soi. L'étude des vices de conformation qu'on rencontre quelquefois en même temps que
la fusion des deux moitiés latérales du crâne et de la face,
vient à l'appui de cette manière de voir, car on a plusieurs fois trouvé en même temps que la cyclopie, des
pieds-bots, des hernies thoraciques, c'est-à-dire le passage
des viscères abdominaux dans le thorax, des éventrations,
tous effets d'une pression considérable, à laquelle le fœtus
ou l'embryon auraient été soumis.

Du reste, la fréquence plus grande de la cyclopie chez
les animaux que chez l'homme n'étonnera pas, si l'on considère la prédominance de la face sur le crâne chez les
premiers, tandis que les vices de conformation du crâne
et de l'encéphale sont bien plus fréquents dans l'espèce
humaine que chez les animaux. Cette considération est
d'une grande importance; elle pourra donner la clef de
la cyclopie, elle éloigne en outre, d'une manière pérem-
ptoire, la pensée de toute participation de l'imagination
de la mère à la production de cette monstruosité.

VI⁰ GENRE.

Ankyloses congénitales.

L'*ankylose congénitale* a constamment lieu par fusion, et
cette fusion est en général et plus complète et plus profonde
que dans l'ankylose qui survient postérieurement à la naissance : on peut admettre les degrés suivants dans l'ankylose
congénitale. 1º *L'ankylose par fusion sans atrophie*, qui permet
de reconnaître les parties constituantes de l'ankylose, lesquelles n'ont rien perdu de leur caractère normal; 2º *l'an-*

kylose par fusion avec atrophie, dans laquelle il n'existe que des vestiges de tel ou tel os ou d'une partie des os; 3° *l'ankylose avec absence complète de parties* sans vestige.

Comme type de l'adhésion congénitale avec fusion, je citerai un cas présenté à la Société anatomique d'ankylose de l'humérus et du radius qui ne constituaient plus plus qu'un seul et même os. Il y avait en même temps, 1° fusion du semi-lunaire, du pyramidal et du pisiforme; 2° fusion du grand os et de l'os crochu; 3° fusion du quatrième et du cinquième métacarpien; 4° fusion des phalanges du quatrième et du cinquième doigt.

1re ESPÈCE. Syndactylie.

Syndactylie.— Une espèce bien remarquable et assez fréquente de l'ankylose congénitale est la soudure latérale des doigts et des orteils ou *syndactylie* (1) des degrés insensibles conduisent de l'adhésion superficielle à l'adhésion par fusion. Ainsi la réunion des doigts peut se faire par un simple prolongement cutané, à la manière des palmipèdes. J'ai observé plusieurs fois cette adhésion cutanée pour les premières phalanges du troisième et du quatrième orteil.

On cite quelques exemples d'enfants nouveau-nés dont deux doigts, dont tous les doigts étaient ainsi réunis. Tel est le cas d'Aldovrande, intitulé *Infans manibus et pedibus anserinis*. Ce mode d'adhésion est susceptible de guérison : ainsi Dupuytren a séparé le medius de l'annulaire dans une circonstance semblable.

Indépendamment de ce mode d'adhésion superficielle, les doigts sont susceptibles d'une réunion plus profonde, d'une soudure ou ankylose par fusion analogue à l'ankylose par fusion qui a lieu après la naissance. Cette ankylose congénitale présente plusieurs degrés. 1° Ankylose par

_____

(1) Voyez *Anat. pathol.*, avec planches, XXIVe livraison, pl. I, où cette question est traitée avec beaucoup de développement.

fusion sans atrophie, de telle façon que, malgré la soudure, on puisse reconnaître toutes les parties constituantes
de la main et du pied ; 2° ankylose par fusion avec atrophie, de telle manière que la main ou le pied ne présentent
plus que quelques vestiges des parties en défaut, par
exemple un seul ongle très large recouvrant deux ou trois
phalanges unguéales ; 3° ankylose par fusion, avec disparition complète d'un certain nombre de parties. Ainsi,
ankylose, atrophie, absence des parties, tels sont les divers
degrés quelquefois isolés, souvent réunis, que présente
l'ankylose congéniale des doigts et des orteils.

C'est à l'ankylose congénitale avec atrophie d'un certain nombre d'os du pied et avec absence complète de
quelques autres qu'il faut rapporter les pieds en forme de
pieds de homar ou d'appendices cornées du cerf-volant
dont le squelette a été déposé à la Faculté par M. Ménière.
J'ai fait représenter (1) un cas tout à fait semblable : les
deux mains étaient réduites aux deux derniers doigts,
lesquels étaient encore incomplets dans l'une des mains.

2ᵉ ESPÈCE. — Fusion des côtes.

Je rapprocherai de la fusion des os du pied et de
la main la fusion congénitale des côtes qui est assez
fréquente, et dans laquelle deux ou trois côtes réunies
dans une partie de leur longueur, forment une espèce de
plastron, duquel partent autant de cartilages qu'il y a de
côtes soudées entre elles (2).

(1) *Anatomie pathologique* avec planches, XXXVIIIᵉ livraison, pl. 1.
(2) Les dents n'étant point des os, mais bien des concrétions ossi-
formes, je ne ferai que mentionner ici les cas de réunion de ces dents. Il
est constant qu'on a vu des dents doubles, je veux dire deux dents soudées
entre elles à la manière des trois ou quatre dents simples qu'on suppose
par la pensée constituer les grosses molaires ou multicuspides. Quant aux
exemples de dents continues, ainsi que Plutarque le dit de Pyrrhus,
dont toutes les dents de la mâchoire supérieure formaient, dit-il, un

L'espèce 3, qui a pour objet la *syrénie* ou *monopodie*, présente l'ankylose congénitale dans tous ses degrés et avec toutes ses variétés. Son importance mérite quelques développements.

3ᵉ ESPÈCE. — Monopodes ou Sirènes.

L'adhésion ou fusion des membres supérieurs est possible en théorie comme celle des membres inférieurs. En fait, elle n'a jamais été observée, ce qui tient à l'écartement considérable où sont maintenus les membres supérieurs par la présence du thorax. La preuve, c'est que, dans la monstruosité double, on observe assez souvent cette fusion des membres supérieurs placés au voisinage l'un de l'autre, savoir, du membre supérieur droit de l'un des fœtus avec le membre supérieur gauche de l'autre fœtus; et il est remarquable que les monstruosités doubles, à l'exception de l'ischiodymie, n'aient jamais offert d'exemple de fusion des membres inférieurs.

L'adhésion des membres inférieurs a été observée un assez grand nombre de fois : Meckel, qui a publié sur ce sujet le travail le plus complet que la science possède encore, a décrit, sous le nom de *monopodes* ou de *sirènes,* les monstres qui présentent ce vice de conformation (1). M. Is. Geoffroy Saint-Hilaire dont l'ouvrage si remarquable résume tous les travaux publiés avant lui et qui a soumis à la méthode linnéenne la nomenclature tératolo-

---

scul os, il est probable que cette prétendue soudure des dents s'applique à des dents extrêmement serrées ou à des dents réunies par du tartre. Au reste, la soudure des dents simples par du tartre représente les dents composées de l'éléphant, et l'extension donnée au mot *dent* par les naturalistes modernes, et par M. E. Geoffroy Saint-Hilaire en particulier, permet de trouver dans le bec des oiseaux et dans les dents de la tortue l'analogie des dents humaines formant un tout continu (*Système dentaire des mammifères et des oiseaux*, Paris, 1824, in-8, fig.)

(1) Le mot *monopodie* a été remplacé par celui de *sympodie* ou monstruosité siréniforme.

gique (1), a donné à cette classe de monstres le nom de
monstres syméliens (συν, avec, μελος, membre), dénomination qui remplit sans doute toutes les conditions voulues
pour une bonne nomenclature, mais à laquelle je crois devoir préférer la dénomination moins rigoureuse, mais
plus expressive, plus pittoresque de *monopodie ou sirénie*.

Le caractère général de la monopodie ou sirénie est de
présenter un abdomen qui va se rétrécissant de haut en
bas, de telle manière qu'un bassin très étroit et comme
aplati d'un côté à l'autre, supporte un membre inférieur
unique, médian, symétrique, dans lequel il est néanmoins
toujours facile de reconnaître les deux membres inférieurs
confondus, en sorte que les fœtus ainsi conformés représentent assez bien les monstres fabuleux désignés par les
anciens sous le nom de Sirènes (*Desinit in piscem mulier
formosa supernè;* Horace), ou ce fœtus au pied de griffon
dont le bon Paré nous a conservé la figure. Du reste, bien
que la mort ne paraisse pas devoir être la suite immédiate
de ce vice de conformation, aucun des enfants qui l'ont
présenté n'a vécu au-delà de quelques heures. Presque
tous sont venus avant terme.

Il y a, dans toute sirénie, deux éléments bien distincts :
1º l'adhésion ou fusion des membres inférieurs ; 2º l'inversion de ces membres qui ont subi autour de leur axe
un mouvement de demi-rotation en sens opposé, si bien
que l'adhésion ou fusion ne se fait pas par la face interne
de ces membres, mais bien par leur face externe devenue
interne.

La sirénie présente d'ailleurs plusieurs degrés, et ce
sont ces degrés qui ont été considérés par M. Is. Geoffroy
Saint-Hilaire comme autant de genres sous le nom de
symèles, uromèles, sirénomèles.

---

(1) *Histoire des anomalies de l'organisation*, Paris, 1832-1836, 3 vol.
in-8, fig.

J'admettrai également trois degrés :

Premier degré. — Adhésion superficielle; membres infé-. rieurs distincts mais réunis ou contigus, dix orteils.

Deuxième degré. — Adhésion avec fusion sans disparition de parties; un seul membre inférieur terminé par neuf orteils.

Troisième degré. — Adhésion avec fusion et disparition de parties, savoir : d'un certain nombre d'orteils, de tous les orteils, et même de la partie inférieure de la jambe.

Premier degré. — Le cas représenté (*Anat. pathol.*, avec planches, XLe livraison, pl. 6) peut être considéré comme le type de la sirénie superficielle; les membres inférieurs sont réunis sous le même tégument, mais distincts l'un de l'autre; les métatarsiens et les orteils sont parfaitement distincts; point d'organes génitaux externes; à la place, petit tubercule en forme d'ergot qui m'a paru être le vestige du clitoris.

Les deux fémurs ont subi autour de leur axe non point une demi-rotation, comme dans le cas où l'inversion est incomplète, mais un quart de rotation. Les fémurs, les péronés et les tibias des deux membres sont parfaitement distincts. Il en est de même des orteils, des métatarsiens, des os du tarse, à l'exception des calcanéums, qui sont confondus. Les os du bassin présentent une altération remarquable qui est constante dans la sirénie et qui me paraît le phénomène dominant de cette monstruosité; savoir des os iléum horizontaux et comme étalés, la fusion des tubérosités de l'ischion en un plateau horizontal, au-devant duquel est une crête saillante, mousse, formée par la réunion des os pubis et des branches ascendantes de l'ischion. On ne peut se rendre compte de ce vice de conformation du bassin qu'en admettant qu'à une certaine époque de la vie embryonnaire ou fœtale, la ceinture osseuse qui constitue le petit bassin a été soumise à une pression latérale (1).

J'ai rapporté (Explication des planches V et VI, XXXIII° livr.), les détails de la description du squelette d'un fœtus monopode dont le vice de conformation était encore moins avancé que dans le cas précédent, et qui a été présenté à la Société anatomique par M. Lenoir. Les deux membres inférieurs parfaitement distincts n'avaient subi qu'un quart de rotation en sens opposé, c'est-à-dire de dedans en dehors, de telle sorte que les faces postérieures des deux fémurs étaient devenues internes, que les têtes des fémurs regardaient en avant, les rotules en dehors, les péronés en dedans, les tibias en dehors, le tarse, le métatarse et les orteils étaient réunis par leurs bords externes, mais seulement au moyen d'une substance membraneuse; les petits orteils distincts occupaient la ligne médiane; les gros orteils regardaient en dehors : la face dorsale du pied était dirigée en bas, la face plantaire en haut. Les deux calcanéums n'étaient pas soudés comme dans le cas précédent. Le bassin présentait d'ailleurs trait pour trait la même disposition.

Deuxième degré. — Comme type de *l'adhésion avec fusion sans disparition des parties,* je citerai le fait suivant que j'ai présenté à la Société anatomique en 1826 (2). Le squelette est représenté planche 6, XXXIII° livraison. État du bassin identiquement le même que dans le degré précédent. Les deux fémurs réunis dans leur tiers supérieur sont distincts dans leurs deux tiers inférieurs. Les

(1) Voir, pour les détails des parties dures et molles, l'explication des huit figures de la planche 6, XL° livr., *Anat. path.* Il y avait réunion des deux sciatiques poplités internes à la sortie du bassin. Les ovaires, les trompes et un vestige d'utérus se voyaient dans le bassin; mais absence complète de vagin, de vessie, de rectum.

(2) *Bulletin de la Société anatomique,* t. 1, et *Nouvelle bibliothèque médicale,* 1827, t. I, p. 22.

deux jambes réunies dans toute leur longueur sont constituées par trois os dont un médian, plus grêle, représente les deux péronés confondus et deux latéraux sont
formés par les tibias. Les deux pieds confondus par leurs
bords externes, dans toute leur longueur, forment un pied
unique à neuf orteils dont la face dorsale regarde en bas et
la face plantaire regarde en haut. La situation des rotules
donne la clef de cette disposition. En effet, ces os occupent la face postérieure des deux genoux juxtaposés. Il y
a donc eu demi-rotation en sens opposé des membres
inférieurs, de manière que leur face postérieure regarde
en avant, leur face antérieure en arrière, et que les
côtés externes de ces deux extrémités sont unis sur la
ligne médiane, et voilà pourquoi la concavité des fémurs
est dirigée en avant et la convexité en arrière.

Troisième degré. — Comme type du troisième degré de
la sirénie, *adhésion avec fusion et disparition des parties*, je
rapporterai le fait suivant représenté pl. 5, XXXIIIe livraison (*Anat. pathol.*, avec planches) : Sur ce fœtus, le tronc
parfaitement conformé dans la région sus-ombilicale va
en se rétrécissant graduellement à la manière d'un cône
aplati d'avant en arrière en décrivant une courbure légère
à concavité antérieure, et finit par une extrémité pointue.

Le bassin présente une disposition semblable à celle qui
est indiquée dans les cas précédents, avec cette particularité
que le sacrum est renversé de bas en haut, de telle sorte
que sa face antérieure regarde en arrière et son sommet
en haut. On dirait que le bassin a été soumis à une double
force dont l'une aurait agi de haut en bas en appuyant sur
les crêtes iliaques, dont l'autre aurait agi latéralement sur
les cavités cotyloïdes et sur les ischions qu'elle aurait
rapprochés et confondus, d'où résulte que les pubis ont
été complétement rejetés en avant et comme atrophiés.
Il n'y a ni trou ovalaire, ni branches ascendantes de
l'ischion, ni branches descendantes du pubis, lequel est

réduit à un corps très grêle. Il n'y a qu'un fémur qui
offre de très grandes dimensions et qui résulte bien évidemment de la fusion des deux fémurs. Ainsi, l'extrémité
supérieure offre trois éminences dont une médiane résulte de la fusion des deux grands trochanters confondus, et deux latérales représentent les deux têtes du
fémur, chacune pourvue de son ligament rond. L'extrémité inférieure du fémur est très-large et résulte bien
évidemment de la réunion des extrémités inférieures des
deux fémurs, car elle offre deux trochlées qui s'articulent
avec deux rotules. Du reste, il est évident qu'avant de
se souder et de se confondre, chaque fémur avait subi un
mouvement de demi-rotation en sens opposé sur son axe.
La jambe est représentée par un moignon que constitue la
moitié supérieure du tibia. Il n'y a pas le moindre vestige
de péroné. Le pied a disparu avec le péroné et la moitié
inférieure du tibia. Le tibia comme le fémur a subi un
mouvement de demi-rotation. L'extrémité supérieure de
cet os unique présente trois facettes, dont la moyenne est
plus considérable, et qui sont évidemment le résultat de la
fusion des deux tibias.

Le cas que je viens de décrire peut être considéré comme
le maximum de la sirénie. Il y a absence de pied sans
vestige; les deux membres inférieurs réunis représentent
un cône à base dirigée en haut, à sommet dirigé en bas,
constitué par un tibia unique terminé en pointe mousse.
Ce cône peut être divisé en deux segments ou fractions,
l'un fémoral, l'autre tibial. C'est là la forme qui a le plus
d'analogie avec celle qu'Homère et Ovide ont prêtée à leurs
sirènes, et c'est pour cette raison que M. Is. Geoffroy
Saint-Hilaire a réservé le nom de *sirénomélie* à cette forme
de monstruosité.

Dans un degré de fusion moins avancé, et cependant
avec disparition de parties, le membre inférieur se termine
par un pied double à l'état de vestige que constituent non

plus neuf orteils, mais cinq, deux, un, de sorte que le membre abdominal unique ressemble à une queue, d'où la dénomination d'*ouromélie* (de ουρα, queue), qui a été donnée à ce vice de conformation par M. Is. Geoffroy Saint-Hilaire, par opposition au mot *symélie* employé par ce savant pour désigner les deux premiers degrés de la sirénie, savoir : l'adhésion superficielle avec dix orteils, et l'adhésion avec fusion sans disparition de parties, telle est la sirénie à neuf orteils.

Pour compléter le tableau très succinct que je viens de faire de la sirénie, je dois ajouter que les vices de conformation observés dans les os entraînent des modifications correspondantes dans le système musculaire (1), les nerfs et les vaisseaux des membres. En outre, le vice de conformation si considérable du bassin entraîne nécessairement des lésions graves dans les organes contenus dans cette cavité ou dans les organes extérieurs. La vessie manque ou est mal conformée. Les organes génitaux externes manquent constamment. Ce n'est que par hypothèse que j'ai considéré le tubercule représenté pl. 6, XLᵉ livraison, comme le vestige du clitoris. Licétus, il est vrai, a figuré des organes génitaux chez un sujet affecté de sirénie; mais tous les critiques considèrent cette figure comme faite non d'après nature, mais d'après l'imagination de cet auteur; il importe de savoir, pour l'appréciation des faits de ce genre, qu'un grand nombre de figures de monstruosités sont entachées du même vice, c'est-à-dire qu'elles ont été faites de mémoire et d'après une description poétique. Le bon Paré lui-même n'est pas à l'abri de ce reproche.

Quant aux organes génitaux internes, on trouve les testicules dans l'abdomen chez le fœtus mâle; les ovaires, les trompes, et même le vestige de l'utérus chez le fœtus femelle.

(1) Voyez *Anatomie pathologique*, avec planches, XLᵉ livraison, une dissection et une description très circonstanciées du système musculaire.

Le canal intestinal est bien conformé jusqu'au gros intestin et quelquefois même jusqu'au rectum, qui manque toujours.

Théorie de la sirénie. — Comment se rendre compte de ce vice de conformation? En présentant à la Société anatomique, en 1826, la pièce figurée pl. 6, XXXIIIᵉ livraison, j'émis l'opinion qu'il était facile de se rendre compte de ce vice de conformation, en admettant que dans les premiers temps de la vie intra-utérine, les deux membres inférieurs, y compris le bassin, avaient été soumis à une double compression, à deux forces qui auraient agi simultanément ou successivement, savoir : 1° à une force qui aurait imprimé à chacun de ces membres un mouvement de rotation en sens opposé sur leur axe, de dedans en dehors et d'avant en arrière, de telle manière que leur face postérieure serait devenue antérieure, et réciproquement; 2° à une force qui, pressant ensuite fortement les membres l'un contre l'autre, aurait déterminé leur fusion.

Or, cette manière de voir se trouve parfaitement confirmée par le cas de monopodie incomplète (monopodie à dix orteils) présenté à cette occasion par M. Lenoir; car les deux fémurs, les deux jambes et les deux pieds, tout à fait distincts n'avaient subi qu'un mouvement de quart de rotation en sens opposé. En outre, le bassin était bien moins fortement aplati que dans le cas de monopodie à neuf orteils que j'avais soumis à la Société. Ainsi, les tubérosités de l'ischion sont très rapprochées, mais non encore confondues. Il y avait un détroit inférieur qui avait une ligne d'avant en arrière.

D'après cette étiologie, savoir, que *la monopodie* ou *sirénie serait le résultat d'une pression* à laquelle auraient été soumis *le bassin et les membres inférieurs du fœtus à une époque encore indéterminée de la vie intra-utérine,* tous les faits relatifs à ce vice de conformation s'expliquent de la manière la plus satisfaisante. Ainsi, on conçoit que les deux éléments bien distincts dont il se compose, savoir, 1° le mouvement de rotation des membres inférieurs autour de leur axe; 2° la fusion des deux moitiés du bassin et des membres inférieurs, puissent être l'effet d'une même cause, savoir, d'une compression latérale qui, en agissant à la fois sur le bassin et sur les grands trochanters, ferait exécuter aux membres inférieurs un mouvement de rotation en même temps qu'elle les appliquerait fortement l'un contre l'autre.

On conçoit d'après cette étiologie que la fusion des membres inférieurs peut être plus ou moins complète, suivant que la cause comprimante aura agi avec plus ou moins d'intensité; ainsi dans quelques cas la cause comprimante bornera son action à produire le mouvement de demi-rotation sans opérer de fusion. Ce mouvement de rotation peut lui-même être incomplet, et s'arrêter à une période plus ou moins avancée. Dans le cas de M. Lenoir, les membres inférieurs n'avaient subi qu'un quart de rotation, et les côtés externes de ces membres n'étaient pas encore arrivés au contact. Ce cas prouve d'ailleurs que la lésion des os du bassin domine toutes les autres; car bien qu'aucune lésion n'eût encore lieu dans les membres inférieurs, la fusion des deux moitiés du bassin étant sur le point de s'opérer, les deux cavités cotyloïdes et les tubérosités de l'ischion étaient extrêmement rapprochées.

La même pression latérale exercée sur le bassin et sur les membres inférieurs explique tous les degrés de la fusion des membres et tous les degrés de la disparition des parties.

On conçoit d'ailleurs très-bien que le mouvement de rotation des membres inférieurs doive être le premier effet de la pression bi-latérale, surtout si l'on admet que la cause comprimante puisse cesser d'agir lorsque

le membre aura exécuté un mouvement de quart de rotation ou de demi rotation, et alors la monstruosité se bornera à l'inversion; mais que la fusion doit se joindre à
l'inversion lorsque la cause de compression continue; que,
d'ailleurs, c'est sur le bassin que la cause comprimante
porte sa première action, et que la rotation la plus faible
en sens opposé des membres inférieurs s'associe toujours
à une dépression latérale extrêmement prononcée du
bassin.

Un mot sur la théorie de la sirénie donnée par M. Is.
Geoffroy Saint-Hilaire, l'un des représentants les plus
éclairés des théories philosophiques modernes. Cette
théorie résulte de la combinaison de *la loi du développement excentrique* de M. Serres, devenue célèbre en Allemagne sous le titre de *Lex Serviana* et de la loi de l'*affinité
de soi pour soi* de Geoffroy Saint-Hilaire père.

A une certaine époque de la vie intra-utérine, dit
M. Is. Geoffroy Saint-Hilaire, d'après M. Serres, tous les
organes sont pairs et latéraux, parce que ceux qui, par
la suite, doivent devenir impairs et médians, se trouvent
divisés en deux moitiés semblables, symétriquement placées à droite et à gauche de la ligne médiane.

Pourquoi chaque organe pair et latéral ne se réunit-il
pas à son congénère si parfaitement semblable à lui-même?
C'est que les organes pairs et latéraux étant séparés l'un
de l'autre par un intervalle plus ou moins considérable,
leur réunion supposerait la destruction des parties intermédiaires, et c'est pour cette raison que les membres
supérieurs que sépare le thorax n'ont jamais été trouvés
réunis.

Il résulterait de cette manière de voir que l'adhésion,
la fusion des membres serait une chose toute naturelle, et
qu'au lieu de s'en étonner, on devrait, au contraire, être
surpris qu'elle n'eût pas lieu plus souvent : en poussant
cette théorie jusqu'à ses dernières conséquences, il est

évident que ce qu'il faudrait expliquer ce serait, non la
réunion ou fusion des parties, mais leur défaut de réunion;
car enfin et toujours dans cet ordre d'idées, les parties
médianes et impaires seraient les seules qui parcourraient
normalement toutes les phases de leur développement;
les parties paires et latérales seraient des parties arrêtées
dans leur développement : elles auraient, en effet, une
aussi grande tendance à se conjoindre que les deux moitiés des organes médians; si elles ne l'ont pas fait, c'est
parce qu'elles n'ont pas pu venir au contact. Il est
vrai qu'on ne concevrait pas dans cette théorie pourquoi les cuisses, les jambes et les pieds qui sont contigus
chez le fœtus n'ont pas suivi le sort des organes médians.

On voit à quelles conséquences l'induction employée
outre mesure peut conduire les esprits les plus distingués.
Cette théorie transcendentale qui explique la sirénie ou
monopodie par *un excès de développement*, théorie qui, à
quelques égards, pourrait rendre compte de la fusion des
membres, est impuissante à expliquer le phénomène constant, fondamental, on pourrait même dire primitif de la
sirénie, je veux parler de la rotation des membres en sens
opposé autour de leur axe. C'est là le sort de toutes les
hypothèses scientifiques imaginées au profit d'un certain
nombre de faits. La théorie vogue pour ainsi dire à pleines
voiles, lorsqu'elle rencontre des faits de la nature de ceux
pour lesquels elle a été imaginée; mais le plus petit fait en
opposition avec les prétendues lois, devient un écueil
contre lequel la théorie vient se briser sans retour. Telle
est la rotation des membres par rapport à la sirénie.

Aussi, voyez Meckel faire revivre en faveur de la sirénie
l'hypothèse surannée de la monstruosité originelle, sans
d'autres motifs que l'impossibilité de trouver une explication satisfaisante pour la formation de ces monstruosités
et plus particulièrement pour le mouvement de rotation.

M. Is. Geoffroy Saint-Hilaire (1) reconnait que dans
l'état actuel de la science l'inversion des membres est tout
à fait inexplicable; mais il espère qu'il en sera de ce fait
comme de beaucoup d'autres, qui, longtemps inexpliqués
et invoqués comme preuve de la production originelle des
monstruosités, de la conformation primitivement vicieuse
des germes, ont maintenant pris place parmi les preuves
de la doctrine opposée.

Cela posé sur les adhésions congénitales entre les parties
d'un même fœtus, je vais m'occuper du deuxième sous-
ordre des adhésions congénitales; savoir, des adhésions
entre deux fœtus, qui constituent la monstruosité double.

DEUXIÈME SOUS-ORDRE.

Adhésions entre deux fœtus ou des monstres doubles.

L'étude des monstres doubles est un sujet fécond d'observations pour l'anatomiste, le physiologiste et même pour
le psychologiste. Les accoucheurs ont dû également s'occuper de la question des monstres doubles sous le point
de vue du mécanisme de leur expulsion, qui est facile et
presque toujours spontanée lorsque les fœtus sont venus
avant terme, mais qui est quelquefois d'une extrême difficulté lorsqu'ils sont parvenus à un développement complet.

Classés d'abord par ordre chronologique et défigurés
par des récits fabuleux (*Foy.* A. Paré, Schenck, Liceti),
les monstres doubles ont été envisagés pour la première
fois d'une manière scientifique par Haller qui les a disposés dans l'ordre de leurs plus grandes affinités. Meckel
et après lui Burdach, ont réuni dans des ouvrages *ex professo* tous les faits connus avant eux, y ont ajouté un grand
nombre de faits qui leur étaient propres; et important
dans cette étude les vues élevées de l'anatomie transcendante, ils ont cherché à déterminer les lois qui président à

(1) *Histoire des anomalies de l'organisation*, Paris, 1832, t. II, p. 250.

leur formation. MM. Geoffroy Saint-Hilaire ont appliqué
à la classification des vices de conformation en général et
des monstres doubles en particulier, avec la méthode Linnéenne, les idées éminemment philosophiques qu'ils avaient
déjà importées dans l'étude de l'anatomie normale; ils ont
effacé ainsi la ligne de démarcation qui séparait les monstruosités des autres parties de l'histoire naturelle, élevé
la tératologie au rang de science, et posé les bases d'une
terminologie nouvelle. L'impulsion qu'ils ont communiquée a été suivie par Gurlt, auteur d'une terminologie générale et spéciale qu'il a appliquée aux monstruosités doubles des animaux domestiques et par Barkow qui, à quelques modifications près, a adopté la nomenclature de
Gurlt et dont l'ouvrage sur les monstruosités doubles est
aussi savant que consciencieux.

L'importance d'une classification qui puisse embrasser
tous les cas connus a été sentie par tous les observateurs qui
se sont occupés des monstres doubles. Je ne présenterai pas
ici l'exposition technique des diverses classifications adoptées par les auteurs. Chacune d'elles a son importance; je
les mettrai toutes à contribution, et plus particulièrement
celle de M. Isidore Geoffroy Saint-Hilaire, qui, dans son
ouvrage si remarquable sur la tératologie, a traité de la
monstruosité double avec tous les détails que comporte ce
vice de conformation (1).

Une grande division de la monstruosité double qui domine toutes les autres est celle-ci (2) : 1° deux individus

(1) Je pense que si, dans l'état actuel de la science, une terminologie
technique devait être adoptée, ce serait celle de M. Is. Geoffroy Saint-
Hilaire; mais je ne crois pas que, dans une branche aussi limitée que
celle qui a pour objet l'étude des monstres doubles, il y ait avantage à héris-
ser la science des difficultés très grandes d'une nomenclature nouvelle. Je
préfère des périphrases, des phrases linnéennes, à des expressions techni-
ques qui embarrassent souvent bien plus qu'elles n'éclairent.

(2) Cette division a été établie par Prochaska, Rudolphi, et développée par Meckel, Burdach, Barkow, Geoffroy Saint-Hilaire.

bien distincts, égaux ou inégaux en développement, sont unis d'une manière plus ou moins intime et dans une plus ou moins grande étendue de leur surface: ce sont les *monstres doubles par adhésion* (1); 2° l'un des individus plus ou moins informe, véritable parasite, est inclus en totalité ou en partie dans un autre individu ordinairement complet : ce sont les *monstres doubles par inclusion* si bien nommés par Mayer *monstres par implantation*, parce que le fœtus parasite est implanté sur le fœtus porteur comme le fœtus à la mère, comme la plante au sol, et y puise les matériaux de sa nutrition (2); 3° enfin, il est des monstres doubles dont la dualité n'est établie que par des membres ou des organes surnuméraires.

Jusqu'à quel degré peut être portée la multiplication monstrueuse? Haller, Meckel, Chaussier et M. Adelon ont nié que plus de deux fœtus pussent être réunis dans l'espèce humaine. Cependant on ne saurait révoquer en doute le fait décrit par Fattoria (*De feti che racchiudone feti, dette volgarmente gravidi.* Pavia, 1815), qui a pour sujet un fœtus monstrueux chez lequel on a trouvé les parties constituantes de deux fœtus dans un autre fœtus. Il y a donc des monstres triples même dans l'espèce humaine. La chose n'est pas rare chez les animaux.

D'après Barkow (*Monstra animalium duplicia*, Lipsiæ, 1828), il peut y avoir chez les animaux autant de fœtus réunis qu'en peut contenir l'utérus indivise ou l'une des

(1) *Monstres autositaires* de M. Is. Geoffroy Saint-Hilaire qui a voulu exprimer par ce mot que chacun des individus composants jouissait d'une égale activité physiologique. *Monstres bijumeaux et trijumeaux* de Gurlt; *diplogénèses par simple union* de Breschet; *monstra duplic. primaria sive originaria* de Meckel.

(2) *Parasites* de Burdach ; *monstres parasitaires* de M. Is. Geoffroy Saint-Hilaire; *diplogénèses par pénétration ou inclusion* de Breschet; *monstra duplic. secundaria* de Meckel, dont la nomenclature a le grave inconvénient d'être fondée non sur le mode d'union des deux fœtus, mais sur l'origine présumée des monstres doubles.

cornes de l'utérus bicorne. Si les fœtus triples sont si rares dans l'espèce humaine, cela tient à la rareté des grossesses triples.

La réunion des cordons ombilicaux qui n'est pas très rare chez les animaux établit chez eux la possibilité de monstres quadruples, quintuples; mais cette possibilité n'est encore que rationnelle. Ainsi, on a vu chez le chat cinq ou six fœtus aboutissant à un seul cordon ombilical.

Les monstres doubles ou triples des animaux supérieurs sont représentés par les êtres composés des classes infé- rieures, lesquels sont constitués par deux ou trois indi- vidus ayant chacun en soi les conditions d'existence, et accolés par un point de leur surface.

PREMIÈRE DIVISION.

Des monstres doubles par adhésion.

Chaque monstre double présente à considérer:

1° *Le lieu de l'adhésion*, c'est-à-dire la région du corps par laquelle les deux individus sont conjoints. *Le lieu de la séparation* est une conséquence de la détermination pré- cise du lieu de l'adhésion;

2° *Le mode de l'adhésion*. Elle peut être superficielle, pa- riétale, marginale. On peut encore distinguer par la pensée ce qui appartient à l'un des fœtus de ce qui appartient à l'autre fœtus. Elle peut être profonde, viscérale, parenchy- mateuse, suivant l'expression de Barkow, de telle manière qu'il est impossible d'établir la ligne de démarcation entre les deux fœtus : il y a fusion des organes. L'anatomie pa- thologique des monstres doubles a appris que les coalitions qui paraissent au premier abord les plus superficielles étaient profondes, intimes, et que tout projet de séparation des deux individus devait être abandonné. Je ferai remar- quer que dans toutes les adhésions congéniales ou coali- tions de fœtus à fœtus, comme aussi dans les adhésions

entre les différentes parties d'un même fœtus, il n'y a pas
la moindre trace d'adhésion par cicatrice, voire même de
ces raphés, de ces lignes blanches que l'on considère en
anatomie normale comme le vestige et la preuve de la formation des organes par deux moitiés latérales. Toute distinction est impossible, en sorte que l'idée de la conformation primitivement vicieuse des germes a dû se présenter à l'esprit des premiers observateurs.

3° *Le degré de développement des deux fœtus.* Les deux
fœtus peuvent être également ou inégalement développés,
et l'un des deux fœtus peut présenter tous les vices de conformation qu'on rencontre dans les fœtus simples.

Je dois faire observer que la monstruosité double a toujours lieu entre des fœtus du même sexe, bien que les grossesses doubles présentent quelquefois deux fœtus de sexe
différent.

Cela posé, voici la classification que j'ai adoptée dans
mes cours depuis plusieurs années :

Elle est fondée sur le lieu de l'adhésion qui est le point
fondamental dans la monstruosité double; le lieu de la séparation, le mode de séparation en sont la conséquence.

Les adhésions des monstres doubles peuvent se réduire
à trois genres bien distincts :

Premier genre. — Adhésion de la tête, *céphalodymie.*

Deuxième genre. — Adhésion du tronc, *somodymie.*

Troisième genre. — Adhésion de la tête et du tronc, *céphalo-somodymie.*

Quant aux adhésions des membres, elles sont une conséquence nécessaire de l'adhésion de la région du tronc à
laquelle ces membres appartiennent. Ainsi les adhésions
ou fusions des membres supérieurs supposent l'adhésion
ou fusion de la partie supérieure du thorax; les adhésions
ou fusions des membres inférieurs supposent l'adhésion
ou la fusion du bassin et de la région sous-ombilicale de
l'abdomen. Jamais l'adhésion des membres n'a lieu dans

la monstruosité double isolément et indépendamment des troncs.

Les adhésions des diverses parties du corps se subdivisent, d'ailleurs, en postérieures, en antérieures et en latérales, suivant qu'elles ont lieu par telle ou telle de ces régions.

PREMIER GENRE.

Céphalodymie.

La *céphalodymie*, ou monstruosité double par adhésion céphalique, les autres parties du corps des deux fœtus étant parfaitement libres, présente deux espèces.

Première espèce. — Adhésion par la région frontale, *frontodymie*.

Deuxième espèce. — Adhésion par la région du vertex ou du bregma, *Bregmatodymie*.

1ʳᵉ ESPÈCE. Frontodymie.

On trouve dans les œuvres de Paré une figure représentant deux jeunes filles réunies par la région frontale et séparées par tout le reste du corps. Ce fait, qui a été reproduit par tous les observateurs du temps, est extrait de la cosmographie de Münster, docte hébraïsant, et par conséquent d'une autorité médicale plus que douteuse. Il me paraît cependant revêtu de tous les caractères de l'authenticité. Ces deux filles étaient opposées front à front, en sorte qu'elles ne pouvaient voir les objets que de côté. Elles vécurent jusqu'à dix ans. On dit que l'une d'elles étant morte, on se détermina à débarrasser celle qui survivait du cadavre de sa sœur, mais que l'opération n'eut aucun succès.

Du reste, la monstruosité double par adhésion frontale paraît excessivement rare chez l'homme et chez les animaux. On serait même autorisé à suspendre son jugement au sujet de sa réalité, si quelques faits analogues, bien qu'incomplétement décrits, n'existaient dans la science. On ne saurait d'ailleurs révoquer en doute le fait de Tiedemann qui a décrit et fait représenter deux jeunes canards opposés face à face et qui moururent après avoir brisé la coquille de leur œuf.

2ᵉ ESPÈCE. Bregmatodymie.

L'espèce *bregmatodymie* a été parfaitement décrite et figurée en 1821 par Barkow qui en a fait le sujet de sa dissertation inaugurale (*De monstris duplicibus vertice inter se unctis*). La même monstruosité a été observée par M. le docteur Villeneuve en 1829 et déposée dans le musée de la Faculté, où j'ai pu l'étudier sur deux fœtus (ce sont des fœtus mâles) bien conformés et placés bout à bout presque en ligne droite, tenant l'un à l'autre par le vertex, avec cette circonstance remarquable que le front de l'un des fœtus répond à l'occiput de l'autre, de telle façon que les faces des deux sujets sont dirigées en sens inverse, que la région antérieure de l'un des fœtus fait suite à la région postérieure de l'autre, et réciproquement; les bords du frontal de l'un des sujets s'unissaient aux bords de l'occipital de l'autre, les bords du pariétal droit de l'un aux bords du pariétal gauche de l'autre. Les deux cavités crâniennes communiquent donc entre elles; mais les deux cerveaux distincts ont chacun leur dure-mère. Si dans cette espèce de monstruosité double la fusion des deux crânes était plus complète, on aurait un exemple de monocéphalie avec deux corps parfaitement distincts, genre de monstruosité dont il n'existe aucun exemple dans la science : dans tous les cas de monocéphalie il y avait en même temps fusion plus ou moins complète du tronc.

IIe GENRE.

Somodymie.

Le genre *somodymie* embrasse toutes les duplicités monstrueuses par adhésion du thorax, de l'abdomen, de la colonne vertébrale et du bassin. Il comprend six espèces.

Première espèce. — Adhésion par la colonne vertébrale, *vertébrodymie.*

Deuxième espèce. — Adhésion par le bassin et plus particulièrement par les tubérosités de l'ischion, *ischiodymie.*

Troisième espèce. — Adhésion par le sternum, *sternodymie.*

Quatrième espèce. — Adhésion par la région sus-ombilicale, *sus-omphalodymie.*

Cinquième espèce. — Adhésion par la région sus et sous-ombilicale, *sus et sous-omphalodymie.*

Sixième espèce. — Adhésion par le sternum et par la région sus et sous-ombilicale, *sterno-omphalodymie.*

1re ESPÈCE. Vertébrodymie.

Bien que le monstre double par adhésion dorsale, représenté par A. Paré et celui de Christill (*de gemellorum coalitorum*, etc., Strasbourg, 1751), n'offre pas tous les caractères d'authenticité désirables ; cependant je né vois pas pourquoi on repousserait l'adhésion par les vertèbres de la région dorsale ; l'adhésion par la région sacrée et même par les dernières vertèbres lombaires qui ne saurait être contestée, ne permet-elle pas d'établir *à priori* la possibilité de l'adhésion par la région lombaire, par la région dorsale et même par toute la longueur de la colonne vertébrale ?

Un mot sur la variété *sacrodymie* (*pygopagie* de M. Is. Geoffroy Saint-Hilaire de πυζ, πυγος, fesse, *pygodidymie* de Gurlt).

L'exemple le plus célèbre est celui d'un monstre double

bi-femelle, né en Hongrie en 1701, baptisé sous les
noms d'Hélène et de Judith, qui fut offert à la curiosité
publique à l'âge de sept ans et qui parcourut successivement l'Allemagne, l'Italie, la France, l'Angleterre et la
Pologne. Ce monstre fut placé à neuf ans par les soins
charitables de l'archevêque de Strigonie, dans un cou-
vent de Presbourg, où il mourut à l'âge de vingt-deux
ans. Plusieurs fois décrit par les naturalistes et même
célébré par les poëtes, il présentait un exemple d'adhésion par les régions sacrée et fessière, et par la partie inférieure de la région lombaire. Voici les détails de l'autopsie:
les deux vulves étaient confondues entre les quatre cuisses.
Le vagin, unique à sa partie inférieure, se divisait en deux
vagins distincts qui aboutissaient chacun à un utérus
distinct, lequel était pourvu de tous ses annexes. A un
seul anus aboutissaient deux rectums. Les deux rachis n'é-
taient unis l'un à l'autre qu'à partir de la deuxième pièce
du sacrum et aboutissaient à un coccyx unique. Les deux
aortes et les deux veines caves étaient unies à leurs
extrémités inférieures ; de là une large communication
entre les organes circulatoires des deux sujets ; de là une
communauté de vie et de fonctions digne de fixer toute
l'attention des physiologistes. L'histoire de ce monstre
double est touchante.

Hélène et Judith se portaient une tendre affection. Cependant il leur arrivait souvent pendant leur enfance de
se quereller et même de se frapper à coups de poing.
Quelquefois la plus irritée et la plus forte soulevait l'autre
sur ses épaules et l'emportait malgré elle. Hélène était
plus grande, plus belle, plus intelligente et plus douce.
Judith avait été atteinte à l'âge de six ans d'une hémiplégie. Elle était restée un peu contrefaite, d'un esprit
lourd. Elle avait appris trois langues comme sa sœur, le
hongrois, l'allemand et le français. Les règles parurent à
l'âge de seize ans, mais non à la même époque pour toutes

deux ; elles présentèrent depuis de nombreuses différences pour la durée, l'époque et la quantité de l'évacuation menstruelle, malgré l'unité de l'orifice extérieur. Les
deux sœurs éprouvaient séparément le besoin d'uriner,
mais en même temps celui d'aller à la selle. Elles pouvaient marcher, s'asseoir, en faisant éprouver à leur corps
une sorte de torsion. L'une étant éveillée, on voyait quelquefois l'autre dormir, ou bien l'une travailler pendant
que l'autre se reposait. Elles avaient eu en même temps
la rougeole et la petite vérole ; et lorsqu'une maladie
attaquait l'une des deux sœurs, l'autre éprouvait un grand
malaise intérieur. Il n'était que trop évident que la mort
de l'une de ces malheureuses enfants entraînerait celle
de l'autre. Dans une grave maladie qu'éprouva Judith, à
l'âge de dix-neuf ans, on crut devoir préparer à la mort
Hélène pleine de vie et lui administrer les derniers sacre-
ments. Judith se rétablit, mais trois ans plus tard se vé-
rifièrent les cruelles prévisions des médecins. Judith ayant
été prise d'une maladie du cerveau et des poumons, Hélène perdit tout à coup ses forces et succomba presqu'au
même moment que sa sœur.

On ne saurait révoquer en doute que l'observation de
Treyling (*Acta ac. nat. cur.*, t. V, p. 445, obs. 133), intitulée : *Gemellæ mediantibus ossibus coccygis sibi invicem
connatæ* ne doive être rapportée au même genre. Ce monstre double naquit un an avant Hélène et Judith. La mort
qui arriva le quatrième mois après la naissance, fut probablement provoquée par une tentative bien imprudente,
bien téméraire, faite par un chirurgien qui conçut le projet de séparer l'une de l'autre les deux enfants. Les contemporains attribuent ce revers moins à l'imprudence de
la tentative qu'au procédé qui fut employé, la cautérisation. Malheureusement nous n'avons aucun détail sur
l'état des organes intérieurs, l'ouverture cadavérique
n'ayant pas été faite. Nous savons seulement que l'anus

était commun ; circonstance qui suppose des communications plus profondes, et qui doit éloigner toute idée de séparation artificielle.

On trouve dans les *Bulletins de la Faculté de médecine de Paris*, t. VI, p. 2, l'Observation de deux jumeaux mâles accolés dos à dos par la région sacro-coccygienne. Leur conformation était parfaite jusqu'à la dernière vertèbre lombaire. Au milieu des quatre fesses étaient situées les parties de la génération du sexe masculin, savoir : un scrotum plus volumineux que de coutume contenant quatre testicules, et une seule verge qui naissait entre eux ; il n'y avait qu'un seul anus situé entre la fesse gauche de l'un des enfants et la fesse droite de l'autre. L'un de ces enfants était beaucoup plus fort et plus vivace que l'autre. La Société apprit avec regret que ces enfants étaient morts le neuvième jour de leur naissance, et qu'on n'en avait pas fait l'ouverture.

IIIe GENRE.

Sus-omphalodymie.

Dans ce genre, l'adhésion a lieu par la *région sus-ombilicale*. Elle est limitée en haut par l'appendice xyphoïde (d'où le nom de *xyphopagie*, Is. Geoffroy Saint-Hilaire), en bas par l'ombilic qui est commun aux deux fœtus. Le type de cette adhésion qui est une des plus fréquentes est l'être double désigné sous le nom des *Frères Siamois*, qui a excité à un si haut degré la curiosité publique dans les pays nombreux qu'il a parcourus. Né en 1811 de pauvres parents chinois établis dans le royaume de Siam, ce monstre double, appelé Chang-Eng, a été vu et décrit successivement à Boston, à New-York en 1829, en 1830 à Londres et en 1835 à Paris.

Inégaux pour la taille et pour la force, les deux frères tiennent l'un à l'autre par une bande flexible étendue de l'ombilic à l'appendice xyphoïde. Il est probable que dans le principe, au moment de la naissance, la bande qui les unit était moins considérable, ou plutôt que les deux frères étaient opposés face à face, comme dans tous les monstres doubles de la même espèce. Les mouvements qu'ils ont faits pour se placer dans une position relative moins incommode ont dû allonger peu à peu le moyen d'union, et transformer l'adhésion immédiate et face à face en une adhésion à distance, qui leur permet de se placer de côté et à angle droit, position qui leur est devenue naturelle et qui explique leur indépendance de locomotion, l'un pouvant se baisser pendant que l'autre reste debout, et leur mode de progression tel, qu'ils suivent la diagonale de l'angle qu'ils forment entre eux ; ils peuvent également tourner comme sur un pivot sur la bande qui les unit. On conçoit que les membres antérieurs, savoir : les membres supérieurs et inférieurs du côté droit chez l'un, du côté gauche chez l'autre, doivent prendre la plus grande part à leur locomotion, tandis que les membres postérieurs doivent rester en arrière ; d'où leur défaut de développement ; les membres supérieurs et postérieurs étant presque toujours entrelacés *autour de leur cou et de leur poitrine*, et les membres inférieurs et postérieurs cagneux, faibles et maigres, restant toujours en arrière à la manière d'un point d'appui.

Je ne pense pas que la bande flexible d'union soit uniquement formée par la peau, comme quelques médecins l'ont supposé, et il est plus que probable que dans son épaisseur on trouverait quelque organe important à la vie. La douleur que ressentaient les deux jumeaux toutes les fois qu'on exerçait une certaine pression sur cette bande, douleur telle qu'ils n'ont pas voulu permettre à Paris qu'on fît la moindre tentative à cet égard, vient à l'appui de cette opinion. Je pense donc que l'opération qui leur a été proposée, et à laquelle ils ne se sont refusés que par le sentiment d'une affection mutuelle qui leur fait chérir le lien qui les unit, je pense, dis-je, que cette opération est essentiellement contre-indiquée, et je ne doute pas qu'elle ne fût suivie de la mort.

Jusque dans ces derniers temps, les seules notions ana-tomiques que possédât la science sur la sus-omphalody-mie étaient consignées dans une observation fort ancienne et fort incomplète publiée par Dorsten (*Diss. de monstris hu-manis.* Marbourg, 1684), et par Valentin (*Eph. natur. cur.,* dec. II, ann. III, obs. 90). L'adhésion était exactement limitée à la portion du tronc intermédiaire à l'ombilic et à l'appendice xyphoïde. Bien qu'elle parût superficielle, cette adhésion s'étendait jusqu'aux viscères abdominaux. Il n'y avait, en effet, qu'un seul foie, mais double et pourvu de deux vési-cules biliaires. Les intestins étaient également confondus en un seul dans la presque totalité de leur portion grêle. Il y avait deux rates, deux estomacs, deux cœurs et deux veines ombilicales.

Les recherches anatomiques de Barkow (*Monstra ani-malia duplicia per anatomen indagata,* t. I, p. 76, pl. IX) sur un agneau double bimâle ont parfaitement confirmé les observations précédentes. Ainsi, il existait deux cœurs inégaux enveloppés chacun d'un péricarde propre. Les deux foies formaient une seule masse, mais pourvus de deux ligaments suspenseurs et de deux vésicules biliaires. Les deux diaphragmes ne faisaient qu'une seule cloison à centre tendineux unique. Les intestins, les estomacs et tous les autres organes abdominaux étaient doubles.

J'ai fait représenter (1) et j'ai décrit avec les détails les plus circonstanciés un fœtus double femelle par adhésion sus-ombilicale, dont j'ai étudié avec le plus grand soin la conformation intérieure. Voici le résumé de ce fait :

L'adhésion a lieu par la région antérieure de l'abdomen.

_____

(1) *Anat. pathol.* avec planches, XXVᵉ livraison, pl. 5 et 6.

Elle est limitée à la région sus-ombilicale. Un cordon unique aboutit à un ombilic commun qui présente une exomphale avec déchirure de la membrane demi-transparente qui formait la poche herniaire.

Canal digestif. Chaque fœtus a son estomac, son duodénum; mais les deux duodénum aboutissent à un intestin grêle commun, lequel se bifurque à peu près au niveau de la partie moyenne de cet intestin. Chaque branche de la bifurcation va se rendre à un gros intestin particulier pour chaque fœtus, de telle sorte que le canal digestif double supérieurement devient commun au niveau de la partie de l'intestin grêle qui porte le nom de jéjunum, pour redevenir double à sa partie inférieure. Il y a donc deux iléons, deux cœcums, deux appendices vermiculaires, deux gros intestins; il y a également deux pancréas. Il y a un foie double ou plutôt deux foies, l'un antérieur, l'autre postérieur, qui adhèrent entre eux par leur bord postérieur; tous deux bilobés, tous deux pourvus d'un ligament suspenseur, d'une vésicule biliaire, d'une veine ombilicale. Il est très difficile de se rendre compte au premier abord de cette disposition; mais si l'on considère que ce double fœtus avait deux parois abdominales, l'une antérieure, l'autre postérieure; que la paroi antérieure de l'abdomen commun était formée par la conjugaison de la moitié droite de l'abdomen du fœtus droit avec la moitié gauche de l'abdomen du fœtus gauche, que la paroi postérieure était constituée par la moitié droite du fœtus gauche et par la moitié gauche du fœtus droit, on concevra que le foie, fidèle à la région des parois abdominales qu'il occupe habituellement, a dû rester en place pour le fœtus droit (c'est le foie antérieur), et que pour le fœtus gauche il a fallu nécessairement qu'il présentât son bord postérieur en avant, et par conséquent qu'il opposât son bord postérieur au bord postérieur du foie antérieur. Du reste, l'union des deux foies n'avait lieu qu'au tiers moyen du bord postérieur de ces organes. De chaque côté, se voyaient deux profondes échancrures qui répondaient à la partion libre des bords du foie. Le foie antérieur et le foie posté- rieur présentaient ceci de remarquable, qu'ils n'occupaient pas seulement l'hypochondre droit, mais bien toute la zône épigastrique; que leur ligne médiane répondait à l'axe des deux fœtus, que les deux lobes de chaque foie étaient à peu près égaux en volume et semblables par la forme.

Voies génito-urinaires. Dualité parfaite. Deux paires de reins et de capsules surrénales; deux vessies; deux utérus et annexes, deux vagins.

Il suit de là que, quant aux viscères abdominaux, il n'y a réellement de commun que la portion d'intestin grêle connue sous le nom de jéjunum et qu'il y a deux foies accollés par le tiers moyen de leur bord postérieur.

Organes thoraciques. Les deux poitrines sont complète- ment distinctes l'une de l'autre. Il y a deux sternums parfai- tement séparés. Chaque fœtus a son thymus, ses deux pou- mons; mais les deux cœurs sont confondus en un seul organe horizontalement situé, imparfaitement symétrique, dont la moitié droite est contenue dans la cavité thoracique du fœtus droit, et la moitié gauche dans la cavité thoracique du fœtus gauche; son bord supérieur concave répond à la base des deux thorax au niveau des appendices xyphoïdes; son bord inférieur convexe repose sur le diaphragme. Le cœur est double; il y a quatre auricules, deux aortes, deux veines caves supérieures et deux veines caves inférieures. Ce cœur était constitué par deux ventricules aortico-pul- monaires et une cavité auriculaire commune. Le ventri- cule supérieur appartenait au fœtus droit, le ventricule inférieur au fœtus gauche. Les deux fœtus étaient donc dans les conditions circulatoires des poissons. Leur circu- lation ventriculaire était distincte; leur circulation auri- culaire était commune.

Il n'y avait qu'un seul diaphragme, ou plutôt les deux

diaphragmes étaient réunis. Chacun d'eux avait son centre aponévrotique et ses trous distincts.

Il résulte de ce qui précède que chez ce monstre double il n'y avait véritablement de commun que le jéjunum et le cœur.

Les détails de cette description montrent combien serait dangereuse toute tentative de séparation des deux fœtus dans l'adhésion sus-ombilicale. Ici, il y avait séparation complète des deux thorax, et cependant les deux cœurs étaient confondus; le cœur double occupait précisément le lieu de la réunion des fœtus : si ce monstre double avait vécu, si la bande sus-ombilicale qui les unissait s'était allongée, il est probable que ce monstre double femelle eût été dans des conditions à peu près semblables à celles des frères Siamois.

On ne saurait donc trop s'élever contre l'idée d'opérer à l'aide de l'instrument tranchant ou de la ligature une séparation dont le résultat certain serait la mort des deux individus.

Le fait de Konig, intitulé : *Gemelli sibi invicem adnati feliciter separati*, ne saurait nous ressurer à cet égard. L'époque à laquelle il a été recueilli (1) me fait suspecter son authenticité, malgré les deux figures qui représentent les deux filles avant et après la séparation, et c'est peut-être sur un simple ouï-dire que Konig parle de ces deux filles unies l'une à l'autre depuis l'appendice xyphoïde jusqu'à l'ombilic, et qui furent heureusement séparées d'abord à l'aide d'une ligature de plus en plus serrée, puis par l'instrument tranchant.

J'ai la profonde conviction que les adhésions sus-ombilicales sont toujours viscérales en même temps que pariétales; l'intestin, le cœur, le foie peuvent être adhérents même dans les cas où la séparation paraît aussi complète

---

(1) *Ephem. nat. cur.*, obs. 145, déc. ann. 1689.

que possible. Si je m'en rapporte à la description des
frères Siamois faite à New-York (1), les deux frères Siamois ont une hernie ombilicale, et je loue M. Anderson
d'avoir dissuadé de la diérèse ou séparation les praticiens
moins prudents ou moins éclairés qui voulaient la pratiquer
sur ce monstre double.

Lors donc que les fœtus jouissent d'une bonne santé, il
ne faut pas songer à la séparation : elle ne devrait être
tentée que comme un moyen fort douteux dans le cas où
l'un des individus viendrait à périr.

La coalition des foies dans les adhésions sus-ombilicales
a paru à M. Serres un caractère tellement important que
cet auteur a cru devoir grouper autour de ce caractère
qu'il appelle la *condition fondamentale des monstres doubles*,
toutes les autres circonstances d'organisation de ces
monstres qu'il appelle des *hépatodymes* : les deux foies
sont-ils confondus en un seul, le monstre prend le nom
d'hépatodyme complexe. Les deux foies sont-ils séparés,
c'est un hépatodyme acomplexe.

Le foie, d'après M. Serres, exercerait une très grande
influence sur les mouvements des organes dans la monstruosité double. Ce serait lui qui commanderait en quelque sorte toutes les évolutions que l'on remarque dans les
viscères de l'abdomen et de la poitrine. Sa transposition
commande aux autres organes leur transposition ; son absence fait cesser toute harmonie dans les rapports. Sa
duplicité commande une harmonie nouvelle dont il est le
centre, le mobile, le régulateur. Je ferai remarquer que
cette vue d'embryologie est bien différente de la doctrine
que j'ai cherché à établir dans mon Traité d'anatomie descriptive, savoir qu'aucun organe ne se moule plus facilement que le foie sur les parties environnantes et ne subit
plus impunément que lui des changements de forme, qu'il

_____

(1) *And historical account of the Siamisi twin-Brothers*, New-York,
1829.

est ductile et malléable sous l'influence d'une pression lentement exercée.

M. Serres, dans un ouvrage (1) où l'on reconnaît le talent d'induction et la manière ingénieuse de l'auteur des lois de l'ostéogéonie, cherche à établir comment des conditions d'organisation aussi superficielles, en apparence, que la réunion ou la séparation des deux foies peuvent exercer une influence si prépondérante sur l'organisation des monstres doubles. Ces idées peuvent s'appliquer aux faits que l'auteur avait sous les yeux, mais il est plus que douteux que la coalition des foies soit le fait fondamental dans la duplication monstrueuse, et qu'elle ait plus d'importance que la coalition de l'intestin, que la coalition du cœur (2).

IVᵉ GENRE.

Sterno-sus-omphalodymie ou sternodymie.

(Sternopagie. Is. Geoffroy Saint-Hilaire.)

Des rapports intimes unissent ce genre au précédent. L'observation démontre en effet que si l'adhésion sus-ombilicale peut avoir lieu indépendamment de l'adhésion sternale, l'adhésion sternale ne peut pas avoir lieu sans adhésion sus-ombilicale. Du moins je ne connais pas d'exemple authentique d'adhésion sternale indépendante de l'adhésion sus-ombilicale; et, chose remarquable, bien qu'à *priori* il

---

(1) *Recherches d'anatomie transcendante et pathologique*, Paris, 1832, in-4, p. 95.

(2) Le fait représenté pl. 5 et 6, XXVᵉ livraison, *Anat. path.* avec planches, me paraît à beaucoup d'égards en opposition avec la manière de voir de M. Serres. En effet, il y avait réunion des deux foies : le monstre était donc une hépatodymie complexe, et cependant les fœtus étaient unis non par les flancs, mais face à face. Le sternum était double ainsi que les viscères abdominaux et pelviens. En outre, M. Serres cherche à établir (*loc. cit.*, p. 96) que dans leur coalition, les foies se pénètrent constamment par leurs extrémités, et le fait représenté pl. 5 et 6 établit un mode d'adhésion bien différent, puisque, dans ce cas, ces organes s'étaient réunis par leurs bords postérieurs.

semble que dans la sterno-sus-omphalodymie, la fusion
des poitrines doive être plus complète que dans la sus-
omphalodymie, puisque les deux sternums sont soudés
entre eux ; cependant tous les faits connus établissent que
les viscères contenus dans la cavité thoracique ne sont pas
plus intimement confondus dans la première que dans la
seconde de ces duplications monstrueuses.

Nous avons vu que dans le genre précédent la moitié
droite de la région sus-ombilicale de l'un des fœtus se
trouve conjointe à la moitié gauche de la même région de
l'autre fœtus et réciproquement, de telle manière qu'il y
a véritablement deux parois abdominales, l'une antérieure, l'autre postérieure. De même dans la sternodymie, il y a, indépendamment de l'adhésion sus-ombilicale,
deux sternum l'un antérieur, l'autre postérieur; l'un et
l'autre constitués par deux demi-sternum, un demi-sternum
droit et un demi-sternum gauche, de telle façon que la face
antérieure et la face postérieure du double thorax présentent la disposition normale.

La sternodymie ou sterno-sus-omphalodymie présente
deux variétés. Dans la *première variété*, dont on trouve un bel
exemple au musée Dupuytren, les deux fœtus (ce sont deux
femelles) sont *placés face à face*. Il y a quatre membres supérieurs, deux cordons ombilicaux distincts qui viennent
se rendre à un ombilic commun. Une dépression médiane
répond au point de conjonction des deux poitrines. Dans
la *deuxième variété*, les deux fœtus sont *latéralement placés;* les deux têtes, au lieu d'être opposées face à face, sont
situées l'une à droite, l'autre à gauche. On a dit que, dans
la première variété, il y avait adhésion par la région antérieure des deux fœtus, et dans la deuxième, adhésion par
la région latérale; c'est une erreur. L'adhésion sternale, de
même que l'adhésion sus-ombilicale, se fait toujours par
la région antérieure; seulement dans un cas l'adhésion
moins intime n'occupe pas toute la hauteur des sternum.

qui sont libres supérieurement; les deux cous sont parfaitement libres et alors les deux têtes, de même que les troncs,
sont situées face contre face; dans l'autre cas, l'adhésion
occupant toute la hauteur des sternum, les fœtus semblent
adhérer par la partie inférieure du cou; il semble, en
outre, qu'une violence extérieure ait porté en arrière les
deux troncs de manière à opérer le rapprochement des
deux colonnes vertébrales, et par conséquent à atrophier
le sternum postérieur et les côtes intermédiaires aux deux
colonnes vertébrales. Des degrés insensibles conduisent du
cas où il y a une poitrine double bien complète, deux sternum, quatre membres supérieurs, vingt-quatre côtes antérieures et vingt-quatre côtes postérieures parfaitement
conformées, aux cas où l'on ne trouve plus que des vestiges
du sternum postérieur et des côtes correspondantes et où
les deux membres supérieurs et postérieurs sont réunis en
un seul membre composé, tantôt très développé, tantôt
atrophié. Le dernier terme de cette fusion est le cas où il y
a unité de poitrine avec un seul sternum, douze côtes, deux
membres supérieurs; mais la dualité est constamment accusée par la présence d'une double colonne vertébrale;
Lorsque les sternum adhèrent entre eux dans toute leur
hauteur, le sternum antérieur et le sternum postérieur
sont réunis par leurs extrémités supérieures de manière à
former une voûte à concavité inférieure; lorsque les sternum n'adhèrent entre eux que par leur moitié, leurs 2/3,
leurs 3/4 inférieurs, alors la partie supérieure libre du
sternum est horizontale, et la partie inférieure adhérente
est verticale. La première partie appartient en propre à
chaque fœtus, la deuxième partie, formée par le dédoublement de chaque sternum, appartient à la fois aux deux
fœtus. (Voir pour cet objet plusieurs squelettes du musée
d'anatomie pathologique de la Faculté.)

Du reste, dans la sternodymie, les viscères thoraciques
et abdominaux présentent les mêmes dispositions que dans

la sous-omphalodymie, et, je le répète, la fusion des organes thoraciques n'est pas plus complète que dans ce dernier genre. On trouve quatre poumons, un cœur double, un diaphragme double, deux foies réunis par leur bord postérieur, deux canaux digestifs unis au moyen d'un jéjunum commun, etc. Relativement à l'état du cœur dans la sous-omphalodymie comme dans la sternodymie, je ferai remarquer que si on rencontre le plus souvent un cœur composé, il n'est pas rare de trouver un cœur ordinaire parfaitement conformé, avec ses quatre cavités, en sorte qu'on serait tenté de croire à l'unité du cœur dans certains cas de ce vice de conformation; mais si l'on dissèque avec soin tous les organes contenus dans la cavité thoracique, on verra qu'au-dessous et derrière le cœur normal, il existe un second cœur atrophié. M. Pigné, qui a étudié avec beaucoup de soin la plupart des cas de monstruosité double des cabinets de la Faculté, nous a démontré sur plusieurs pièces présentées à la Société anatomique l'existence de cette disposition.

Vᵉ GENRE.

Sus et sous-omphalodymie.

Il n'existe pas d'exemple de monstre double par adhésion sous-ombilicale seulement; dans tous les cas observés, l'adhésion sous-ombilicale était accompagnée soit de l'adhésion sus-ombilicale, soit de l'adhésion pelvienne.

Il existe un bel exemple de sus et sous-omphalodymie au Musée Dupuytren. Les deux fœtus disposés face à face sont réunis par les parois abdominales seulement, lesquelles sont incomplètes, en sorte qu'il existe une hernie du foie et des viscères abdominaux. Il y a deux poitrines parfaitement distinctes, quatre membres supérieurs, deux bassins, deux appareils génitaux, et quatre membres inférieurs. Il n'y a de commun que la cavité abdominale. Je

ne connais pas d'exemple de dissection de cette monstruosité ; mais l'analogie suffit pour faire admettre que la fusion
doit avoir lieu aux dépens des foies et d'une partie plus
ou moins considérable de l'intestin grêle.

VI° GENRE.

Pelvidymie.

Il n'existe pas d'exemple d'adhésion par le bassin seulement ; dans tous les cas observés jusqu'à ce jour, il y
avait en même temps adhésion ou fusion sous-ombilicale.
L'adhésion pelvienne présente deux sous-genres tellement
distincts, qu'il semble au premier abord n'exister aucun
rapport entre eux. Dans le premier sous-genre, l'adhésion
a lieu par les tubérosités de l'ischion, en sorte que les fœtus
se continuant par les détroits inférieurs des bassins, sont
situés sur le même plan horizontal : ce sont les *ischiodymes*.
Dans le deuxième sous-genre, les fœtus placés en face ou
à côté l'un de l'autre, ne présentent qu'un seul bassin avec
vestige de dualité ; ce sont les *monopelvidymes*. L'unité du
bassin entraîne toujours l'unité dans les membres inférieurs.

PREMIER SOUS-GENRE. Ischiodymie.

Ce genre, établi par M. Dubrueil, professeur à la Faculté
de Médecine de Montpellier, sous le titre d'*ischiadelphie*,
paraît avoir été plusieurs fois confondu avec la sacrodymie dont il diffère cependant à beaucoup d'égards.

Dans cette monstruosité dont vous trouverez plusieurs
figures assez exactes dans les *Œuvres* de Paré, les deux
fœtus, placés bout à bout sur un plan horizontal, sont
accolés par les tubérosités de l'ischion, le périnée, les pubis, par la région sous-ombilicale de l'abdomen et constituent un être double qui présente à sa partie moyenne
deux abdomens continus, un seul ombilic commun central,

deux paires de membres inférieurs rejetés sur les parties latérales du tronc, l'une à droite, l'autre à gauche, deux appareils génitaux, dont un pour chaque paire de membres inférieurs, être double qui se termine à chaque extrémité par une tête, un col et un thorax parfaitement conformés, chaque thorax supportant deux membres supérieurs.

Dans tous les cas connus, l'adhésion avait lieu non seulement par le bassin, mais encore par la région sous-ombilicale, de sorte qu'on peut admettre comme loi de cette monstruosité que l'adhésion ischiatique entraîne l'adhésion sous-ombilicale. Nous avons déjà vu que l'adhésion sous-ombilicale pouvait avoir lieu indépendamment de l'adhésion ischiatique. La dénomination d'*ischio-sous-omphalodymie* que j'avais d'abord adoptée comme plus complète que celle d'*ischiodymie* n'est donc pas nécessaire.

Le genre ischiodymie est un de ceux qui ont été le plus fréquemment observés: on pourrait même dire qu'il est un des mieux connus sous le point de vue anatomique. Les observations de Palfin, de Duverney, de Prochaska, de M. Dubrueil et de MM. Geoffroy Saint-Hilaire père et fils, ont jeté sur ce sujet un jour qu'on désire vainement pour d'autres genres de monstruosités.

Un ischiodyme vivant, né le 6 août 1845 dans l'arrondissement de la Châtre (Indre), ayant été présenté à l'Académie royale de Médecine le 26 août suivant (1), je fus désigné comme rapporteur par la commission, et je pus faire les observations suivantes :

Les deux enfants placés sur la même ligne, de manière

(1) Ce monstre double a été adressé à l'Académie (*Bulletin de l'Académie royale de médecine*, tom. X, pag. 1019) avec une notice par M. le docteur Decerfz, médecin à La Châtre, avec des détails très circonstanciés. La mère, douée d'une forte constitution, avait trente-huit ans ; elle était mère de six enfants tous vivants et bien conformés. L'accouchement avait été heureux et facile. Les deux jumeaux étaient nés à terme. Il n'y avait qu'un seul placenta, un seul cordon ombilical.

à présenter un axe commun, se tenaient et par le détroit inférieur du bassin et par la région sous-ombilicale de l'abdomen : les têtes, les thorax, les membres supérieurs, les régions sus-ombilicales de l'abdomen, présentaient tous les caractères de l'état normal. Les membres inférieurs, rejetés sur le côté comme dans tous les cas de ce genre, étaient au nombre de trois seulement, deux à gauche, un seul à droite; mais ce dernier, qui présentait tous les caractères de la monopodie ou sirénie, résultait évidemment de la fusion des deux membres inférieurs; car il présentait sept orteils, deux fémurs et deux tibias. Les deux membres inférieurs qui occupaient le bord gauche de l'enfant avaient une direction perpendiculaire à celle du tronc, et, d'ailleurs, affectaient l'un par rapport à l'autre la même disposition que les membres inférieurs droit et gauche d'un individu ordinaire. De ces deux membres, l'un appartenait au fœtus droit, l'autre au fœtus gauche, ainsi qu'il fut facile de le constater en pinçant ou en chatouillant successivement les deux membres inférieurs. Entre ces deux membres inférieurs se voyait une ouverture unique, espèce de cloaque qui servait à la fois au passage des urines et à celui des matières fécales. Cette ouverture présentait d'ailleurs tous les caractères des organes génitaux femelles. Du côté du membre inférieur unique, il n'y avait pas vestige d'organes génitaux externes, la fusion des deux membres inférieurs ayant amené la disparition de ces organes. L'ombilic unique n'occupait pas exactement le milieu de l'intervalle qui séparait les deux extrémités céphaliques des troncs; il était de deux centimètres plus rapproché de l'une des extrémités.

La mère qui les allaitait les tenait habituellement sur ses genoux dans une position horizontale, une tête à droite, et l'autre tête à gauche; elle les couchait de la même manière dans leur berceau. Une seule des enfants prenait le sein; l'autre l'a constamment refusé, bien que la bouche

et la langue fussent parfaitement conformées, en sorte
que l'alimentation propre de cette dernière enfant se réduisait à quelques gouttes de lait que la mère lui projetait
dans la bouche; et, chose très remarquable, la nutrition
paraissait plus active chez elle que chez sa sœur qui
prenait directement le mamelon; elle paraissait aussi
plus vivace et poussait seule des vagissements.

Les parents de ce monstre double étaient de pauvres
paysans qui sont restés quelque temps à Paris. On
m'avait promis de me prévenir lorsque le monstre viendrait
à succomber. J'ignore où et quand il est mort, et si quelqu'un plus heureux que moi a pu faire profiter la science
de l'examen anatomique circonstancié de ce fait. Au reste,
la dissection extrêmement soignée du cas observé par
M. Dubrueil peut y suppléer.

Un des points les plus remarquables de la conformation
de l'ischiodymie c'est la situation des membres inférieurs
de chaque côté du tronc, et celle des organes génitaux,
qui, au lieu d'être placés l'un à la suite de l'autre sur la région médiane du corps, sont rejetés comme les membres inférieurs sur les parties latérales du bassin aux
extrémités de son diamètre transverse, sur la même ligne
que l'ombilic : ce qui n'est pas moins remarquable, c'est
que chaque paire de membres appartient à la fois aux
deux sujets et que chaque organe génital externe paraît
également constitué par les deux sujets à la fois, à savoir la moitié droite par le fœtus droit, la moitié gauche par le fœtus gauche. Il y a un seul bassin, mais un
bassin composé qui résulte de la fusion des deux bassins
et qui présente deux symphyses pelviennes situées latéralement. Il y a deux vessies pourvues chacune de deux
uretères; un rectum commun.

Comment se rendre compte de cette disposition et plus
particulièrement de la position latérale des organes génitaux? M. Is. Geoffroy Saint-Hilaire donne de ce fait une

explication fort ingénieuse que voici. Tout organe, tout appareil médian, peut être divisé par la pensée (comme il le serait primitivement dans la réalité, d'après la loi du développement excentrique de M. Serres) en deux demi-organes similaires et latéraux droit et gauche : on peut considérer la région pelvienne du fœtus double comme composée de quatre demi-appareils sexuels, de quatre demi-appareils urinaires, de quatre demi-bassins dont deux droits et deux gauches : or, chaque demi-appareil droit, au lieu de s'unir en avant avec le demi-appareil gauche du même sujet, est rejeté latéralement et vient s'unir au demi-appareil gauche de l'autre sujet, pareillement rejeté sur le côté. Chaque demi-bassin a été accompagné par une demi-vessie, un demi-appareil génital, un uretère, en sorte que chaque appareil génital et chaque vessie appartiennent à la fois aux deux sujets.

Quant à la monopodie ou sirénie qui a été observée plusieurs fois dans ce cas, elle s'explique de la même manière que la monopodie ou sirénie des monstres unitaires et peut en présenter tous les degrés avec cette particularité que les deux membres inférieurs confondus n'appartiennent pas au même fœtus.

IIᵉ SOUS-GENRE. Mono-pelvidymie.

Je donnerai à ce sous-genre le nom de *mono-pelvidymie*. Dans ce sous-genre, pour la formation duquel les deux êtres constituants semblent réunis latéralement, mais se sont, en effet, rencontrés par leur face antérieure, il y a deux têtes, deux thorax, deux régions sus-ombilicales parfaitement distinctes : la fusion ne commence qu'à partir de l'ombilic. Les deux abdomen séparés supérieurement se terminent inférieurement par deux membres abdominaux très bien conformés, appartenant chacun au fœtus correspondant. Il n'y a qu'un anus commun, un seul organe sexuel. Il y a vestige d'un deuxième bassin et quelquefois d'un troisième membre inférieur. Il existe deux colonnes vertébrales distinctes jusqu'à la région lombaire : là, tantôt elles marchent juxtaposées jusqu'au coccyx; tantôt elles se confondent à la base du sacrum. Les viscères thoraciques sont parfaitement distincts; les viscères abdominaux sont doubles supérieurement, uniques inférieurement.

Cette monstruosité est fort rare. Les détails descriptifs qui nous manquent seront facilement suppléés par ceux du genre suivant.

VIIe GENRE.

Sterno-pelvidymie.

Ce genre résulte de la combinaison de la sternodymie et de la pelvidymie. Rappelons que l'adhésion sternale suppose toujours l'adhésion sus-ombilicale, de même que l'adhésion mono-pelvienne entraîne toujours, d'une part, l'adhésion sous-ombilicale et, d'une autre part, l'adhésion des membres inférieurs, en sorte que ce monstre double tend à l'unité ; la dualité n'existant que pour les têtes, les cous et la partie supérieure des thorax.

Le monstre double bi-femelle, devenu célèbre sous le nom de Rita-Christina, mort à Paris, à l'âge de huit mois et demi, peut être considéré comme le type de cette adhésion.

Lorsque cet être double fut présenté à la Faculté de médecine, deux mois environ avant sa mort, je pus faire les observations suivantes, lesquelles concordent parfaitement avec celles de M. Serres qui a tracé de cette monstruosité une description aussi complète que possible accompagnée de figures (1). La première chose qui frappait à la vue de

---

(1) *Recherches d'anatomie transcendante et pathologique appliquées à l'anatomie de la duplicité monstrueuse.* Paris, 1832, in-4 et atlas.

ce monstre, c'était la différence qui existait entre les deux êtres dont la vie était si intimement unie. Rita, maigre, jaune, avec coloration bleuâtre de la face, exprimait sa souffrance par des cris. Christina, vive, forte et gaie, avait tous les attributs d'une bonne santé. La dualité était complète supérieurement; il y avait deux têtes et deux thorax, lesquels libres à leur partie supérieure se confondaient inférieurement et supportaient quatre membres thoraciques et quatre mamelles. Les deux thorax se terminaient par un abdomen unique; il n'y avait qu'un seul bassin, une seule ouverture anale, une seule vulve, deux membres inférieurs. Les observations physiologiques faites sur ce monstre établissaient que le membre inférieur gauche et la moitié gauche de l'abdomen appartenaient à Christina, et que le membre inférieur droit et la moitié droite de l'abdomen appartenaient à Rita. M. Serres a, en outre, observé que les organes extérieurs de la génération conformés comme pour un seul enfant, appartenaient par moitié et en propre à chacune des petites filles : le même observateur avait déjà fait remarquer que chez un monstre double bi-mâle du même genre, avec unité de la moitié inférieure du corps, il n'existait qu'un pénis, dont la moitié provenait de l'un des garçons, l'autre moitié de son frère, et que deux testicules, dont le droit appartenait à l'enfant de droite, le gauche à l'enfant de gauche.

Le froid de l'hiver détermina chez Rita une bronchite aiguë dont il fut impossible d'arrêter les progrès. Elle était à l'agonie depuis plusieurs heures, et Christina, pleine de vie et de santé, venait de prendre le sein avec avidité, lorsque tout à coup, sa sœur ayant expiré, elle mourut au même instant.

L'autopsie de ce monstre double, faite avec beaucoup de soin par M. Serres, a montré :

1° Que relativement au système osseux, il y avait deux colonnes vertébrales parfaitement distinctes dans toute leur hauteur, y compris le sacrum; un seul bassin, avec deux sacrums, et entre ces deux sacrums, une pièce osseuse en forme de plastron, vestige du bassin postérieur atrophié; qu'il y avait un vaste thorax avec deux sternums réunis supérieurement en voûte à concavité inférieure, et quarante-huit côtes, dont les postérieures étaient un peu moins développées que les antérieures.

2° Relativement au système circulatoire et respiratoire, il y avait deux cœurs inégaux en volume contenus dans le même péricarde; le cœur était normal chez Christina; chez Rita, l'une des veines caves supérieures (car il y en avait deux) s'ouvrait dans l'oreillette gauche : en outre, la cloison auriculaire était perforée de trois ouvertures béantes et sans valvules, en sorte que les deux oreillettes n'en faisaient qu'une, disposition qui explique l'état cyanique de l'enfant. Il y avait quatre poumons, un seul diaphragme.

3° Relativement aux viscères abdominaux, les deux foies étaient réunis en un seul foie complexe : il y avait deux estomacs, deux rates, deux pancréas, deux duodénum, deux jejunum, lesquels se rendaient dans un iléon unique : il y avait unité du gros intestin dans toute sa longueur.

4° Appareil génito-urinaire : il y avait deux reins et quatre capsules surrénales. L'un des reins était à Christina, l'autre était à Rita. La vessie était unique comme le rectum. Il y avait deux utérus, dont l'un était parfaitement développé et l'autre imparfait. Le premier était situé derrière la vessie, et pourvu de ses deux trompes, de ses deux ovaires et de ses ligaments (1). M. Serres admet que cet utérus, comme la vessie, appartenait aux deux enfants, ainsi que le vagin unique

(1) Ce fait pourrait concourir à prouver l'indépendance des capsules surrénales et des reins.

dans lequel s'ouvrait l'utérus; les deux corps caverneux du clitoris, les grandes et petites lèvres, appartenaient par moitié aux deux fœtus; celui des appareils génitaux qui était moins bien développé, était situé derrière le rectum; il consistait en un utérus pourvu de deux ovaires et de deux trompes. La cavité utérine était oblitérée au museau de tanche et contenait un liquide jaunâtre. Le vagin était remplacé par un tissu fibreux dense.

La sterno-pelvidymie dont Rita et Christina est un type fort important, présente beaucoup de degrés qui constituent autant de variétés de cette monstruosité. Ainsi le monstre double, décrit par Barkow sous le titre de *Tribrachialis* et représenté dans une très bonne figure, nous offre deux membres inférieurs, un seul abdomen, un seul thorax en bas qui se bifurque supérieurement pour soutenir deux cous, deux têtes et trois bras. Le troisième bras, situé en arrière entre les deux cous et les deux têtes, est extrêmement complexe et résulte d'une fusion des deux membres supérieurs tout à fait analogue à celle qui, pour les membres inférieurs, constitue la sirénie. Ainsi, il y a un bras, un seul avant-bras et une main, composée de dix doigts; les petits doigts placés de chaque côté de la ligne médiane et le pouce en dehors. Dans ce cas, les deux individus ne sont pas situés face à face, mais ils semblent adhérer par leurs parties latérales; ce qui a fait admettre deux variétés dans ce genre de monstruosité : dans la première, les fœtus sont placés face contre face; dans la deuxième, les fœtus sont latéralement placés; cette distinction peut être admise pourvu qu'il soit bien convenu que dans l'un et l'autre cas il y a *adhésion antérieure* et non *adhésion latérale*, et que l'adhésion latérale n'est qu'apparente. La seule différence, c'est que dans le cas d'adhésion latérale apparente, une cause quelconque a porté les fœtus latéralement, et qu'alors les côtes postérieures et le sternum postérieur se sont plus ou moins atrophiés, et que les membres supérieurs correspondants se sont atrophiés, soudés, ou même ont complétement disparu. Dans un autre cas du même genre que celui de Barkow, les deux membres supérieurs, situés en arrière, n'étaient soudés que par les bras; les avant-bras et les mains étaient parfaitement distincts.

La sterno-pelvidymie a pour résultat extrême l'unité apparente de poitrine, l'unité d'abdomen, l'unité de bassin, avec deux membres supérieurs et deux membres inférieurs. Tel est un moule en plâtre qui existe à la Faculté et qui vient de l'Académie royale de chirurgie. On dirait au premier abord d'un corps unitaire supportant deux têtes et deux cous, placés l'un à côté de l'autre; mais avec un peu d'attention, on voit sur la face postérieure du tronc la trace de deux colonnes vertébrales qui, écartées supérieurement, se rapprochent l'une de l'autre inférieurement : on voit, en outre, supérieurement entre ces colonnes une grosse proéminence conoïde qui doit être le vestige des membres supérieurs postérieurs.

Chez tous les sujets qui ont pu être considérés comme des monstres unitaires avec une tête surnuméraire, la dissection a constamment démontré, et dans le squelette et dans les viscères, des preuves non équivoques de duplication : d'ailleurs l'étude comparative des monstres doubles, qui nous conduit par degrés insensibles depuis le monstre double le plus complet jusqu'au monstre double le plus voisin de l'unité, nous permettra d'éviter toute espèce d'erreur.

Il existe dans les cabinets de la Faculté plusieurs squelettes qui sont très propres à marquer la transition. L'un de ces squelettes (marqué bff. 5ı6, P) présente deux têtes, deux colonnes vertébrales parallèles et latéralement placées. Un thorax double pourvu de deux sternum à chacun desquels aboutissent vingt-quatre côtes. Ce thorax supporte trois membres supérieurs, dont deux latéraux occupent leur position accoutumée, un postérieur complexe, occupant la ligne médiane, au niveau du sternum postérieur : ce membre supérieur postérieur est composé de deux omoplates, d'un seul humérus volumineux, de trois os de l'avant-bras, de six doigts complets. Le bassin est unique, mais complexe. Il y a deux os coxaux antérieurs, deux os coxaux postérieurs; ces derniers incomplets mesurent l'intervalle qui sépare les deux os sacrum. A ce bassin incomplet est attaché un membre inférieur unique complet, mais n'offrant aucune trace de duplication.

Dans un autre squelette, les deux têtes placées l'une à côté de l'autre sont supportées par deux colonnes vertébrales qui vont se rapprochant et se réunissant à angle aigu au niveau des dernières vertèbres dorsales et restent juxtaposées aux régions lombaire et sacrée. Il n'y a plus vestige du sternum postérieur; quelques côtes n'existent qu'à l'état de vestige et mesurent l'intervalle qui sépare les deux colonnes vertébrales; il n'y a pas vestige des membres supérieurs postérieurs, par conséquent il n'y a que deux membres supérieurs latéraux comme dans un monstre unitaire. Il n'y a pas non plus vestige du bassin postérieur et du membre inférieur postérieur, si bien que, sauf le sacrum qui est double, on dirait d'un bassin ordinaire.

La juxtaposition ou fusion de la région dorsale des deux colonnes vertébrales est donc nécessaire pour qu'il y ait unité parfaite de poitrine, absence complète des côtes et des membres supérieurs postérieurs, de même que la juxtaposition ou fusion des deux sacrum est nécessaire pour qu'il y ait unité parfaite de bassin, absence complète du bassin postérieur et des membres postérieurs inférieurs. Dans ce cas, il n'y a point fusion des deux poitrines et des deux bassins en une seule poitrine et en un seul bassin, mais disparition complète de la poitrine et du bassin postérieur

I. 23

et des membres qu'ils sont destinés à soutenir. La présence d'un bassin rudimentaire suppose donc toujours un intervalle entre les deux os sacrum; car c'est cet intervalle qu'il occupe. Des membres inférieurs rudimentaires pourraient-ils exister sans bassin rudimentaire?

A la sterno-pelvidymie je rapporte le genre *dérodymie* de M. Fréd. Lauth, genre adopté par M. Geoffroy Saint-Hilaire. Ici, les deux sternums, au lieu d'adhérer entre eux par leur partie inférieure seulement, adhèrent dans toute leur hauteur, si bien que la partie inférieure des deux cous paraît commune : d'où le nom de *dérodymie*. Mais, en réalité, les deux régions cervicales sont parfaitement distinctes et ne sont unies entre elles que par le tégument commun. Dans cette variété, les colonnes vertébrales sont très rapprochées, à part la région cervicale, et il n'y a qu'un thorax supportant deux membres supérieurs, un seul abdomen, un seul bassin, deux membres inférieurs : les côtes intermédiaires aux deux colonnes vertébrales sont à l'état de vestige et représentent des apophyses transverses. Lorsque les colonnes vertébrales ne sont pas très rapprochées, il y a un troisième membre supérieur et un troisième membre inférieur rudimentaire. Du reste, on trouve dans les viscères des traces non équivoques de duplication.

Comme annexe de la sterno-pelvidymie, je mentionnerai le genre *cervico-sterno-pelvidymie*, ou par abréviation *cervico-pelvidymie*, dans lequel l'adhésion des cous n'a pas lieu seulement par les téguments, mais encore par les vertèbres cervicales qui sont soudées ou confondues entre elles. Cette adhésion a encore été considérée à tort comme latérale. Je puis rapporter à ce genre un squelette qui existe dans les cabinets de la Faculté. Deux têtes latérales sont supportées par deux cous qui se réunissent à angle aigu au niveau de la septième vertèbre cervicale. Il n'y a qu'une poitrine, deux membres supérieurs, un seul bassin, deux membres

inférieurs sans aucun vestige des parties manquantes. L'adhésion des deux colonnes vertébrales m'a paru commencer
à la septième vertèbre cervicale. Elle continue au niveau
de la moitié supérieure de la colonne dorsale ; il y a écartement léger au niveau de la partie inférieure du dos, puis
contiguïté au niveau des régions lombaire et sacrée. Le
volume des têtes des fœtus humains me paraît devoir
être un obstacle invincible à la fusion des vertèbres cervicales qui sont au-dessus de la septième, à moins qu'il
n'y ait fusion des têtes : aussi la fusion complète des deux
colonnes cervicales n'a-t-elle été observée que chez les
animaux ; et dans ce cas tantôt les têtes sont simplement
contiguës, tantôt elles sont continues. La continuité ou
fusion des têtes appartient à un autre genre de monstruosité double. Lorsque les têtes sont simplement contiguës, elles sont supportées par un atlas double ou
par deux atlas distincts : d'où le nom d'*atlodymie* donné
à ce genre par M. Geoffroy Saint-Hilaire, qui l'a établi sur l'examen de deux monstres doubles appartenant
à la classe des serpents, dont l'un lui avait été donné
par de Lacépède, et l'autre par H. Dutrochet. Meckel
et Gurlt ont décrit ce genre chez le veau. La première
vertèbre cervicale est double, dit Meckel, la deuxième
est demi-double. Gurlt a appelé ce genre *dicephalus
biatlanticus.*

L'adhésion cervicale est une transition entre la monstruosité double par adhésion isolée des troncs et la
monstruosité double par adhésion simultanée des troncs
et des têtes, qui constitue le troisième ordre de la monstruosité double.

VIIIᵉ GENRE.

Céphalo-somodymie.

A l'exception du genre bregmatodymie et du genre
frontodymie, les adhésions de la tête s'observent constam-

ment avec les adhésions de la région cervicale et de la
partie sus-ombilicale du tronc. Une loi préside à ces adhésions, c'est que les adhésions du tronc ne sont nullement en rapport direct et nécessaire avec les adhésions
de la tête, je veux dire que la fusion complète apparente ou réelle des têtes n'entraîne pas la fusion complète,
apparente ou réelle des troncs, et qu'au contraire la fusion
des têtes et celle des troncs semblent avoir lieu en sens
inverse l'un de l'autre. Les genres sont établis sur la région de la tête par laquelle se fait l'adhésion, et les variétés sur le degré de la fusion.

Sous le rapport de la région de la tête par laquelle se
fait l'adhésion, on pourrait admettre trois catégories :
1° l'adhésion faciale ; 2° l'adhésion crânienne ; 3° l'adhésion faciale et crânienne. L'adhésion faciale comprend
deux genres : 1° la *sous-maxillo-sternodymie;* 2° la *prosopo-
sternodymie* ou monstre Janus.

Iʳᵉ ESPÈCE. Sous-maxillo-sternodymie.

(Hémipagie, Is. Geoffroy Saint-Hilaire.)

La monstruosité double par *sous-maxillo-sternodymie*
résulte de l'association de l'adhésion des os maxillaires
inférieurs et de l'adhésion sternodymie. On n'a pas oublié
que l'adhésion des sternums entraîne nécessairement celle
des régions sus-ombilicales. Dans cette monstruosité il y
a donc sous-maxillo-cervico-sterno-sus-omphalodymie.
On trouve dans les cabinets de la Faculté un bon dessin
représentant ce genre de monstre double. Les deux têtes
qui se tiennent par leur partie latérale, postérieure et
inférieure, sont comme renversées en dehors, distinctes
par les crânes, distinctes par les régions nasale et oculaire, et par conséquent par les régions sus-maxillaires :
elles sont au contraire confondues par la bouche qui se
présente sous l'aspect d'un large hiatus informe et par la

mâchoire inférieure : il y a quatre oreilles, dont deux antérieures très écartées, deux postérieures qui sont juxtaposées. Il n'y a pas de cou apparent : le thorax fait immédiatement suite à la face. Les deux thorax et les régions sus-ombilicales sont réunies par leur partie antérieure, comme dans la sternodymie. Il y a donc une poitrine double, un sternum et vingt-quatre côtes antérieures, un sternum et vingt-quatre côtes postérieures, quatre membres supérieurs parfaitement conformés ; un ombilic commun ; dualité parfaite à partir de l'ombilic.

Un exemple de même genre appartenant également à l'espèce humaine se trouve représenté dans l'ouvrage de Barkow, qui a donné sur la dissection de ce monstre bimâle des détails très précis qui rappellent exactement la disposition du genre sternodymie. Ainsi, il avait deux colonnes vertébrales, une poitrine double à deux sternums et quatre rangs de côtes, un double diaphragme, quatre poumons, deux trachées, un seul œsophage, un seul pancréas, un seul duodénum, un seul jéjunum, mais deux rates et deux foies.

2ᵉ ESPÈCE. Prosopo-sternodymie.

(Janus, Janiceps.)

Dans la *prosopo-sternodymie* la fusion des têtes est bien plus prononcée que dans le genre précédent (d'où le nom de *sycéphaliens,* Is. Geoffroy Saint-Hilaire), et ce monstre à tête unique complexe, à deux faces opposées, l'une antérieure, l'autre postérieure, représente exactement l'être mythologique connu sous le nom de Janus : aussi les dénominations de *Janus, Janiceps, Janiforme* se sont-elles présentées à l'esprit des premiers observateurs qui l'ont décrit.

Cette fusion des têtes se trouve toujours coïncider avec la sternodymie et par conséquent avec la séparation de

la moitié sous-ombilicale du tronc et des membres inférieurs : voici donc la forme générale du monstre Janus qui
résulte de l'association de la sternodymie et de la monocéphalie janiforme.

Dualité parfaite de la moitié sous-ombilicale du tronc,
dualité du bassin et des membres inférieurs; adhésion
des régions sus-ombilicale et sternale dans toute leur hauteur comme dans la sternodymie, avec opposition face à
face des deux êtres constituants; par conséquent, il y a
deux sternums et quarante-huit côtes, quatre membres
supérieurs, deux à droite, deux à gauche; un ombilic commun : une seule tête à deux faces opposées, l'une antérieure, l'autre postérieure, et à deux crânes opposés, l'un
latéral droit, l'autre latéral gauche, deux oreilles antérieures, deux oreilles postérieures. Il résulte de cette
disposition de la tête que les axes des deux faces sont
sur la même ligne que les axes des sternums, et que
les axes des crânes sont sur la même ligne que les
axes des colonnes vertébrales, et par conséquent des
troncs.

Comment se rendre compte de la formation du monstre Janus, de cette opposition entre les faces et les
crânes, entre les axes des faces et les axes des troncs?
M. Is. Geoffroy Saint-Hilaire a appliqué à ce monstre la
théorie qui lui avait servi à interpréter la fusion des
bassins dans la pelvidymie, la fusion des poitrines
dans la sternodymie, et cette théorie rend admirablement compte des faits. Supposons un monstre double
sternodyme avec opposition face à face des troncs et des
têtes, supposons que la même cause qui a agi sur la
partie sus-ombilicale de l'abdomen et sur le sternum,
étende, pour en opérer la fusion, son action sur les faces;
divisons également par la pensée chaque face en deux
demi-faces latérales, une droite, une gauche; nous aurons quatre demi-faces, deux en avant, deux en arrière.

Cela posé, admettons que les deux demi-faces correspondantes de chaque fœtus s'écartant l'une de l'autre sur le
crâne immobile à peu près comme les feuillets d'un livre
dont le dos resterait en place, exécutent sur ce crâne un
mouvement de quart de rotation, il en résultera que la
demi-face droite de l'un des fœtus viendra s'unir à la
demi-face gauche de l'autre fœtus et réciproquement.
de manière à former deux faces complètes, l'une antérieure, l'autre postérieure ; mais qui, relativement à
l'axe du tronc de chacun des individus composants, sont
tout à fait latérales. Il suit de là que les deux faces sont
constituées chacune par moitié par les fœtus composants,
absolument comme les deux poitrines de la sternodymie
et les deux bassins de la pelvidymie.

Les variétés du monstre Janus sont établies d'après les
degrés de fusion des faces. D'ordinaire l'une des faces,
l'antérieure, est parfaitement conformée, tandis que la
postérieure présente tous les caractères de la cyclopie
avec ses variétés. Ainsi il existe dans les cabinets de la
Faculté un exemple dans lequel la face antérieure du
Janus est on ne peut plus régulière ; tandis que la
face postérieure présente les caractères suivants de la
cyclopie avec astomie et monotie. Sous une trompe nasale
cylindroïde se voit une fissure verticale qui est le vestige
de la cavité orbitaire, dans laquelle on cherche vainement
un œil ou des yeux rudimentaires. Point de mâchoire inférieure, point de bouche, et au bas de la face, sur la ligne
médiane, deux auricules réunies par leurs extrémités inférieures formant un croissant à concavité supérieure et à
convexité inférieure. La disposition des viscères thoraciques et abdominaux est d'ailleurs celle de la sternodymie. Il y a deux cerveaux et deux cervelets.

Dans les deux espèces précédentes de céphalo-somodymie, l'adhésion des têtes n'avait lieu qu'aux dépens
des faces. Dans les genres qui suivent, cette adhésion a

lieu tout à la fois et aux dépens des crânes et aux dépens des faces. Ces espèces sont au nombre de trois.

3e ESPÈCE. Temporo-pelvidymie (mono-céphalo-somodymie).

Dans l'espèce *temporo-pelvidymie* dont il existe un bel exemple dans les cabinets de la Faculté, il y a unité de tête et unité de corps, deux membres supérieurs et deux membres inférieurs, monocéphalie et monosomie, association de l'adhésion des têtes avec le degré le plus avancé de la sternodymie et de la pelvidymie. L'adhésion a lieu par les parties latérales des têtes : il y a en même temps adhésion crânienne et adhésion faciale. Les deux têtes sont soudées en une volumineuse masse qui présente deux faces complètes, l'une droite, l'autre gauche, dont chacune est pourvue de deux yeux, d'un nez et d'une bouche. Il n'y a que deux oreilles, l'une droite, l'autre gauche; le vestige des deux oreilles qui correspondent à la face adhérente des deux têtes me paraît être un pertuis qui se voit à la partie inférieure et médiane de la face double. Les deux yeux, situés de chaque côté de la ligne médiane, présentent toutes les variétés de disposition qu'on observe dans la cyclopie. Ainsi, tantôt (comme dans le sujet des cabinets) les deux yeux sont contenus dans la même cavité orbitaire et ne sont séparés l'un de l'autre que par une bride verticale qui paraît un vestige de paupière; tantôt les deux yeux sont réunis en un seul œil ou complexe ou unitaire. Les deux bouches, très espacées chez le sujet des cabinets, en raison de l'obliquité divergente des axes de la face, sont quelquefois très rapprochées et même confondues. Chez le sujet des cabinets, chaque bouche présentait un bec-de-lièvre simple; les deux cerveaux ont été trouvés distincts.

Je considère comme une variété de ce genre la disposition dans laquelle les deux têtes sont réunies latéralement par les os occipitaux et par la partie voisine des pariétaux et des temporaux (1). Le nombre des oreilles varie suivant que l'adhésion atteint ou n'atteint pas la région auriculaire. Ordinairement les deux oreilles contiguës se réunissent en une seule oreille médiane, d'autres fois elles disparaissent complétement.

Le genre temporo-pelvidymie présente le degré le plus élevé de fusion qu'il soit possible de voir dans la monstruosité double : il n'y a qu'un seul corps et une seule tête. Il semble qu'il n'y ait qu'un pas à faire pour arriver à l'unité. Mais nous allons voir qu'à mesure que la fusion des têtes devient plus complète, la séparation des corps va tendre à s'effectuer comme pour attester la dualité. La dissection de ces monstres doubles monocéphales et monosomiens montre d'ailleurs et dans la tête et dans le tronc des traces non équivoques de duplication.

4ᵉ ESPÈCE. Monocéphalodymie.

Dans l'espèce *monocéphalodymie* les têtes sont non seulement réunies, mais encore confondues de manière à représenter une tête unique offrant l'aspect extérieur d'une tête ordinaire ; mais une monocéphalie aussi complète n'existe jamais seule, elle est toujours accompagnée d'une adhésion des troncs qui consiste tantôt dans la sternodymie, tantôt dans la sterno - sous - omphalodymie. Ce sont ces différences dans la fusion des corps qui ont servi à la détermination des sous-espèces que nous pouvons considérer comme de simples variétés.

La dernière variété de Janus dans laquelle l'une des

_____

(1) Cette variété constitue le genre *iniodymie* de M. Geoffroy Saint-Hilaire ('ίνιον, partie postérieure de la tête) par opposition au genre *opodymie*, monstre Janus du même auteur, dans lequel les fœtus sont unis latéralement.

faces, la face postérieure qui manque presque entièrement est représentée par une oreille, conduit à la monocéphalie.

Dans une *première variété* appelée par M. Geoffroy Saint-Hilaire *déradelphie* (δέρη, *col*), il y a association de la monocéphalie avec la sterno-sus-omphalodymie, par conséquent séparation complète de la région sous-ombilicale du tronc, quatre membres inférieurs, tantôt quatre membres supérieurs, tantôt trois seulement par la fusion des deux membres postérieurs correspondants. Les deux colonnes cervicales sont réunies sous un tégument commun mais distinct; il y a donc deux trous occipitaux.

Dans une *deuxième variété*, qui n'a jamais été observée chez l'homme (*thoradelphie* de M. Geoffroy Saint-Hilaire), il y a association de la monocéphalie et de la cervico-sterno-dymie. Les deux colonnes vertébrales sont confondues dans toute la région cervicale et dans la moitié supérieure de la région dorsale: il n'y a que deux membres thoraciques.

Dans une *troisième variété* (*synadelphie* de M. Geoffroy Saint-Hilaire), il y a association de la monocéphalie et de la sterno-sus et sous-omphalodymie. Il n'y a pas d'adhésion pelvienne, et conséquemment la dualité inférieure est très prononcée. On a constaté quatre membres supérieurs et deux ombilics.

Je n'ai point eu occasion d'observer de monstres doubles monocéphaliens.

Je passe maintenant à l'étude du deuxième ordre de monstruosités doubles à celle des monstres parasitaires ou par implantation.

DEUXIÈME DIVISION.
Des monstres doubles parasitaires.

Le monstre double parasitaire est essentiellement constitué par l'association de deux individus dont l'un,

parfaitement développé, possède tous les caractères de
la viabilité, dont l'autre, atrophié, implanté et comme
greffé sur le fœtus porteur, ne vit que d'une vie empruntée, d'une vie embryonnaire; car le fœtus parasite ne
reçoit pas directement ses vaisseaux du fœtus porteur,
de telle manière que sa circulation se fasse sous l'influence
d'un cœur; mais entre la circulation du fœtus porteur et
circulation du fœtus parasite, il y a un intermédiaire
analogue au placenta.

Cette définition sépare complétement les monstres
doubles inégaux ordinaires de la monstruosité double
parasitaire. Dans celle-ci, l'un des êtres constituants vit
aux dépens de l'autre, à la manière d'une plante parasite,
tandis que dans la monstruosité double ordinaire, chacun des êtres constituants vit d'une vie propre.

Or, l'étude des monstres doubles parasitaires nous présente différents degrés dans le développement du parasite : dans le degré le plus complet, le parasite est pourvu
de toutes les parties constituantes d'un fœtus ordinaire
dont il ne diffère que par l'état d'imperfection, d'atrophie
des organes, et par une vitalité bornée à la vie végétative :
il décroît peu à peu dans les degrés inférieurs, de telle
façon que le fœtus porteur, dont le développement est
complet, embarrassé d'abord par la présence du parasite,
finit par être amené à l'unité, si bien que ce n'est que par
l'autopsie qu'on pourra constater la présence des débris
d'un second fœtus.

Les monstres doubles parasitaires présentent deux
groupes bien distincts. Dans un premier groupe, le parasite est extérieurement placé en totalité ou en partie, et
semble surgir du sujet porteur. Dans un deuxième groupe,
le parasite est inclus dans le sujet porteur, de telle manière qu'il reste complétement ignoré ou qu'on ne peut
que soupçonner sa présence pendant toute la durée de la
vie du fœtus porteur. Le premier groupe comprend les

parasites greffés ou implantés superficiellement (*parasites par implantation*), le deuxième groupe a pour objet les parasites inclus qui se présentent sous l'aspect de kystes contenant des débris plus ou moins considérables de fœtus (*parasites par inclusion*); dans un troisième groupe se placeront les monstres doubles dont la dualité est établie par des membres ou des organes surnuméraires; du reste, les monstres doubles parasitaires soit par implantation, soit par inclusion, sont viables; ils peuvent même parcourir une longue vie. L'un d'eux, celui décrit par Buxtorff, dont le parasite était constitué par la moitié sous-ombilicale du corps, est devenu père de plusieurs enfants bien conformés.

PREMIER GENRE.

Parasites par implantation.

Les parasites par implantation se divisent, suivant le lieu de leur adhérence, en *ombilicaux*, en *crâniens* et en *maxillaires*, ce qui constitue trois espèces.

1re ESPÈCE. Parasites ombilicaux.

Les parasites ombilicaux naissent de la région ombilicale du fœtus porteur; ils présentent des différences suivant que le sujet accessoire est complet, c'est-à-dire pourvu de toutes les parties constituantes du corps, ou suivant qu'il est incomplet, dépourvu de tête, de thorax, de membres pelviens, ou bien réduit à une tête portée par l'intermédiaire d'un col et d'un thorax rudimentaires (1).

(1) M. Is. Geoffroy Saint-Hilaire qui a beaucoup insisté sur l'insertion des parasites à la région ombilicale et qui a établi un rapprochement entre les monstres doubles parasitaires et les monstres doubles par coalition, appelle les parasites ombilicaux des *hétérotypes* et les divise comme d'ailleurs les monstres doubles par coalition, en *hétéropages*, *hétéradelphes* et *hétérodymes*, suivant que les sujets accessoires plus ou moins complexes donnent aux monstres doubles parasitaires les caractères que ces différences supposent dans les monstres doubles ordinaires.

Premier degré ou première variété. — Le sujet accessoire plus ou moins complet adhérant par la région sus-ombilicale présente une tête, un tronc et des membres pelviens. C'est un susomphalodyme dont un des sujets composants est en miniature. Cette monstruosité est des plus rares. (M. Is. Geoffroy Saint-Hilaire l'appelle *hétéropagie*, ce qui veut dire monstre dissemblable séparé supérieurement et inférieurement.)

Il n'existe qu'un seul exemple authentique de cette variété qui a été décrite par Pincet, Licetus et Thomas Bartholin. Ce monstre double parasitaire naquit à Gênes en 1617. Licetus (*Traité des monstres*) l'a fait représenter dans une planche qui a été souvent reproduite. Bartholin l'a décrit lorsqu'il avait vingt-deux ans. L'individu porteur jouissait d'une très bonne santé et lorsqu'il était enveloppé de son manteau il ne paraissait pas différer d'un individu ordinaire. Le parasite mâle comme le sujet porteur (1) présentait une tête grosse, mal conformée, dont la bouche toujours béante laissait échapper continuellement de la salive. Ses yeux n'étaient point ouverts. Ses membres supérieurs mal conformés n'avaient que trois doigts. Les organes génitaux étaient incomplets. Il n'y avait qu'un seul membre pelvien.

M. Is. Geoffroy Saint-Hilaire a vu un monstre double parasitaire mort-né, mais il n'a pu que dessiner à la hâte les formes extérieures. L'anatomie de pareils sujets serait on ne peut plus curieuse. Elle n'a pas encore été faite.

Le deuxième degré ou la deuxième variété des parasitaires ombilicaux a été assez fréquemment observée. La tête, le cou et quelquefois les membres thoraciques manquent, en sorte que le sujet parasitaire semble sortir de l'abdomen

(1) Dans tous les exemples connus de la monstruosité double parasitaire, les deux sujets constituants étaient du même sexe, comme dans la monstruosité double ordinaire.

du sujet porteur. On peut dire ici que l'inclusion est incomplète.

M. Is. Geoffroy Saint-Hilaire a exprimé la disposition de ces monstres d'une manière très philosophique en disant que le parasite est un *acéphalien greffé sur l'épigastre d'un sujet d'ailleurs normal*, et pouvant au moyen de communications vasculaires splanchniques et nerveuses, vivre en parasite aux dépens du sujet porteur.

C'est à cette variété qu'il faut rapporter le sujet représenté par A. Paré. En 1530, dit-il, on a vu à Paris un homme du ventre duquel sortait un autre homme bien formé, à l'exception de la tête. Cet homme avait quarante ans environ. Il portait ce corps entre ses bras, si bien que tout le monde s'attroupait pour voir une si grande merveille (1).

Dans cette variété qui est parfaitement connue, l'implantation a lieu à la région sus-ombilicale, et le corps, réduit au thorax, à l'abdomen et aux membres pelviens, toujours incomplets, pend flasque et mou au-devant de l'abdomen du sujet porteur. Lorsque les membres supérieurs existent, ils sont presque toujours atrophiés, difformes, confondus en totalité ou en partie. Nous possédons sur la structure de ces monstres des détails assez circonstanciés. Ainsi, ces parasites représentent exactement les acéphaliens sous le rapport de leur organisation. Point de cœur, point de poumons ; les organes abdominaux sont réduits au gros intestin et à l'iléon, qui pénètre dans l'abdomen du sujet porteur. Il y a imperforation de l'anus ou absence du rectum ; les organes génitaux sont plus ou moins atrophiés, quelquefois le sexe douteux.

Leur physiologie est curieuse. Un assez grand nombre

(1) *OEuvres complètes*, publiées par J.-F. Malgaigne, Paris, 1841, t. III, p. 7.

d'individus ont vécu, et on a pu constater que le parasite était dépourvu de toute sensibilité comme de toute myotilité, que les stimulations exercées sur le parasite étaient ordinairement inaperçues par le sujet porteur : cependant dans un cas le contraire a été observé.

Ces parasites sont dépourvus de toute espèce de locomotion. Il n'y a ni colonne vertébrale, ni côtes, ni sternum; on ne trouve que quelques os des membres supportés par des vestiges d'épaule et de bassin. Les muscles manquent complétement ou n'existent qu'à l'état de vestige.

Les organes génito-urinaires sont plus ou moins imparfaits, si bien qu'il est quelquefois difficile de reconnaître le sexe de l'enfant.

Le système circulatoire est réduit à quelques troncs vasculaires qui répondent aux vaisseaux des membres.

Le système nerveux est réduit à quelques filets et à quelques ganglions nerveux ; point de moelle épinière.

Troisième variété ou *troisième degré des parasites ombilicaux.* — Elle est l'opposé de la précédente, le parasite est borné à la partie *sus-ombilicale* du corps. La partie sous-ombilicale du corps n'existe pas. Il peut même n'y avoir plus de thorax, de cou, et la tête peut être implantée sur la région épigastrique du sujet porteur.

Winslow nous a transmis sur un cas de ce genre une note fort incomplète, recueillie d'après des souvenirs de plus de trente ans. Le sujet de cette observation était un jeune Italien qui exploitait par ce vice de conformation la curiosité publique. La petite tête semblait sortir de l'ombilic du sujet principal, auquel elle adhérait par le côté droit de la face. Cette petite tête était d'ailleurs parfaitement organisée ; on distinguait très bien les cheveux, le front, les yeux, le nez, la bouche, les dents. Lorsqu'on touchait à cette tête le sujet principal percevait la sensation.

2ᵉ ESPÈCE. Parasites crâniens.

Le parasite crânien est constitué par une *tête surnuméraire qui s'implante par son sommet sur le sommet de la tête principale.* Supposons que dans la bregmatodymie ou adhésion bregmatique le corps de l'un des fœtus ait été détruit et nous aurons cette espèce.

Nous ne connaissons ce genre (*Epicome* de M. Geoffroy Saint-Hilaire) que par l'observation d'Everard Home, qui lui-même n'a eu connaissance de ce fait que d'après des renseignements plus ou moins précis. Ce monstre, né au Bengale en 1783, mourut dans sa cinquième année par suite de la piqûre d'un serpent à sonnettes.

Un second cas vient d'être publié par M. Vottem, chirurgien de Liége (*Description de deux fœtus réunis par la tête*, 1828). La dissection du sujet a été faite avec une grande exactitude. M. Vottem a constaté toutes les particularités que présente la tête, l'état rudimentaire des muscles qui consistent en des fibres disséminées; il a trouvé en outre des rudiments de larynx, de poumon, et de cœur, des vaisseaux lymphatiques, des nerfs ganglionnaires et autres, un encéphale rudimentaire, une petite rate, un segment d'intestin, un organe en forme de plaque qu'il croit être le foie. Le système artériel tout entier manquait. Il n'y avait pas trace de cordon ombilical. L'enfant est mort-né. Cette observation est d'ailleurs très importante parce qu'elle établit que, dans ce cas, la tête est vraiment le rudiment d'un fœtus uni avec le fœtus principal par la région bregmatique.

3ᵉ ESPÈCE. Parasites maxillaires.

Cette espèce, décrite pour la première fois par M. Geoffroy père sous le nom d'*hypognathe* (υπο sous , γναθος mâchoire), consiste dans l'adhérence d'une tête rudimentaire ou plutôt d'os maxillaires rudimentaires à la mâchoire inférieure d'un fœtus bien constitué d'ailleurs. Aucun genre n'est mieux établi. Il n'a pas été observé dans l'espèce humaine.

M. Geoffroy Saint-Hilaire fils a admis en outre l'espèce *épignathe* dans laquelle la tête accessoire est attachée au palais du fœtus porteur. Il a établi cette espèce d'après une relation très incomplète d'Hoffmann (*Ep. nat. cur.* 1687), laquelle a pour sujet un fœtus femelle.

Le dernier terme de ce genre a été observé sur un veau par M. Geoffroy Saint-Hilaire. Il consiste dans une mâchoire inférieure, seul vestige du parasite qui est attaché à la mâchoire inférieure de l'individu principal.

Ainsi les parasites maxillaires sont encore plus imparfaits que les parasites crâniens; l'analyse anatomique a pu seule reconnaître les rudiments d'une tête, d'un autre individu, dans une masse informe où l'on distingue à peine des débris d'os maxillaires armés de quelques dents.

Ne soyons donc pas étonnés si l'on a pu considérer ces débris de mâchoires comme une partie surnuméraire et non comme le détritus d'une duplication monstrueuse. Mais la filiation des faits ne permet pas de méconnaître dans ces débris de mâchoires les débris d'un fœtus complet.

Ces débris de mâchoires représentent quelquefois assez exactement ceux qu'on rencontre dans les kystes ovariques au milieu d'une masse de graisse et de cheveux. Leur nutrition se fait exactement de la même manière. Une chose remarquable, c'est que les mâchoires parasitaires sont constamment greffées sur les mâchoires du sujet porteur, jamais sur un autre point.

IIᵉ GENRE.
Des parasites par inclusion ou kystes parasitaires.

Bien différents des parasites par implantation, les *parasites par inclusion*, au lieu d'être proéminents à l'extérieur et comme implantés sur telle ou telle région de l'individu porteur, sont contenus dans l'épaisseur de ce dernier et plus ou moins profondément placés. On peut dire que les parasites par inclusion sont greffés à l'intérieur comme les parasites par implantation sont greffés à l'extérieur du fœtus porteur, et l'analogie qui existe entre les uns et les autres est suffisamment établie par les cas mixtes dans lesquels les membres d'un parasite par implantation sortent d'une tumeur contenant elle-même des parties parasitaires. On pourrait, sous ce point de vue, diviser l'inclusion en partielle et en totale (*coalitio involuta totalis, partialis*). La plupart des parasites greffés extérieurement sont d'ailleurs en partie inclus (1).

Tous les parasites inclus sont isolés de l'individu porteur à la faveur d'un kyste fibreux plus ou moins dense qui a pour but cet isolement en même temps qu'il fournit les matériaux de leur nutrition à ceux des débris du fœtus qui ont contracté adhérence avec ses parois.

La monstruosité par inclusion se réduit donc en dernière analyse à une tumeur enkystée contenant des débris plus ou moins informes de fœtus. Ils ne préjudicient nullement à l'unité de l'individu porteur qu'ils n'incommodent que par leur volume, et appartiennent à la pathologie. Les parasites inclus constituent un genre de tumeur enkystée dont la prise en considération est nécessaire dans quelques cas pour arriver à un bon diagnostic,

(1) Les dénominations diverses qui ont été imposées à la monstruosité parasitaire en général et qui s'appliquent plus particulièrement à l'inclusion donnent une idée parfaite de sa nature. Voici les principales : Monstruosités *par intus-susception*, *par involution*, *par inclusion*, *par pénétration*, *par implantation*. *De fœtu in fœtu; monstra nidulantia.*

et par conséquent à un bon traitement. Ces tumeurs parasitaires enkystées vivent d'ailleurs d'une vie empruntée, purement végétative, comme les productions morbides ordinaires, kystes, corps fibreux, lipômes, et présentent des traces non équivoques de développement (poils, dents). Ceux des débris du fœtus qui sont restés adhérents aux parois continuent de vivre de cette vie végétative; ceux de ces débris qui sont sans adhérence, dépourvus de toute vitalité, et par conséquent de toute nutrition, subissent les altérations qui résultent de l'action absorbante des parois du kyste et de la décomposition spontanée de ces débris devenus corps étrangers. Ainsi constitués, les kystes parasitaires peuvent rester inertes, inoffensifs pendant toute la vie de l'individu porteur; ils peuvent également devenir le siége d'un travail inflammatoire qui a pour conséquence l'élimination des parties contenues à la manière d'un corps étranger. Or, dans quelques cas, l'individu porteur a pu survivre à ce travail d'élimination qui a eu lieu tantôt par la peau, tantôt par les surfaces muqueuses; dans d'autres cas il a succombé.

Relativement au *diagnostic* de ces tumeurs, il est moins difficile qu'il ne le semblerait au premier abord, attendu que les tumeurs parasitaires sont nécessairement congéniales : c'est uniquement sur ce caractère bien constaté que je me suis fondé pour établir la nature parasitaire d'une tumeur qu'un fabricant de bronze âgé de cinquante ans environ porte dans l'abdomen, tumeur qui avait été interprétée d'une tout autre manière par divers observateurs et pour laquelle on avait conseillé différents traitements.

Le diagnostic devient plus facile encore, lorsque ces tumeurs ayant subi un travail morbide d'élimination, des fragments d'os, des dents, des touffes de cheveux se sont échappés avec le pus : c'est bien à tort que l'on a dit qu'il existait certains états pathologiques des organes dans les·

quels il pouvait se développer des dents, des os, des cheveux. La présence de véritables os, de véritables dents ou de cheveux appartient nécessairement à un débris de fœtus. Reste la question de savoir si ce débris de fœtus provient d'une monstruosité parasitaire ou bien d'une grossesse extra-utérine. Le doute, par conséquent, ne peut exister que chez les femmes après l'époque de la puberté, lorsque le caractère congénial de la tumeur ne peut être constaté.

Quant au *traitement* des tumeurs parasitaires, il est complétement négatif pour les kystes parasitaires intérieurs, lorsqu'ils n'ont subi aucun travail inflammatoire, et il consiste dans l'emploi des moyens antiphlogistiques locaux et généraux, lorsque l'inflammation est survenue. Le seul traitement applicable aux kystes parasitaires placés superficiellement serait leur extirpation, laquelle doit être soumise aux mêmes règles que celles qui président à l'extirpation des tumeurs enkystées d'un autre caractère. Les conséquences fâcheuses de l'opération ne tiendraient en aucune manière au caractère parasitaire de la tumeur.

Cela posé, nous diviserons les kystes parasitaires en superficiels ou *sous-cutanés* et en profonds ou *viscéraux*. Les premiers appartiennent à la chirurgie, les seconds à la médecine. Cette division, éminemment pratique, est pour nous plus importante que celle fondée sur des considérations déduites de la conformation extérieure ou intérieure de ces kystes.

1re ESPÈCE. Inclusions sous-cutanées.

La région sacrée ou mieux sacro-périnéale et la région scrotale sont celles qui ont offert le plus grand nombre de tumeurs parasitaires (1), sans qu'on puisse en aucune manière se rendre compte de cette prédilection.

(1) Sur dix-neuf observations de tumeurs parasitaires externes ou

1re SOUS-ESPÈCE. Inclusion sacro-périnéale.

Dans cette inclusion, la tumeur occupe tantôt la région sacrée seulement, tantôt la région sacro-périnéale. Cette tumeur égale quelquefois en volume la tête du fœtus normal; on l'a vue descendre jusqu'au creux du jarret du fœtus porteur. Or, ce volume est dû bien plus à l'abondante sérosité que ces tumeurs contiennent qu'aux débris du fœtus qui se manifestent à l'extérieur sous l'aspect d'un corps dur occupant telle ou telle région de ces tumeurs. On conçoit que la présence de cette tumeur doive exercer sur les parties voisines une grande influence : ainsi, dans un cas, l'anus du sujet porteur était imperforé; dans un autre cas, l'anus et les parties génitales externes étaient refoulées en avant. Dans un cas rapporté par Himly, il y avait division de la colonne vertébrale et absence de la queue de cheval. Il n'est pas d'exemple d'enfant qui ait survécu à une pareille disposition. Toutes les observations de ce genre ont été faites sur des enfants morts-nés ou qui ont succombé peu de temps après la naissance. On a pu prendre au premier abord ces tumeurs pour un lipôme, une hydrorachis, etc. C'est par des vaisseaux d'un certain volume et par un tissu placentiforme que se fait la communication entre l'individu porteur et le parasite, qui d'ailleurs, plus ou moins compliqué, est quelquefois réduit à des mâchoires ou fragments de mâchoires armées de dents et de cheveux et qui d'autres fois présente des vestiges de cerveau, de vertèbres, de membres, d'intestins, de nerfs.

Les deux principaux cas d'inclusion sous-cutanée péri-

sous-cutanées recueillies dans les auteurs par le docteur Izokalski (*Arch. de médecine*, t. VII, 3ᵉ série, p. 307), onze appartenaient au sacrum et cinq au scrotum, une à la région cervicale, une à l'épigastre, une au pubis.

néale qui existent dans la science sont: 1° celui de Mayer; 2° celui de M. Ollivier d'Angers (*Arch. générales de Méd.*, t. XV), qui lui avait été communiqué par M. Capuron. Dans le cas de Mayer, une tumeur née du périnée d'un enfant nouveau-né présentait les rudiments d'un fœtus enveloppé dans un kyste qui lui était particulier. L'artère sacrée moyenne du fœtus porteur se distribuait dans la tumeur, et les veines qui en revenaient se jetaient dans la veine hypogastrique du même fœtus. Il est dit, dans la description, qu'un petit nerf provenant de la queue de cheval se terminait sur la tumeur, ce qui me paraît au moins douteux.

Dans le cas de MM. Ollivier et Capuron, le sac qui contenait le fœtus parasite rudimentaire ne recevait aucun nerf, mais il y avait deux ordres de communication vasculaire: 1° des vaisseaux contenus dans un pédicule qui naissait de la partie inférieure de la colonne vertébrale; 2° un tissu placentiforme.

Dans le seul cas de monstruosité triple que nous connaissions chez l'homme, il y avait deux parasites inclus dont l'un était sous-cutané et l'autre abdominal.

2ᵉ SOUS-ESPÈCE. Inclusion scrotale.

L'*inclusion scrotale* est improprement nommée *inclusion testiculaire*, sans doute par opposition à l'inclusion ovarienne, car aucun fait anatomique ne prouve que ce soit dans l'épaisseur même du testicule que le parasite soit contenu. Le fait observé par M. Velpeau à l'hôpital de la Charité en janvier 1840, peut être considéré comme le type de l'inclusion scrotale dont M. Pigné [1] a recueilli sept cas dans les auteurs. Voici le résumé de ce fait que j'ai eu moi-même occasion d'observer [2].

---

[1] *Bulletins de la Société anatomique*, 21ᵉ année 1846, p. 196.
[2] Je dois à la vérité de dire que j'avais porté sur ce fait le même

Vingt et un ans, forte constitution. Tumeur scrotale ovoïde, dure, d'une consistance osseuse dans quelques points, du volume d'un œuf de dinde, située en dehors et à droite du scrotum; la peau qui la recouvre est remarquable par sa blancheur, par sa finesse, par l'absence de plis; le duvet fin qu'elle présente contraste avec la couleur brune, les plis, les poils longs et contournés du scrotum. La transition est brusque entre cette zone blanche de peau qui semble appartenir à la région du corps la plus remarquable par la blancheur des téguments et la peau du scrotum. On eût dit d'un cas d'autoplastie dans lequel on aurait transporté un lambeau considérable de peau appartenant à la face antérieure du bras sur le scrotum, avec cette différence qu'il n'y avait ici aucune trace de suture, tant la continuité était parfaite. Un autre caractère, c'est que cette peau blanche était complétement insensible; si bien que le malade s'y était fait plusieurs fois avec des ciseaux des incisions dont il portait les traces dans de nombreuses cicatrices. Interrogé sur l'origine de cette tumeur, le malade dit qu'elle avait toujours existé, et qu'il l'avait toujours vue avec le même volume. En arrière de la tumeur existent trois ouvertures fistuleuses d'où suinte une matière grasse. Par une de ces ouvertures sort une touffe de poils excessivement fins que le malade dit avoir observée dès sa plus tendre enfance.

Le diagnostic découlait de lui-même des données qui précèdent; car la tumeur était congéniale; car il sortait, par de petites ouvertures, de la matière grasse et une touffe de poils; car il y avait ici une zone de peau qui n'offrait nullement les caractères de la peau de l'individu.

Or, l'étude des kystes pileux de l'ovaire(1) m'a appris que

diagnostic que M. Velpeau dont j'ignorais complétement l'opinion lorsque le cas m'a été soumis.

(1) Voyez *Anatomie pathologique* avec figures, XVIIIᵉ liv., planch. III, IV, V.

la peau était de toutes les parties molles du parasitaire
celle qui résistait le plus à la destruction et qu'on en ren-
contrait des débris dans le plus grand nombre des cas.
N'est-il pas évident que la seule différence qui existait
entre la tumeur scrotale soumise à notre observation et
un kyste pileux de l'ovaire, c'est que, dans le premier cas,
la peau était extérieure, tandis que dans le deuxième cas
elle est intérieure. Dans les deux cas nous trouvons des
poils et de la matière grasse.

La tumeur habilement extirpée ayant été disséquée
avec beaucoup de soin par M. Demeaux, interne de M. Velpeau, et soumise à la Société anatomique, il nous fut facile
de reconnaître dans des fragments osseux réunis en trois
pièces principales articulées des débris de squelette (1).
Dans le cours de l'opération, comme à l'autopsie, on s'est
assuré que le testicule, du côté de la tumeur, était parfaitement sain ; il était pourvu de sa tunique vaginale.

2ᵉ ESPÈCE. Inclusions profondes ou viscérales.

Je ne ferai mention ici que de l'*inclusion péritonéale* et
de l'inclusion ovarienne, les seules qui aient été bien
observées.

L'inclusion péritonéale est bien plus fréquente que l'inclusion sous-cutanée (2). A ce genre se rapporte l'observation si justement célèbre de Dupuytren : en voici le résumé.

Bissieu naquit à Verneuil (Eure), en 1790, dans un état
de débilité qui fit craindre pour sa vie. On ne tarda pas

(1) Ce malade a succombé vingt-quatre jours après l'opération aux
accidents d'une infection purulente. Il y avait dans l'une des plèvres
un épanchement séro-purulent très considérable.

(2) M. Pigné (*Bulletins de la Société anatomique*, 21 août 1846, p. 195)
a trouvé, dans ses recherches bibliographiques, dix-neuf cas de parasites greffés sur divers points de la cavité péritonéale, dont cinq insérés au
colon transverse.

à s'apercevoir que le côté gauche du ventre était considérablement développé, si bien qu'on soupçonna que l'enfant était affecté du carreau (1). Ces craintes ne tardèrent pas à se dissiper; mais l'habitude du corps du jeune Bissieu resta grêle, sa figure maigre et blême, et il est digne de remarque qu'il ne cessa de se plaindre pendant toute sa vie de douleurs au côté, qu'il fut toujours sujet à des appétits irréguliers et à des indigestions fréquentes. Cependant le jeune Bissieu se faisait remarquer par sa vivacité, sa gaieté et par une intelligence au-dessus de son âge; il montait fort bien à cheval et galopait avec une hardiesse extraordinaire. Un jour qu'il se livrait à cet exercice, il se laissa choir et se fractura le bras. Il guérit très bien de cet accident.

Envoyé dans une pension à Rouen, il fut pris subitement au bout de dix-huit mois de séjour d'une douleur aiguë dans l'hypochondre gauche et de fièvre continue avec redoublement et sentiment d'oppression. M. Blanche, chirurgien de Rouen, sentit distinctement dans l'abdomen une tumeur dure et très douloureuse, du volume d'un gros melon, étendue des fausses côtes gauches à la crête iliaque du même côté. La tumeur s'affaissa et les douleurs s'amendèrent au bout de quelque temps, à la suite d'un dévoiement abondant de matières puriformes et fétides; le malade tomba dans le marasme, et après plusieurs mois de soins sans résultat, il fut renvoyé dans sa famille. Une toux opiniâtre survint, le dévoiement reparut, et un jour, au milieu de selles fétides, on trouva un paquet de poils roulés sur eux-mêmes. Le malade périt à l'âge de quatorze ans, six mois après l'invasion de la maladie, dans le marasme le plus complet.

Il résulte des détails consignés dans l'excellent mé-

_____

(1) En outre, les deux dernières côtes étaient plus élevées et plus saillantes que celles du côté opposé.

moire de Dupuytren, que la tumeur était formée par un kyste développé aux dépens du mésocolon transverse et contenant *les débris d'un fœtus*, et que ce kyste, dans lequel se voyait une masse de cheveux séparée du corps du fœtus, communiquait largement avec le colon transverse. Il résulte bien évidemment du rapprochement des symptômes observés pendant la vie et de l'examen cadavérique que le *kyste* qui isolait les débris du fœtus inclus, avait été le siége d'une inflammation, laquelle s'était terminée par suppuration, que le kyste purulent s'était vidé dans l'intestin, et l'on conçoit que si la masse formée par le fœtus eût été libre et moins volumineuse ou que si elle avait pu se morceler, on conçoit qu'elle aurait pu pénétrer dans l'intestin et être évacuée par les selles ainsi qu'on en a vu plusieurs exemples. — Ce fait n'intéresse pas moins sous le point de vue pathologique que sous le point de vue tératologique. Si le fait de Bissieu se reproduisait, si un enfant naissait avec une tumeur abdominale, si cette tumeur devenait le siége d'une inflammation, si la tumeur s'affaissait à la suite de selles purulentes et fétides, si une masse de cheveux, ou des dents, ou des fragments osseux étaient rendus avec les selles, on n'hésiterait en aucune manière à accuser la présence d'un fœtus parasite.

Voici d'ailleurs les détails les plus importants de l'examen cadavérique (1).

La masse organisée adhérait au mésocolon transverse

(1) Voyez pour l'étude des pièces le musée Dupuytren, où l'on trouve et les pièces naturelles et des pièces modelées en cire qui donnent une idée parfaite de l'ensemble et des détails du parasitaire. Voyez, pour la description, les *Bulletins de la Soci té de la Faculté de médecine*; cette description est le premier travail vraiment scientifique qui ait été fait sur les parasites par inclusion : à la suite d'une description aussi exacte que lumineuse de tous les appareils du parasite soumis à son observation, Dupuytren disserte habilement sur la vie de ce fœtus, jette un coup d'œil général sur les phénomènes analogues observés dans le règne végétal, rapporte tous les faits connus du même genre chez l'homme et chez les

par un pédicule. Sa forme était celle d'un ovale irrégulier, recourbé sur lui-même. Son plus grand diamètre est de 3 pouces 7 lignes. Son diamètre transverse est, du côté de la tête, de 2 pouces 10 lignes. Elle est recouverte d'une peau blanchâtre, pourvue dans quelques points de bouquets de poils.

La tête est reconnaissable à l'insertion de plusieurs dents placées irrégulièrement à sa surface. On trouve un rudiment de crâne, un rudiment de colonne vertébrale, un rudiment de moelle épinière surmonté par un petit renflement, quelques nerfs rachidiens, des rudiments du membre inférieur gauche et des membres supérieurs. Le membre inférieur droit manque entièrement. — Point d'organes respiratoires, digestifs, génito-urinaires ; point de thorax ni d'abdomen. L'appareil circulatoire était borné à deux vaisseaux, l'un *artériel* et l'autre *veineux*, qui, réunis hors de la masse organisée en une sorte de cordon ombilical, se distribuaient par l'une de leurs extrémités dans l'épaisseur de cette masse et par l'autre extrémité dans l'épaisseur des parois du kyste, qui constituaient à ce niveau une espèce de placenta. Le fœtus parasite était donc, par rapport au fœtus porteur, une véritable loupe, un organe surajouté.

Le fait du docteur Young, qui a été observé en 1807 en Angleterre, peut servir de complément au fait précé-

---

animaux et établit que ces monstruosités ont lieu par intussusception, c'est-à-dire par pénétration d'un individu dans un autre individu. Ce travail, qui est un véritable chef-d'œuvre d'observation et d'analyse, et qui ne contribua pas peu à la réputation précoce de son auteur qui débutait alors dans la carrière, a été comme le signal des travaux nombreux publiés sur le même sujet et qui n'ont fait que confirmer les idées émises par le célèbre chirurgien. Consultez sur le même sujet la thèse de M. Lachaise ayant pour titre : *de l'Inclusion du fœtus*, 1822 ; un mémoire d'Ollivier, *Archives de méd.*, 1827, t. XV ; un mémoire de Lesauvage, 1829 ; et surtout l'ouvrage *ex professo* de Himly, *De fœtu in fœtu*, 1831, et l'excellent ouvrage de M. Isidore Geoffroy Saint-Hilaire, *Histoire des anomalies de l'organisation*.

dent (1). Il a pour sujet un enfant mâle qui, peu de temps après sa naissance, fut pris de vomissements fréquents, en même temps que la région épigastrique était tuméfiée et douloureuse au toucher.

A trois mois et demi il fut observé par le docteur Young qui jugea la maladie mortelle, et, en effet, les douleurs devinrent de plus en plus vives; l'enfant tomba dans le marasme le plus complet et mourut à l'âge de dix mois.

A l'ouverture, on trouva l'abdomen rempli par une tumeur volumineuse, développée *entre les deux feuillets* du mésocolon transverse : cette tumeur était un kyste contenant 80 onces de sérosité jaunâtre un peu sanguinolente et en outre un fœtus mâle sans tête n'ayant d'autres viscères qu'un intestin formant hernie hors de la cavité abdominale et peut-être quelques rudiments de poumons et de cerveau. Les quatre extrémités existaient, mais mal conformées. On trouvait des vertèbres réduites à leurs corps, quelques côtes, et une masse osseuse irrégulière paraissant constituer la base du crâne. Point de muscles, point de nerfs évidents. Pour tout appareil circulatoire une artère et une veine.

On conçoit que la mort, dans les deux cas précédents, a été la suite de l'inflammation qui s'est emparée du kyste; que si cette inflammation ne s'était pas manifestée, les individus porteurs auraient pu parvenir à la vieillesse la plus reculée. Ainsi, M. Lachèse parle d'un soldat dans l'abdomen duquel on trouva les débris d'un fœtus. On trouve dans un journal, publié à Francfort, un cas analogue observé chez un homme de cinquante ans. J'ai dit

---

(1) On voit encore dans les cabinets de la Faculté où il a été déposé par M. Pigné, conservateur du musée Dupuytren, un parasite qu'il a détaché du colon transverse du corps d'un jeune homme âgé de quinze ans. On y trouve la charpente du thorax, les membres supérieurs et inférieurs bien dessinés, lesquels sont revêtus d'une enveloppe d'apparence cutanée : les doigts sont pourvus d'ongles très longs.

plus haut que j'ai diagnostiqué une tumeur parasitaire chez un fabricant de bronze de cinquante ans environ, qui jouit encore en ce moment d'une très bonne santé.

Inclusion ovarienne. — Il n'est pas rare de rencontrer sur le corps des femmes avancées en âge des kystes de l'ovaire contenant avec de la graisse des cheveux, des dents, des fragments osseux et quelquefois des portions de peau adhérentes aux parois du kyste (1).

La première question à laquelle ait donné lieu l'étude scientifique des kystes pileux et graisseux de l'ovaire, est celle de savoir si ces kystes étaient le produit d'une conception extra-utérine. Depuis que l'inclusion parasitaire a été l'objet d'une sérieuse considération, on a dû se demander si les débris de fœtus contenus dans les kystes de l'ovaire ne seraient pas dans un certain nombre de cas au moins le résultat de l'inclusion; en deux mots :

Première question : Les kystes pileux de l'ovaire sont-ils constitués par des débris de fœtus?

Deuxième question : Les débris de fœtus reconnaissent-ils pour origine une conception extra-utérine ou bien une inclusion parasitaire?

Que les kystes de l'ovaire contenant des poils, des dents, des fragments d'os, des portions de peau, témoignent de la présence d'un germe fécondé en partie détruit et dont il n'existe que quelques vestiges, c'est, je pense, ce qui ne sera révoqué en doute par personne aujourd'hui, et je ne saurais admettre qu'il existe certains états pathologiques dans lesquels peuvent se développer des dents, des os, des cheveux, en un mot des produits morbides qui ressemblent tellement à des débris de fœtus, que l'observation la plus attentive ne puisse éviter l'erreur. Nous verrons ailleurs dans quelles étroites limites est circonscrit le cercle des productions et métamorphoses organiques.

(1) Voyez *Anatomie pathologique* avec planches.

Quant à la source du germe fécondé, est-il contemporain, frère, du fœtus porteur, ou bien a-t-il procédé par voie
de génération de ce même fœtus porteur? Y a-t-il des cas
de kystes pileux de l'ovaire qui appartiennent à une conception extra-utérine? Y en a-t-il qui reconnaissent pour
cause l'inclusion parasitaire? Si ces deux modes d'origine
existent, y a-t-il moyen de les distinguer l'un de l'autre, ou
bien enfin tous les kystes pileux de l'ovaire reconnaissent-
ils pour cause exclusive, soit une conception extra-utérine, soit une inclusion parasitaire? Voilà des questions
qu'il est important d'approfondir pour arriver à une solution définitive.

Et d'abord, la similitude parfaite de tous les kystes pileux de l'ovaire atteste-t-elle l'unité de leur origine? Je le
pense; mais je ferai remarquer qu'ici l'inclusion et la
conception extra-utérine n'établissent pas une différence
essentielle de cause. L'identité de cause, c'est la présence
d'un germe fécondé, que ce germe fécondé soit contemporain du fœtus porteur dans lequel il se trouve contenu
par voie de pénétration, ou qu'il provienne du fœtus porteur par voie de génération.

Qu'un certain nombre de kystes pileux de l'ovaire doive
être rapporté à une inclusion parasitaire, les faits de kystes pileux trouvés chez de jeunes filles non pubères ne
permettent pas de le révoquer en doute; ainsi Dupuytren
dit avoir observé deux cas de kystes ovariques contenant
des débris de fœtus, l'un chez une fille de treize ans,
l'autre chez une fille de douze. Chez toutes deux, la mort
avait été causée par un travail inflammatoire déterminé par
la présence du corps étranger. Les mamelles et les organes génitaux ne présentaient aucun signe du développement de la puberté. L'état dans lequel on a trouvé les débris
du fœtus, le développement des dents et des cheveux
attestent, non une génération précoce anticipée, si je puis
m'exprimer ainsi, mais la contemporanéité, à moins qu'on

n'admette l'emboîtement des germes de Bonnet, d'après lequel plusieurs générations successives pourraient être fécondées simultanément par la même copulation.

A l'appui de la théorie de l'inclusion parasitaire comme cause d'un certain nombre de kystes pileux ovariques, je citerai un relevé fait par M. Pigné, d'après lequel, sur quarante-neuf cas de kystes pileux de l'ovaire, cinq auraient été trouvés chez des filles vierges n'ayant pas encore douze ans et ayant l'hymen intact; six chez des filles âgées de six mois à deux ans; quatre chez des fœtus femelles arrivés à terme, mais n'ayant pas respiré; enfin, deux chez des fœtus femelles, produits d'avortement avant la fin du huitième mois.

Enfin les kystes analogues aux kystes pileux de l'ovaire observés chez de jeunes garçons dans la cavité péritonéale ou ailleurs, n'établissent-ils pas d'une manière positive la doctrine de l'inclusion parasitaire comme cause de ces kystes dans un certain nombre de cas?

Mais tous les kystes pileux ovariques, sans exception, reconnaissent-ils la même cause? Telle est l'opinion qui a été soutenue par M. Pigné (1). L'argument principal qu'il fait valoir est celui-ci : c'est que dans les cas de conception extra-utérine, on trouve les corps des fœtus parfaitement reconnaissables, lors même qu'un temps très long s'est écoulé depuis la conception, qu'ils se putréfient ou qu'ils se momifient en s'encroûtant de phosphate calcaire, et que la presque totalité de leurs organes est d'une détermination facile. Cela est parfaitement exact pour les fœtus qui ont acquis un certain développement. J'en ai décrit et fait représenter (2) plusieurs exemples remarquables. Mais, évidemment, ces réflexions ne s'appliquent pas aux cas de kystes pileux de l'ovaire, dans la production desquels le germe fécondé a dû être en partie détruit immédiate-

(1) *Bulletins de la Société anatomique*, 21e année, 1846, p. 194.
(2) *Anat. pathologique avec planches*, 18e livr., pl. VI et 37e livr.

ment ou presque immédiatement après la fécondation, si bien que ceux des débris de ce germe fécondé qui ont contracté des adhérences avec le kyste ont pu seuls se développer, d'où la production des cheveux, des dents et des fragments osseux compactes.

D'ailleurs, si la conception extra-utérine était étrangère aux kystes pileux ovariques, comment se rendre compte de la fréquence des kystes pileux chez la femme, et de leur rareté chez l'homme ; comment se ferait-il que l'inclusion parasitaire serait presque exclusivement limitée à l'ovaire chez la femme? Quelle puissance porterait nécessairement le parasite dans l'ovaire de la femme, tandis que chez le garçon, ce parasite s'implanterait le plus habituellement à l'arc du colon? Je pense donc que si les kystes pileux ovariques doivent être rapportés, dans un certain nombre de cas, à la monstruosité parasitaire, bien plus souvent ils sont la conséquence d'une conception extra-utérine ; que l'identité de la lésion n'exclut pas ce double mode d'interprétation des faits ; car, je le répète, ce qui importe essentiellement ici, c'est le germe fécondé ; la pénétration ou la conception extra-utérine ne sont que la double voie par laquelle le germe fécondé se trouve déposé dans l'ovaire.

TROISIÈME DIVISION.

Des monstres doubles dont la dualité est établie par des membres ou des organes surnuméraires.

Des degrés insensibles conduisent de la monstruosité double qui n'est autre chose que l'association de deux êtres parfaitement distincts, excepté dans le point de conjugaison, ayant chacun leur contingent de vitalité, et cependant condamnés à une vie commune par une adhésion viscérale, soit de circulation, soit de digestion ; des degrés insensibles, dis-je, conduisent de cette monstruosité double au monstre double unitaire dans lequel l'unité individuelle est maintenue dans toute sa plénitude, et la dualité primitive n'est trahie que par un membre, un organe surnuméraire. Quelle est la ligne de démarcation qui sépare la monstruosité double unitaire de l'anomalie par excès? Suivant la judicieuse remarque de M. Geoffroy Saint-Hilaire, il y a cette grande différence entre les anomalies par excès et les monstruosités doubles, que les premières ne portent aucune atteinte à l'unité individuelle et consistent tantôt dans la division des organes, ex., utérus double; tantôt dans le développement considérable de parties naturellement peu développées ou rudimentaires, ex., plusieurs prétendus hermaphrodites; tantôt dans l'addition de parties surnuméraires peu importantes, ex., une côte, une vertèbre surnuméraire; ces parties accessoires faisant d'ailleurs toujours partie d'un appareil d'organes, tandis que dans les monstres doubles, on trouve, et cela même dans les cas les plus simples, des appareils d'organes ou des organes composés surajoutés à ceux de l'individu porteur, appareils qui ne sauraient être considérés comme dépendant de l'organisation de l'individu porteur, qui constituent une individualité ou un débris d'individualité distincte plus ou moins complète. Cette distinction répond amplement à la doctrine hasardée qui considère le monstre double comme constitué par un seul individu chez lequel un second corps, une seconde tête, deux nouvelles paires de membres se seraient produits accidentellement.

Le seul moyen de lever toute espèce de difficulté, c'est d'étudier avec le plus grand soin, non seulement la conformation extérieure, non seulement les os du squelette, mais encore la conformation intérieure des individus porteurs de membres ou de parties surnuméraires: il est plus que probable que, dans le cas où ces membres et parties surnuméraires seront le débris d'un être qui a en quelque sorte été absorbé par l'individu porteur, on trouvera dans l'organisation intérieure des traces non équivoques de duplication monstrueuse. Tel était le cas présenté à la Société anatomique par M. Pigné, conservateur du musée Dupuytren (1).

Il existait, dans les cabinets de la Faculté, un fœtus unitaire, parfaitement bien conformé extérieurement, seulement, l'un des bras portait deux avant-bras terminés chacun par une main : la séparation commençait un peu au-dessous de la partie moyenne de l'avant-bras. Or, la dissection a démontré 1° que la duplication avait lieu non seulement à la main et à l'avant-bras, mais encore au bras et à l'épaule. Il y avait deux omoplates réunies par leurs bords postérieurs, deux clavicules accolées, mais distinctes; deux humérus, chacun entouré de ses muscles, de ses nerfs, de ses vaisseaux (deux plexus brachiaux, deux artères humérales); bien plus, les viscères abdominaux présentaient les signes les plus incontestables de duplication monstrueuse; il y avait deux foies dont l'un était atrophié, deux rates, deux paires de reins (deux reins superposés de chaque côté), deux cœcums, deux rectums terminés par une ouverture commune, une vessie divisée en deux loges, l'une antérieure, l'autre postérieure par une cloison transversale incomplète : dans le thorax, quatre poumons, dont deux antérieurs très développés, deux postérieurs atrophiés; deux cœurs, l'un antérieur très développé, l'autre postérieur très petit, lequel se présentait sous l'aspect d'une petite masse charnue dans laquelle on reconnaissait des colonnes analogues à celles du cœur.

Dans un autre cas, également présenté à la Société anatomique par M. Pigné, le fœtus, complétement unitaire extérieurement, contenait deux langues dans la cavité buccale, chacune pourvue de son frein. Eh bien, il

(1) *Bulletins de la Société anatomique*, 21e année, 1846, p. 207.

y avait deux duodénums et deux rectums. Ce fœtus était âgé de sept mois.

Un autre fait non moins important est dû au même observateur. Il existait depuis longtemps dans les cabinets de la Faculté un fœtus anencéphale qui présentait à l'extérieur tous les signes d'une bonne conformation, à l'exception d'une double verge, l'une supérieure d'un volume normal, l'autre inférieure très petite, mais d'ailleurs bien conformée. La dissection de cet enfant a démontré deux cœurs juxtaposés à peu près égaux en volume, dont chacun enveloppé de son péricarde; chacun de ces cœurs était entouré de deux poumons, en tout quatre poumons; les deux aortes sorties des deux cœurs décrivaient leur courbure accoutumée, fournissaient les artères carotides et sous-clavières, et se réunissaient au niveau de la quatrième vertèbre dorsale sur la ligne médiane. Le rectum est volumineux; il y a deux estomacs, l'un à droite, l'autre à gauche; une seule rate, un foie volumineux occupant les deux hypochondres et toute la région sus-ombilicale! son lobe gauche est aussi volumineux que son lobe droit; on y voit encore trois reins, dont un sur la ligne médiane; la vessie semble divisée en deux vessies, l'une antérieure, l'autre postérieure, séparées par une cloison incomplète; il n'y a que deux testicules (1).

Ainsi, dans ce cas, la dualité n'était accusée extérieurement que par un pénis incomplet. Le plus ordinairement c'est par des membres surnuméraires que cette dualité se manifeste à l'extérieur. Ces membres sont thoraciques ou abdominaux, et insérés sur des régions diverses du fœtus porteur. M. Geoffroy Saint-Hilaire les appelle des *monstres doubles polyméliens,* c'est-à-dire à plu-

(1) Cette dissection est rendue inexactement dans les *Bulletins de la Société anatomique,* 1846, p. 110. C'est sur les pièces mêmes que la description que je donne a été faite.

sieurs membres (μέλος, membre). Les espèces sont constituées par le lieu de l'insertion (1).

Dans une *première espèce*, un ou deux membres surnuméraires sont insérés à l'hypogastre, derrière ou entre
les membres pelviens. Cette espèce, rare chez l'homme et
chez les mammifères, commune chez les oiseaux, a été
nommée *pygomélie* par M. Geoffroy Saint-Hilaire (πυξ, région fessière).

Deuxième espèce. — Un ou deux membres surajoutés
insérés sur l'abdomen (*gastromèle*). On n'en connaît pas
d'exemple chez l'homme.

Troisième espèce. — Insertion sur le dos, ou plutôt sur
la colonne vertébrale (*notomèle*, de νῶτος, dos) (2). Il
existe dans les cabinets un dessin représentant un membre
inférieur parfaitement conformé : cuisse, jambe et pied
naissant de la région lombaire.

Quatrième espèce. — Insertion sur la tête (*céphalomèle*)
observé pour la première fois par M. Geoffroy Saint-Hilaire
sur un canard.

Cinquième espèce. — Insertion sur les membres normaux.

En général, les membres surnuméraires sont plus ou
moins difformes, si bien qu'il est quelquefois difficile de
savoir s'ils doivent être rapportés aux membres supérieurs ou aux membres inférieurs : dans le plus grand

(1) Je ne ferai qu'énumérer les espèces, d'autant plus que ce genre de
monstruosité n'a été que fort rarement observé chez l'homme.

(2) Ce vice de conformation a été observé sur une vache que l'on montrait par curiosité comme ayant cinq jambes et une figure humaine. Cette
prétendue figure n'était autre chose qu'une tumeur informe reposant sur
le dos, de laquelle naissait un membre surnuméraire mal conformé. La
dissection montra que c'était un membre supérieur, que le métacarpe et les
doigts offraient seuls une conformation normale, que les os de l'avant-
bras et l'humérus étaient difficilement reconnaissables, que ce membre
ne s'articulait avec aucun os, mais était attaché à l'aide de ligaments aux
dernières vertèbres cervicales et aux premières dorsales.

nombre des cas, ils ont paru appartenir aux membres inférieurs. Ils sont toujours plus petits que dans l'état régulier
et leurs articulations sont soudées entre elles. Les muscles
sont remplacés par du tissu adipeux. Il n'est pas besoin
de dire que les membres surnuméraires sont une occasion
de gêne au lieu d'être un avantage pour l'individu porteur.

Il est plus que probable que, dans tous les cas de
membres surnuméraires, il existe à l'intérieur des traces
non équivoques de dualité : une dissection attentive des
parties intérieures aussi bien que des parties extérieures
pourrait seule éclairer à cet égard. Le mode de nutrition
de ces membres surnuméraires devra aussi fixer l'attention. Sont-ils simplement greffés à la manière des parasites, ou bien reçoivent-ils de gros vaisseaux qui émanent
des vaisseaux des parties sur lesquelles ils sont implantés,
et leur nutrition est-elle aussi complète que celle des
membres normaux ?

Si les membres surnuméraires sont une preuve de duplication monstrueuse, en est-il de même des doigts surnuméraires ? Que devons-nous penser de l'individu auquel appartenait le pied gauche dont le squelette est
conservé dans les cabinets de la Faculté, où il a été déposé par Lassus. Ce pied, inscrit *Aqc*, présente huit orteils
soutenus par autant d'os métatarsiens. Il n'y a qu'un seul
gros orteil. Le deuxième, le quatrième et le sixième orteils
sont un peu plus petits que les orteils qui les avoisinent.
Le tarse présente cinq cunéiformes, dont deux surnuméraires qui ressemblent au deuxième cunéiforme, et par
conséquent au plus petit.

Certes, je suis disposé à croire, avec M. Pigné, que
ce pied appartenait à un monstre double; mais en est-il
de même 1° de l'individu auquel appartenait le pied inscrit
sous les lettres *Aqe*, qui présente six orteils pourvus de six
métatarsiens; 2° de l'individu auquel appartenait la main
inscrite sous les lettres *Aqb*, qui présente six doigts avec

six métacarpiens, sans augmentation du nombre des os du carpe; et, enfin, si l'on admettait que la présence d'un seul doigt surnuméraire avec son métacarpien suffit pour attester une duplication monstrueuse, pourquoi ne pas admettre la même doctrine pour un doigt ou orteil surnuméraires que constituent deux ou trois phalanges atrophiées. La difficulté est sérieuse et la limite impossible à établir dans l'état actuel de la science. Si l'observation des faits nous permet d'admettre certaines parties luxuriantes chez des êtres simples ou unitaires, comme un sixième doigt et un sixième orteil, pourvu ou non pourvu de son métacarpien, elle impose des bornes à cette production, et l'anatomie pathologique, plus avancée, ne tardera pas à résoudre les difficultés qui sont encore insolubles dans l'état actuel de la science.

Théorie de l'inclusion.

La théorie la plus probable de l'inclusion est la suivante: deux germes ont été fécondés simultanément : par l'effet de causes difficiles à apprécier, l'un de ces germes, plus ou moins altéré, plus ou moins retardé dans son développement, pénètre dans l'épaisseur de l'autre, s'y greffe, puise dans les vaisseaux de la partie à laquelle il adhère les matériaux de sa nutrition, s'enkyste et s'isole des parties environnantes. Cette interprétation lie le fait de l'inclusion aux faits des autres monstruosités doubles, et par conséquent au grand fait de l'adhésion congéniale: ainsi, dans le degré le plus avancé, le fœtus parasitaire est totalement inclus; dans un degré moindre, l'inclusion est incomplète; dans un degré moindre encore, les deux fœtus sont unis superficiellement entre eux.

Une autre hypothèse non moins vraisemblable que la précédente, est la suivante qui a été soutenue par Himly, c'est celle de la réunion primitive des deux germes dans le même ovule : on sait qu'il n'est pas rare de rencontrer deux germes dans une graine ou dans un œuf d'oiseau. Si l'un de ces germes fécondés prend de la prédominance sur l'autre, il grandira en comprimant son congénère arrêté dans son développement, plus ou moins altéré dans sa structure, qui adhèrera à sa surface ou pénètrera dans son intérieur.

On a cherché d'ailleurs (Himly, Ollivier) à expliquer la pénétration d'un individu dans un autre, par l'adhérence du sujet inclus aux intestins du sujet principal, à l'époque de la vie embryonnaire à laquelle ces intestins sont, dit-on, suspendus hors de l'abdomen. Bien que cette explication ingénieuse ait été accueillie avec beaucoup de faveur, et qu'aux yeux de beaucoup de personnes elle ait la valeur d'une explication définitive, je crois devoir la repousser par plusieurs motifs : car, d'abord, la pénétration d'un germe fécondé dans un autre germe a lieu probablement à une époque antérieure à celle où le canal intestinal est formé. En second lieu, cette explication ne pourrait rendre compte que des inclusions abdominales et nullement des inclusions sous-cutanées. En troisième lieu, il n'est rien moins que démontré (1) qu'à une époque donnée de la vie intra-utérine, les intestins soient flottants hors de la cavité abdominale.

Ainsi, la pénétration d'un germe fécondé dans l'autre germe fécondé, l'intussusception, pour me servir de l'expression de Dupuytren, dans le cas de conception double, si bien que le fœtus inclus est frère et contemporain du fœtus porteur et conçu dans le même acte générateur : telle est la seule théorie qui me paraisse réunir toutes les probabilités en sa faveur. Un mot sur les autres théories.

L'hypothèse de la *conformation primitivement vicieuse des*

---

(1) Voyez *Anatomie descriptive. Splanchnologie*, 2ᵉ édition, Paris, 1843, t. III, p. 6.

germes est purement gratuite et en quelque sorte une fin de non-recevoir. Elle est encore adoptée par quelques auteurs.

La *production de l'embryon inclus* par le sujet principal, est une hypothèse non moins gratuite que la précédente, et on ne conçoit pas que Meckel ait pu attacher quelque importance à une prétendue *force de formation luxuriante*. Il faudrait donc admettre une génération sans le concours des deux sexes, *lucina sinè concubitu*, soit par une sorte de superfétation de nutrition, soit par une excitation des organes sexuels chez le fœtus mâle ou chez le fœtus femelle, et à quelle époque, je le demande? pendant la vie intra-utérine!

La reproduction par bouture des végétaux, celle des polypes, ne sauraient être invoquées : car cette faculté qu'ont les parties des végétaux et celles de certains animaux de reproduire un individu semblable à celui dont elles ont été séparées, n'a aucun rapport avec un fœtus enkysté isolé au sein des organes. Comment supposer que ce fœtus inclus dont l'organisation est quelquefois si complexe ait été produit par une espèce de germe ou bourgeon analogue à la reproduction des membres de la salamandre?

L'extrême inégalité des deux sujets dans l'inclusion parasitaire a fait admettre que cette inclusion était le produit d'une *superfétation*. Mais la superfétation me paraît devoir être un obstacle invincible à l'inclusion, attendu que ce n'est qu'à l'état embryonnaire ou sous embryonnaire, ou mieux encore à l'état de germe fécondé, que la pénétration de l'un des fœtus par l'autre peut avoir lieu. Pour que la superfétation devint cause d'inclusion, il faudrait que le fœtus plus ancien avalât le fœtus plus récent, et que celui-ci perforât le canal intestinal du premier pour se porter dans le scrotum, dans la région sacro-périnéale ou ailleurs. Cette théorie, excepté dans le cas d'inclusion parasitaire dans le canal alimentaire, ne me paraît

nullement démontrée par le fait de Ruysh, qui est relatif
à une inclusion gastrique.

La théorie de l'emboîtement des germes de Bonnet,
d'après laquelle il y aurait fécondation simultanée d'o-
vules appartenant à plusieurs générations, ne s'appliquerait qu'aux fœtus femelles, et par conséquent ne pourrait
expliquer l'inclusion chez les fœtus mâles.

Hors de la théorie de la pénétration de deux germes fécondés l'un par l'autre, il est impossible de se rendre
compte des faits de la monstruosité double.

Après avoir étudié, d'une manière générale, le groupe
des *lésions dans la continuité*, que nous avons divisée en
solutions et en *adhésions*, nous allons nous occuper du
groupe des *lésions dans la contiguïté*, ou des *déplacements*.

TROISIÈME CLASSE.

DES DÉPLACEMENTS PAR LUXATION.

La classe des *luxations* constitue la première classe du
grand groupe des *déplacements* qui comprend toutes les
lésions dans la contiguïté de nos organes, c'est-à-dire tous
les changements de rapports ou de connexions dont ces
organes sont susceptibles.

Aucune classe de lésions, on peut même dire aucune
famille zoologique ne présente à un plus haut degré que
les déplacements toutes les conditions que doit offrir un
groupe naturel : et quelles que soient les bases de la méthode que l'on adopte soit pour la classification des lésions morbides, soit pour la distribution des maladies
dans les cadres nosologiques, le groupe des déplacements
doit être maintenu dans son intégralité : or, les déplacements se divisent en quatre classes bien distinctes : les
luxations, les *invaginations*, les *hernies*, les *déviations*.

Dans mes premiers cours, j'avais considéré ces quatre
classes de lésions comme constituant autant de sous-
classes appartenant à la grande classe des déplacements;
mais la ligne de démarcation qui existe entre ces lésions
qui n'ont entre elles de commun que le déplacement, et
qui diffèrent d'ailleurs sous tous les autres rapports, m'a
autorisé à élever chacune de ces divisions au rang de classe,
attendu que l'intervalle qui les sépare n'est pas moins
considérable que celui qui sert à délimiter les classes dans
les sciences naturelles.

Il y a *luxation* toutes les fois que dans une articulation,
l'extrémité articulaire de l'un des os a subi un déplacement
tel que la contraction musculaire ne puisse plus la ramener dans sa position normale. Toute luxation suppose
nécessairement la lacération des moyens d'union des os
dans le sens du déplacement; on pourrait donc faire
entrer cette lacération comme élément dans la définition de
la luxation, et dire qu'une luxation consiste essentiellement dans une déchirure des ligaments par violence extérieure avec déplacement permanent de l'une des extrémités articulaires.

Les luxations proprement dites sont, en effet, toujours
produites par une force extérieure qui, en portant les
os au-delà des limites de leurs mouvements ou dans une
mauvaise direction, a violemment lacéré les moyens
d'union et changé les rapports naturels des surfaces articulaires. Mais il est des déplacements osseux qui sont la
conséquence, non d'une violence extérieure, mais de maladies articulaires qui ont lentement détruit les moyens
contentifs des articulations; or, c'est par extension qu'on
a donné à ce déplacement consécutif le nom de luxation
sous le titre de *luxation consécutive ou spontanée*. La luxation n'est bien évidemment, dans ces cas, qu'un épisode,
un effet éloigné, éventuel de la maladie articulaire. Enfin,
il est des déplacements osseux qui surviennent pendant

la vie intra-utérine, et que par cette raison on appelle *luxations congénitales*.

De là trois ordres de luxations : 1° *luxations proprement dites, primitives* ou *traumatiques ;* 2° *luxations consécutives* ou *spontanées ;* 3° *luxations congénitales*.

PREMIER ORDRE.

Luxations proprement dites ou luxations traumatiques.

Toute luxation se compose de deux éléments anatomiques bien distincts. A. De la solution de continuité des moyens contentifs de l'articulation. B. Du déplacement des os : ces deux éléments anatomiques de la luxation doivent être étudiés et dans les luxations récentes et dans les luxations anciennes.

A. De la solution de continuité dans les luxations.

La solution de continuité que l'on observe dans les luxations appartient au mode de solution de continuité que nous avons désigné sous le nom de *rupture*, dont le mécanisme se fait par traction ou par distension. L'instrument immédiat de cette rupture est non un corps vulnérant extérieur, mais un instrument vulnérant intérieur, une extrémité articulaire, corps orbe qui, violemment et brusquement poussé contre telle ou telle région de l'articulation, distend ses moyens de contention et les lacère en les portant au-delà de leur extensibilité naturelle. La rupture de quelques fibres ligamenteuses sans déplacement constitue l'*entorse ;* une rupture suffisante pour permettre le déplacement de l'extrémité articulaire constitue la *luxation*.

L'anatomie pathologique de la solution de continuité dans les luxations comprend l'état de toutes les parties molles et dures qui concourent à la formation et à la solidité d'une articulation et par conséquent l'état 1° des ligaments et de la synoviale ; 2° des muscles et des tendons articu-

laires; 3° des vaisseaux et nerfs qui avoisinent l'articulation; 4° elle comprend, en outre, l'état des extrémités
articulaires qui, dans un certain nombre de cas, s'éraillent
ou se fracturent : nous verrons que ces éraillements,
ces écrasements ou fractures des os, qui sont le plus
souvent une complication, sont dans certains cas une
condition indispensable pour la production de la luxation (1).

1° Solution de continuité des ligaments.

Point de luxation sans rupture de ligaments articulaires,
mais cette rupture peut être plus ou moins considérable :
dans les articulations à capsule fibreuse (ex. articul.
scapulo-humérale et coxo-fémorale), la rupture est une
véritable perforation à bords lacérés qui s'est faite sur
l'éminence sphéroïdale au moment de son déplacement.
On cite même quelques cas dans lesquels un lambeau circulaire de la capsule fibreuse avait été détaché par la tête
de l'humérus comme par un emporte-pièce.

Dans les articulations à ligaments fasciculés, la rupture
a lieu le plus ordinairement aux insertions de ces ligaments, lesquels sont pour ainsi dire arrachés; cependant
il est bon de remarquer que la solution de continuité n'a
jamais lieu dans le point précis où le ligament se continue
avec l'os, mais au voisinage de cette continuité, et telle
est l'intimité de l'adhérence des ligaments aux apophyses
osseuses d'insertion que, dans un certain nombre de cas,
les ligaments ayant résisté, des fragments osseux ont été
entraînés avec les ligaments intacts.

Il est des articulations tellement disposées que leur
luxation ne peut s'opérer qu'à la condition de la rupture

(1) Il serait peut-être convenable de faire de ces luxations, qui supposent une rupture préalable de quelques parties articulaires des os, une
espèce particulière de luxation.

presque complète des ligaments articulaires; telles sont les articulations du genou, du coude, etc (1).

On conçoit d'ailleurs que la rupture des ligaments soit proportionnelle au volume de l'éminence osseuse qui l'a produite, et conséquemment que, dans tous les cas, la solution de continuité qui a permis à cette éminence de sortir de sa cavité articulaire doive lui permettre d'y rentrer. Il est même des cas dans lesquels la rupture de la capsule est bien au-delà des dimensions nécessaires pour le passage de la tête. Ainsi dans l'articulation scapulo-humérale la capsule lacérée est quelquefois réduite à sa partie postérieure.

C'est donc théoriquement et non en s'appuyant sur des faits d'anatomie pathologique que Desault (2) admettait que la rupture des ligaments articulaires, et plus particulièrement des capsules fibreuses, s'opposait quelquefois par son étroitesse à la réduction des luxations récentes; et même il supposait qu'immédiatement après le déplacement de l'os, l'ouverture de la capsule qui lui avait livré passage se resserrait à la manière d'une boutonnière : mais le mécanisme de la boutonnière ou tout autre mode de resserrement élastique ne s'applique en aucune façon à une capsule complétement dépourvue d'extensi-

(1) Voyez Bonnet, *Traité médico-chirurgical des maladies des articulations.* Paris, 1845, 2 vol. in-8° et atlas in-4.

(2) Desault se fondait sur deux cas de luxation récente de l'articulation scapulo-humérale (*Journal de chirurgie*, tome II, p. 137 et 142), dans lesquels la réduction, n'ayant pas d'abord pu être obtenue, devint facile après qu'il eût fait exécuter à l'humérus des mouvements très étendus de circumduction, dans le but d'agrandir l'ouverture de la capsule. Dans un de ces cas, il crut sentir la déchirure de la capsule s'effectuer sous ses doigts. Je me suis assuré sur le cadavre que la luxation de l'humérus étant produite, les mouvements les plus considérables imprimés au membre supérieur n'exerçaient aucune influence sur l'ouverture de la capsule. Quant à la grande facilité de la réduction, à la suite de ces grands mouvements, elle peut être expliquée par toute autre cause, par exemple par le relâchement des muscles, suite de leur lassitude.

bilité et d'élasticité. Par conséquent les grands mouvements que Desault conseillait d'imprimer au membre luxé, dans le but d'augmenter la déchirure de la capsule, doivent être rejetés comme inutiles et comme nuisibles ; comme inutiles, car, d'une part, l'agrandissement de la déchirure de la capsule n'est pas nécessaire, et, d'une autre part, les mouvements imprimés au membre déplacé n'opèrent pas ce résultat ; comme nuisibles, car les mouvements violents imprimés à la tête de l'os luxé peuvent augmenter la lacération des parties molles. Mais si Desault était dans l'erreur lorsqu'il plaçait la cause de la difficulté de la réduction dans l'étroitesse de l'ouverture des ligaments capsulaires, il était dans le vrai lorsqu'il attribuait à la capsule articulaire elle-même une grande part dans la difficulté de la réduction, ainsi que nous le verrons plus tard.

Le secret de la réduction d'une luxation est non dans l'agrandissement de l'ouverture qui a donné issue à l'os luxé, mais bien dans une bonne méthode de réduction.

Capsule synoviale. — La synoviale qui tapisse la face profonde de tous les ligaments articulaires auxquels elle adhère de la manière la plus intime suit le sort de ces ligaments ; comme eux, elle est plus ou moins largement perforée. Le plus ordinairement elle est maculée de sang, par suite de la contusion qu'elle a subie, et ce sang est infiltré et dans son épaisseur et dans le tissu cellulaire subjacent.

2° Solution de continuité des tendons, des muscles articulaires, et de la peau.

L'anatomie descriptive (1) nous a appris que pour la plupart des articulations il existe un certain nombre de tendons et de muscles qu'on peut considérer comme des ligaments actifs qui fortifient les ligaments proprement dits, et qui quelquefois y suppléent. Or, ces muscles et

(1) *Traité d'anatomie descriptive*, 2ᵉ édit., 1843, t. 1, p. 361.

ces tendons qu'on peut appeler *articulaires*, sont tellement identifiés avec l'articulation, qu'on doit les considérer comme faisant partie intégrante de l'appareil contentif, et que leur solution de continuité est presque inévitable lorsqu'ils se rencontrent sur le chemin de l'extrémité articulaire qui se déplace.

Or, sous le rapport de la rupture des muscles et des tendons, les luxations présentent beaucoup de variétés. Quelquefois les tendons les plus résistants sont complétement déchirés ; tel est le tendon du muscle sus-épineux, dans un grand nombre de luxations en bas et en avant de l'articulation scapulo-humérale ; d'autres fois ils le sont incomplétement ; il en est de même des muscles : ainsi, dans la même luxation, on trouve le muscle sous-scapulaire lacéré dans toute son épaisseur, ce qui est rare ; d'autres fois lacéré dans ses couches les plus profondes ; quelquefois décollé seulement de la fosse sous-scapulaire par la tête de l'humérus qui le soulève : dans quelques cas, les couches profondes du muscle sous-scapulaire sont restées adhérentes à la fosse du même nom et la tête humérale se trouve comme logée dans l'épaisseur de ce muscle. Toutes ces différences sont subordonnées à la situation des muscles, à la part plus ou moins active qu'ils prennent à la contention de l'articulation, et surtout à la quantité de mouvement imprimée à l'os qui se déplace. Ainsi, il est telle luxation qui ne peut se produire sans la rupture de tel ou tel tendon, de tel ou tel muscle ; il est telle autre luxation qui ne nécessite pas cette rupture. Ainsi, la quantité de mouvement imprimée à l'os luxé peut s'épuiser entièrement dans la déchirure de la capsule fibreuse toute seule et dans le déplacement peu considérable qui suit cette déchirure ; dans d'autres cas, la quantité de mouvement a une intensité telle qu'elle détermine la déchirure des muscles, des tendons, de toutes les parties molles qui font obstacle à l'extrémité qui se déplace et même de la peau. C'est ce qu'on observe assez souvent dans les luxations de l'articulation du coude. Ainsi, j'ai été appelé auprès d'une dame qui, en tombant de cheval, se fit une luxation du coude avec issue de l'extrémité inférieure de l'humérus à travers la peau. Une hémorrhagie excessive avait eu lieu. La réduction fut opérée. Un aide intelligent fut placé auprès de la malade pour remédier à l'hémorrhagie par la compression, en attendant que la ligature de l'artère humérale pût être pratiquée. Ici cette artère avait été nécessairement comprise dans la solution de continuité, car le pouls ne battait plus à l'artère radiale : l'hémorrhagie ne se reproduisit pas, grâce peut-être à l'état syncopal qui se prolongea pendant plusieurs heures et la malade guérit sans accident, avec une paralysie des muscles fléchisseurs des doigts et une insensibilité dans toute la région de la peau de l'avant-bras et de la main fournie par le nerf médian, lequel n'avait pas pu échapper à la déchirure. Une luxation compliquée de l'issue d'une extrémité articulaire à travers les téguments est une lésion chirurgicale des plus graves; on l'a même considérée comme un cas d'amputation, et en effet, dans quelques cas, l'inflammation suppurative s'étant emparée de l'articulation ouverte, on a eu lieu de se repentir de n'avoir pas eu recours à l'amputation immédiate : cependant un assez grand nombre de cas de guérison sans accidents consécutifs graves existe dans la science pour qu'on doive être très circonspect à cet égard. Parmi les articulations les plus sujettes à la luxation avec issue de l'os à travers la peau lacérée, je citerai l'articulation tibio-tarsienne avec issue de l'os astragale (1) qui est chassé de la mortaise

(1) Dans cette luxation l'astragale est ordinairement renversé sens dessus dessous. La science possède un assez grand nombre de guérisons dans ce cas, pour qu'on doive donner comme règle de tenter la guérison sans amputation. L'astragale doit être extrait.

tibio-péronière ; je citerai encore l'articulation métatarso-phalangienne du gros orteil ; dans plusieurs cas, on a vu des abcès se former çà et là, des nécroses partielles avoir lieu, mais la guérison s'effectuer avec ankylose.

Comme exemple de luxation avec énorme déplacement, je citerai le fait à peine croyable rapporté par Larrey, auquel il avait été communiqué par Prochaska. Chez un individu, la tête de l'humérus luxé s'était engagée entre la deuxième et la troisième côte et proéminait dans la cavité thoracique.

3° Solution de continuité du tissu cellulaire des vaisseaux et des nerfs.

1° Le *tissu cellulaire*, lâche et extensible qui environne une articulation, est lacéré dans une étendue proportionnelle au déplacement : dans une luxation récente, on trouve toujours, dans le tissu cellulaire, du sang infiltré ou réuni en foyer, comme dans la contusion au premier et au deuxième degré.

2° *État des vaisseaux.* — Point de luxation sans rupture d'un certain nombre de vaisseaux ; d'où l'épanchement du sang qui s'infiltre presque toujours au loin, le long des grands espaces celluleux que présente le membre, et cet épanchement de sang est quelquefois assez considérable pour en imposer pour un anévrisme faux primitif ou consécutif. Or, tel est le mécanisme de la solution de continuité par rupture, que les mêmes vaisseaux qui, s'ils étaient divisés par l'instrument tranchant, pourraient produire des hémorrhagies considérables, rompus ou lacérés ne donnent lieu qu'à de médiocres extravasations sanguines.

Les gros troncs vasculaires qui occupent toujours le sens de la flexion des membres, éludent, pour ainsi dire, les os qui se déplacent par leur forme cylindrique, par leur

extensibilité, leurs flexuosités et la laxité de leurs moyens
d'union qui leur permet de glisser sur les surfaces
osseuses arrondies. C'est ce qu'on voit tous les jours pour
l'artère axillaire dans la luxation en bas de l'humérus.
Cependant il est des articulations tellement disposées
que les gros vaisseaux ne sauraient échapper à la distension exercée sur eux par les extrémités osseuses
déplacées, et qu'ils se rompent inévitablement avec les
parties molles dont ils sont environnés. Ex. *Articulation
du coude*.

La simple distension ou contusion par pression d'une
artère peut-elle être suivie d'une rupture consécutive de ce
vaisseau par suite de l'altération qu'elle imprime aux parois artérielles. Cette idée semble appuyée sur quelques
faits desquels il résulterait que l'anévrisme ne s'est pas
développé immédiatement, mais bien quelques jours après
l'accident. On conçoit, d'ailleurs, que l'altération crétacée
des artères en augmentant notablement la fragilité de ces
vaisseaux doive singulièrement favoriser les ruptures
artérielles dans les luxations.

Mais la rupture des gros vaisseaux est bien plus souvent
la conséquence des efforts immodérés de réduction que de
la luxation elle-même, soit qu'on ait recours à des forces
aveugles, telles que des moufles, des poulies; soit qu'on
ait exercé des tractions excessives à l'aide de forces
intelligentes, qui ne sont plus intelligentes du moment
où elles sont transformées en forces matérielles, forces
de traction : ainsi on a vu souvent de gros vaisseaux, qu'a-
vait respectés la violence extérieure, se rompre sous
l'influence d'un traitement téméraire. Petit est le premier
qui ait fait mention d'une rupture de l'artère axillaire par
suite d'efforts de réduction. J'ai vu à l'Hôtel-Dieu une
femme affectée d'anévrisme faux consécutif de l'artère
axillaire par suite de la réduction d'une luxation récente
opérée par un maréchal-ferrant à l'aide de machines de

sa profession. Un marin se luxe l'humérus en avant et en bas : onze jours après seulement, on procède à la réduction. Huit aides sont employés à l'extension : immédiatement après un effort violent de traction, le malade pâlit ; le membre se tuméfie et bientôt après se refroidit : douleurs intolérables ; cessation des battements artériels, gangrène très peu de temps après la réduction, hémorrhagie abondante par deux ouvertures spontanées qui se produisent à la peau. Le tamponnement ne peut l'arrêter : mort au bout d'une heure de tentatives infructueuses. A l'ouverture on trouve que l'artère axillaire avait été rompue en travers.

Dans un cas de luxation de l'humérus, ayant un an au moins d'ancienneté, un praticien distingué, au moment où des aides vigoureux qu'il avait chargés de l'extension, redoublèrent brusquement d'efforts pour vaincre la résistance, vit son malade pâlir, tomber en syncope, et mourir entre ses mains. L'artère axillaire avait été déchirée.

Je pense donc qu'il est de la bonne chirurgie de mettre à l'index ces tentatives téméraires qui sont faites tous les jours dans le but d'obtenir des réductions impossibles de luxations qui ont plus ou moins d'ancienneté. L'anatomie pathologique des luxations anciennes non réduites, nous permettra d'ailleurs d'apprécier jusqu'à quel degré d'ancienneté la réduction peut être tentée. N'oublions pas dans cette appréciation que des ruptures d'artères ont été observées dans des cas où les efforts de réduction avaient été très modérés. Il faut bien admettre alors une fragilité insolite de l'artère, soit par suite de la contusion, soit par altération ancienne de ses parois.

Rupture des nerfs. — Ce que je viens de dire des vaisseaux s'applique parfaitement aux nerfs qui échappent également par leur forme cylindrique, par leur mobilité, aux extrémités osseuses sphéroïdales déplacées, mais qui, dans certaines circonstances, malgré leur résistance bien supérieure à celle des vaisseaux, et qui égale celle des tendons de même volume, sont contus, distendus, déchirés. Si leur résistance protége les nerfs, leur inextensibilité, la rectitude de leur direction, les rendent beaucoup plus accessibles aux effets de la pression et de la distension. Il est même des luxations qui sont nécessairement accompagnées de la déchirure des nerfs, lorsque ces nerfs se trouvent placés, comme les vaisseaux, de manière à ne pouvoir éluder les extrémités osseuses déplacées qu'anime encore une force d'impulsion considérable ; tel est le nerf médian par rapport aux luxations de l'avant-bras sur le bras.

La contusion, la distension des nerfs peuvent amener une paralysie ou momentanée ou plus ou moins persistante, mais qui finit par se dissiper complétement. La rupture des mêmes nerfs a pour conséquence une paralysie permanente et incurable. Il faut bien distinguer la paralysie qui est la suite de la luxation elle-même de la paralysie qui résulte des efforts de réduction. Car il est arrivé un bon nombre de fois qu'on a attribué à la réduction la paralysie qui était le fait de la luxation. Un homme de la campagne m'ayant fait appeler pour une luxation de l'articulation scapulo-humérale, qui datait de deux jours, j'opérai facilement la réduction ; mais le deltoïde étant resté paralysé, j'eus le regret de n'avoir pas constaté, avant la réduction, cette paralysie, que le malade a, bien entendu, attribuée aux efforts, assurément fort modérés de traction.

D'un autre côté, il est des faits qui constatent que les tractions immodérées exercées sur les articulations pour la réduction de luxations récentes, et surtout de luxations anciennes, exercent leur influence sur les nerfs non moins que sur les vaisseaux. Ainsi, il est arrivé plusieurs fois que dans la réduction de luxations anciennes de l'avant-bras sur le bras, le nerf radial s'est rompu et les muscles extenseurs de la main sur l'avant-bras ont été immédiatement paralysés. Cette rupture s'explique par l'enroulement du nerf radial autour du radius, enroulement qui le rend plus apte à éprouver les effets de la distension, surtout si au moment où l'extension forcée est pratiquée sur l'avant-bras, les aides impriment au membre supérieur un mouvement de rotation de dedans en dehors.

Je dois mentionner ici l'observation si remarquable publiée par M. Flaubert père (1), relative à l'arrachement des quatre derniers nerfs du plexus brachial par suite de la réduction d'une luxation de l'humérus datant de cinq semaines. Une femme, âgée de soixante-dix ans, entre à l'Hôtel-Dieu de Rouen, cinq semaines après s'être luxé l'humérus gauche : huit aides furent chargés de l'extension; à la deuxième tentative, la réduction fut opérée. Aussitôt emphysème à la région sus-claviculaire, nausées, vomissements : peu après la bouche se dévie; hémiplégie; mort le dix-huitième jour. A l'ouverture, on découvre entre les muscles scalènes les extrémités rompues des quatre derniers nerfs du plexus brachial. Ces nerfs avaient été arrachés à leur implantation à la moelle, et l'on distinguait à leurs extrémités les filaments par lesquels ils prennent naissance. La moelle correspondante était convertie en bouillie d'un brun rougeâtre.

Dans un autre cas, qui a pour sujet une femme de soixante-quatre ans, la luxation de l'humérus droit datant de sept semaines, une première tentative de réduction qui dura sept minutes, fut infructueuse; une deuxième tentative réussit comme réduction; mais à l'instant même, hémiplégie droite. La malade a conservé une paralysie incomplète du membre supérieur.

J'ai fait quelques expériences sur le cadavre pour pro-

(1) *Répertoire d'anatomie et de physiologie pathologiques*, par G. Breschet. Paris, 1827, t. III, p. 55.

duire l'arrachement des nerfs ; ces expériences qui n'ont été tentées que sur le membre supérieur n'ont eu aucun résultat : tout le temps que la capsule fibreuse de l'articulation capsulo-humérale reste intacte, cette déchirure des nerfs me paraît impossible.

4° Solution de continuité des os dans les luxations. Brisement et teinture des cartilages.

Ordinairement intactes, les extrémités articulaires des os subissent quelquefois dans les luxations des solutions de continuité.

Ces solutions de continuité tiennent à plusieurs causes.

1° Quelquefois c'est l'extrémité articulaire déplacée qui, poussée violemment contre le pourtour de l'extrémité articulaire correspondante, l'éraille, l'écorne, la brise plus ou moins profondément : telles sont les ruptures du pourtour de la cavité glénoïde pour les luxations scapulo-humérales, du sourcil cotyloïdien pour les luxations coxo-fémorales (1).

2° D'autrefois les ligaments ayant résisté à la distension, leur rupture est en quelque sorte remplacée par celle des éminences osseuses auxquelles s'insèrent ces ligaments : ainsi, dans la luxation tibio-tarsienne, la malléole interne est quelquefois arrachée du tibia pour suivre le ligament latéral interne qui a résisté (2).

(1) Dans un cas de luxation du fémur en haut et en dehors, qu'un praticien distingué crut avoir réduite, la luxation se reproduisit presque immédiatement avec tous ses caractères. De nouvelles tentatives eurent le même résultat : on pensa à juste titre qu'il y avait, en même temps qu'une luxation, rupture du sourcil cotyloïdien.

(2) Ce que je dis des ligaments doit également s'appliquer aux tendons. Ainsi, dans la luxation en bas et en avant de l'humérus, il n'est pas rare de voir la partie supérieure du grand trochanter de l'humérus arrachée par le tendon du sus-épineux intact. Ainsi, l'épitrochlée a été arrachée dans la luxation du coude par le tendon commun des muscles qui s'insèrent à cette éminence.

Ainsi, dans un cas de luxation complète en dehors de l'avant-bras sur le bras, présenté à la Société anatomique par M. Nivet, le malade étant mort au bout de vingt jours, à la suite d'une suppuration abondante, nous constatâmes que le ligament latéral externe de l'articulation du coude et par conséquent le ligament annulaire de l'extrémité supérieure du radius avait été conservée, mais la tubérosité externe de l'humérus avait été arrachée.

3° Il est un certain nombre d'articulations dont l'engrènement est tel, que les déplacements articulaires ne peuvent se produire qu'à la condition de la rupture préalable d'éminences osseuses qui s'opposent à tout déplacement : ainsi, le déplacement des vertèbres dorsales et lombaires ne saurait avoir lieu sans la rupture des apophyses articulaires. Les vertèbres cervicales elles-mêmes que l'obliquité de leurs apophyses articulaires semblerait devoir préserver de toute rupture préalable, m'ont constamment présenté dans leurs luxations un éraillement soit de leurs apophyses articulaires, soit de leurs crochets latéraux d'emboîtement. La rupture de l'apophyse odontoïde accompagne très fréquemment la luxation de l'axis sur l'atlas.

4° Il est des articulations dans lesquelles la rupture ou l'écrasement des extrémités articulaires est tellement facile, qu'elle a lieu sous l'influence de causes qui dans d'autres articulations ne pourraient produire que des luxations. Telle est l'articulation du poignet. Ainsi, il n'existe dans cette articulation aucune disposition anatomique qui rende la luxation impossible ; et sans la brisure de l'articulation des deux rangées du carpe, je suis persuadé que cette luxation serait très fréquente. Mais telle est la facilité avec laquelle s'écrase l'extrémité inférieure du radius, par suite de chutes sur le poignet, que Dupuytren et, d'après lui, la plupart des chirurgiens modernes, ont admis qu'une luxation du poignet proprement dite sans fracture

était impossible. Le fait si probant de M. Voillemier est venu
donner un démenti à ce que cette proposition a de trop
absolu. Ce que je viens de dire de l'articulation du poignet, je pourrais le dire de l'articulation du pied avec la
jambe. La fracture par contre-coup du péroné se produit
si facilement, qu'elle absorbe pour ainsi dire à son profit
toutes les causes qui tendraient à produire les luxations du
pied soit en dedans, soit en dehors.

5º Des luxations par violence directe peuvent être accompagnées d'un écrasement de l'extrémité articulaire sur
laquelle a porté cette violence extérieure, tel est le cas,
suivant :

Un homme de vingt-cinq à trente ans est porté dans un
hôpital sans renseignements et dans un état de délire. On
constate une luxation de l'humérus en bas et en avant
qu'on essaie de réduire et qu'on croit en effet avoir réduite.
Le malade meurt dans le délire deux jours après. La pièce
anatomique qui m'a été soumise offrait les particularités
suivantes : la luxation n'avait pas été réduite; la tête de
l'humérus reposait sur la partie la plus étroite de la fosse
sous-scapulaire, laquelle était dépouillée de son périoste; les
fibres les plus profondes du muscle sous-scapulaire étaient
déchirées, la capsule fibreuse largement ouverte en
avant : l'extrémité supérieure de l'humérus avait été écrasée; son grand trochanter, séparé du reste de l'os ; il y
avait en outre quelques petits fragments osseux : une coche
profonde existait sur la partie de cette extrémité, qui
appuyait contre le bord antérieur de la cavité glénoïde, le
bourrelet glénoïdien était déchiré, le tendon de la longue
portion du biceps incomplétement déchiré. Il est évident
que l'extrémité supérieure de l'humérus a été écrasée sur
le bord antérieur de la cavité glénoïde, soit par le fait de
violence extérieure directe qui a produit la luxation, soit
par une seconde violence extérieure également directe
qui aurait succédé à la luxation.

Quant aux *cartilages articulaires*, ils se brisent bien rarement : cependant on cite quelques exemples de leur éraillement. Cet éraillement pourrait rendre compte des douleurs, des raideurs articulaires qui ont survécu à des luxations parfaitement réduites.

La seule lésion appréciable que l'on constate dans les cartilages articulaires, c'est leur coloration rouge qui a pu faire croire à leur inflammation, mais qui me paraît n'être autre chose qu'une espèce de teinture, d'imbibition par la matière colorante du sang, au milieu duquel baignent constamment ces cartilages à la suite des luxations.

B. Déplacement des os dans les luxations.

Le déplacement des os dans les luxations comprend le changement dans la longeur et dans la direction des membres luxés et les changements dans les rapports des extrémités articulaires.

1° *Changement de longueur.* Le membre auquel appartient l'os luxé n'a plus ni la même longueur ni la même direction. La luxation étant en général accompagnée d'un chevauchement plus ou moins considérable des extrémités articulaires l'une sur l'autre, il y a presque toujours raccourcissement des membres. Cependant il est des cas dans lesquels l'extrémité déplacée s'arc-boutant sur une surface osseuse, dont le niveau est un peu inférieur à celui de la surface articulaire dont la luxation l'a séparée, il y a allongement. Ainsi, j'ai vu une luxation de fémur en avant avec allongement notable du membre inférieur. Toutefois dans cette appréciation de l'allongement ou du raccourcissement des membres, il faut avoir égard et à l'inclinaison du tronc du côté du membre luxé, et au changement de direction qu'a subi l'os luxé lui-même. Du reste, on distinguera aisément le raccourcissement qui appartient à une luxation de celui qui appartient à une fracture, si l'on considère que dans celle-ci le raccourcissement se fait aux dépens de la continuité des os, tandis que dans la première il se fait aux dépens de leurs rapports de contiguité. Sous ce point de vue, une mensuration bien faite, lorsqu'elle est possible, pourra lever toute espèce de difficulté.

2° *Changements suivant la direction.* Ces changements, qui constituent les attitudes des membres luxés, comprennent :

1° L'angle d'inclinaison et l'obliquité de l'os luxé;

2° La rotation de l'os autour de son axe.

1° De l'inclinaison de l'os luxé. L'axe de l'os luxé n'affecte plus les mêmes rapports soit avec l'axe du tronc, soit avec l'axe de l'os dont il s'est séparé. Ainsi, dans la luxation du fémur en haut et en dehors, l'axe de cet os est fortement incliné en bas et en dedans; dans la luxation en dedans et en bas de l'articulation scapulo-humérale, l'axe de l'humérus est oblique en bas et en dehors. L'étude des angles plus ou moins aigus ou obtus, mais constamment modifiés, sous lesquels se rencontrent les axes des os qui concourent à l'articulation luxée; en un mot, l'étude des angles d'inclinaison de ces axes est du plus grand intérêt pour le diagnostic de la luxation.

2° La rotation de l'os autour de son axe. L'os luxé, et par conséquent le membre qui lui fait suite, éprouve presque toujours un mouvement de rotation autour de son axe. Ainsi, dans la luxation en haut et en dehors de l'articulation coxo-fémorale le fémur a subi sur lui-même un quart de rotation de dehors en dedans.

Ce mouvement de rotation de l'os luxé, comme aussi l'angle d'inclinaison de cet os et le changement de longueur des membres dans la luxation, sont la conséquence: 1° des rapports nouveaux qu'affecte l'os luxé; 2° de la résistance qu'opposent les portions de ligaments articulaires qui ont échappé à la rupture; 3° du changement de direction subi par les muscles dont les uns sont distendus, tiraillés, s'insèrent sous des angles différents et dont les autres sont relâchés, et par conséquent du nouvel antagonisme de contractilité et d'élasticité qui s'établit entre les muscles qui entourent cette articulation. Or tandis que dans le cas de fracture, la plus légère traction redonne au membre fracturé et sa longueur et sa direction normales, la réduction seule, dans les luxations, peut obtenir ce résultat, et il y a entre la réduction d'une fracture et la réduction d'une luxation cette énorme différence, que la réduction est durable dans le cas de luxation, tandis que dans les fractures la réduction cesse avec la traction légère qui l'a produite.

3° *Changements dans les rapports des extrémités articulaires.* L'anatomie normale topographique nous a appris la conformation extérieure de chaque articulation, les rapports des reliefs et des dépressions qui résultent de l'agencement des extrémités articulaires : or ces rapports, cette forme régulière des articulations présentent de notables changements dans les luxations. Là où existait un relief, se trouve une dépression et réciproquement des éminences se reconnaissent là où il n'en existe pas dans l'état régulier. Ainsi, dans la luxation scapulo-humérale, à la forme sphéroïdale du moignon de l'épaule a succédé une forme plate, anguleuse, et les doigts s'enfoncent sous l'arcade acromio-claviculaire en déprimant le deltoïde qui n'est plus soulevé par la tête de l'humérus. D'un autre côté, cette tête de l'humérus occupe le creux de l'aisselle qu'elle remplit en grande partie. Or, ce sont ces changements de rapports des extrémités articulaires, changements facilement appréciables à travers la peau, à moins de tuméfaction considérable, qui sont le principal moyen de diagnostic des luxations.

On conçoit que ces changements de rapports qui sont le fait fondamental dans les luxations, et d'où dérivent les

changements de longueur et de direction de l'os luxé et
des divers muscles qui entourent l'articulation, doivent
apporter des modifications notables dans les mouvements
que peut exécuter cette articulation. De ces mouvements,
les uns sont plus étendus, les autres plus restreints
ou même impossibles. Ainsi, dans la luxation du fémur
en haut et en dehors, les mouvements de flexion et d'adduction sont très faciles, les mouvements d'extension et
d'abduction très limités : l'étendue de la déchirure de l'appareil ligamenteux, les rapports nouveaux qu'a contractés,
et dans lesquels est plus ou moins solidement maintenue
l'extrémité articulaire déplacée, doivent exercer une grande
influence sur cette mobilité.

Au reste, les changements des rapports dans les extrémités articulaires des os varient beaucoup, suivant *l'étendue
du déplacement ;* et ici se présente la question si débattue
de nos jours relative à l'existence ou à la non-existence
des *luxations incomplètes.*

Existe-t-il des luxations incomplètes ? c'est-à-dire des luxations dans lesquelles les surfaces articulaires ne se sont
pas abandonnées complétement, mais dans lesquelles cependant la contraction musculaire n'est pas suffisante pour
les ramener à leur position naturelle. Peut-être aussi de-
vrait-on donner le nom de luxations incomplètes aux luxations dans lesquelles la surface articulaire de l'extrémité
déplacée est strictement juxtaposée à la surface articulaire
dont elle s'est séparée.

Si les luxations incomplètes n'ont jamais été révoquées
en doute pour un certain nombre d'articulations, pour
les articulations gynglimoïdales par exemple, le genou, le
coude, l'articulation tibio tarsienne (1), il n'en est pas de

(1) On trouve dans le musée Dupuytren plusieurs exemples de luxations incomplètes du genou, du coude. Dans une pièce qui représente
une luxation incomplète de la jambe en dehors, l'espace intercondylien
du fémur reçoit le côté interne de l'extrémité supérieure du tibia.

même des énarthroses. Boyer qui a peut-être le plus insisté sur l'impossibilité de la luxation incomplète dans ce dernier genre d'articulation, établit sa manière de voir sur les considérations anatomiques suivantes : dans l'énarthrose, dit-il, la surface articulaire concave se termine par un bord tranchant sur lequel la surface sphéroïdale correspondante ne saurait trouver un point d'appui, en sorte que si l'effort qui tend à pousser la tête hors de la cavité ne lui fait pas franchir ce rebord, la luxation n'a pas lieu et la tête retombe dans sa cavité. Si, au contraire, l'effort a été assez considérable pour porter le plus grand diamètre de la sphère que représente la tête au delà de ce rebord, la luxation s'effectue. Ces réflexions sont parfaitement fondées ; il est impossible que la tête du fémur ou de l'humérus reste à cheval sur l'un des points du rebord de la cavité cotyloïde et de la cavité glénoïde, si elle est abandonnée à elle-même ; mais on conçoit qu'elle puisse y être maintenue forcément par la capsule fibreuse incomplétement déchirée. Ainsi, je suppose que la quantité de mouvement imprimée au fémur soit épuisée par la déchirure de la capsule fibreuse, au moment où elle vient de livrer passage (1) à un peu plus de la moitié de la tête du fémur, de telle façon que le reste de cette tête, encore en regard avec la cavité cotyloïde, soit retenu dans cette fausse position, c'est-à-dire sur le rebord de la cavité cotyloïde, par la résistance de la portion de capsule non déchirée, on aura bien évidemment une luxation incomplète ; mais une luxation incomplète qui ne différera de la luxation complète que par quelques millimètres en moins de déplacement, et qui peut-être ne tarderait pas à se compléter si la luxation n'était pas réduite. On conçoit que, réduite à ces termes, la question des luxations incomplètes énar-

(1) Je ne puis admettre de luxation que lorsque l'axe de la tête a franchi le rebord de la cavité correspondante.

throdiales ne saurait être révoquée en doute par personne.

La luxation dite incomplète, qui a été surtout établie dans ces derniers temps par d'excellents travaux de M. Malgaigne, est donc une luxation qui existe avec ses deux grands caractères, c'est-à-dire rupture de la capsule fibreuse et issue de la tête hors de sa cavité; le mot d'incomplet ne porte que sur l'étendue du déplacement; la violence extérieure a été épuisée avant que la tête ait complétement franchi le rebord de la cavité articulaire, ou du moins immédiatement après qu'elle a eu franchi ce rebord.

Voyons, d'ailleurs, ce que nous apprend l'anatomie pathologique à cet égard, et dans les luxations anciennes non réduites et dans les luxations récentes :

1° Dans les luxations anciennes, dites sous-coracoïdiennes de l'humérus, on rencontre souvent la disposition suivante : une coche verticale plus ou moins profonde semble diviser la tête de cet os en deux parties inégales dont l'une postérieure est en rapport avec l'ancienne cavité glénoïdale, et l'autre, antérieure, est en rapport avec une cavité glénoïdale de nouvelle formation. A la vue des pièces de ce genre, il est difficile au premier abord de se défendre de l'idée qu'on a sous les yeux un exemple de luxation incomplète; mais l'examen comparatif d'un grand nombre de faits de ce genre m'a démontré de la manière la plus positive, que cette coche verticale n'était pas le plus souvent formée aux dépens de la tête de l'humérus qu'elle aurait divisée en deux parties inégales, mais qu'elle était située sur le col anatomique de l'humérus, et que la portion articulaire postérieure à cette coche verticale appartenait non à la tête, mais au grand trochanter de l'humérus (1).

(1) Il peut se faire néanmoins que dans plusieurs de ces cas la luxation ait été incomplète, et que l'altération de forme subie par les extrémités articulaires permette difficilement de différencier les luxations incomplètes des luxations complètes.

Dans un très petit nombre de cas de luxations anciennes non réduites du fémur, on trouve la cavité cotyloïde de nouvelle formation, située immédiatement en dehors de la cavité cotyloïde ancienne déformée, à laquelle elle semble faire suite. Un cas de ce genre existe dans les cabinets de la Faculté sous le titre de : *Luxation incomplète du fémur.*

Mais ici, comme dans la luxation ancienne de l'humérus, la luxation n'est-elle pas aussi complète que possible, puisque, dans l'un et l'autre cas, on trouve une cavité articulaire de nouvelle formation.

La question des luxations incomplètes ne peut d'ailleurs être tranchée que par des exemples de luxations récentes; car, je le répète, les luxations incomplètes non réduites ne tardent pas à se compléter par un déplacement consécutif. Malheureusement pour la solution de la question, les occasions d'observer des luxations récentes sont rares; on ne peut le faire que dans le cas de coïncidence fortuite de lésions presque immédiatement mortelles, avec une luxation du fémur ou de l'humérus qu'on n'a pas cru devoir réduire.

Comme exemple de luxation récente non réduite d'une articulation énarthrodiale, je ne puis citer que l'observation suivante recueillie dans le service de M. le professeur Gerdy, et présentée, avec les pièces à l'appui, à la Société anatomique (1). Voici le fait :

Un homme, saisi par la roue d'une machine à vapeur, est entraîné par elle et précipité contre le sol, après avoir fait quatre tours de cercle. Les côtes sont brisées, le bras droit broyé, et on crut reconnaître une fracture du col du fémur. La désarticulation du bras fut pratiquée. Le malade mourut pendant la nuit. *Ouverture du cadavre :* le membre inférieur présentait les caractères suivants : rac-

(1) Voyez *Anatomie pathologique*, avec planches, XXIX° livraison, explication de la planche I re.

courcissement de 4 à 5 lignes, adduction, la pointe du pied
tournée en dehors. La rotation du membre en dehors était
facile; celle en dedans difficile. On sentait à travers la
peau, au niveau du grand trochanter, des inégalités qui
paraissaient appartenir à une fracture. A l'ouverture, on
trouva qu'il y avait non point une fracture du col, mais
bien luxation du fémur en haut et en dehors; que la tête
du fémur occupait le niveau de l'épine iliaque antérieure
et supérieure; que les muscles petit fessier, jumeaux, car-
rés, étaient lacérés, que la capsule fibreuse était déchirée
dans la moitié supérieure de sa circonférence, et le col
du fémur comme étranglé par cette déchirure. Le ligament
rond était lacéré dans ses fibres les plus postérieures seulement, les fibres antérieures avaient été respectées : les
inégalités que l'on avait senties à travers la peau appartenaient au bord antérieur du grand trochanter, lequel
était extrémement rugueux chez ce sujet. Comme complément de cette description, j'ajouterai que M. Nélaton, qui
a disséqué l'articulation coxo-fémorale avec le plus grand
soin, trouva (1) la tête du fémur placée sur le bord *antérieur* de la cavité cotyloïde qui la divisait en deux parties
inégales. Cette extrémité arrondie était maintenue dans
cette position par la résistance d'une partie de la capsule
et la tension du muscle fessier (2). On ne saurait donc ré-

_____

(1) *Éléments de pathologie chirurgicale.* Paris, 1847, t. II, p. 286.

(2) Voici ce que je disais à l'occasion de ces pièces (*Anatomie pathologique*, livraison XXIX, pl. I) : « Ces pièces, qui ont été présentées à la
» Société anatomique, ont paru à quelques membres établir l'existence
» d'une luxation incomplète du fémur, qu'ils ont rapprochée de la luxa-
» tion incomplète de l'humérus, et ils se fondaient sur ce que la tête du
» fémur étant au même niveau que la cavité cotyloïde, il y avait à peine
» raccourcissement du membre. Je pense néanmoins qu'il ne peut pas y
» avoir *de luxation incomplète, parce qu'il ne peut pas y avoir de luxation
» sans déchirure de la capsule, et sans issue de la tête à travers la capsule
» déchirée.* Les luxations de l'humérus elles-mêmes, dans lesquelles la
» tête de l'os porte en plein sur le rebord de la cavité glénoïde, et pré-

voquer en doute l'existence des luxations énarthrodiales incomplètes, dans le sens que j'ai expliqué plus haut, c'est-à-dire de luxations, comme complète luxation, mais incomplète quant au déplacement.

Tous les autres cas de luxations récentes que j'ai eu occasion de disséquer appartiennent à des luxations réduites, et par conséquent ne peuvent pas servir au sujet qui nous occupe.

Des genres et des espèces de luxations.

Toutes les articulations sont-elles susceptibles de luxation? La luxation est impossible dans les articulations synarthrodiales, à moins qu'on ne considère comme telle la disjonction des sutures crâniennes qu'on observe quelquefois à la suite d'une violence extérieure. Je n'ai d'ailleurs jamais observé d'écartement des os du crâne sans fracture soit des os de la voûte, soit des os de la base de cette cavité.

La luxation des articulations amphiarthrodiales n'est possible sans fracture que pour les vertèbres cervicales : la disposition des apophyses articulaires la rend impossible sans fracture pour les vertèbres dorsales et lombaires.

La luxation appartient donc essentiellement aux articulations diarthrodiales, c'est-à-dire aux articulations à surfaces contiguës : mais toutes ces articulations n'en sont pas également susceptibles; on peut dire, d'une manière générale, que la fréquence des luxations dans les articulations suit la même progression que leur mobilité, bien que, pour quelques unes d'entre elles, l'articulation sca-

» sente une espèce de coche à ce niveau pour le recevoir, sont des luxa-
» tions aussi complètes que possible. La distinction entre les luxations,
» sous ce rapport, doit porter *uniquement sur l'étendue* du déplacement,
» qui peut être peu considérable ou très considérable, suivant que la
» capsule fibreuse a été plus ou moins déchirée. » On voit dans quel sens
je n'admettais pas alors de luxation incomplète.

pulo-humérale, par exemple, l'étendue des mouvements semble un obstacle au déplacement.

Les os se déplacent suivant différents sens. L'os qui se déplace appartient en général à la section du membre qui est la plus éloignée du tronc (1), et donne son nom à la luxation. Cependant, comme il arrive quelquefois que c'est l'os qui est le plus rapproché du tronc qui se déplace sur l'os qui en est le plus éloigné, on est convenu, pour avoir une base générale de classification, de dénommer la luxation d'après l'os qui est le plus éloigné du tronc : ainsi, dans la luxation du coude, on dit qu'il y a luxation de l'avant-bras sur le bras, bien que dans le mécanisme ordinaire de sa production, la luxation du coude s'effectuant dans une chute sur le poignet, ce soit l'humérus qui se déplace sur l'avant-bras maintenu dans l'immobilité. L'os luxé constitue le *genre* de la luxation ; le sens suivant lequel s'opère le déplacement constitue l'*espèce*; les *variétés* sont établies par les particularités que présente chaque espèce.

Quant au *nombre* des espèces pour chaque articulation, on conçoit que, pour plusieurs d'entre elles, le déplacement pouvant à la rigueur avoir lieu par tous les points de la circonférence de la cavité articulaire, on pourrait multiplier beaucoup les espèces et les variétés. Pour s'entendre à cet égard, on peut supposer l'articulation circonscrite par quatre plans, un antérieur, un postérieur, un supérieur, un inférieur; il ne peut donc y avoir que quatre espèces de luxation pour une articulation, quelle qu'elle soit. Encore existe-t-il presque toujours des dispositions anatomiques qui rendent impossible la luxation dans tel ou tel sens. Exemple : la voûte coraco-acromio-claviculaire, qui ne permet pas la luxation en haut de l'humérus ?

(1) Ce sont en général les éminences qui se déplacent sur les cavités. Le réciproque a lieu quelquefois.

Quant aux dénominations données à chaque espèce, elles sont déduites des rapports qu'affectent les os avec les plans de circonscription de la cavité articulaire; ainsi on dit : luxation de l'humérus *en avant, en arrière, en bas*. — Une base de nomenclature plus anatomique, et par conséquent plus rigoureuse, et qui a déjà porté ses fruits (1), consiste à dénommer la luxation d'après les rapports nouveaux que l'os déplacé a contractés avec les parties voisines. Ainsi, au lieu de dire : *luxation en avant ou en dedans de l'humérus*, on dit : *luxation sous-coracoïdienne.* La luxation en arrière de l'humérus est désignée sous le nom de *luxation sous-épineuse.* Ainsi, M. Gerdy a appelé la luxation en haut et en dehors du fémur *luxation iliaque;* la luxation en avant et en haut, *luxation sus-pubienne;* celle en dedans et en bas, *luxation sous-pubienne;* celle en bas et en arrière, *luxation sacro-sciatique.* L'idée de cette nomenclature, due à M. Roux, développée par M. Gerdy, est aujourd'hui généralement adoptée et peut être considérée comme un véritable perfectionnement.

De la restauration des parties dans les luxations.

Cette restauration doit être étudiée et dans le cas de luxations réduites, et dans le cas de luxations non réduites.

A. De la restauration des parties après la réduction des luxations.

Lorsqu'on a eu occasion de voir combien est considérable le désordre qui accompagne une luxation, on est tout étonné de la rapidité, et si je puis ainsi parler de la perfec-

(1) Voyez les interminables discussions auxquelles ont donné lieu les luxations en dedans et en bas de l'humérus, avant que cette désignation n'eût été adoptée. (*Bulletins de l'Académie de médecine*, t. II, t. III, t. IV, pag. 121. — *Annales de la chirurgie*, t. II, t. III.

tion (1) avec laquelle il se répare, lorsque la luxation a été réduite. Le sang extravasé qui se présente soit à l'état d'infiltration, soit à l'état de foyer sanguin, se résorbe après s'être disséminé au loin dans les mailles du tissu cellulaire (2). Les muscles, les tendons, les ligaments, le tissu cellulaire lacérés, se cicatrisent par inflammation adhésive. Il se passe en un mot ici ce que nous avons vu se passer dans les grandes contusions ; car la solution de continuité par rupture ou distension n'est qu'un mode de contusion.

Supposez en contact avec l'air le foyer d'une luxation, et vous aurez presque toujours une inflammation suppurative, des foyers purulents multiples, des accidents généraux, et la mort ne sera pas toujours prévenue par le sacrifice du membre. C'est ce à quoi l'on est exposé dans le cas où l'os luxé a traversé la peau.

Cependant, il ne faut pas croire que l'inflammation suppurative ne puisse pas se déclarer dans une articulation après la réduction d'une luxation ordinaire. Tel est le fait suivant, dont je ne présenterai ici que le résumé :

Chez un individu affecté de luxation sous-scapulaire ou sous-coracoïdienne de l'humérus, la réduction n'est faite

_____

(1) Tandis que les phénomènes consécutifs de l'*entorse* que nous avons vue être anatomiquement constituée par la rupture incomplète des ligaments, sont quelquefois si graves, les phénomènes consécutifs des luxations sont ordinairement peu intenses ; à quoi tient cette différence ? Est-ce qu'une déchirure incomplète offre plus de danger qu'une déchirure complète ? Il est probable que la véritable cause est dans l'immobilité forcée du membre à la suite de la luxation, tandis qu'il est rare que dans l'entorse le membre soit maintenu dans l'immobilité. J'ai vu un exemple bien malheureux d'entorse négligée de l'articulation scapulo-humérale, qui a entraîné la formation de vastes foyers purulents intra et extra-articulaires, et la mort du sujet : c'était un jeune homme de dix-huit ans.

(2) J'ai vu chez un individu, qui mourut quarante-huit heures après une luxation réduite de l'humérus, indépendamment de la lacération des muscles de la capsule fibreuse et du tissu cellulaire, le périoste séparé de l'humérus par une couche sanguine dans le tiers supérieur de cet os. Le périoste de la fosse sous-scapulaire était également soulevé par du sang infiltré.

que huit jours après l'accident. Bientôt, œdème considérable autour de l'articulation, mais surtout dans la région axillaire; bientôt une fluctuation profonde se manifeste au creux de l'aisselle. Ouverture de l'abcès, délire, mort. A l'ouverture, caverne purulente autour de l'articulation, communiquant d'une part avec la cavité articulaire, d'une autre part envoyant des prolongements, en avant entre le petit et le grand pectoral, en arrière, sous le grand dorsal et grand rond, et en dehors sous le deltoïde. Je m'assurai que le muscle sous-scapulaire était lacéré dans une partie de son épaisseur, que le tendon du muscle sus-épineux était complétement rompu, le tendon du sous-épineux intact. La capsule fibreuse était très largement déchirée. Il ne restait de cette capsule fibreuse que la partie postérieure.

Je me suis demandé si, dans le cas précédent, la suppuration n'était pas due à l'époque à laquelle avait eu lieu la réduction : on conçoit en effet que les tractions ou pressions violentes que nécessite une réduction survenant au moment où l'inflammation adhésive est à son apogée, cette inflammation puisse facilement devenir suppurative.

J'ai vu un autre exemple de suppuration articulaire et extra-articulaire dans un cas de luxation complète en dehors de l'avant-bras sur le bras (1), sans communication à l'extérieur. Le malade mourut le vingtième jour; il avait refusé obstinément l'amputation, qui lui avait été proposée comme seul moyen de salut. Les extrémités articulaires qui chevauchaient considérablement l'une sur l'autre, baignaient au milieu du pus. Cette luxation présentait cette particularité que la tubérosité externe de l'humérus avait été arrachée par suite de la résistance du ligament latéral externe de l'articulation du coude, ligament qui était in-

(1) La pièce a été présentée à la Société anatomique par M. Nivet, l'un de ses membres.

tact, de même que le ligament annulaire de l'articulation radio-cubitale supérieure. Je ne sais si chez ce sujet des tentatives de réduction avaient été faites au moment du travail adhésif.

Mais à part quelques cas particuliers, il est vrai de dire qu'après la réduction d'une luxation, la réparation du désordre se fait si bien et quelquefois si vite, que je ne sais si l'anatomie pathologique toute seule pourrait reconnaître les traces d'une luxation dans une articulation qui l'aurait subie six mois ou un an auparavant. S'il était permis de raisonner *à priori* en anatomie, je dirais que, dans toute luxation, les extrémités articulaires étant baignées par du sang, les cartilages, la synoviale, les ligaments et les tendons, devront présenter la couleur presque toujours indélébile jaune-serin ou brun-marron, qui atteste un épanchement sanguin antérieur; qu'en outre la capsule fibreuse, les tendons et les muscles devront conserver la trace des lacérations ou ruptures qu'ils ont éprouvées pour la production de la luxation.

B. Anatomie pathologique des luxations non réduites.

Les phénomènes consécutifs de luxations non réduites ne sont pas notablement plus graves que ceux des luxations réduites, et la restauration des parties molles lacérées se fait exactement de la même manière dans l'un et l'autre cas. En outre, il s'établit une articulation nouvelle qui portera toujours les traces de son origine morbide et par la difformité et par les limites et la gêne d'un certain nombre de mouvements, et par la moindre énergie de tous, mais qui néanmoins remplace l'articulation normale beaucoup mieux qu'on n'aurait pu l'imaginer.

L'*ankylose* est excessivement rare à la suite des luxations traumatiques, tandis qu'elle est la règle dans les luxations consécutives qui se terminent par la guérison. Cependant.

j'ai eu occasion de voir une luxation en dedans du fémur avec soudure du grand trochanter au pourtour de la cavité cotyloïde. La tête du fémur était d'ailleurs parfaitement libre et exempte de toute altération qui pût faire soupçonner une luxation consécutive à une maladie articulaire.

Du reste, l'os déplacé non réduit ne recouvre jamais sa direction normale : le membre conserve l'attitude que lui a donnée la luxation ; il reste raccourci, incliné, dévié autour de son axe. Est-il susceptible d'un *déplacement consécutif* : sans doute on a exagéré, et Desault en particulier, l'importance et l'étendue du déplacement consécutif par rapport à un certain nombre de luxations ; mais s'il est des luxations dans lesquelles ce déplacement consécutif est à peu près impossible, vu la résistance apportée par ceux des ligaments articulaires qui ont échappé à la déchirure, et par les plans osseux qui retiennent l'os déplacé dans une position fixe (ex. Lux. sous-coracoïdienne de l'humérus), il est incontestable que l'antagonisme nouveau qui s'établit entre les muscles qui entourent l'articulation, dont les uns sont relâchés et les autres tiraillés, le poids du membre, les chocs extérieurs, doivent opérer un déplacement consécutif plus ou moins remarquable.

Les *articulations nouvelles*, qu'on nomme improprement *fausses articulations* ou *pseudarthroses*, et que j'appellerai *néarthroses*, appartiennent à cette anatomie pathologique de restauration que j'aime à mettre en parallèle avec l'anatomie pathologique de destruction qui nous fait connaître les altérations désorganisatrices de nos tissus. Les articulations nouvelles ou néarthroses résultent de la contiguïté de l'extrémité articulaire de l'os luxé non réduit avec une surface osseuse plus ou moins voisine de la surface articulaire qui servait à l'articulation normale. Dans les luxations dites incomplètes (dans lesquelles les surfaces articulaires ne se sont pas complètement abandonnées, bien que la luxation existe avec tous ses caractères, ou bien sont juxtaposées), l'articulation nouvelle est contiguë à l'ancienne articulation dont elle est cependant toujours distincte; il arrive même quelquefois que l'ancienne cavité articulaire est continue à la nouvelle avec laquelle elle se confond en partie, si bien qu'elle concourt encore à la nouvelle articulation. — Dans les luxations dites complètes, l'articulation nouvelle est placée à une distance plus ou moins considérable de l'ancienne, suivant l'étendue du déplacement (1).

Les articulations de nouvelle formation ne représentent jamais complétement sous le rapport anatomique de même que sous le point de vue physiologique, les articulations qu'elles sont destinées à remplacer, bien qu'elles appartiennent en général au même genre; mais elles portent toujours les stigmates de leur origine morbide.

On pourrait, à la rigueur, établir parmi les articulations nouvelles les mêmes genres que pour les articulations normales, à savoir : des articulations nouvelles par emboîtement réciproque, par condylarthrose, par ginglyme; mais le genre de néarthrose le plus commun est, sans contredit, l'arthrodie ou lâche ou serrée. — Il est des *néarthroses enchâtonnées*, dans lesquelles l'extrémité articulaire déplacée est reçue dans une espèce de coque osseuse presque toujours incomplète, mais qui emboîte si bien cette extrémité articulaire, qu'il est impossible de la séparer sans fracture.

Il est encore des articulations nouvelles dans lesquelles l'os déplacé se trouve séparé par une assez grande épaisseur de parties molles de la surface osseuse correspondante. Ces parties molles, soumises à une pression, à des frottements habituels, s'atrophient et se transforment en

(1) Il serait curieux d'établir un rapprochement entre les néarthroses, suite de fractures non consolidées et les néarthroses et qui résultent de luxations.

tissu fibreux. Il n'y a dans ce cas aucun rapport immédiat entre les surfaces osseuses articulaires. Une capsule
fibreuse très lâche permet un chevauchement considérable entre ces surfaces. Ces articulations se font donc *par
intermède*, à la manière des articulations pourvues d'un
ménisque cartilagineux, avec cette différence que le vrai
ménisque est libre par ses deux surfaces, tandis que le
ménisque fibreux dont il s'agit ici n'est libre que par l'une
de ses surfaces.

Les articulations nouvelles, suite de luxations non réduites, présentent à considérer : 1° la cavité articulaire de
nouvelle formation; 2° les changements survenus dans la
cavité articulaire ancienne; 3° les déformations subies
par l'os déplacé lui-même; 4° l'état des parties molles,
ligaments anciens, ligaments nouveaux et muscles.

1° *Cavité articulaire de nouvelle formation.* — Sa *position*
relativement à la cavité articulaire ancienne varie suivant
l'espèce de luxation et suivant l'étendue du déplacement.
Nous avons vu que sous ce dernier rapport elle pouvait
être contiguë à l'ancienne articulation, continue ou à
distance.

Sa *forme* présente beaucoup de variétés. Il est des cavités articulaires nouvelles qui sont parfaitement constituées, de manière à remplacer jusqu'à un certain point
l'ancienne cavité articulaire. C'est ce qu'on voit pour certaines luxations en haut et en dehors du fémur avec déplacement peu considérable. Un tissu osseux de nouvelle
formation s'est moulé en cavité cotyloïde autour de la
tête du fémur. Comme extrême de cette disposition, je si-
gnalerai la néarthrose enchâtonnée, dans laquelle des prolongements osseux constituent une coque osseuse plus ou
moins complète dont il est impossible de dégager l'extrémité articulaire sans fracture. Ce cas qui suppose une
immobilité absolue longtemps continuée, s'accompagne
quelquefois d'une ankylose par jetée osseuse ou par inter-

mède, jetée osseuse qui, née à une certaine distance de la surface articulaire de l'un des os, va se fixer à la partie correspondante de l'autre os (1).

Il est des cavités articulaires nouvelles qui sont planiformes, *glénoïdiennes*, et que constituent des végétations osseuses plus épaisses à la circonférence qu'au centre. Quelle que soit leur forme, ces cavités articulaires nouvelles peuvent être revêtues de cartilage, elles peuvent en être dépouvues. Dans ce dernier cas, elles présentent des signes non équivoques d'usure, d'éburnification : lorsqu'il existe un cartilage de nouvelle formation, ce cartilage est bien loin d'offrir l'aspect lisse, la couleur blanche bleuâtre, la disposition régulière d'un cartilage normal. Il n'est pas rare de trouver une surface articulaire glabre, rugueuse, quelquefois même granuleuse, ce qui annonce que le cartilage nouveau est le siége d'une usure progressive, et qu'il se reproduit à mesure qu'il est détruit par le frottement.

Enfin, il est des cas où la cavité articulaire de nouvelle formation, au lieu de présenter des végétations nouvelles, une hypertrophie de l'os à ce niveau, est creusée aux dépens de l'épaisseur de l'os lui-même atrophie; je pense que cette disposition suppose que l'os déplacé ne prenait pas son point d'appui sur l'os, qu'il y avait glissement

_____

(1) Telle est une pièce relative à une luxation en dedans ou sous-pubienne du fémur, présentée par M. Stanski à la Société anatomique en 1836, et déposée au musée Dupuytren, sous le n° 757. Le fémur forme un angle droit avec l'axe du tronc. La tête du fémur recouvre la moitié externe du trou sous-pubien. Un collier osseux, né du pourtour de ce trou, entoure sans adhérence la partie inférieure du col du fémur et la partie supérieure de la tête de cet os. En outre, une jetée osseuse très épaisse, née de l'épine iliaque antérieure et inférieure, se porte à la manière d'un arc-boutant de cette épine à la partie antérieure du fémur qui est ainsi solidement fixé dans une position horizontale. Chose singulière, la cavité cotyloïde ancienne est conservée avec toute sa capacité, ce qui tient probablement à la jetée osseuse qui ne lui a pas permis de revenir sur elle-même.

plutôt que pression, et par conséquent que le contact des surfaces articulaires n'était pas immédiat.

Il est un petit nombre de néarthroses qui présentent, indépendamment des cavités articulaires nouvelles, des cavités articulaires supplémentaires qui entrent pour beaucoup dans le mécanisme de la nouvelle articulation. Telle est la néarthrose suite de la luxation sous-coracoïdienne de l'humérus. Tandis que la tête de l'humérus s'articule avec la cavité glénoïde nouvelle, le grand trochanter de l'humérus s'articule avec l'ancienne cavité glénoïde, et si la tête humérale est fortement rapprochée de la voûte coraco-acromienne, la face inférieure de cette voûte, quelquefois même la face inférieure de la clavicule constituent une cavité supplémentaire qui s'articule avec la partie supérieure de l'extrémité humérale. Dans la luxation du fémur en haut et en dehors, on voit souvent le petit trochanter couvert et accru de végétations osseuses de formation nouvelle et encroûté de cartilage, s'articuler avec la partie inférieure de la fosse iliaque externe par l'intermédiaire d'une synoviale et d'une petite capsule fibreuse.

2° *Des changements survenus dans la cavité articulaire ancienne.* — Elle se déforme, se resserre, devient planiforme, quelquefois même convexe, se dépouille de cartilage, se remplit de graisse (1) lorsqu'elle reste à l'état de cavité ; mais elle ne s'efface jamais complétement.

Ces changements si remarquables qu'on peut rapporter à l'atrophie, sont la conséquence : 1° de cette loi d'ostéologie en vertu de laquelle toutes les cavités de réception qui ne sont plus en rapport avec les éminences osseuses sur lesquelles elles sont moulées, tous les canaux vasculaires qui ne sont pas traversés par les vaisseaux et

(1) En vertu de cette loi de l'économie qui établit que, dans l'ordre pathologique comme dans l'ordre physiologique, toutes les fois qu'il y a absence de mouvement ou de frottement dans des espaces vides normaux ou accidentels, c'est le tissu adipeux qui est chargé de les remplir.

auxquels ils doivent livrer passage, se rétrécissent et
s'oblitèrent : et ce qu'on dit en anatomie normale pour les
alvéoles, par rapport aux dents, s'applique exactement
aux cavités articulaires dans le cas de luxations non réduites ; 2° une deuxième cause, mais accessoire, c'est la
pression exercée sur le pourtour de l'ancienne cavité articulaire par l'articulation nouvelle. Dans le cas de luxations
incomplètes ou avec simple juxtaposition des surfaces articulaires, la cavité articulaire nouvelle fait suite à la cavité
articulaire ancienne ; et de leur réunion résulte une cavité
articulaire unique mais très vaste, qui a beaucoup perdu
de sa profondeur. On trouve au musée Dupuytren deux
exemples de cavités cotyloïdes oblongues de bas en haut
et de dedans en dehors, beaucoup moins profondes que
de coutume et qui sont bien évidemment le résultat d'une
luxation incomplète non réduite du fémur ; toute la portion externe et supérieure du sourcil cotyloïdien a disparu. Ne peut-on pas considérer, comme appartenant à la
même catégorie, les cas nombreux de luxation sous-coracoïdienne de l'humérus dans lesquelles l'ancienne cavité
glénoïde déformée, mais toujours articulaire, n'est séparée de la nouvelle que par une arête.

3° *Changements de forme et de volume que subit l'os déplacé.*
— L'extrémité articulaire déplacée (tête ou condyle) se
déforme plus ou moins, s'aplatit dans un sens, se bombe
dans l'autre, s'atrophie, est réduite au tiers, au quart, au
cinquième de son volume ordinaire, quelquefois même disparaît complétement (1). Les changements qu'elle éprouve
tiennent : 1° aux rapports nouveaux qu'elle contracte avec
les surfaces osseuses voisines ; 2° aux pressions et frottements auxquels elle est soumise. Tout le temps que l'ex-

(1) Dans un cas de luxation ancienne du fémur en haut et en dehors,
la tête du fémur, réduite au cinquième de son volume ordinaire, encore
recouverte de cartilage, ne s'était usée que par la région à laquelle s'implante le ligament rond.

trémité articulaire déplacée est encore pourvue de son cartilage, la déformation n'est jamais bien considérable ; mais aussitôt que le cartilage a été détruit, alors survient l'usure de l'os et toutes ses conséquences. Une lame éburnée, parfaitement polie, remplace le cartilage, et presque toujours alors se produisent à la circonférence de cette lame des végétations osseuses plus ou moins irrégulières, lesquelles viennent pour ainsi dire au secours de la partie articulaire qui se détruit. Ces végétations, toujours multiples, sont tantôt régulièrement, tantôt irrégulièrement disposées, souvent sphéroïdales, se renversant quelquefois en forme de champignon sur la portion d'os qui avoisine les surfaces articulaires ; tantôt elles sont pourvues de cartilage de nouvelle formation, tantôt elles en sont dépourvues, et dans ce dernier cas elles s'usent avec la plus grande facilité. Quelquefois pédiculées, elles se détachent et constituent pour l'articulation nouvelle de véritables corps étrangers qu'il ne faut pas confondre avec les corps étrangers articulaires osseux développés aux dépens des franges synoviales. L'usure de l'extrémité articulaire est quelquefois telle, qu'une extrémité volumineuse, telle que la tête de l'humérus ou la tête du fémur, peut être réduite à une sorte de tubercule et même disparaître complétement.

L'os déplacé tout entier éprouve des modifications notables dans sa nutrition et par conséquent dans son volume et dans sa densité. Son atrophie, qui porte beaucoup plus encore sur la compacité ou densité que sur le volume, est d'autant plus considérable que les mouvements du membre luxé ont été moindres ; car l'exercice pour les os, c'est la pression, la traction dans une certaine mesure. Cette atrophie des os explique comment, dans le cas de luxations anciennes, des efforts violents de réduction ont pu produire la fracture des os luxés. J'ai eu plusieurs fois occasion de m'assurer que lorsque la luxation non réduite était antérieure à la fin de l'accroissement, l'os luxé n'acquérait pas tout son développement en longueur.

4° *De l'état des parties molles, muscles, ligaments articulaires anciens et nouveaux.*

1° Un certain nombre de muscles, ceux que la nouvelle situation des os rend inactifs, sont atrophiés. Plusieurs sont raccourcis, d'autres sont allongés; leur angle d'incidence sur les leviers osseux n'est plus le même. Ceux des muscles qui ont été lacérés ont subi une transformation fibreuse et concourent souvent à la formation de la nouvelle capsule articulaire; les bouts des tendons rompus, se sont réunis ou sont restés isolés, suivant les rapports qu'ils affectent entre eux.

2° Que deviennent les ligaments de l'ancienne articulation, comment s'organisent les nouveaux? Les ligaments déchirés ne se réunissent pas entre eux; la déchirure reste béante, mais plus ou moins rétrécie. La portion des ligaments qui a échappé à la déchirure n'est pas sans utilité pour la nouvelle articulation et concourt puissamment à maintenir les surfaces articulaires dans les rapports nouveaux où elles sont placées. Cela est surtout remarquable pour les capsules fibreuses : on comprend que sous ce point de vue l'étendue de la déchirure doive établir de très grandes différences entre les luxations. Aussi lorsque la capsule fibreuse des articulations scapulo-humérale ou coxofémorale n'est déchirée que dans la mesure nécessaire pour le déplacement de l'os, cette capsule assure l'immobilité de l'os déplacé, et par conséquent la production d'une cavité articulaire profonde bien constituée, voisine de l'ancienne cavité cotyloïde; lorsque cette capsule est largement déchirée, il y a glissement, mobilité, et la nouvelle cavité articulaire est à surface planiforme : c'est une surface de glissement plutôt qu'une cavité de réception. Les restes de l'ancienne capsule fibreuse sont vraiment méconnaissables au premier abord; car ils se présentent

sous l'aspect d'une bride fibreuse très dense, étendue du
pourtour de l'ancienne cavité articulaire au pourtour de
la tête. Sa véritable origine se révèle par ses insertions
qui sont celles de la capsule et par sa disposition canaliculée qui persiste toute la vie. Les ligaments de nouvelle
formation, à quelque articulation que l'os luxé ait appartenu, affectent toujours la forme capsulaire qui est tantôt
lâche, tantôt serrée. Cet appareil ligamenteux nouveau est
formé aux dépens du tissu cellulaire, du tissu musculaire
et du tissu fibreux qui entourent l'os déplacé. Dans le cas
de capsule serrée, l'articulation nouvelle est plus parfaite
parce que l'os est mieux assujetti, la cavité articulaire
nouvelle plus profonde, la surface articulaire de l'os luxé
moins déformée, la direction de l'os invariable. Il n'est
pas rare de rencontrer des plaques osseuses plus ou moins
considérables, développées dans l'épaisseur des ligaments
de nouvelle formation. Ces plaques osseuses conduisent aux
coques osseuses plus ou moins complètes, qui constituent
la néarthrose enchâtonnée. Dans le cas de capsule lâche,
l'os déplacé joue, chevauche dans la cavité nouvelle moins
profonde; les mouvements de l'articulation sont moins
précis, moins énergiques; aussi la surface interne de la
capsule fibreuse nouvelle présente-t-elle des traces d'usure
dans une multitude de filaments qui se détachent de cette
surface interne; ces filaments attestent qu'il se fait à la
surface interne de la capsule une usure permanente, et
que par conséquent cette capsule est incessamment renouvelée par la superposition de couches successives.

5° *Communication de l'ancienne articulation avec la nouvelle.*— Ce n'est que par analogie qu'on peut admettre dans
l'articulation nouvelle une membrane synoviale; car il est
impossible de la démontrer anatomiquement. Du reste, la
nouvelle articulation communique constamment avec
l'ancienne par une ouverture plus ou moins considérable.
Jamais je n'ai vu cette ouverture oblitérée; je dirai même

qu'elle est moins rétrécie qu'il ne semblerait au premier abord, même dans le cas de luxations très anciennes. Cette circonstance est importante à noter; car elle explique la possibilité de la réduction des luxations anciennes en permettant le passage de la tête déplacée, de la cavité de réception et de la capsule nouvelles dans la cavité articulaire et la capsule anciennes.

Conséquences pratiques des faits d'anatomie pathologique relatifs aux luxations traumatiques.

1º *Relativement à l'étiologie*, la luxation traumatique étant essentiellement constituée par le déplacement d'un os avec déchirure des ligaments dans le sens du déplacement, il est évident que cette lésion doit être la conséquence d'une violence extérieure assez intense pour produire cette déchirure. Une violence directe sur l'articulation produit bien plus souvent des fractures que des luxations (1).

Les violences extérieures qui agissent par un long bras de levier, c'est à-dire sur l'extrémité de l'os opposée à celle qui se luxe, sont bien plus efficaces que celles qui sont appliquées directement sur l'articulation elle-même.

Les tractions directes exercées sur les articulations sont insuffisantes pour produire des luxations; elles ne pourraient produire que l'arrachement des membres. Les détails de l'affreux supplice de l'écartèlement établissent la prodigieuse résistance qu'opposaient les ligaments et les muscles aux causes énormes de dilacération auxquelles les membres étaient soumis. On sait que dans un cas d'horrible mémoire, après cinquante minutes d'efforts

_____

(1) Comme exemple de luxation par cause directe, on cite celle de la rotule; on cite encore celle de l'articulation scapulo-humérale par une chute directe sur le moignon de l'épaule.

inouïs, les exécuteurs furent obligés de séparer les membres à l'aide de l'instrument tranchant.

Pour qu'une luxation ait lieu, il faut une puissance extérieure qui porte violemment et brusquement les surfaces articulaires contre un des points de l'appareil ligamenteux soit en exagérant un mouvement normal, soit en imprimant à l'articulation un mouvement qui lui est étranger.

Peut-il y avoir des luxations par contraction musculaire, indépendamment de toute violence extérieure? Cela me paraît impossible; car il est antiphysiologique de dire que la contraction musculaire, à quelque degré d'intensité qu'on la suppose, puisse avoir pour conséquence la rupture de la capsule fibreuse de l'articulation correspondante. Je me rappellerai toujours l'observation d'une jeune dame qui, disait-on, se luxait l'articulation coxo-fémorale gauche à chaque fois qu'elle avait des attaques nerveuses hystériques. Appelé pour constater le fait, il me fut facile de voir qu'il n'en était rien, et de démontrer que la chose était anatomiquement et physiologiquement impossible.

L'importance de la contraction musculaire comme cause auxiliaire de déplacement pour la production d'un certain nombre de luxations, contestée dans ces derniers temps pour tous les cas, me paraît devoir être maintenue; on peut même dire que son intervention est nécessaire pour un certain nombre de luxations. Ainsi, essayez de luxer l'articulation scapulo-humérale, vous n'y parviendrez jamais en plaçant le membre dans l'attitude où se produit ordinairement la luxation; vous serez obligé d'exagérer les mouvements d'une manière prodigieuse pour obtenir le déchirement de la capsule. Pendant la vie, au contraire, la contraction musculaire qui, dans l'état régulier, est si efficace pour prévenir le déplacement, s'exerçant suivant une mauvaise direction, vu l'attitude vicieuse du membre, s'ajoute à la violence extérieure et devient une cause active de déplacement.

S'il est des luxations qui nécessitent pour s'effectuer le concours de l'action musculaire, il en est d'autres à la production desquelles les muscles ne prennent aucune part. Exemple : luxations du genou, du cou-de-pied.

C'est aux diastases et non aux luxations proprement dites, que s'applique ce qui a été dit sur le relâchement des ligaments comme cause prédisposante des luxations.

2° *Conséquences pratiques relativement aux symptômes des luxations.* Ces symptômes sont l'anatomie pathologique de la luxation voilée par les parties molles et surtout par la tuméfaction qui rend moins évidentes les déformations articulaires : le déplacement des reliefs et des dépressions articulaires dont l'anatomie normale nous a fait connaître les rapports dans l'état régulier, permettra toujours de différencier une articulation luxée d'une articulation qui a été le siége d'une simple contusion ou d'une fracture. Dans les fractures des extrémités articulaires, le déplacement a lieu, non point au niveau de l'articulation proprement dite, mais au-dessus ou au-dessous.

3° *Conséquences pratiques relatives au traitement.* 1° L'utilité d'une réduction immédiate des luxations ne saurait être contestée ; car, d'une part, la réduction sera plus facile, et, d'une autre part, le travail de restauration des parties molles lacérées sera de beaucoup simplifié. Il existe dans la science quelques exemples d'inflammation suppurative survenue à la suite de luxations réduites. Or ces exemples appartiennent à des cas de réduction opérée pendant le travail inflammatoire adhésif qui s'empare des parties qui ont subi la solution de continuité. L'étude des solutions de continuité nous a appris en effet avec quelle facilité l'inflammation adhésive passe à l'état d'inflammation suppurative. Cette facilité est telle, que je me suis demandé si, dans le cas où on serait appelé à réduire une luxation parvenue au cinquième ou au sixième jour, il n'y aurait pas avantage à attendre la chute des phénomènes inflammatoires avant de procéder à la réduction. Si, sous d'autres rapports, toute temporisation serait nuisible, la considération de l'état des parties molles doit rendre très circonspect dans les efforts de traction.

Quels sont les obstacles à la réduction ? Le déplacement est maintenu : 1º par la portion de l'appareil ligamenteux qui a échappé à la déchirure ; 2º par les muscles qui entourent l'articulation.

La preuve que les ligaments sont un des principaux obstacles à la réduction, c'est que la réduction des luxations dans lesquelles il y a rupture complète ou presque complète des ligaments articulaires est extrêmement facile, et que les luxations les plus difficiles à réduire sont les luxations des articulations à capsule fibreuse, dont la déchirure est toujours incomplète. Voyez, par opposition, d'une part, l'articulation coxo-fémorale ; d'une autre part, l'articulation du genou. Comme preuve de cette vérité, je citerai encore certains cas de luxation métacarpo-phalangienne du pouce ; certes, les obstacles à la réduction ne sont pas dans les muscles, car l'articulation luxée est aussi mobile que possible ; mais la difficulté et même l'impossibilité de la réduction est due à l'interposition entre les extrémités articulaires de l'espèce de collier ou de demi-capsule fibreuse formé par le ligament antérieur et les ligaments latéraux.

L'obstacle à la réduction, apporté par les ligaments, est aussi considérable sur le cadavre que sur le vivant : sur le vivant, il s'ajoute un autre obstacle, c'est la contraction musculaire ; et pour certaines articulations, pour les articulations coxo-fémorale et scapulo-humérale, par exemple, cet obstacle paraît être le principal ; d'où la facilité de réduire ces luxations sur le cadavre, chez un homme ivre, dans l'état de syncope, etc. ; d'où le précepte de réduire la luxation scapulo-humérale dans la position horizontale pour neutraliser autant que possible l'action musculaire d'où les succès étonnants qu'obtenait Dupuytren en fixant fortement l'attention du malade au moment décisif.

Jugeons, d'après ces données, les méthodes de réduction. La méthode de réduction *par traction* a pour effet de dégager l'os luxé de la position vicieuse, dans laquelle il est maintenu par la contraction musculaire; or, pour cela, il faut une *contre-extension immobile*, afin que tous les efforts d'extension se concentrent sur l'os luxé et ne se partagent pas entre l'os supérieur et l'os inférieur. L'os inférieur, une fois dégagé de sa position vicieuse et ramené à une direction normale, les muscles, par leur contraction brusque et spontanée, font rentrer l'extrémité déplacée dans sa cavité.

Par cette méthode, on lutte corps à corps avec la contraction musculaire, et ce n'est que par la continuité et la progression toujours croissante de l'action des puissances extensives et contre-extensives que les muscles lassés se détendent et que la réduction a lieu. Voilà pourquoi des machines ont été conseillées, et que la moufle, munie d'un dynamomètre, suivant le conseil de M. le professeur Sédillot, trouve des partisans (1).

Évidemment, une méthode qui, au lieu de lutter corps à corps avec la contraction musculaire, éluderait pour ainsi dire cette contraction en plaçant le membre dans une attitude telle que les muscles articulaires fussent dans le relâchement, serait infiniment plus rationnelle, en même temps qu'elle préviendrait les accidents qui trop souvent ont été la conséquence des tractions immodérées.

Cette méthode, qu'on pourrait appeler *méthode par relaxation*, a été appliquée avec succès dans les derniers temps à quelques cas de luxation scapulo-humérale et de luxation coxo-fémorale; mais il ne faut pas oublier que la contraction musculaire n'est pas le seul obstacle à la réduction; que les ligaments articulaires sont souvent l'obstacle principal, que la réduction est impossible si l'extrémité

(1) *Annales de la Chirurgie française*, Paris, 1841, t. II. p. 5 et suiv.

déplacée est portée contre la portion non déchirée de la
capsule, et qu'elle s'effectue pour ainsi dire toute seule,
si cette extrémité déplacée est mise en rapport avec l'ouverture de la capsule qui lui a livré passage. D'où la nécessité du *mouvement de rotation*, qui imprime à l'extrémité
luxée un mouvement en sens inverse de celui qu'elle a
suivi dans son déplacement. M. Desprès, chirurgien des
hôpitaux, qui a plusieurs fois entretenu la Société anatomique de cette question, a surtout insisté sur la nécessité
de ce mouvement de rotation. Il nous a rapporté un cas,
dans lequel il a fait avec un rare bonheur, seul et sans le
secours d'aucun aide, la réduction d'une luxation coxo-
fémorale en imprimant au fémur demi-fléchi sur le bassin
un mouvement de rotation.

2° Le procédé de M. Lacour, qui consiste à imprimer
à l'humérus un mouvement de rotation de dehors en dedans, est fondé sur le principe de la rotation. Le procédé
de Withe et de Mothe (1), réhabilité par M. Malgaigne, est
fondé sur la relaxation. Il appartient aux chirurgiens modernes, et en particulier à M. Malgaigne, dont les travaux
sur les luxations sont si remarquables, de féconder ces
idées et de substituer à la réduction par traction, qui se
fait par violence et pour ainsi dire à l'aveugle, une méthode
rationnelle par relaxation et par rotation.

3° L'anatomie pathologique est appelée à concourir à la
solution de cette grave question de thérapeutique : *Jusqu'à quelle époque les tentatives de réduction doivent-elles être
pratiquées dans les luxations anciennes?*

Les auteurs citent des exemples de réduction de luxations, après trois mois, six mois, un an, et même deux ans
d'ancienneté ; mais les détails dans lesquels je suis entré
au sujet des changements de rapports et de structure qui
s'opèrent dans le cas de luxations non réduites parlent
plus haut que tous les arguments contre les tentatives de

(1) *Mélanges de médecine et de chirurgie*, Paris, 1812, t. I, p. 167.

réduction dans les luxations qui ont un certain degré
d'ancienneté. Établirons-nous, avec sir Astley Cooper,
la limite de trois mois pour les luxations de l'humérus, et
celle de huit semaines pour les luxations du fémur?

S'il s'agissait d'établir la limite des possibilités, assurément l'anatomie pathologique ne contesterait pas l'impossibilité absolue de la réduction, même après plusieurs années;
car la nouvelle articulation communique toujours avec
l'ancienne; car l'ouverture de l'ancienne capsule fibreuse
qui a laissé passer la tête n'est presque jamais oblitérée;
elle est considérablement rétrécie, mais susceptible de
dilatation. Il n'est pas impossible que cette ancienne capsule fibreuse elle-même, dont la cavité est encore conservée, se dilate pour recevoir la tête déplacée; l'ancienne
cavité articulaire est revenue sur elle-même, atrophiée,
déformée, incapable de recevoir la tête; mais, comme elle
existe toujours à l'état de vestige, il ne serait pas impossible qu'elle offrît à cette tête déformée un point d'arrêt,
sur lequel cette tête pût trouver un appui suffisant, et
même qu'elle pût s'ouvrir, se reformer sous l'influence
d'une pression continue : les muscles et tendons qui ont
subi des altérations, des rétractions, des transformations,
ne seraient pas un obstacle invincible; mais il s'agit de
savoir à travers quels dangers on arrive à avoir un membre
moins difforme peut-être, mais qui rendra certainement
moins de services que dans les conditions où il se trouvait placé avant cette réduction tardive. Je ne crois donc
pas qu'il soit de la bonne chirurgie de tenter la réduction
d'une luxation qui a plus d'un mois ou deux d'ancienneté.

DEUXIÈME ORDRE.

Des luxations non traumatiques ou consécutives.

Les déplacements des os ne sont pas toujours opérés
par une violence extérieure qui a rompu brusquement leurs

moyens d'union : ils peuvent encore être la conséquence :
1° de lésions articulaires chroniques; 2° d'une position
vicieuse longtemps continuée des membres.

Or, les lésions articulaires chroniques qui peuvent amener à leur suite une luxation sont : 1° les phlegmasies
articulaires chroniques connues sous le nom de *tumeurs
blanches ;* 2° l'usure des cartilages, et par suite des extrémités articulaires. Et de là trois genres de luxations consécutives : 1er genre, *luxation consécutive par phlegmasie
articulaire chronique ;* 2e genre, *luxation consécutive par
usure des cartilages;* 3e genre, *luxation consécutive par position vicieuse longtemps continuée des membres.*

PREMIER GENRE.

Luxations consécutives par phlegmasie articulaire chronique.

Les *luxations consécutives par phlegmasie articulaire chronique* surviennent spontanément, sans violence extérieure; d'où le nom de *luxations spontanées,* sous lequel
elles sont assez généralement décrites.

La luxation spontanée ou consécutive n'est autre chose
qu'un effet, un épiphénomène, le dernier terme d'une maladie articulaire, lequel peut exister comme ne pas exister,
sans que la nature de la maladie soit en aucune manière
modifiée; et si la luxation spontanée n'est pas la conséquence ordinaire des maladies articulaires, si elle est en
quelque sorte exclusivement propre à l'articulation coxo-
fémorale, cela tient, non pas à une spécialité de lésion, mais
à des circonstances de configuration qui favorisent et
amènent ces déplacements lorsque les surfaces articulaires
ont subi telle ou telle altération. Cela est si vrai, que
toutes les tumeurs blanches de l'articulation coxo-fémorale ne sont pas accompagnées de déplacements.

Toutes les articulations sont sujettes, à des degrés divers, à la maladie articulaire dont le déplacement peut

être l'effet ultime; on peut même dire qu'il s'opère presque constamment dans les tumeurs blanches (lesquelles détruisent peu à peu les ligaments en même temps qu'elles usent les surfaces articulaires) un déplacement plus ou moins considérable; mais ce déplacement incomplet a dû beaucoup moins fixer l'attention des observateurs que le déplacement de l'articulation coxo-fémorale, qui ne le cède en rien, quant à l'étendue, aux déplacements des luxations traumatiques.

Ainsi, il est extrêmement rare que les tumeurs blanches du genou n'aient pas pour conséquence un déplacement plus ou moins complet de la rotule en dehors et un léger déplacement de la jambe en arrière sur le fémur. Il en est de même des tumeurs blanches de l'articulation du coude qui s'accompagnent presque toujours d'un déplacement du radius en avant sur l'humérus et sur le cubitus, par suite de la destruction du ligament latéral externe, du ligament annulaire du radius et d'un léger déplacement en arrière du cubitus sur l'humérus. Les tumeurs blanches de l'articulation radio-carpienne, et même de l'articulation tibio-tarsienne, ne sont pas exemptes d'un pareil déplacement consécutif que favorise singulièrement l'attitude qu'on laisse prendre au membre.

Peut-il y avoir luxation spontanée de l'articulation scapulo-humérale? Sanson (1) admet que dans les tumeurs blanches de l'articulation scapulo-humérale l'humérus se déplace et vient se porter, soit dans l'aisselle, soit sous la clavicule, d'où une luxation consécutive analogue à celle du fémur dans les maladies de la hanche. Je suis disposé à croire que c'est par induction qu'un pareil déplacement a été admis, et pour preuve je citerai le cas suivant dans lequel l'observation clinique semblait accuser un déplace-

(1) *Nouveaux éléments de pathologie médico-chirurgicale*, Paris, 1844, t. IV, p. 580.

ment consécutif, que l'anatomie pathologique n'a pas confirmé. Un individu avait un abcès par congestion à la partie antérieure moyenne du bras. L'examen de l'articulation scapulo-humérale pouvait faire croire ou à une luxation consécutive de l'humérus, ou à une luxation ancienne non réduite, car il y avait saillie très prononcée de la voûte acromio-claviculaire, et par conséquent dépression considérable du moignon de l'épaule. Le malade étant mort au bout de quelque temps, il me fut facile de voir que la cause de cette apparente luxation consécutive était 1° dans l'usure de la tête de l'humérus et de la portion du scapulum qui soutient la cavité glénoïde; 2° dans l'atrophie du deltoïde, atrophie considérable qui augmentait encore la dépression sous-acromienne. Mais on reconnaîtra toujours l'absence du déplacement 1° par l'absence de tumeur dans le creux de l'aisselle, et 2° par la direction normale de l'humérus (1).

Le déplacement consécutif joue un rôle important dans les phlegmasies aiguës ou chroniques des symphyses pubienne et sacro-iliaques. Dans des cas de ce genre on a pu croire à une maladie de l'articulation coxo-fémorale. A côté de ce déplacement consécutif des symphyses pel-

(1) Au moment où je rédigeais cet article, je m'imaginais qu'une luxation consécutive de l'humérus était impossible, parce que je ne voyais aucune cause qui fût propre à opérer le déplacement; mais je viens d'observer un fait qui dément complétement les prévisions de la théorie. Une cuisinière âgée de vingt-cinq ans se présente à ma consultation avec tous les signes d'une luxation sous-coracoïdienne de l'humérus droit. Moignon de l'épaule anguleux, dépression sous-acromiale; saillie sphéroïdale en avant, au-dessous du bec coracoïdien, formée par la tête de l'humérus, axe de l'humérus dirigé en dehors et en arrière. Je crus qu'il y avait luxation ancienne traumatique. Il n'en était rien. Il y a un an et demi qu'elle souffrit beaucoup de l'épaule, après avoir souffert longtemps du pli du coude. Il y a un an qu'elle ne peut porter la main à la tête, quatre mois qu'elle ne peut porter la main à la bouche et qu'elle est obligée de manger de la main gauche. Aucun mouvement n'est possible dans l'articulation scapulo-humérale.

viennes, je mentionnerai le déplacement non moins important et bien plus fréquent que l'on observe dans les symphyses vertébrales. La compression de la moelle dans les tumeurs blanches des symphyses vertébrales tient en effet tantôt au déplacement pur et simple lorsque la maladie a débuté par l'articulation des corps des vertèbres, tantôt à l'usure de ces corps de vertèbres qui a pour conséquence un tassement et une incurvation anguleuse du rachis.

Deux articulations, qui n'ont aucune espèce d'analogie entre elles, sont le siége presque exclusif des luxations spontanées. Ce sont, d'une part, les articulations occipito-atloïdienne et atloïdo-axoïdienne, et d'une autre part les articulations coxo-fémorales.

Anatomie pathologique de la luxation spontanée des articulations occipito-atloïdienne et atloïdo-axoïdienne (1).

1° Dans l'*articulation occipito-atloïdienne*, le déplacement est surtout produit par le poids de la tête, et voilà pourquoi l'occipital se déplace presque toujours en avant, tantôt directement, tantôt en avant et de côté, jamais en arrière. Le cas de Bertin, dans lequel l'arc postérieur de l'atlas divisait le trou occipital en deux moitiés, l'une antérieure, l'autre postérieure, était jusque dans ces derniers temps le seul exemple connu de déplacement de l'occipital en arrière (2).

2° *Articulation atloïdo-axoïdienne.* Le déplacement de l'atlas sur l'axis, soit en avant, soit dans le sens de la rotation, soit dans ces deux directions à la fois, est bien plus fréquent que le déplacement de l'occipital. Je ne sais si le

(1) Voyez l'excellente thèse du professeur Bérard (Auguste), *de la Luxation spontanée de l'occiput sur l'atlas et de l'atlas sur l'axis*, Paris, 1829, in-4.

(2) J'ai fait représenter, XXVe livraison, un fait du même genre.

déplacement de l'atlas en arrière a été observé; on ne peut le concevoir que dans les deux cas suivants : 1° dans le cas d'usure ou de séparation de l'apophyse odontoïde; 2° dans le cas d'usure de l'arc antérieur de l'atlas. Au reste, les déplacements de l'occipital et de l'atlas, comme ceux de toutes les vertèbres, intéressent moins en eux-mêmes que par la compression de la moelle épinière dont ils sont accompagnés lorsqu'ils dépassent une certaine limite.

Anatomie pathologique de la luxation spontanée du fémur.

Cette anatomie pathologique est trait pour trait celle de l'inflammation chronique de l'articulation coxo-fémorale. Chose remarquable, c'est sous le titre de *Luxations de la cuisse qui succèdent aux chutes sur le grand trochanter* qu'a été décrite pour la première fois par J.-L. Petit la maladie de l'articulation coxo-fémorale, dont la luxation spontanée du fémur est la conséquence. C'est J.-L. Petit qui le premier a montré la connexion qui existait entre cette luxation et une contusion articulaire anciennement éprou-vée; mais l'explication qu'il donne du déplacement du fémur n'étant point fondée sur l'anatomie pathologique, ne peut être considérée que comme une vue *à priori*, que nous verrons confirmée par l'observation dans un certain nombre de cas. Suivant ce grand praticien, dans une chute sur le grand trochanter (1), « la tête du fémur est » violemment poussée contre les parois de la cavité co-» tyloïde; par suite, les cartilages, les glandes de la » synovie et les ligaments de l'intérieur de l'articulation » doivent souffrir une forte contusion qui sera suivie

(1) On voit que Petit ne s'occupe que des luxations spontanées du fémur qui reconnaissent une cause traumatique; mais le plus grand nombre des luxations spontanées surviennent indépendamment de toute violence exté-rieure.

» d'obstruction, d'inflammation et de dépôt. La synovie
» surtout s'amassant dans la cavité de l'articulation, la
» capsule ou tunique ligamenteuse en sera distendue, et
» la tête de l'os, peu à peu chassée au dehors, sera enfin
» entièrement luxée. » J.-L. Petit ne fait aucune mention
de l'allongement du membre : il admet le raccourcissement d'emblée, et croit qu'il n'est pas nécessaire que
la tête du fémur soit complétement sortie de sa cavité
pour que la cuisse commence à se raccourcir. Elle devient
plus courte, dit-il subtilement (la tête étant encore contenue dans la cavité cotyloïde), à mesure que cette tête est
poussée en dehors par la synovie; car, ajoute-t-il, à raison
de la forme hémisphérique de la tête, les muscles peuvent
commencer à tirer la cuisse en haut pour peu que la synovie éloigne la tête du fond de la cavité. Il ne fut pas difficile à Sabatier de réfuter cette erreur. Disons à la gloire
de J.-L. Petit que toute la partie clinique de son travail (1) sur les abcès, sur les fistules qui leur succèdent,
sur les os cariés, comme il advint au duc de Bourgogne
mort en 1761, sur la fièvre lente, le dévoiement, l'infiltration générale, est parfaite, et qu'il était difficile de faire
davantage, privé qu'il était des données fournies par l'anatomie pathologique.

Le mémoire de Sabatier sur la *luxation consécutive du
fémur* (2) est le premier où il soit question d'anatomie pathologique proprement dite. Il établit par des faits que la
luxation consécutive a pour principe *l'érosion et la destruction d'une partie de l'os des iles et non pas seulement un amas
d'humeur ou de synovie dans l'intérieur de l'articulation*. Sous
le point de vue clinique, il signale une chute violente sur
les genoux comme pouvant déterminer une luxation consécutive. En outre, il a parfaitement établi qu'indépen-

(1) *Mém. de l'Acad. roy. des sciences*, 1722, et *Traité des maladies
des os*, Paris, 1758, 2 vol. in-12.

(2) *Acad. roy. de chirurgie*, t. XV, p. 327.

damment des violences extérieures, il y avait des causes internes qui pouvaient se fixer sur l'articulation coxofémorale et amener un déplacement consécutif. Il rapporte l'observation d'un jeune homme de vingt-six à vingt-sept ans qui fut pris d'une maladie de la hanche pour s'être endormi à l'air dans une saison froide et humide. Le malade étant mort, il trouva les mêmes altérations que chez les individus qui avaient éprouvé des accidents de contusion.

Enfin Boyer, qui dans ses leçons cliniques s'étendait avec une sorte de complaisance sur cette maladie, comme aussi sur le mal vertébral de Pott, a complété le tableau clinique de la luxation spontanée du fémur.

Cela posé, avant d'étudier l'anatomie pathologique proprement dite de la luxation spontanée du fémur, je vais indiquer d'une manière rapide ses *caractères cliniques*, dont l'ensemble constitue ce que j'ai coutume d'appeler l'*anatomie pathologique sur le vivant*.

Je suppose le cas le plus simple, celui d'une maladie de l'articulation coxo-fémorale à la suite d'une chute sur le grand trochanter, sur les genoux ou sur la plante des pieds, les jarrets tendus. Or, voici l'ordre suivant lequel se manifestent les symptômes.

Douleur extrêmement vive de l'articulation coxo-fémorale au moment de la chute, douleur qui diminue et quelquefois même se dissipe entièrement au bout de quelques instants, qui d'autres fois persiste en s'atténuant. Dans quelques cas, le malade peut marcher comme de coutume, et ce n'est qu'au bout de quinze jours, trois semaines, un mois, que les douleurs se réveillent (1), tantôt provoquées

(1) Le plus ordinairement c'est au genou qu'apparaît cette douleur; à l'exemple de beaucoup d'observateurs, j'ai vainement cherché à expliquer cette douleur sympathique qui survient dans les maladies de la hanche sans violence extérieure, comme dans celles survenues par violence extérieure.

par la marche, tantôt indépendantes de la marche; et bientôt après, le membre s'allonge.

Si la maladie n'est pas arrêtée à cette première période, arrive la période de raccourcissement avec tous les signes de la luxation traumatique du fémur en haut et en dehors (1). C'est à cette période qu'apparaissent les abcès, soit autour de l'articulation, soit à une distance plus ou moins considérable (abcès par congestion), abcès qui se convertissent en fistules très souvent intarissables. La mort est la suite ordinaire de cette redoutable maladie qui s'accompagne presque toujours de fièvre hectique purulente et qui se complique presque toujours alors de lésions viscérales, et en particulier d'entérite chronique, de tubercules pulmonaires. Dans quelques cas rares, on voit la source du pus tarir, les trajets fistuleux se cicatriser, une ankylose ou une fausse articulation s'établir dans la position vicieuse où le fémur a été placé.

Que se passe-t-il? L'anatomie pathologique va nous l'apprendre. Nous sommes peu riches en faits relatifs à la première période de la luxation spontanée, maladie qui comprend tout l'intervalle qui s'écoule depuis la violence extérieure, lorsqu'il y a violence extérieure, ou depuis l'invasion de la douleur articulaire lorsqu'il n'y a pas de violence extérieure, jusqu'au moment du raccourcissement.

Dans les cas de violence extérieure, on ne saurait admettre d'autre lésion qu'une contusion articulaire. Dans un fait que j'ai publié ailleurs, une jeune femme ayant succombé trois ans environ après une chute sur le grand trochanter, qui eut pour conséquence une maladie de l'articulation coxo-fémorale pour laquelle elle fut obligée de

_____

(1) On cite quelques exemples rares de luxations spontanées du fémur en bas et en dedans sur le trou ovalaire, et en haut et en avant sur le pubis.

garder le lit pendant deux ans, j'ai trouvé des fragments
du fémur n'est donc autre chose qu'une plegmasie articulaire, qui peut marcher d'une manière aiguë, mais qui
marche le plus ordinairement d'une manière chronique.
On dit que la maladie débute tantôt par les os, tantôt par
la synoviale. Je ne nie pas que dans un certain nombre de
cas la maladie ne débute par les os, que dans d'autres cas
la capsule fibreuse ne puisse pas être primitivement affectée; mais je professe depuis longtemps l'opinion que
dans l'immense majorité des cas la maladie commence
par la synoviale; la synoviale, dis-je, qui est la partie la
plus vivante des articulations et par conséquent celle
qui est le plus passible d'inflammation; celle qui entretient avec les autres organes les sympathies les plus actives (1). Dans toutes les maladies articulaires on trouve
une phlegmasie chronique sous forme fongueuse de la
synoviale comme caractère constant; en outre, l'ostéite
fongueuse, l'ostéite hypertrophique, l'ostéite tuberculeuse,
l'ostéite suppurée, la nécrose des os, la destruction des
cartilages, s'observent à divers degrés, suivant l'ancienneté de la maladie.

La maladie connue sous le nom de luxation spontanée
de cartilage dans l'articulation, fragments représentant
exactement les portions de cartilage qui manquaient sur
les surfaces articulaires.

Le temps qui s'écoule depuis le moment de la contusion
jusqu'à l'invasion de la douleur, c'est-à-dire de la phlegmasie articulaire, c'est le temps d'incubation, que nous de-

---

(1) J'ai vu une maladie de la hanche survenir à la suite d'une entérite
folliculeuse grave; on cite des exemples de luxation spontanée à la suite
de la rougeole, de la variole. Les tumeurs blanches reconnaissent
souvent pour cause un rhumatisme articulaire; d'autres fois la diathèse scrofuleuse, le virus vénérien. Or, si plusieurs de ces causes et
le rhumatisme en particulier se portent principalement sur les synoviales,
d'autres, tels que le vice scrofuleux et le virus vénérien, portent autant
sur les os que sur les synoviales.

vous rapprocher du temps d'incubation dans le cas d'entorse, de contusion, de fracture, etc.

C'est dans le cas de phlegmasie articulaire chronique ou tumeur blanche, qu'on peut bien s'assurer du défaut de vitalité des cartilages articulaires ou, ce qui revient au même, de leur défaut d'aptitude à concevoir l'inflammation. Ces cartilages articulaires, soit qu'ils tombent d'une seule pièce comme l'ongle, soit qu'ils soient progressivement usés, amincis, corrodés, conservent toujours l'aspect blanc-bleuâtre du cartilage le plus sain; tellement que si vous placiez à côté l'une de l'autre une portion de cartilage appartenant à une articulation saine et une portion de cartilage appartenant à une articulation malade, il vous serait impossible d'établir la moindre différence. Ce fut même un cas de ce genre qui me conduisit à faire des expériences et des recherches, desquelles il est résulté que les cartilages ne remplissant dans l'économie que des fonctions purement mécaniques, des fonctions de glissement, devaient être considérés comme des lamelles inorganiques qui se détruisent par le frottement, sans jamais donner signe de vitalité. Les mêmes faits et les mêmes recherches m'ont également conduit à rejeter la présence de la synoviale sur la surface libre des surfaces articulaires (1).

Comment se rendre compte de l'allongement qui survient au bout d'un temps plus ou moins long après l'invasion de la maladie articulaire? Beaucoup d'hypothèses ont été faites pour l'expliquer; mais avant d'expliquer un fait il faut d'abord démontrer son existence. Tâchons donc de déterminer si l'allongement du membre dans la maladie de la hanche est bien réel, comme on l'avait cru jusque dans ces derniers temps, ou bien s'il n'est qu'apparent.

Disons d'abord que l'allongement des membres n'est pas un phénomène constant, et que dans un bon nombre

(1) Voyez *Archives générales de médecine*, 1821.

de cas le raccourcissement survient d'emblée sans allongement préalable. Ce fait est important à noter, car il établit qu'il doit y avoir quelque différence entre les cas de luxation spontanée avec allongement préalable, et ceux de luxation spontanée sans allongement préalable.

L'allongement du membre (les mêmes réflexions s'appliquent au raccourcissement), lorsqu'il a lieu, tient-il à l'articulation coxo-fémorale elle-même, ou bien cet allongement résulte-t-il purement et simplement de l'inclinaison du bassin, et par conséquent de la colonne lombaire du côté malade, inclinaison en quelque sorte instinctive?

Cette dernière opinion, déjà émise par Morgagni, a été soutenue avec beaucoup de talent par Brodie, et développée par Sanson, et plus récemment encore par MM. Bonnet (1), Malgaigne et Parise. Si, sur un sujet sain, placé dans une position parfaitement verticale, ou dans une position parfaitement horizontale, vous étendez un fil d'une épine iliaque antérieure et supérieure à l'autre, ce fil coupera perpendiculairement un autre fil représentant l'axe du corps; mais pour peu que le bassin s'incline, soit à droite, soit à gauche, il y aura allongement du membre du côté vers lequel le bassin sera incliné, bien que les rapports du bassin et du fémur soient identiquement les mêmes des deux côtés. Or l'expérience prouve que, dans ce cas, l'allongement est en raison directe de l'inclinaison du bassin; et que, si l'épine iliaque antérieure et supérieure droite est à un centimètre au-dessous du niveau de l'épine iliaque antérieure et supérieure gauche, il y aura un centimètre d'allongement apparent de la part du membre inférieur droit ou un centimètre de raccourcissement apparent de la part du membre inférieur gauche (2).

(1) *Traité des maladies des articulations.* Paris, 1845, 2 vol. in-8 et atlas.
(2) Il résulte des recherches de M. Parise que, dans la luxation spontanée, non seulement le bassin s'incline *latéralement*, mais encore qu'il s'incline ou s'infléchit en *arrière*, de telle manière que sa partie inférieure

La *mensuration* peut seule lever toute espèce de doute à cet égard. Elle a pour objet de déterminer si l'allongement et le raccourcissement du membre inférieur tiennent à l'articulation coxo-fémorale ou à toute autre cause. Pour cela, l'une des extrémités d'un ruban étant fixée sur l'épine iliaque antérieure et supérieure, on applique l'autre extrémité de ce ruban, soit sur la partie la plus élevée du grand trochanter, soit au bas du condyle externe du fémur à sa jonction avec le tibia, soit enfin au sommet de la malléole externe.

Des mesures semblables peuvent être prises en arrière, en partant de l'épine iliaque postérieure et supérieure, ou de la partie voisine de la crête iliaque. La différence qui existe entre ces mesures et celles correspondantes prises du côté sain, établit le degré d'allongement ou de raccourcissement que subit le membre du côté malade.

Comme l'exploration par la vue, la mensuration a ses écueils, qu'il est important de signaler; et la cause d'erreur la plus importante tient à la différence qu'apporte dans les résultats de la mensuration la différence de position du membre inférieur. On prouve, en effet, très bien, par une figure (1), que la mensuration, prise à l'aide d'un fil étendu de l'épine iliaque antérieure et supérieure au condyle externe du fémur, donne une plus grande longueur apparente lorsque le membre inférieur est dans l'adduction ou dans l'extension, ou dans un mouvement combiné d'adduction et d'extension, et une moins grande longueur apparente lorsqu'il est dans l'abduction ou dans la flexion, ou dans un mouvement combiné d'abduction et de flexion.

se renverse dans ce sens, et que la concavité lombaire est augmentée. Cet observateur signale encore un mouvement de rotation ou de torsion du bassin, en vertu duquel l'épine iliaque antérieure et supérieure d'un côté se place sur un plan antérieur à l'autre.

(1) Voyez Nélaton, *Pathol. chirurg.*, t. II, p. 264.

Allongement du membre prouvé par l'anatomie pathologique.

Les causes d'allongement démontrées par l'anatomie pathologique sont : 1° l'accumulation d'un liquide dans la cavité articulaire; 2° le développement fongueux de la synoviale articulaire; 3° le rétrécissement de la cavité cotyloïde, par une hypertrophie de ses parois. Un mot sur chacune de ces causes.

1° L'*accumulation d'un liquide* dans la cavité synoviale peut être de la synovie, du sang, du pus : c'était *à priori* que J.-L. Petit considérait l'accumulation de la synovie comme cause de la luxation spontanée ; Boyer était donc en droit de dire que la présence de ce liquide n'ayant pas été constatée par l'anatomie pathologique, on devait la considérer comme une pure hypothèse. Aujourd'hui cette hypothèse est convertie en fait par un certain nombre d'observations cadavériques, et surtout par le fait si intéressant et si complet de M. Parise (1), qui établit qu'une accumulation de synovie dans la capsule fibreuse a pour conséquence immédiate l'expulsion ou la tendance à l'expulsion de la tête du fémur hors de la cavité cotyloïde. Comme complément de preuves, M. Parise a injecté un liquide dans l'articulation coxo-fémorale, et il a vu que le premier effet de cette injection était l'expulsion de la tête du fémur hors de la cavité cotyloïde. Cette expulsion vient d'ailleurs à l'appui de la théorie des frères Weber (2), qui rapportent à la pression atmosphérique le maintien du contact des surfaces articulaires dans l'articulation coxofémorale. Si, à l'exemple de ces physiologistes, sur un

(1) *Recherches historiques, physiologiques et pathologiques sur le mécanisme des luxations spontanées du fémur* (*Archiv.*, mai, 1842). — *Mém. sur l'allongement et le raccourcissement des membres inférieurs dans la coxalgie* (*Archiv.*, septembre, 1843).

(2) *Traité mécanique des organes de la locomotion chez l'homme*, Paris, 1843, in-8 et atlas in-4.

cadavre placé sur le ventre, les jambes pendantes, on fait
pénétrer de l'air dans la capsule articulaire, à l'aide d'une
perforation faite au fond de la cavité cotyloïde, on voit
la tête du fémur abandonner immédiatement cette cavité, bien que la capsule fibreuse et toutes les parties
molles qui entourent l'articulation soient intactes. Si,
d'un autre côté, on enlève toute les parties molles qui
entourent l'articulation, sans intéresser la capsule fibreuse,
la contiguïté persiste entre la tête du fémur et la cavité
cotyloïde ; mais si, dans ces conditions, on perfore la
capsule fibreuse, la tête du fémur s'éloigne immédiatement de la cavité cotyloïde. Enfin si on incise circulairement la capsule fibreuse, la tête du fémur reste comme
accolée à la cavité cotyloïde ; mais si, dans cette situation,
on perfore le fond de la cavité cotyloïde, le membre inférieur se détache immédiatement du bassin et tomberait
à terre sans la présence du ligament rond.

Cette théorie s'applique nécessairement à la présence du
sang et du pus dans l'articulation comme à celle de la
synovie. Il est infiniment probable que l'écartement de la
tête du fémur et de la cavité cotyloïde, par épanchement
de sang, doit s'observer dans certains cas de fracture intra-
capsulaire du col du fémur, ou de contusion violente de
l'articulation ; mais aucun fait n'établit que cet épanchement puisse être porté jusqu'à la luxation spontanée. Un
grand nombre de faits, au contraire, établissent l'influence
que l'épanchement du pus, dans la même articulation,
peut exercer sur la production de cette luxation : je n'ai pas
eu occasion de disséquer un seul cas de ce genre à la période d'allongement, mais j'ai pu en étudier plusieurs à
la période de raccourcissement. Or, il y avait coïncidence
de suppuration dans la capsule fibreuse et de psoïtis
suppuré. Cette coïncidence m'a paru tenir, dans deux cas,
à la communication normale qui existe souvent entre la
capsule synoviale de l'articulation coxo-fémorale et la

capsule synoviale du tendon psoas iliaque, et j'ai dû me demander si ces deux lésions n'étaient pas sous la dépendance l'une de l'autre (1); si le pus articulaire n'avait pas pu pénétrer de la cavité articulaire dans la capsule du psoas iliaque, ou si, au contraire, la suppuration du psoas n'avait pas pénétré dans l'articulation. Dans un de ces cas de coïncidence de suppuration du psoas et de la capsule articulaire, aucune communication directe n'existait entre la synoviale articulaire et la synoviale de glissement du psoas-iliaque, et j'ai reconnu que la cavité cotyloïde, dépouillée de cartilage, avait été frappée de nécrose au niveau de sa partie supérieure externe et que la portion d'os nécrosée, mécaniquement retenue, mais complétement séparée de l'os, permettait une communication facile entre la cavité articulaire et la gaîne du psoas. La suppuration de l'articulation coxo-fémorale s'accompagne d'ailleurs presque toujours du développement fongueux de la synoviale, qui est encore une cause d'allongement.

L'observation suivante, que je viens de recueillir (juillet 1848), me semble prouver que la présence d'*une certaine quantité de pus ou de matière caséiforme dans l'articulation coxo-fémorale, n'est pas toujours une cause d'allongement du membre inférieur.*

Mademoiselle Cousin (Augustine), âgée de vingt-cinq ans, est entrée dans mon service, hôpital de la Charité, salle Saint-Joseph, n° 20, le 8 mai 1848, pour une douleur très vive de l'articulation coxo-fémorale *gauche*. Cette douleur, qui datait de quinze jours environ, lui arrachait

(1) L'absence de carie de la colonne vertébrale milite en faveur de l'existence primitive du pus dans la capsule, mais ne la démontre pas; car il est un certain nombre de psoïtis suppurés indépendants de toute carie. Dans un cas de ce genre, j'ai établi la priorité du foyer purulent du psoas et la pénétration du pus dans la capsule articulaire par l'intégrité des cartilages de l'articulation coxo-fémorale.

des cris et le jour et la nuit. La pression exercée sur tout
le pourtour de l'articulation, et principalement à la région
antérieure, au niveau du pectiné et du psoas iliaque, et
à la région trochantérienne, est excessivement douloureuse (1). La malade reste immobile, l'attitude demi-fléchie, couchée sur le côté droit (côté sain), qui fournit
un point d'appui au membre inférieur gauche dans toute
sa longueur.

Pendant un mois, les douleurs sont atroces et résistent aux évacuations sanguines générales et locales, aux
cataplasmes émollients, puis aux vésicatoires volants, et
sont à peine momentatément atténuées par l'opium à l'intérieur, et par l'hydrochlorate de morphine d'après la méthode endermique. Au bout de six semaines environ, la
douleur articulaire étant un peu diminuée, la malade,
éprouvant à un haut degré le malaise qui résulte de la
même position longtemps continuée, me demanda la
permission de se faire porter sur un fauteuil, ce que j'ac-
cordai bien volontiers.

Jusqu'à la fin du mois de mai, l'état général avait été
satisfaisant; mais à dater de cette époque la malade fut
prise de toux avec fièvre vive, dévoiement, dépérisse-
ment et douleurs abdominales. Je reconnus l'existence de
tubercules pulmonaires, et je soupçonnai une péritonite
granuleuse ou tuberculeuse; en même temps les douleurs
de l'articulation diminuèrent peu à peu : instinctivement,
la malade finit par se placer en supination, les deux membres inférieurs étendus, situés l'un à côté de l'autre. Il me
fut alors possible de comparer ces deux membres, qui ne
présentaient aucune différence, ni sous le rapport de la
longueur, ni sous celui de la direction.

Cette malade ayant succombé à la manière des phthisies

(1) Je pense qu'un très bon moyen de diagnostic, pour les maladies de
l'articulation de la hanche, c'est la pression trochantérienne, qui, en
rapprochant les surfaces articulaires, exaspère notablement la douleur.

aiguës, le 19 juillet, nous avons trouvé les poumons farcis de tubercules, le péritoine parsemé d'une innombrable quantité de granulations (péritonite granuleuse ou tuberculeuse) (1).

Voici ce que nous a présenté l'articulation. Les deux membres inférieurs avaient exactement la même longueur et la même direction : en voulant enlever les muscles qui recouvrent la région antérieure de l'articulation, l'élève chargé de ce soin ouvre la capsule fibreuse probablement distendue, proéminente, et il s'en échappe une matière blanc-jaunâtre, de consistance crémeuse, granuleuse, caséiforme; le doigt introduit dans la perforation, et promené dans la cavité de cette capsule, reconnaît qu'elle avait acquis une grande capacité, surtout à sa partie interne, où elle présentait une sorte d'ampoule considérable. Je ne m'éloigne pas beaucoup de la vérité, en disant que la capsule avait une capacité double de celle qu'elle présente dans l'état ordinaire. Le ligament rond, réduit à un très petit volume, lacéré et comme érodé, est rouge à sa surface; il est devenu tellement fragile, qu'il a suffi d'une traction légère pour le rompre; je crois que le poids du membre inférieur aurait été suffisant pour opérer cette rupture.

La surface interne de la capsule fibreuse paraît dépourvue de membrane synoviale ; elle est, en effet, rugueuse et comme hérissée de petits prolongements fibreux qui dénotent qu'elle était le siége d'une espèce d'usure, et je suis persuadé qu'à la longue elle aurait été perforée.

La cavité cotyloïde et la tête du fémur sont en grande partie dépouillées de cartilage, dont il n'existe que quel-

(1) Comme dans presque tous les cas de péritonite granuleuse ou tuberculeuse, la muqueuse de la trompe utérine présentait une infiltration tuberculeuse. Chez cette malade, l'infiltration était limitée à la portion large de la trompe; chez d'autres, elle occupait toute l'étendue de la trompe et même toute la muqueuse du corps de l'utérus.

ques vestiges ; mais d'ailleurs le tissu osseux est parfaitement sain.

Ce fait établit qu'une quantité considérable de liquide
ou de matière pultacée peut exister dans l'articulation
coxo-fémorale, sans qu'il y ait écartement notable du
fémur et de la cavité cotyloïde; il serait possible, à la rigueur, que dans la première période de la maladie, pendant tout le temps que la malade est restée dans l'attitude
demi-fléchie, il y ait eu allongement du membre, et que
cet allongement ait cessé lorsque la résistance de la capsule fibreuse à la distension a été surmontée par la présence du liquide.

2° Le *développement fongueux de la synoviale articulaire*
est une des causes de l'allongement du membre, et par
conséquent de la luxation spontanée. Le cas suivant, qui
présente un cas de *luxation spontanée incomplète*, m'a paru
devoir servir de type à ce genre d'allongement (1).

Une femme, âgée de cinquante-cinq ans environ, était
entrée dans mon service pour une carie des os du tarse
du côté droit, avec fièvre lente et amaigrissement considérable. Tout à coup elle est prise de douleurs très vives
à la hanche gauche. Ces douleurs, qui ne lui permettaient
de dormir ni le jour ni la nuit, se continuèrent jusqu'à sa
mort, qui eut lieu deux mois après l'invasion de la douleur
de la hanche, la malade étant dans le marasme le plus complet, épuisée d'ailleurs par un dévoiement considérable.
Pendant ces deux mois, cette femme resta couchée
sur le côté sain, le membre inférieur du côté malade fortement fléchi, constamment appliqué contre le côté opposé, qui lui servait de point d'appui. J'ai à me reprocher
de n'avoir pas étudié suffisamment ce cas dans sa première
période ; je n'ai point saisi de période d'allongement, je

(1) J'ai présenté la pièce anatomique à une de mes leçons, en mai
1846, et je l'ai déposée au musée Dupuytren, où on la trouve sous l'éti
quette B N M.

n'ai point pratiqué la mensuration : à la vue, le membre paraissait notablement raccourci ; la saillie formée par le grand trochanter et par la tête du fémur était très considérable et rapprochée de la crête iliaque ; la couche musculaire très amincie qui la recouvrait permettait d'en apprécier la forme et le volume.

A l'ouverture, j'ai trouvé la tête du fémur *à cheval* sur la partie externe et postérieure du rebord de la cavité cotyloïde ; au niveau de ce rebord, la tête du fémur présentait une coche ou rainure profonde, qui avait deux ou trois fois la largeur de ce rebord ; cette rainure présentait à sa surface des débris osseux, comme si elle venait d'être faite avec une lime grossière, et à ses bords des débris de cartilage déprimés et renversés en dedans. La cavité cotyloïde contenait une certaine quantité de matière purulente jaunâtre et pultacée ; cette matière ayant été enlevée à l'aide du jet du robinet de la fontaine, j'ai vu que le fond de la cavité cotyloïde était rempli par une substance fongueuse, en forme de gros bourrelet, lequel était formé par le développement du coussinet graisseux et de la synoviale, qui remplit l'arrière-fond de la cavité cotyloïde. Ce bourrelet, à bords renversés sur le cartilage intact de la cavité cotyloïde, avec lequel il n'avait d'ailleurs contracté aucune adhérence, atteignait en bas et en avant le rebord de la cavité cotyloïde et m'a paru remplir la moitié au moins de cette cavité. En outre, la partie supérieure et antérieure de la cavité cotyloïde était en partie remplie par un bourrelet fongueux qui, partant de la portion de synoviale qui revêt la région antérieure de la capsule fibreuse, se renversait en dedans pour pénétrer dans la cavité cotyloïde, recouvrir sans y adhérer le cartilage intact, et atteindre le bourrelet fongueux de l'arrière-cavité (1). En

(1) Ces fongosités n'adhèrent jamais aux cartilages. Il n'y a adhérence que lorsque, ces cartilages ayant été détruits, les fongosités de la syno-

troisième lieu, la portion de synoviale qui revêt la moitié
inférieure de la circonférence du col du fémur présentait
un bourrelet considérable, espèce de boursouflement
œdémateux qui rappelait celui des replis muqueux aryté-
no-épiglottiques dans la laryngite œdémateuse; ce bourrelet se renversait sur la partie inférieure de la tête du
fémur, à laquelle il paraissait adhérer. Il suit de là que
les deux tiers au moins de la cavité cotyloïde étaient
remplis par des fongosités, et l'autre tiers par une matière
purulente et pultacée.

La partie supérieure et externe du rebord de la cavité
cotyloïde était un peu usée, érodée par la pression de la
tête fémorale contre ce rebord.

La capsule fibreuse était complétement détruite à sa
partie supérieure; elle était remplacée par le petit fessier,
qui était atrophié et infiltré de pus, excepté dans sa couche la plus superficielle.

Le cartilage de la cavité cotyloïde et celui de la tête du
fémur étaient sains, excepté au niveau de l'usure; leur
blancheur contrastait avec la couleur rouge de la synoviale. Il est impossible, en voyant une pièce anatomique
de ce genre, qu'on puisse persister dans l'opinion que les
cartilages articulaires sont recouverts par la membrane
synoviale : l'état fongueux s'arrêtait brusquement à la circonférence du cartilage (1).

Ce cas est un exemple d'inflammation suppurée de la
synoviale avec développement fongueux; il est infini-
niment probable qu'avant le déplacement incomplet il y
a eu allongement du membre; mais il est possible que

viale se trouvent en contact avec d'autres fongosités nées du tissu
osseux. Je crois avoir démontré ailleurs que les cartilages articulaires ne
donnent aucun signe de vitalité.

(1) Il faut bien distinguer l'état fongueux des synoviales de l'état cancéreux, dont j'ai vu tout récemment un cas bien remarquable dans l'articulation du genou.

cette période d'allongement ait été de courte durée. Les fongosités, qui naissent de la synoviale, lorsque la cavité cotyloïde est encore encroûtée de cartilage, s'élèvent de tous les points de la surface osseuse de cette cavité lorsque le cartilage a été détruit, et la remplissent entièrement.

3° *Allongement par hypertrophie du fond de la cavité cotyloïde.* Doit-on considérer comme primitive, ou bien comme consécutive à une maladie articulaire, l'hypertrophie du fond de la cavité cotyloïde, que j'ai observée, dans le cas suivant. Sur un cadavre qui présentait tous les signes d'une luxation en haut et en dehors du fémur, j'ai trouvé la cavité cotyloïde effacée par l'hypertrophie du fond de cette cavité, qui était de niveau avec sa circonférence. Ce fond de la cavité cotyloïde avait trois centimètres (un pouce) d'épaisseur; son tissu était compacte; la tête du fémur, déplacée, était déformée de manière à présenter une surface alternativement concave et convexe. Le sujet avait en même temps une carie des côtes. Il est bon de remarquer que ce cas ne doit pas être confondu avec l'oblitération de la cavité cotyloïde par atrophie, qui est la conséquence de toute luxation du fémur.

Quant à l'opinion de Rust, qui admet que, dans la luxation spontanée, l'allongement serait le résultat de l'hypertrophie de la tête du fémur, laquelle aurait acquis un volume trop considérable pour pouvoir être contenue dans la cavité cotyloïde, je ne connais aucun fait positif qui vienne à l'appui de cette opinion.

Raccourcissement du membre démontré par l'anatomie pathologique.

Toutes ou presque toutes les luxations spontanées du fémur s'effectuent en haut et en dehors, et sont accompagnées d'un raccourcissement du membre plus ou moins

considérable (1). Ce raccourcissement peut avoir lieu
dans deux conditions bien distinctes : 1° la tête du fémur
étant encore contenue dans la cavité cotyloïde; 2° la tête
du fémur étant déplacée ; 3° une autre cause de raccourcissement est dans l'atrophie en longueur que subit
le fémur déplacé, lorsque la luxation a eu lieu avant
que l'accroissement fût terminé. Il est bon de rappeler
ici, pour l'appréciation du raccourcissement, ce que j'ai
dit sur l'inclinaison du bassin et sur l'attitude du membre
inférieur, comme causes d'erreur, soit à la vue, soit à la
mensuration.

1° *Raccourcissement du membre, la tête du fémur étant
encore contenue dans la cavité cotyloïde.* Dans ce cas, il n'y
a pas de déplacement proprement dit, et par conséquent
point de luxation spontanée : plusieurs dispositions peuvent se présenter.

A. La tête de l'os peut être usée par suite de la
destruction de son cartilage, et la cavité cotyloïde peut
être également usée, excavée, par suite de cette même
destruction : l'une et l'autre peuvent être le siége d'ostéite
suppurée (carie). A ces causes de raccourcissement peuvent
se joindre la déformation de la cavité cotyloïde, et même
une luxation incomplète de la tête fémorale, comme dans
le cas suivant.

Sur le corps d'un jeune homme de quinze ans, épilep-
tique et idiot, qui était resté au lit, les cuisses fléchies sur
le bassin pendant les six derniers mois de sa vie, on
remarqua à l'autopsie un raccourcissement considérable du membre inférieur droit. L'articulation coxo-fémorale, qui fut présentée à la Société anatomique, par

(1) On cite quelques exemples rares de luxation spontanée du fémur
en bas et en dedans sur le trou ovalaire : dans cette espèce il y a allongement. Il pourrait y avoir un peu d'allongement, ou du moins absence
de raccourcissement dans le cas de luxation spontanée en haut et en
avant, dont on cite également quelques exemples.

M. Bosc, fils du célèbre naturaliste de ce nom, comme un exemple de luxation incomplète du fémur sur l'os coxal, nous offrit les particularités suivantes : le ligament rond était conservé, il avait doublé de longueur : la cavité cotyloïde, au lieu d'être sphéroïdale, était oblongue, et son plus grand diamètre, qui était presque le double du diamètre ordinaire de cette cavité, était dirigé de bas en haut et de dedans en dehors ; sa profondeur était beaucoup moins considérable que de coutume, surtout en bas, dans le lieu qu'occupe la cavité normale, où elle représentait un plan incliné, légèrement concave, plutôt qu'une cavité proprement dite.

La tête du fémur était petite et déformée ; sa partie supérieure, et par conséquent celle qui répondait à la partie supérieure de la cavité cotyloïde était dépourvue de cartilage, et présentait une sorte de rainure antéro-postérieure qui répondait au rebord de la cavité. Je me suis demandé si l'attitude demi-fléchie et immobile du malade pendant les six derniers mois de sa vie pouvait avoir eu quelque part à cette lésion ? Bien certainement elle n'a été pour rien dans la maladie elle-même, puisque les deux membres inférieurs ont été dans la même attitude, et que l'altération n'a été observée qu'à l'un de ces membres, mais elle a dû exercer une certaine influence sur la forme de cette maladie, par exemple, sur la déformation de la cavité cotyloïde, et sur le déplacement incomplet de la tête du fémur.

B. Il peut y avoir usure du fond de la cavité cotyloïde et pénétration de la tête plus ou moins intacte dans la cavité pelvienne, à travers le fond de la cavité cotyloïde perforée. J'ai eu l'occasion d'observer un cas de maladie de la hanche, survenue avant la soudure des trois pièces de l'os coxal : ces trois pièces étaient séparées : il y avait du pus dans la cavité du bassin. Plusieurs pièces de perforation du fond de la cavité cotyloïde existent au musée Dupuytren.

C. Il peut y avoir intégrité de la cavité cotyloïde, et usure de la tête du fémur, encore contenue dans la cavité articulaire.

2° *Raccourcissement du membre, la tête du fémur étant déplacée.* Quant au raccourcissement, suite de luxation spontanée, il est bien plus commun que le raccourcissement sans luxation, et en rapport avec l'étendue du déplacement : dans des cas de ce genre, on trouve la tête du fémur plus ou moins usée, plus ou moins déformée, en partie cariée ou nécrosée, quelquefois couverte de fongosités ; la cavité cotyloïde dépourvue de cartilage, son rebord ou sourcil cotyloïdien détruit, la cavité cotyloïde remplie par des fongosités ou bien cariée, nécrosée, déformée, rétrécie, amoindrie dans tous ses diamètres, quelquefois convertie en une surface légèrement concave.

Anatomie pathologique de restauration dans la luxation spontanée.

La luxation spontanée étant la conséquence d'une phlegmasie articulaire qui débute, soit par l'état aigu, soit par l'état chronique, et cette phlegmasie ayant le plus souvent son siége primitif dans la synoviale, on conçoit qu'il est possible, et quelquefois même facile d'arrêter cette maladie dans sa première période, c'est-à-dire avant la suppuration. Plusieurs faits m'autorisent à admettre que, même suppurée, même ayant envahi les os, cette maladie peut être arrêtée dans son développement, et l'ouverture des foyers au dehors prévenue, à l'aide d'une médication locale et générale extrêmement énergique et persévérante(1). Une matière pultacée, grumeleuse

(1) La médication locale consiste en de larges, nombreuses et profondes cautérisations ; la médication générale consiste dans l'emploi de

caséiforme semblable à du mastic de vitrier, contenue dans un kyste situé au voisinage de l'articulation coxofémorale, et coïncidant d'ailleurs avec tous les caractères d'une luxation spontanée ancienne, m'a paru être le vestige de vastes foyers purulents consécutifs. La mort est la règle et la guérison l'exception dans le cas de luxation spontanée avec foyers purulents ouverts à l'extérieur. L'ankylose, la pseudarthrose, telles sont les deux terminaisons inévitables dans le cas de guérison. L'ankylose peut avoir lieu avant le déplacement articulaire, et par conséquent la tête du fémur étant encore contenue dans la cavité cotyloïde ; mais elle a lieu le plus souvent après le déplacement articulaire. La pseudarthrose, dans ce cas, est bien plus rare que l'ankylose, et quand elle a lieu, c'est par continuité de tissu, à la manière des amphiarthroses. L'anatomie pathologique me paraît repousser toute tentative de réduction, même incomplète, faite dans le cas de luxation spontanée guérie par pseudarthrose, et je ne saurais accorder aucune confiance aux observations pratiques relatives à des luxations spontanées dont on serait parvenu à obtenir la réduction.

IIᵉ GENRE.

Luxation consécutive par usure des cartilages et des extrémités articulaires.

L'usure des cartilages articulaires a pour conséquence inévitable l'usure des extrémités osseuses que ces cartilages sont destinés à protéger contre les effets du frottement. Cette atrophie des surfaces frottantes, qui se couvrent d'une couche éburnée parfaitement lisse et polie,

---

l'iodure de potassium, de l'huile de foie de morue, des amers, antiscorbutiques et mercuriaux réunis. Je recommande la formule suivante. Prenez : sirop antiscorbutique, sirop de quinquina, de chaque 90 grammes ; sirop de Belet, 60 grammes. Une cuillerée à bouche le matin.

formée aux dépens du tissu de l'os lui-même, est en raison directe des mouvements qu'exécute l'articulation. De cette atrophie, qui est quelquefois portée jusqu'à la destruction complète ou presque complète de l'extrémité articulaire, résulte une grande laxité des ligaments, laxité qui s'augmente encore quelquefois par l'épanchement de synovie qui accompagne cette usure. En vain des végétations osseuses, quelquefois très considérables, se produisent-elles à la circonférence des extrémités articulaires, comme pour les remplacer, ces végétations subissent elles-mêmes la loi de l'usure par frottement et la déformation marche avec une rapidité proportionnelle : au reste, ces végétations, ces hypertrophies circonférentielles n'apparaissent que lorsque les articulations sont le siège de mouvements ; elles sont nulles lorsque les articulations sont complétement immobiles. L'atrophie des surfaces frottantes et l'hypertrophie circonférentielle marchent en raison directe l'une de l'autre.

Il résulte de cette usure des diastases, c'est-à-dire des déviations dans les axes des os qui chevauchent les uns sur les autres, souvent des luxations incomplètes, et quelquefois des luxations complètes.

Comme exemple de luxation complète, consécutive à l'usure des extrémités articulaires, je citerai la luxation des premières phalanges des doigts sur les premiers métacarpiens (1). Cette lésion, que j'ai rencontrée fréquemment à la Salpêtrière, et plusieurs fois à la Charité et dans ma pratique particulière, débute comme un rhumatisme ordinaire fixé sur les articulations des doigts. L'articulation se déforme, les doigts se dévient, leurs mouvements sont, dès le début, difficiles, douloureux, incomplets. A une période avancée, les phalanges se déplacent, et leur

(1) On en trouvera une représentation fidèle dans l'*Anatomie pathologique* avec planches, XXXIV° liv., pl. I.

réduction, facile d'abord, devient plus tard difficile, puis impossible, la luxation est permanente. Voici d'ailleurs l'état des parties.

Les phalanges sont situées en avant des métacarpiens correspondants ; elles sont mobiles en tous sens. Les extrémités inférieures des os métacarpiens dépourvues de cartilages et déformées, font une saillie considérable en arrière des extrémités supérieures des phalanges qu'elles ont complétement abandonnées et qui correspondent à la face antérieure des os métacarpiens. On voit en outre que les tendons extenseurs ont été déviés de leur direction normale, et rejetés sur l'un et l'autre côtés de l'articulation, ce qui explique pourquoi les malades sont complétement privés des mouvements d'extension des doigts.

Les articulations des phalanges entre elles sont sujettes au même déplacement ; on voit sur la planche indiquée le déplacement en arrière de la deuxième phalange sur la première ; on voit encore sur la même planche l'usure et l'espèce de vermoulure que présentent la plupart des articulations des mains, sans végétations supplémentaires, sans doute à raison de l'immobilité des doigts. La cause de ces altérations paraît être le rhumatisme ou la goutte. Dans aucun cas cependant je n'ai rencontré de ces concrétions d'urate ou de phosphate de chaux qui me paraissent le caractère pathognomonique de cette dernière maladie.

Comme exemple de luxation incomplète produite par l'usure des surfaces articulaires, je citerai une luxation incomplète du coude qui a été présentée à la Société anatomique. Les extrémités articulaires de l'humérus, du radius et du cubitus étaient dépourvues de cartilages, hypertrophiées, déformées ; l'humérus débordait en avant les os de l'avant-bras, et pourtant le sommet de l'olécrâne était reçu dans la cavité olécrânienne lors des mouvements d'extension. Dans aucune position, les sur-

1.   30

faces articulaires ne se correspondaient parfaitement,
mais dans aucune elles ne s'abandonnaient complètement ; le muscle brachial antérieur, très tendu , était
divisé en trois parties, dont la moyenne seule allait s'insérer à la face inférieure de l'apophyse coronoïde. Les
deux parties latérales qui glissaient sur les bords de la
trochlée humérale présentaient chacune dans leur épaisseur un os sésamoïde ou plaque osseuse circulaire, concave par la face qui répondait à l'humérus. Il y avait
adhérence entre la surface de l'humérus dépouillée de
cartilage et la portion de tendon correspondante. Deux
autres os sésamoïdes se voyaient en arrière, l'un dans
l'épaisseur de la partie supérieure de l'anconé , l'autre
dans l'épaisseur du ligament latéral externe de l'articulation du coude.

Je considérerai comme appartenant à la catégorie des
luxations incomplètes de l'humérus en haut, par usure (1),
le cas suivant, qui a été présenté à la Société anatomique,
en 1837, par M. Godin (2). Sous le deltoïde était une articulation nouvelle dont la capsule paraissait formée en partie
aux dépens de la membrane fibreuse sous-deltoïdienne ;
cette capsule s'attachait en haut, au pourtour de l'acromion,
de l'apophyse coracoïde et du ligament coraco-acromien
qui les unit, en bas au col anatomique de l'humérus. Les
muscles sus-épineux et sous-épineux étaient convertis
dans leur presque totalité en tissu fibreux, et faisaient
partie intégrante de la capsule, dont ils ne pouvaient pas
être distingués.

La tête de l'humérus, plus volumineuse que de coutume, était en partie dépouillée de cartilage, éburnée
dans toute la portion de cette tête qui répondait à la voûte

---

(1) C'est la seule circonstance dans laquelle j'admette la luxation directe
en haut de l'humérus.

(2) Jeune médecin , aide d'anatomie de la Faculté, victime de son zèle
pour la science.

acromio-coracoïdienne, et s'articulait directement avec cette voûte, qui était lisse, à surface éburnée, à tissu extrêmement compacte et fragile, et présentant des traces non équivoques d'usure. C'est à l'usure et non à une fracture de l'acromion, comme l'avaient avancé quelques personnes, que j'ai rapporté une solution de continuité bien nette de l'acromion (1), et de petits corps osseux qui m'ont paru être des débris de la voûte coraco-acromienne. La cavité glénoïde était atrophiée, et n'affectait plus aucun rapport direct avec la tête humérale. La cavité articulaire était exclusivement constituée par la voûte acromio - coracoïdienne. L'ancienne capsule fibreuse manquait entièrement en haut, ce qui suppose que le muscle sus-épineux avait été entièrement usé par le frottement dans ce point. La cavité que j'ai appelée ailleurs *cavité supplémentaire de l'articulation scapulo-humérale* (2) remplaçait donc complétement ici la cavité glénoïde.

Voici la description d'une articulation coxo-fémorale qui me paraît appartenir à la *luxation incomplète par usure* de cette articulation. Une femme de la Salpétrière, âgée de quatre-vingt-quatre ans, m'avait offert pendant sa vie les caractères essentiels d'une fracture du col du fémur, à savoir, un raccourcissement considérable du membre, avec rotation du pied en dehors, ascension et saillie de la région trochantérienne. A l'autopsie, je reconnus à mon grand étonnement qu'il n'y avait pas de fracture du col du fémur, mais bien élargissement et diminution en profondeur de la cavité cotyloïde, augmentation de volume

(1) Comme cette solution de continuité était nette, que les bords contigus avaient encore une couche épaisse, qu'elle occupait le point précis où l'épiphyse acromienne s'unit à l'épine de l'omoplate, on pourrait admettre que chez ce sujet il existait l'anomalie assez fréquente qui consiste dans le défaut de soudure de l'épiphyse acromienne à l'épine de l'omoplate.

(2) Voyez *Anatomie descriptive*, t. I, p. 458.

de la tête du fémur, qui était aplatie, déformée, renversée pour ainsi dire sur le col. Cette tête présentait,
à sa partie supérieure, un sillon qui la divisait en deux
parties à peu près égales, l'une qui était en rapport
avec la cavité cotyloïde, l'autre qui était en rapport
avec la capsule fibreuse, et ce sillon répondait lui-
même au rebord de la cavité cotyloïde. Cette disposition rappelait exactement celle de la tête de l'humérus
dans les cas de luxation incomplète de cet os. La moitié
supérieure de la capsule fibreuse, celle qui répondait à la
portion de tête déplacée, était très épaissie, très dense,
et présentait la consistance et la couleur d'un cartilage :
sa couleur était jaune; sa surface interne rugueuse et
comme lacérée, morcelée, s'enlevant par fragments; et
je me suis demandé si la couche profonde de cette capsule
était autre chose qu'un produit de sécrétion solidifié. Voici
quelques détails anatomiques plus circonstanciés encore..
La cavité cotyloïde était extrêmement élargie et très peu
profonde ; sa circonférence était elliptique, son grand
diamètre obliquement dirigé de haut en bas et de dehors
en dedans; il y avait eu, pour ainsi dire, ascension de
cette cavité. Sa circonférence était dentelée et hérissée
de végétations osseuses : la portion de capsule qui avoisinait cette circonférence présentait en haut, non seulement un épaississement cartilagineux, mais encore
quelques points osseux. La gouttière de la cavité cotyloïde, qui reçoit les vaisseaux inter-articulaires, était
convertie en trou par une plaque osseuse très épaisse.
La surface interne de la cavité cotyloïde, dépourvue
de cartilage, était éburnée dans quelques points, rugueuse et comme tuberculeuse dans d'autres points.

La tête du fémur était volumineuse, déformée, aplatie,
et semblait renversée, à la manière d'un champignon, sur
le col, dont la circonférence sinueuse, hérissée de végétations, n'était séparée de la base du col du fémur que par

une rainure profonde. La partie antérieure de cette tête, celle qui répondait à la cavité cotyloïde, était couverte d'une couche éburnée; la partie postérieure, celle qui répondait à la capsule, présentait une surface aréolaire rugueuse et comme tuberculeuse.

L'extrémité supérieure du fémur, sciée verticalement, m'a présenté un tissu très dur, très compacte : quelques parties étaient revêtues d'un cartilage accidentel qui présentait une disposition granuleuse ou tuberculeuse. Les granulations étaient demi-transparentes.

A la partie inférieure du col du fémur, au-devant du petit trochanter, existait un kyste synovial multiloculaire très dur.

Le petit fessier était presque complétement graisseux; le moyen fessier était entrelardé de graisse dans sa partie antérieure; les muscles obturateurs interne et externe, atrophiés, entrelardés de graisse; les autres muscles de la région pelvi-trochantérienne étaient moins atrophiés.

Cette observation appartient évidemment aux cas d'usure des cartilages articulaires, à laquelle ont succédé : 1° l'usure successive des couches osseuses subjacentes, 2° des végétations osseuses à la circonférence des parties détruites, et 3° un déplacement articulaire incomplet.

On me permettra de rapporter le fait suivant de luxation complète du fémur, avec usure de la tête et du col de cet os. Sans doute on peut admettre que, dans ce cas, l'usure avait été consécutive à la luxation; mais l'interprétation contraire n'est pas sans quelques probabilités en sa faveur.

M. Fischer a présenté à la Société anatomique, sans renseignements antérieurs, une articulation coxo-fémorale qui présentait les particularités suivantes : il n'existait point de tête du fémur; il ne restait du col du fémur qu'un

moignon aplati, revêtu de cartilage. Ce moignon ou
cette base du col reposait sur la fosse iliaque externe qui
présentait une surface articulaire proéminente, plane,
d'un diamètre de deux à trois fois plus considérable que
la surface articulaire correspondante du fémur. Une lame
fibreuse, très épaisse, était interposée aux deux surfaces
articulaires ; une capsule fibreuse était destinée à cette
articulation. Comme vestige de la cavité cotyloïde, on
voyait un petit enfoncement situé au-devant de la facette
articulaire nouvelle de l'os coxal.

Cette pièce nous fut présentée comme un cas de fracture
intra-capsulaire du col du fémur avec destruction complète de la tête ; j'ai pensé que c'était un cas de luxation
du fémur, avec usure de la tête et du col ; car il n'existe
pas dans la science un seul exemple de fracture intra-capsulaire du col du fémur avec absorption complète de la
tête. La seule difficulté est donc de déterminer si la luxation avait précédé l'usure ou si l'usure avait précédé la
luxation : l'une ou l'autre de ces interprétations peut être
admise : on peut même se demander si ce cas n'appartient
pas aux luxations congéniales ; la lame fibreuse interposée
aux surfaces de l'articulation nouvelle semble n'être autre
chose qu'un débris de l'ancienne capsule fibreuse, et je
n'ai d'ailleurs jamais rencontré, comme vestige de l'ancienne cavité cotyloïde, un aussi petit enfoncement.

Je pourrais également rapporter ici plusieurs cas d'u-
sure des cartilages, et par suite d'une partie des extrémités articulaires des os avec déplacement incomplet du fémur sur le tibia. Dans un cas de ce genre, le condyle
interne du fémur débordait en dedans le tibia, qui lui-
même débordait en dehors le fémur dans la moitié de son
diamètre transverse.

La luxation incomplète par usure des articulations
conduit par des degrés insensibles à la *diastase* par usure.
La grande différence qui me paraît exister entre la luxa-

tion incomplète et la diastase, c'est que, dans la luxation incomplète, le déplacement est permanent, et que les surfaces articulaires ne peuvent jamais se correspondre parfaitement dans aucune position donnée, tandis que, dans la diastase, les surfaces articulaires se correspondent parfaitement dans l'immobilité de l'articulation ; en un mot, dans la diastase, il y a *chevauchement* dans l'exercice des mouvements par suite de la laxité des liens articulaires, mais il n'y a pas déplacement proprement dit.

Je crois devoir rapporter aux luxations incomplètes par usure le fait suivant représenté avec tous ses détails, *Anatomie pathologique,* planche IV, xxvᵉ livraison, et décrit sous le nom de *luxation spontanée* de la première vertèbre cervicale. L'usure a porté sur l'articulation de l'apophyse odontoïde, avec le ligament transverse ou annulaire. Cette luxation, qui consistait dans un déplacement considérable de l'atlas en avant sur l'axis, ou plutôt de l'axis en arrière sur l'atlas, a eu pour conséquence une compression considérable de la moelle ; mais cette compression portant davantage sur la moité droite que sur la moitié gauche de la moelle, la malade paraissait hémiplégique; c'était une hémiplégie relative. La compression était le résultat du déplacement et de l'augmentation de volume qu'avait subis l'apophyse odontoïde dont la face postérieure, dépouillée de cartilage au niveau de son articulation avec le ligament transverse, était érodée. Ce ligament était très aminci, élargi, jaunâtre, et présentait de petites plaques crétacées qui lui donnaient beaucoup d'analogie avec le tissu artériel altéré. Le sommet de l'apophyse odontoïde était coiffé par une sorte de ligament annulaire étendu de la face interne d'un condyle occipital à l'autre. J'avais cru d'abord qu'il était constitué par le ligament annulaire déplacé, mais il m'a semblé qu'il était formé aux dépens d'une partie des ligaments odontoïdiens. Ces ligaments odontoïdiens étaient extrémement affaiblis, réduits à quelques faisceaux lâches, séparés par une substance rougeâtre. Ils permettaient à l'apophyse odontoïde de jouer d'avant en arrière, de manière à produire une luxation incomplète.

III° GENRE.

Luxation consécutive par suite d'une attitude vicieuse longtemps continuée.

La pression, les brides ou cicatrices résistantes, la mauvaise attitude d'un membre paralysé, telles sont les trois causes principales de ce déplacement.

1° *Luxation consécutive par pression.* — Comme type de ces luxations, je citerai la luxation assez fréquente de la première phalange du gros orteil sur le premier métatarsien, produite par une chaussure trop courte ou trop étroite. Dans ce cas, l'orteil fait un angle droit saillant en dedans avec le premier métatarsien, et croise perpendiculairement les autres orteils au-dessous ou au-dessus desquels il est placé. Quand c'est en dessous, et c'est le cas que j'ai le plus souvent observé, les premières phalanges des quatre derniers orteils renversés en haut forment un angle droit avec les métatarsiens correspondants, et ont eux-mêmes subi une luxation complète.

Dans ces cas, la réduction est très difficile, car il y a déformation considérable des surfaces articulaires et articulation nouvelle. Ainsi la première phalange du gros orteil s'articule avec la face externe du premier métatarsien. L'extrémité devenue libre de ce premier métatarsien est dépourvue de cartilage, atrophiée, rugueuse.

Des degrés insensibles conduisent de la simple déviation du gros orteil à la luxation complète. L'une et l'autre doivent être rapportées à la compression exercée par des chaussures étroites et trop courtes. Une fois la déviation commencée, la pression exercée par les chaussures, bien loin de ramener l'orteil à sa direction première, complète la luxation soit latérale, soit antéro-postérieure.

2° *Luxation consécutive par brides ou cicatrices.* Les brides ou cicatrices, soit par suite de brûlure, soit par suite de perte de substance de la peau, quelle qu'en soit la cause, ont pour conséquence la déviation des membres, et quelquefois leur déplacement complet ou incomplet. La flexion permanente des doigts, produite par l'inflammation chronique des expansions que l'aponévrose palmaire envoie à la peau de la paume de la main, lesquelles expansions forment alors de petites cordes extrémement tendues et inextensibles, donnent une idée parfaite de la manière dont s'opère la luxation par brides. Elle s'opérerait dans ce cas, si le mouvement de flexion des doigts ne pouvait pas étre porté jusqu'à sa dernière limite sans déplacement proprement dit.

Les déviations conduisent à la luxation. Les luxations par pression sont dans la même catégorie que les luxations congénitales, que je considère comme la conséquence d'une mauvaise position ou attitude vicieuse du fœtus pendant la vie intra-utérine.

3° *Luxation consécutive par paralysie.* C'est par une attitude vicieuse longtemps continuée, que la paralysie peut déterminer le déplacement complet ou incomplet des surfaces articulaires. En admettant cette cause, je fais allusion à plusieurs cas de luxation de la main en avant, sur l'avant-bras, que j'ai observés à la Salpétrière sur de vieilles femmes hémiplégiques chez lesquelles la main était restée, depuis le moment de la paralysie, fléchie à angle droit sur l'avant-bras. J'ai même cru devoir rapporter à un cas de ce genre la luxation représentée planche 2, IX° livrais. *Anatomie pathologique,* que Dupuytren croyait être un exemple de luxation consécutive à une fracture, et que récemment M. Robert Wilham Smith a considérée comme un cas de luxation congénitale de la main sur l'avant-bras. On conçoit que des convulsions suivies de rigidité permanente puissent avoir le même résultat. Cette cause de déplacement a été parfaitement développée par M. J. Guérin.

Pour terminer ce qui a trait à l'anatomie pathologique générale des luxations, il me reste à parler des *luxations congénitales*.

TROISIÈME ORDRE.

Des luxations congénitales.

Indépendamment des luxations traumatiques ou accidentelles et des luxations consécutives et spontanées, les articulations sont sujettes à des déplacements congénitaux qui présentent tous les caractères des luxations traumatiques postérieures à la naissance. Je ne sache pas qu'il existe un seul exemple authentique de luxation congénitale consécutive à une maladie articulaire, et ce n'est pas dans ce sens que Chaussier avait donné le nom de *spontanées* à deux luxations, l'une du fémur, l'autre du bras, qu'il avait rencontrées chez un enfant nouveau-né.

L'existence des luxations congénitales établie de la manière la plus positive, quant à l'articulation coxo-fémorale, ne saurait non plus être révoquée en doute pour un certain nombre d'autres articulations. Il est même probable qu'à mesure qu'on avancera dans cette étude, on rapportera à la vie intra-utérine un certain nombre de déplacements regardés jusqu'à ce jour comme postérieurs à la naissance; et ce ne serait même pas dépasser les bornes d'une induction légitime, que d'admettre à *priori* la possibilité de la luxation congénitale, quant à toutes les articulations (1).

___

(1) M. Jules Guérin, dans un Mémoire remarquable intitulé *Recherches sur les luxations congénitales*, 1841, a donc été fondé à dire, § III, page 28 : *Les luxations congénitales peuvent occuper successivement et*

Une circonstance qui rend difficile la détermination d'une luxation congénitale, même sur le cadavre, c'est l'identité presque complète des lésions anatomiques dans les luxations congénitales et dans les luxations traumatiques anciennes : cela est si vrai que souvent on est obligé, pour établir le diagnostic différentiel, tantôt de s'en rapporter aux signes commémoratifs, et d'admettre comme congénitales des luxations dont le malade ou ses parents rapportent l'origine à la première enfance ; tantôt de considérer comme congénitales des luxations qui occupent à la fois les deux articulations correspondantes (1) : il suit de là que la constatation des luxations sur les enfants nouveau-nés serait la preuve la plus directe de la nature congénitale d'une luxation. N'oublions pas d'ailleurs d'être aussi sévères pour l'admission d'une luxation congénitale que pour l'admission d'une luxation postérieure à la naissance, et gardons-nous bien de confondre, par exemple, avec les luxations de l'humérus, de simples diastases par relâchement des ligaments, telles que la diastase de l'articulation scapulo-humérale, dans le cas de paralysie du deltoïde.

Luxation congénitale de l'articulation scapulo-humérale.

M. Smith (2) a traité cette question avec beaucoup de développement : des six cas qu'il rapporte à ce sujet, il

---

simultanément *toutes les articulations du squelette, depuis celle de la mâchoire inférieure jusqu'à celle des os du pied.* L'absence de détails suffisants ne permet d'ailleurs de porter aucun jugement sur la valeur des observations dont l'auteur n'a présenté qu'une table analytique.

(1) Il est en effet bien difficile d'admettre qu'une violence extérieure puisse produire successivement ou à la fois la luxation de deux articulations homologues, par exemple des deux fémurs sur les os coxaux, des deux humérus sur les omoplates.

(2) *A treatise on fractures in the vicinity of joints and on certain forms of accidental and congenital dislocations* by Robert-William Smith, Dublin, 1847. En 1839, M. Smith avait publié une note au sujet des luxations congénitales de l'articulation scapulo-humérale.

n'y en a que deux qui présentent une double luxation, ou, comme il le dit, une luxation symétrique. Seuls, ces deux cas ont été l'objet d'une dissection, et par conséquent peuvent être admis comme preuves à l'appui de l'existence de ces luxations.

Dans les quatre autres cas, décrits sous le nom de *luxation congénitale sub-coracoïdienne*, le diagnostic a été porté, 1° d'après les commémoratifs, ni les malades ni leurs parents ne se rappelant aucune violence extérieure dirigée contre l'épaule; 2° d'après les signes cliniques fournis par l'examen de l'articulation. Dans ces quatre cas, il y avait atrophie et paralysie des muscles qui meuvent le bras sur l'épaule, et même atrophie des muscles qui meuvent l'avant-bras sur le bras; l'abduction, l'élévation des bras étaient absolument impossibles : l'atrophie du deltoïde était telle, qu'on pouvait apprécier jusqu'à un certain point, à travers son épaisseur, le volume et la forme de la tête de l'humérus, tout comme aussi la forme de la cavité glénoïde, à savoir de la moitié externe de cette cavité, en poussant l'humérus en dedans, et de la moitié interne en poussant l'humérus en dehors. L'apophyse acromion était proéminente, et quand le bras étant pendant sur le côté, il y avait un tel écartement entre la tête humérale et la cavité glénoïde, que le pouce pouvait facilement être interposé entre les surfaces articulaires. *En soulevant le coude*, dit l'auteur, *la forme arrondie de la jointure est jusqu'à un certain point rétablie. Il lui manque cependant la rotondité et l'embonpoint qui accompagnent le développement convenable de ses muscles.*

Quelque regret que j'éprouve d'être en dissentiment avec l'observateur distingué que je viens de citer, il m'est impossible de voir autre chose dans ces quatre cas qu'une diastase de l'articulation scapulo-humérale consécutive à la paralysie du deltoïde. Plusieurs cas de paralysie des membres supérieurs ou seulement du deltoïde, survenue, dans la première enfance, à la suite de convulsions ou de douleurs musculaires, m'ont présenté exactement les mêmes phénomènes.

Quant aux deux autres cas, accompagnés de dissections et de figures, ils ont été décrits avec beaucoup de détails, le premier, sous le titre de *luxation sous-coracoïdienne symétrique congénitale*; le deuxième, sous celui de *luxation sous-acromiale congénitale*. Bien que les signes commémoratifs manquent entièrement, puisqu'il s'agit de deux femmes aliénées, je pense que l'existence du déplacement des deux côtes, la présence d'une cavité glénoïde nouvelle sur la face costale du scapulum dans la luxation sous-coracoïdienne, sur la face postérieure du même os dans la luxation sous-acromiale ; la déformation de la tête de l'humérus, articulaire seulement dans une partie de son étendue; la dépression en forme de gouttière qui existait entre la grosse tubérosité ou grand trochanter et la tête de l'humérus, dans le cas de luxation sub-coracoïdienne, entre la petite tubérosité ou petit trochanter et la tête humérale dans le cas de luxation sous-acromiale, l'intégrité du tendon de la longue portion du biceps et de la capsule fibreuse de l'articulation; tous ces caractères me paraissent rendre extrêmement probable l'existence d'une double luxation congénitale dans chacun de ces cas.

Voici d'ailleurs la description détaillée d'un fait que j'ai eu occasion d'observer, et que je crois appartenir à une luxation congénitale de l'humérus dans la fosse sous-scapulaire. Il serait cependant possible que, comme les quatre cas de Smith, il dût être rapporté à une diastase consécutive à la paralysie musculaire. On en jugera par la description suivante :

Luxation sous-scapulaire, probablement congénitale, de l'humérus; atrophie de tous les muscles qui meuvent cette articulation. Gracilité et allongement considérable de la clavicule dont le bord antérieur est convexe dans ses quatre cinquièmes internes, concave dans son cinquième externe seulement. La convexité de ce bord antérieur arrivait jusqu'au niveau de l'apophyse coracoïde; sa concavité était formée par le déjettement d'arrière en avant de l'extrémité externe. Il y avait entre l'extrémité interne et l'extrémité externe de la clavicule cette différence remarquable, que l'extrémité interne avait conservé son volume ordinaire, et que l'extrémité externe partageait la gracilité du corps de la clavicule.

L'omoplate avait subi la même atrophie que la clavicule; il en était de même de l'humérus.

Tous les muscles qui meuvent la clavicule sur l'omoplate, tous ceux qui meuvent le bras sur l'épaule, tous ceux qui meuvent l'avant-bras sur le bras étaient atrophiés, jaunes, convertis en graisse; leurs nerfs jaunes et volumineux par l'accumulation de la graisse sont leur névrilème.

La tête de l'humérus était située au-dessous de l'apophyse coracoïde et au-devant de la partie la plus externe de la fosse sous-scapulaire, au-dessous du muscle sous-scapulaire qui le coiffait dans la moitié antérieure de sa surface.

Le grand dorsal et le grand rond réunis soutenaient en bas la tête humérale à la manière d'une corde : cette disposition en corde de soutènement était surtout très prononcée, lorsque le bras était écarté du corps. Le faisceau coracoïdien du biceps, le tendon du petit pectoral, le coraco-brachial et la concavité de l'apophyse coracoïde soutenaient les parties supérieure et antérieure de la tête humérale.

La tête de l'humérus était tout à fait déformée; le petit trochanter très saillant.

La cavité glénoïde et l'apophyse qui la soutient constituaient un moignon en forme de tête aplatie dépourvue de cartilage articulaire et regardant en dehors. Cette cavité était située en arrière de la tête de l'humérus, et sur un plan supérieur, d'où l'allongement du membre.

Le tendon du sous-épineux contournait la partie inférieure de la surface glénoïde de l'humérus, pour aller s'unir au grand trochanter de cet os. Le tendon du sus-épineux très prolongé se portait également en bas pour gagner la partie supérieure de ce même grand trochanter. La cavité glénoïde tout entière était interposée aux tendons du sus-épineux et du sous-épineux.

Luxation congénitale du radius en arrière sur l'humérus.

J'ai fait représenter (1) deux exemples de luxation en arrière du radius sur l'humérus, appartenant à deux sujets adultes. Dans ces deux cas, la tête et le col du radius, allongés et comme effilés, étaient situés derrière la petite tête de l'humérus, qu'ils débordaient de beaucoup en haut. La tête du radius arrondie était reçue dans une espèce de coupole fibreuse formée probablement aux dépens du ligament latéral externe de l'articulation du coude, et du ligament annulaire du radius.

J'ignore si, dans ces deux cas, la luxation du radius en arrière sur l'humérus avait lieu des deux côtés; mais elle existait des deux côtés sur un cas publié par Dupuytren (2) sous le titre de : *Luxation congénitale de l'extrémité supérieure du radius sur l'humérus à droite et à gauche.* « L'extrémité supérieure de chaque » radius avait abandonné sa situation naturelle, se trou- » vait placée derrière l'extrémité inférieure de l'humé- » rus, et dépassait cette extrémité d'un pouce au moins. » Cette disposition étant absolument la même de chaque

(1) *Anatomie pathologique* avec planches, 9ᵉ livr., planche 3 (fig. 4, 5 et 6), et planche 4 (fig. 4).

(2) *Journal hebdomadaire de médecine*, compte rendu de la clinique de Dupuytren par M Paillaud.

» côté du corps, il n'existait aucune différence entre ces
» deux luxations qui, *probablement*, étaient congénitales. »
Dans les réflexions qui suivaient la citation de ce passage,
je disais (1) : « Je ne saurais partager l'opinion du praticien
» distingué que je viens de citer sur le caractère congénital
» de ces luxations, opinion qu'il n'a d'ailleurs donnée que
» comme probable : il est bien plus naturel d'admettre
» que ce déplacement est le résultat d'une luxation opérée
» à une époque très éloignée. Or, telle est la disposition
» de la trochoïde représentée par l'articulation radio-cubi-
» tale supérieure, que cette luxation peut avoir lieu dans
» une pronation forcée. » Eh bien, je crois devoir revenir sur mon jugement à ce sujet, me rallier à l'opinion de
Dupuytren, et admettre comme probable l'existence d'une
luxation congénitale du radius en arrière sur l'humérus ;
car cette luxation a été observée des deux côtés, au moins
une fois, et puis, dans cette luxation, il n'y a aucun signe
de *rupture* : il y a tout simplement allongement de la tête
et du col du radius. La coupole, qui recevait la tête arrondie du radius, a été probablement formée par le ligament
latéral externe et le ligament annulaire, refoulés en haut
sans déchirure (2).

Luxation congénitale de l'articulation du poignet.

Je ne répugne nullement à admettre l'interprétation
que donne M. Smith du fait que j'ai fait représenter pl. 2,
IXe livr., *Anat. pathol.*, avec figures, sous le titre de :
Luxation en arrière de l'avant-bras sur la main, fait qu'il

(1) *Loco citato*, *Anatomie pathologique* avec planches, 9e livraison,
page 7.
(2) La luxation congénitale du radius en avant a-t-elle été observée ?
Je n'ose regarder comme appartenant aux luxations congénitales deux
cas de luxation du radius en avant, dans lesquels l'extrémité supérieure
du radius est reçue dans la gorge de poulie que présente l'extrémité inférieure de l'humérus.

considère comme appartenant à une luxation congénitale. Ce fait, qui établit d'une manière positive l'existence
d'une luxation du carpe sur l'avant-bras sans fracture
était en opposition avec les idées de Dupuytren, qui me
fit à cet égard une foule d'objections, et qui finit par
adopter l'opinion qu'il y avait eu dans la première enfance, un décollement de l'apophyse inférieure du radius
avec déplacement du cubitus en arrière : aucune lésion
autre qu'une fracture ne pouvait, selon lui, expliquer la
remarquable déformation du radius.

M. Smith n'adopte ni l'une ni l'autre interprétation : ce
cas n'appartient, dit-il, ni à une luxation ni à une fracture ;
aucun accident, aucune maladie n'en a été la cause : c'est
un cas de *malformation congénitale*. Et il se fonde surtout
sur l'identité qu'il y a entre le cas que j'ai fait représenter
et un cas qu'il a fait également figurer dans son ouvrage,
et qui avait été présenté à la Société pathologique de
Dublin, par M. Adams, en 1838.

Je ne puis contester l'analogie des deux observations ;
elle me paraît aussi complète que possible, et je suis disposé
à admettre pour l'une et pour l'autre la même explication.
Il peut y avoir eu dans l'un et l'autre cas un déplacement
congénital, comme aussi il peut y avoir eu un déplacement peu de temps après la naissance : or, la déformation
subie par les extrémités inférieures du radius et du cubitus, le raccourcissement si considérable du radius, le raccourcissement moins considérable du cubitus, l'atrophie
avec déformation de la première rangée du carpe, s'expliquent tout aussi bien dans l'une que dans l'autre hypothèses. Dans les deux hypothèses, il y a eu luxation, et
les déformations subies par les os ont été la conséquence
de cette luxation. A l'hospice de la Salpétrière, j'ai vu des
femmes paralytiques depuis dix, quinze, vingt ans, avec
flexion immobile à angle droit de la main sur l'avant-bras,

chez lesquelles les surfaces articulaires avaient subi une altération tout à fait semblable.

Mais je me hâte d'arriver à la *luxation congénitale de l'articulation coxo-fémorale*, dont on me pardonnera de faire l'histoire avec quelque détail; car c'est autour de cette articulation que se rallient toutes les recherches qui ont été faites sur les luxations congénitales et sur le mécanisme ou la théorie de ces luxations.

Luxation congénitale de l'articulation coxo-fémorale.

La luxation congénitale de l'articulation coxo-fémorale, comme cause de claudication congénitale, au moins dans certains cas, avait été très explicitement signalée ou plutôt devinée par Hippocrate dans un article remarquable (1). Mais le premier fait d'anatomie pathologique, proprement dit, publié sur cette matière, est dû à Palleta, et je dois dire que ce fait ne laisse rien à désirer sous le rapport de l'exactitude des détails. En voici le résumé :

Enfant né le 26 juillet 1785, mort le 10 août, et par conséquent le quatorzième jour de sa naissance, avec une luxation congénitale double des fémurs. Les têtes des fémurs, qui étaient sphériques et situées hors des cavités cotyloïdes, n'étaient reçues dans aucune cavité nouvelle, et répondaient, sans avoir de rapports immédiats avec l'os, au voisinage de l'épine iliaque antérieure et inférieure. Toutefois, on ne peut douter, dit Palleta, que si l'enfant eût vécu, les têtes fémorales ne se fussent creusé une cavité nouvelle. Les cavités cotyloïdes étaient entièrement remplies de graisse, la partie antérieure de ces cavités était fermée par le ligament cotyloïdien renversé en dedans, la capsule articulaire était beaucoup plus ample

(1) Section VI, *De articulat.*, numéros 26, 27. 28, 29. *Gravissime igitur habent quibus, dum in utero continentur, elabitur hic articulus*, etc. — (*Voyez Œuvres d'Hippocrate*, trad. par E. Littré, Paris, 1844, t. IV, p. 131).

et plus lâche que de coutume, et d'ailleurs robuste et très épaisse, les ligaments inter-articulaires plus longs que dans l'état ordinaire; de sorte que, vu l'ampleur de la capsule et l'allongement des ligaments inter-articulaires, il était facile d'imprimer aux fémurs des mouvements en haut et en bas et des mouvements orbiculaires. Avant la dissection, on avait noté que les genoux de l'enfant étaient tournés *en dehors,* les plis des jarrets *en dedans,* et que les condyles externes des fémurs, repoussés en arrière, se rapprochaient l'un de l'autre (1).

Ce fait (2), publié en 1820 seulement, bien qu'il eût été recueilli en 1785, était passé inaperçu, lorsque Dupuytren présenta en 1826, à l'Académie royale des sciences, un Mémoire sur la claudication congénitale par déplacement originel des fémurs, qui appela l'attention de tous les observateurs sur ce sujet. S'il n'a pas le premier parlé de ces luxations, il a le grand mérite d'avoir décrit, avec une rare perfection, les signes cliniques de ce vice de conformation, d'avoir fait passer dans le domaine de la pratique et généralisé une découverte qui, jusqu'alors, ne pouvait intéresser que sous le point de vue scientifique.

(1) *Exercitationes pathologicæ (de claudicatione congenitâ)*, p. 88. La publication des *Adversaria practica* de Palleta date de 1788; celle des *Exercitationes pathologicæ* est de 1820.

(2) Ce fait assure la priorité de Palleta sur Dupuytren, dans l'ordre de la publication; mais lorsque Dupuytren présenta son Mémoire à l'Institut, il possédait déjà un grand nombre de faits, et il est constant que les premiers faits qu'il a fait connaître dans ses *Leçons cliniques* remontent à une époque antérieure à 1820. Je dirai volontiers avec M. Pravaz (*Traité théorique et pratique des luxations congénitales du fémur*) : « On » a dit qu'*il n'y avait de nouveau que ce qui avait été oublié.* Sous ce » point de vue, du moins, Dupuytren a bien réellement découvert une » malformation nouvelle. Son immense renommée, le retentissement de » sa parole au milieu de la première Société savante de l'Europe, ont en » effet remis en lumière une question dont l'importance était méconnue » et qui était restée jusqu'alors ensevelie pour ainsi dire dans la poussière » des bibliothèques. »

A dater de cette époque, on a cessé de confondre les luxations congénitales du fémur avec des luxations postérieures à la naissance, et l'on ne commettra plus désormais l'erreur dans laquelle est tombé J.-L. Petit, lorsque, appelé auprès d'un enfant affecté d'une luxation congénitale, il mit cette luxation sur le compte d'une mauvaise manœuvre de la sage-femme, en tirant l'enfant par les pieds : on n'accusera plus une bonne d'enfant d'avoir, par incurie ou par brutalité, produit cette luxation, et on ne verra plus des malades affectés de luxations congénitales traités comme ayant une maladie articulaire ou une luxation consécutive condamnés à garder le lit pendant plusieurs années, soumis à des applications répétées de sangsues, de vésicatoires, de moxas, etc. (1).

Le fait de Palleta établit l'existence de cette luxation chez un enfant de quatorze jours ; cette luxation était donc congénitale. Le fait suivant que j'ai observé en 1828, et que j'ai fait représenter (*Anat. pathol.*, avec planches, IIe livraison, 2e planche), est encore plus démonstratif, car il a pour sujet un enfant mort-né. Sur ce fœtus qui est venu avec des mains et des pieds-bots, les jambes, au lieu d'être fléchies sur les cuisses comme de coutume, sont dans l'extension (2) ; les deux pieds sont arc-boutés contre la mâchoire inférieure. Chez ce fœtus, il y avait une double luxation congénitale des fémurs, dont voici les détails : les capsules fibreuses avaient une grande laxité, et les têtes des fémurs, au lieu d'être reçues et contenues dans les cavités cotyloïdes correspondantes, venaient s'appliquer contre les fosses iliaques externes. Les cap-

(1) Ce qui pourrait encore en imposer à cet égard, c'est que le plus ordinairement on ne reconnaît pas le vice de conformation chez les jeunes enfants immédiatement après leur naissance, on ne s'en aperçoit que lorsqu'ils commencent à marcher. Ce n'est qu'à l'âge de cinq ans qu'on reconnut la déformation de la hanche chez l'enfant dont parle J.-L. Petit.

(2) Voyez fig. 1.

sules fibreuses ouvertes (1), j'ai vu, 1° les ligaments ronds très grèles et d'une longueur démesurée; 2° les têtes des fémurs déformées, aplaties, conoïdes, dépourvues de col, et comme atrophiées; 3° des cavités cotyloïdes qui égalaient à peine en profondeur la cavité glénoïde de l'omoplate, et qui, par conséquent, ne pouvaient recevoir les têtes fémorales, malgré le défaut de développement de ces dernières. J'aurai occasion de revenir sur ce fait, lorsque je m'occuperai des causes de la luxation congénitale des fémurs.

L'existence des luxations congénitales des fémurs est donc établie sur les preuves les plus directes et les plus irrécusables.

Voici, d'ailleurs, les questions auxquelles donne lieu l'étude de ces luxations :

1° Existe-t-il des caractères anatomiques différentiels qui permettent de distinguer les luxations congénitales des fémurs des luxations accidentelles ?

2° Une seconde question, qui n'est, en quelque sorte, qu'un appendice de la première, est celle-ci : y a-t-il sur le vivant des caractères différentiels qui établissent cette différence?

3° Avons-nous assez de données pour pouvoir arriver à la détermination des causes de la luxation congénitale ?

4° La réduction de la luxation congénitale du fémur est-elle possible?

PREMIÈRE QUESTION. — *Existe-t-il des caractères anatomiques différentiels qui permettent de distinguer les luxations congénitales du fémur des luxations accidentelles ?*

Premier caractère. — *Luxation coxo-fémorale existant des deux côtés.* La luxation congénitale du fémur peut exister, tantôt d'un seul côté, tantôt des deux côtés à la fois, plus souvent des deux côtés que d'un seul côté. Sur

(1) Voyez fig. 2.

vingt six cas observés par Dupuytren, la luxation congénitale n'existait que trois ou quatre fois d'un seul côté. Sur sept cas que j'ai observés, elle existait cinq fois des deux côtés, deux fois d'un seul côté. Or, comme il est peut-être sans exemple qu'on ait observé une luxation accidentelle des deux fémurs chez le même sujet, il est clair que toutes les fois que, même sur le cadavre, en l'absence de signes commémoratifs, on rencontrera deux luxations du fémur, on pourra, sans plus ample informé, en conclure qu'elles sont congénitales (1). La difficulté ne subsistera donc que pour les cas dans lesquels la luxation n'a lieu que d'un seul côté. D'autres caractères différentiels devront alors être invoqués.

Deuxième caractère. — Allongement sans rupture de la capsule fibreuse. Nous avons vu que la rupture des moyens d'union articulaires était une condition *sine quâ non* de la production de la luxation traumatique, laquelle se compose essentiellement de deux éléments : 1° rupture des moyens d'union, 2° déplacement de l'os. Dans la luxation congénitale, au contraire, il n'y a primitivement aucune déchirure, mais bien allongement des moyens d'union; savoir : ampleur et allongement de la capsule fibreuse, qui est presque toujours épaissie; allongement considérable du ligament rond (2), qui se présente quelquefois

(1) C'est uniquement parce qu'elle est double que je regarde comme appartenant aux luxations congénitales une pièce déposée par M. Menière, dans les cabinets de la Faculté, pièce sur laquelle on n'a d'ailleurs aucun renseignement. Cette pièce, inscrite sous le n° 747, fournit un exemple bien remarquable de luxation congénitale avec néarthrose orbiculaire parfaite.

(2, Le ligament rond est quelquefois conservé dans les luxations accidentelles. D'un autre côté, dans le cas que Vrolik a observé sur une jeune fille de seize ans, on ne trouvait aucune trace de ligament rond. Il est vrai que le bassin qu'il décrit n'a été étudié qu'à l'état sec. En conséquence, il peut y avoir eu erreur à cet égard.

sous la forme d'un cordon aplati ; ampleur et allongement qui sont en raison directe de l'étendue du déplacement. Il suit de là que, tandis que la capsule fibreuse est primitivement double dans les luxations traumatiques qui ont une certaine ancienneté, et se compose : 1º de l'ancienne capsule fibreuse allongée, déformée, mais toujours reconnaissable, et communiquant par une ouverture plus ou moins large avec la capsule de nouvelle formation, au-dessous de laquelle elle est placée ; 2º d'une capsule de nouvelle formation : dans les luxations congénitales, la capsule articulaire est toujours primitivement unique ; c'est la capsule normale plus ou moins tiraillée, allongée ! Il n'y a pas d'articulation nouvelle. Ainsi, dans ces conditions, point d'équivoque, la luxation congénitale ne saurait jamais être confondue avec la luxation accidentelle ; mais il arrive que, dans d'autres cas de luxation congénitale, on trouve une solution de continuité de la capsule fibreuse ancienne, en même temps qu'il y a formation d'une capsule nouvelle communiquant avec l'ancienne, fausse articulation ou néarthrose qui présente les mêmes caractères que la fausse articulation de la luxation accidentelle ou traumatique. Dans ce cas, il est bien difficile d'établir un diagnostic anatomique différentiel entre la luxation accidentelle et la luxation congénitale.

Cette seconde forme de luxation congénitale avec néarthrose, est-elle toujours consécutive à la première? Ou, en d'autres termes, toutes les luxations congénitales présentent-elles primitivement ce double caractère, allongement sans rupture de la capsule fibreuse et absence de néarthrose? Les faits me paraissent résoudre affirmativement cette question. Or, voici ce qui se passe : Un grand nombre de luxations congénitales conservent jusque dans l'âge le plus avancé le caractère primitif; mais dans un certain nombre de cas, le frottement, la pres-

sion auxquels est soumise la capsule, entre la tête du
fémur et la nouvelle surface osseuse avec laquelle elle
est en rapport, ont pour conséquence la lacération, l'u-
sure de cette capsule à travers laquelle s'échappe la
tête du fémur; et autour de cette tête s'organise alors
une capsule nouvelle, en même temps que cette même
tête se creuse une cavité sur la région correspondante de
l'os coxal ; de là double capsule, capsule ancienne,
capsule nouvelle; et à cette période, on conçoit que la
distinction entre la luxation congénitale et la luxation
accidentelle ne saurait être établie d'après ce seul caractère.

*Troisième caractère. — Configuration des cavités cotyloïdes
ancienne et nouvelle.* On a dit que l'absence, la déformation
ou l'imperfection de la cavité cotyloïde était la cause des
luxations congénitales, et par conséquent un des signes
anatomiques les plus caractéristiques de cette espèce de
luxation. Mais l'observation a démenti cette assertion, en
démontrant que dans le cas de luxation congénitale, il y
avait toujours vestige de la cavité cotyloïdienne ancienne,
et que ce vestige présentait identiquement les mêmes caractères que dans les luxations anciennes non réduites, et
conséquemment qu'il y aurait contradiction à rapporter
la déformation, l'étroitesse excessive de la cavité cotyloïde
réduite à l'état de vestige, à l'atrophie dans un cas, et à
un vice de conformation originel dans un autre cas. Il
importe de remarquer qu'il existe de nombreuses variétés
dans la disposition de ces cavités cotyloïdes à l'état de
vestige ; que dans quelques cas, les cavités cotyloïdes,
quoique déformées, ont conservé assez de capacité pour
recevoir la tête, toujours un peu atrophiée, du fémur;
que, dans d'autres cas, la cavité cotyloïde est complétement obstruée par une sorte de renversement du
rebord cotyloïdien sur la cavité cotyloïde elle-même. Ces
diverses dispositions, que l'on rencontre également dans

les luxations accidentelles, tiennent en très grande partie à la situation de la tête fémorale déplacée, et à la compression qu'elle exerce sur la portion d'os qui avoisine la cavité cotyloïde (1).

Cavité cotyloïde nouvelle. Tout le temps que la capsule fibreuse est intacte dans les luxations congénitales, il ne se forme point de cavité cotyloïde nouvelle : la surface osseuse sur laquelle glisse la tête du fémur enveloppée de sa capsule est planiforme, ordinairement déprimée; et cette dépression, toujours limitée, tient à un peu d'atrophie, résultat de la compression, et à de petites végétations osseuses qui se développent parfois à la circonférence de la surface de glissement. Dans quelques cas, la fosse iliaque externe ne présente aucune dépression. Ce défaut de dépression n'a rien qui doive surprendre, si l'on considère que la tête du fémur ne repose pas immédiatement sur l'os coxal, dont elle est séparée par le muscle

(1) Le bassin du musée Dupuytren, inscrit sous le n° 741, bassin que je crois appartenir à un cas de luxation congénitale, par cela seul qu'il y avait double luxation, présente un cas d'oblitération de la cavité cotyloïde, à la place de laquelle est une apophyse. Une scissure anguleuse est le seul vestige de la cavité. Il serait curieux de scier ce bassin au niveau de l'apophyse, pour voir si la cavité a complétement disparu.

Le bassin inscrit sous le n° 747, et un autre bassin qui est sans étiquette, présentent des exemples de cavité cotyloïde déformée, sans profondeur, de forme triangulaire, garnie à son pourtour par un vestige de bourrelet cotyloïdien. La comparaison faite par Vrolik, de la cavité cotyloïde dans un cas de double luxation congénitale, chez une jeune fille de seize ans, à une auricule humaine manquant de tragus et de lobule, est frappante de vérité. Je ne saurais admettre avec cet observateur que la gouttière qui sert de passage aux vaisseaux intra-articulaires persiste dans les luxations congénitales, tandis qu'on ne la trouve jamais dans les luxations complètes acquises après la naissance et non réduites. La gouttière peut exister comme ne pas exister dans les deux cas. Contrairement à cet observateur, je ne trouve pas de différence prononcée dans la forme de la cavité cotyloïde et dans la luxation congénitale et dans la luxation accidentelle.

petit fessier : mais lorsqu'a eu lieu la perforation par usure de la capsule, la tête fémorale dénudée se creuse une cavité plus ou moins profonde, qui présente identiquement tous les caractères des cavités cotyloïdes de nouvelle formation dans le cas de luxations accidentelles, de telle sorte qu'aucun signe diagnostic différentiel ne peut être déduit de la disposition de la cavité cotyloïde nouvelle. On verra au musée Dupuytren, sous le n° 747, un bassin présentant deux cavités cotyloïdes accidentelles, l'une à droite, l'autre à gauche, remarquables par leur forme parfaitement régulière en cotyle, et leur profondeur, qui est à peu près la même que celle d'une cavité cotyloïde normale. Quant à la situation de la cavité cotyloïde nouvelle ou de la surface de glissement, elle varie beaucoup, suivant les sujets. Lorsqu'il y a une cavité, elle est ordinairement plus rapprochée de l'ancienne cavité cotyloïde que lorsqu'il y a une simple surface de glissement. J'ai vu cette surface de glissement située au milieu de la fosse iliaque externe. Sur le bassin n° 747 du Musée, les deux cavités cotyloïdes nouvelles sont situées immédiatement en dehors et un peu en haut de la cavité cotyloïde ancienne, si bien que les deux cavités ancienne et nouvelle ne sont séparées l'une de l'autre que par une cloison commune.

Quatrième caractère déduit de la disposition de la tête du fémur. La tête du fémur étant constamment déformée ou plus ou moins atrophiée dans la luxation congénitale, on a cru trouver dans cette déformation la raison suffisante de la luxation, ainsi qu'on l'avait déjà fait pour la cavité cotyloïde ; mais les faits établissent que pour la tête du fémur, de même que pour la cavité cotyloïde, la déformation est effet et nullement cause.

Aucun caractère différentiel remarquable ne ressort de l'état de cette tête dont le col est plus court et perpendiculaire à la diaphyse : tout le temps qu'elle est contenue dans la capsule fibreuse, cette tête peut s'atrophier, se déformer, s'aplatir dans un sens, s'allonger dans un autre, mais elle reste toujours encroûtée de cartilage, ici plus mince, là plus épais; mais une fois que la tête fémorale s'est échappée à travers la capsule fibreuse lacérée, elle est bientôt dépouillée, au moins en partie, de son cartilage d'encroûtement; elle s'use alors par le frottement, et les différences dans l'usure, dans le mode de cette usure se calculent d'après les frottements plus ou moins considérables auxquels cette tête est exposée. On trouve la tête du fémur représentée par une apophyse styloïde, dans une pièce qui existe au musée Dupuytren. Dans ce cas il y a absence complète de la tête et du col du fémur; en sorte que l'extrémité supérieure de cet os se trouve réduite au gros trochanter.

Comme preuves, comme complément des caractères anatomiques différentiels que je viens d'indiquer, je crois devoir présenter le résumé de quelques dissections relatives aux luxations congénitales du fémur. Je commence par une dissection que j'ai faite il y a quelques mois.

Exemple de luxation congénitale du fémur à l'état primitif. Cette articulation appartenait à une jeune fille de dix-huit ans environ, morte à l'hôpital des Enfants-Malades et sur laquelle on n'a pu me donner aucun renseignement (1). La luxation congénitale n'existait que d'un seul côté: du côté gauche.

La tête du fémur reposait sur la partie antérieure de la fosse iliaque externe. Là existait une surface légèrement concave, et sur laquelle la tête du fémur devait exercer des mouvements de glissement. La moitié supérieure de cette surface concave était au-dessus du niveau du bord supérieur du corps du pubis.

(1) Cette pièce, qui est déposée au musée Dupuytren, m'a été communiquée à l'état frais par M. Broca, prosecteur de la Faculté.

La tête fémorale ne répondait pas immédiatement à l'os coxal, elle en était séparée par la capsule fibreuse articulaire considérablement allongée, si bien qu'en plaçant la tête du fémur au niveau de l'ancienne cavité cotyloïde, et en exerçant une traction assez forte sur cette capsule, on obtenait de 6 à 7 centimètres d'intervalle entre la tête et la cavité. Cette capsule était bien l'ancienne capsule fibreuse articulaire, car elle s'insérait d'une part au pourtour du col du fémur, et d'une autre part au pourtour de l'ancienne cavité cotyloïde déformée. Lorsqu'on poussait la tête du fémur en haut, pour l'appliquer contre la surface concave appartenant à la fosse iliaque externe, la partie inférieure de la capsule fibreuse, ramassée sur elle-même, formait un ligament très long, très tendu, très résistant, et la partie supérieure de cette capsule décrivait une courbe à concavité inférieure, à rayons très courts, parce qu'elle se moulait sur la tête du fémur atrophiée.

Un appareil de glissement s'était organisé entre cette capsule fibreuse et la surface de l'os des iles; c'était une bourse fibreuse, étendue du pourtour de la surface articulaire concave de cet os à la partie supérieure de la capsule articulaire: et cette bourse, dont la surface interne paraissait lubrifiée de synovie, était traversée par des brides également fibreuses, qui devaient être le résultat de la transformation des fibres musculaires du petit fessier.

Le ligament rond ou interarticulaire avait de trois à quatre fois sa longueur ordinaire. Il naissait, comme de coutume, par deux racines des deux lèvres de l'échancrure cotyloïde (laquelle était à l'état de vestige, mais encore reconnaissable) et se divisait en plusieurs faisceaux avant de s'insérer à la tête du fémur.

La tête du fémur était un peu déformée, un peu aplatie, un peu moins volumineuse que de coutume, couverte d'une couche cartilagineuse mince. Son col avait la longueur et la direction ordinaires.

La cavité cotyloïde rétrécie était remplie par une grande quantité de tissu adipeux; son pourtour représentait assez bien un triangle isocèle, dont la base serait en haut et le sommet arrondi en bas. Cette cavité, débarrassée de son tissu adipeux, m'a présenté une plus grande capacité que de coutume : je ne crois pas exagérer, en disant qu'elle aurait pu recevoir les deux tiers de la tête du fémur.

Le fait suivant, observé par Dupuytren (1), a pour sujet un homme de soixante-quatorze ans, qui était affecté de deux luxations congénitales, l'une à l'état primitif, l'autre à l'état consécutif. En voici le résumé :

Du côté gauche qui présentait la luxation à l'état primitif, la fosse iliaque externe offrait au devant de l'échancrure sciatique une dépression large, peu profonde, recouverte par un périoste épais, ayant presque l'aspect d'un cartilage articulaire. Cette surface déprimée était destinée à être en rapport avec la tête du fémur, laquelle était diminuée de volume, un peu aplatie, encroûtée d'un cartilage plus mince que dans l'état naturel, ne présentant aucune trace de l'insertion du ligament interarticulaire.

« La capsule fibreuse articulaire formait une véritable » bourse dont le point d'insertion était aux bords supé- » rieur et inférieur de l'ancienne cavité. Cette bourse rem- » plaçait une cavité osseuse de ce côté, et permettait, par » sa longueur, l'ascension de la tête du fémur dans la » dépression dont je viens de parler. Le trajet qu'elle per- » mettait de parcourir pouvait avoir trois pouces d'éten- » due. Son épaisseur était très considérable (de deux lignes » environ), sa densité presque cartilagineuse. »

Du côté droit, où existait la luxation congénitale à l'état consécutif, la fosse iliaque externe, au lieu d'offrir, comme à gauche, une simple dépression, présentait au devant de

(1) Voyez *Leçons orales de clinique chirurgicale*, Déplacement originel des fémurs, tom. 1, p. 212. Voyez aussi la thèse de M. Caillard-Billon-nière, 1828, n° 233, où l'on trouve des figures qui représentent ce fait.

grande échancrure sciatique, au niveau de l'espace compris entre les deux épines iliaques antérieures, une *large et profonde cavité* à rebord osseux, fortement marqué, rugueux, inégal. La tête du fémur était plus volumineuse que de l'autre côté; elle avait mieux conservé sa forme, et était encroûtée d'un cartilage articulaire imparfait. « Le » ligament orbiculaire était moins épais qu'à gauche, quoi-» que son étendue ne se bornât pas au pourtour de la cavité » anormale; mais de ce côté la tête du fémur, arrivée au » rebord osseux, y trouvait un point d'appui solide, tandis » qu'à gauche, la face externe de la bourse fibreuse bor-» nait seule l'ascension du membre par sa résistance au » poids du corps. »

État des os du bassin dans la luxation congénitale de l'articulation coxo-fémorale.

Les os du bassin présentent, dans la luxation congénitale de l'articulation coxo-fémorale, les mêmes caractères que dans la luxation accidentelle ancienne. La pression qu'exercent les fémurs contre le bassin dans la progression, étant transportée sur d'autres points, le mécanisme du bassin, comme base de sustentation, est changé; il y a nécessairement transport de nutrition. Ainsi le corps et les branches du pubis ne concourant plus au mécanisme du bassin sous le rapport de la locomotion, s'amincissent, s'effilent d'une manière remarquable, et semblent avoir acquis plus de longueur. Il en est de même de la branche ascendante de l'ischion. Les tubérosités de l'ischion sont fortement déjetées en dehors, en sorte que l'arcade pubienne a perdu de sa hauteur, en même temps qu'elle a considérablement augmenté de largeur (1).

(1) La pièce inscrite au Musée, sous le no 741, est un type de cet élargissement, de ce raccourcissement de l'arcade pubienne. Je suis persuadé qu'elle dépasse l'angle de 100 degrés indiqué par Vrolik dans un

L'os ilium, qui est devenu le point d'appui du fémur, présente un déjettement notable en dedans de son bord antérieur; et ce déjettement est d'autant plus prononcé que la pression de la tête fémorale s'exerce plus près de ce bord antérieur. Je ne saurais admettre, avec Vrolik, que ce déjettement soit le résultat de la prédominance du muscle iliaque sur le muscle moyen fessier, qui est en quelque sorte mis hors d'action et en partie atrophié. Je le regarde avec M. Ch. Sédillot, comme le résultat de la pression exercée par la tête du fémur. Mais une considération fort importante, et qui n'avait pas échappé à Dupuytren, c'est que les dimensions de l'excavation pelvienne n'ont en aucune façon diminué de diamètre, et qu'elles sont même supérieures à quelques égards à celles de l'état normal. Les femmes affectées d'une luxation congénitale double sont parfaitement conformées sous le rapport de l'accouchement. Consulté, en 1827, avec le professeur Moreau, pour une jeune personne du Limousin, affectée d'une double luxation congénitale, dont on ne voulait conclure le mariage qu'après notre décision, nous nous assurâmes par tous les procédés de mensuration extérieure que le bassin était bien conformé. J'ai vu depuis cette personne, qui est mère de plusieurs enfants, et dont les accouchements se sont tous terminés naturellement.

La conformation du bassin est-elle régulière dans le cas de luxation congénitale d'un seul côté? Un fait observé par le docteur Pacoud, professeur d'obstétrique à Bourg, et communiqué à M. le docteur Pravaz (1), établit qu'il existe, dans ce cas, une remarquable déviation latérale de l'épine, et en même temps une inclinaison du bassin

cas particulier, tandis que l'arcade pubienne d'un bassin de femme de même dimension se présente sous un angle de 60 degrés.

(1) Voyez l'ouvrage de M. Pravaz, *Traité pratique des luxations congénitales du fémur*. Lyon, 1847, in-4°, p. 65.

du côté de la luxation, c'est-à-dire à gauche, si bien que le plan médian antéro-postérieur qui passe par la symphyse du pubis est à peu près tangent au côté gauche de la dernière vertèbre lombaire. Mais ce qu'il y a d'important dans ce fait, c'est que les diamètres de l'excavation pelvienne ne sont nullement diminués, et que la femme qui en est le sujet était heureusement accouchée de plusieurs enfants. D'un autre côté, on conçoit que par suite de l'existence d'une seule luxation congénitale, la symétrie du bassin puisse être assez altérée pour que l'accouchement soit plus ou moins difficile. Il suit de ce qui précède, qu'il existe des caractères anatomiques positifs qui permettent de différencier la luxation congénitale primitive, c'est-à-dire sans néarthrose de la luxation accidentelle; mais qu'il n'en existe pas dans l'état actuel de la science pour différencier la luxation congénitale consécutive, c'est-à-dire avec néarthrose de la luxation accidentelle.

Pour arriver à cette détermination, le diagnostic anatomique a besoin d'appeler à son secours le diagnostic clinique sur lequel je vais dire quelques mots.

Existe-t-il des moyens de différencier cliniquement les luxations congénitales du fémur des luxations postérieures à la naissance?

La luxation congénitale du fémur étant en définitive une luxation du fémur en haut et en dehors, il semble, au premier abord, qu'elle doive se reconnaître aux mêmes symptômes que les luxations accidentelles de la même catégorie : sans doute il y a identité quant aux symptômes fondamentaux; mais indépendamment des commémoratifs, il existe un grand nombre de circonstances qui nous mettent sur la voie de la détermination de l'origine congénitale de la maladie.

Ainsi, comme commémoratifs, les symptômes de la luxation ont existé à la naissance, mais on ne s'en est aperçu et on n'a consulté l'homme de l'art qu'au moment où l'enfant a commencé à marcher ; encore ne soupçonne-t-on pas toujours une lésion à cette époque, lorsque la luxation congénitale est double. On voit bien quelque chose d'insolite dans la marche, dans la pose des pieds, dans le *dandinement latéral* (qu'on me passe cette expression), qui est infiniment plus prononcé que de coutume; mais on n'y donne une attention sérieuse que plus tard, et même souvent, chez les jeunes filles, qu'à l'époque de la puberté, lorsque le développement du bassin rend les mouvements latéraux alternatifs de cette région plus prononcés. Lorsque la luxation n'existe que d'un seul côté, l'inégalité des deux membres inférieurs frappe les parents et les hommes de l'art dès la naissance, ou bien si cette inégalité a d'abord échappé à l'inattention, elle saute aux yeux avec le dandinement, aussitôt que l'enfant fait les premiers pas.

Voici d'ailleurs les caractères de cette claudication, que je suppose être double :

1° *Brièveté des membres inférieurs*, qui sont en disproportion manifeste avec le reste du corps;

2° *Très grande obliquité des fémurs*, de telle façon que les genoux se touchant dans la station verticale, ont beaucoup de tendance à se croiser : les mouvements d'adduction et de flexion sont remarquables par leur étendue. Les mouvements d'abduction et d'extension sont au contraire très limités.

3° *Rotation du membre inférieur*. Dans six cas que j'ai observés, la rotation du membre avait lieu en dehors et par conséquent la pointe du pied était dirigée en dehors et le talon en dedans. Cette rotation avait également lieu et dans l'attitude verticale et dans la position horizontale. Comment se fait-il que Dupuytren donne *la rotation de la pointe du pied et du genou en dedans*, *du talon et du jarret en dehors*, comme un des signes de la luxation congénitale du fémur? L'analogie est en faveur de l'opinion de Dupuytren, car

I.   32

la rotation de la pointe du pied en dedans est un signe constant de la luxation accidentelle du fémur en haut et en dehors : devons-nous admettre une opinion conciliatrice d'après laquelle tous les enfants affectés de luxation congénitale naîtraient avec la pointe du pied tournée en dedans; mais au bout d'un certain temps, chez un certain nombre du moins, la pointe du pied se dirigerait en dehors. Je ne pense pas qu'il en soit ainsi, et je regarde la rotation de la pointe du pied en dehors comme un caractère primitif, comme signe caractéristique des luxations congénitales du fémur : la description donnée par Palleta confirme parfaitement le résultat de mes observations. Voici ses propres paroles : *Genua pueri nondùm secti extrorsùm conversa erant , poplites introrsùm , exteriores verò condyli retrorsùm acti sibi mutuò occurrebant.* C'est exactement l'opposé de la description de Dupuytren, et notez bien qu'il s'agit d'un enfant de quatorze jours.

Dans son excellent *Traité clinique et pratique sur la luxation congénitale du fémur*, page 25, M. Pravaz dit : « Les » pieds sont *quelquefois* tournés en dedans, comme dans les » luxations traumatiques spontanées; mais le *plus ordinai-* » *rement* leur pointe est dirigée fortement en dehors, et le » péroné s'appuie complétement sur le bord externe dans » le décubitus horizontal. »

Rappelons ici que la rotation du pied, et par conséquent de tout le membre inférieur en dedans, dans les luxations accidentelles en haut et en dehors, tient à la résistance de la capsule fibreuse déchirée, laquelle neutralise l'action rotatrice des muscles, qui, presque tous, sont des rotateurs en dehors, tandis que dans la luxation congénitale, la capsule n'étant pas déchirée, mais allongée, n'oppose par conséquent aucune résistance à l'action des muscles rotateurs.

Notons encore comme signes cliniques différentiels :

4° La *saillie considérable avec ascension de la fesse.* La

partie proéminente de la fesse, qui est en pointe, est beaucoup plus rapprochée de la crête iliaque que dans les luxations accidentelles.

5° La *cambrure* extrême de la région lombaire, et par suite la saillie très considérable de l'abdomen en avant et de la région fessière en arrière.

6° L'*inclinaison en avant du bassin* qui semble horizontal comme chez les quadrupèdes. Delpech a donné une idée parfaite de l'attitude du sujet, en la comparant à celle d'un chien qui se tient sur ses pattes de derrière. Il semble, en effet, à l'observateur placé de côté, que la station bipède soit une attitude forcée pour les individus affectés de ce vice de conformation.

7° *Le mode de progression.* Un des caractères distinctifs de la luxation congénitale, c'est le mode de progression qui s'accompagne d'oscillations latérales à la manière du canard. Ces oscillations et ce dandinement s'expliquent de la manière suivante : A chaque fois que l'une des extrémités inférieures reçoit le poids du corps, il se passe un mouvement notable d'ascension, de chevauchement dans l'articulation coxo-fémorale du même côté, et probablement aussi un mouvement d'ascension dans le côté correspondant du bassin ; et ce n'est pas moins laborieusement que le membre inférieur, qui a reçu le poids du corps, se détache du sol pour le transmettre à l'autre membre. Dupuytren a parfaitement observé que, dans ces cas, la marche rapide, la course et même le saut, étaient moins disgracieux et paraissaient moins pénibles qu'une marche nonchalante ; ce qui tient, suivant cet observateur, à ce que l'énergie de la contraction musculaire, et la rapidité du transport du poids du corps d'un membre à l'autre rendent presque insensibles les conséquences du défaut de fixité dans la tête du fémur.

8° *Décubitus.* Si le malade est dans une position horizontale, la difformité diminue, et il est facile, dans cette attitude, d'allonger les membres inférieurs par une traction modérée, et de leur rendre à peu près leur longueur naturelle. M. Bouvier a donné de ces faits, à savoir du raccourcissement des membres inférieurs dans la progression, et de leur allongement dans le décubitus horizontal par la traction, une explication différente. Cet observateur, appliquant aux luxations congénitales du fémur les idées qui semblent prévaloir actuellement sur la cause de l'allongement du membre inférieur dans la première période de la luxation spontanée du fémur, pense que le raccourcissement et l'allongement alternatifs des membres inférieurs dans le cas de luxation congénitale du fémur ne sont qu'apparents, et que ces phénomènes se passent exclusivement dans le bassin, qui est poussé en haut dans le premier cas, attiré en bas dans le second. Je ne saurais admettre cette interprétation dans tous les cas ; car, ayant fait fixer solidement le bassin dans un cas de luxation congénitale double, pendant qu'une autre personne tirait fortement et également sur les deux pieds, nous avons obtenu un allongement d'un pouce et demi à deux pouces, et pendant que la traction était opérée, on voyait manifestement l'extrémité supérieure du fémur s'éloigner de la crête iliaque.

D'un autre côté, lorsque dans la luxation congénitale du fémur il existe une articulation nouvelle ou néarthrose avec emboîtement suffisant pour maintenir la tête du fémur dans un état de fixité qui prévienne tout chevauchement, il est clair que le mouvement d'ascension du côté de l'articulation coxo-fémorale doit être nul, et que s'il existait encore, il devrait se faire entièrement aux dépens de l'inclinaison du bassin. C'est en effet ce que je viens d'observer chez une jeune fille de seize ans, qui présentait à leur maximum d'intensité tous les caractères de la luxation congénitale double du fémur, et qui était en même temps affectée d'une déviation en arc de cercle de la colonne vertébrale : quelque violents que fussent les efforts de traction exercés sur les membres inférieurs, les têtes du fémur restaient complétement immobiles.

Les mêmes phénomènes s'observent dans le cas de luxation congénitale du fémur d'un seul côté, avec cette particularité, que le dandinement est uni-latéral, et beaucoup plus considérable. Cependant j'ai vu une jeune personne qui, à force d'art, dissimulait cette difformité, si bien qu'elle s'est mariée sans que son prétendant m'ait adressé la moindre question à cet égard, bien que je fusse le médecin de sa famille, comme aussi celui de la jeune personne, sur la santé générale de laquelle j'avais été d'ailleurs consulté. (Il est vrai de dire que cette jeune personne était extrêmement riche.)

Consulté à Limoges, en septembre 1841 , pour une jeune fille de huit ans, boiteuse de naissance, je reconnus tous les signes de la luxation congénitale du fémur droit en haut et en dehors. La cambrure des reins était aussi considérable que dans le cas de double luxation. La pointe du pied droit n'était nullement déviée en dedans, sa direction étant la même que celle du côté sain. La saillie de la partie supérieure de la région fessière droite était d'autant plus caractéristique qu'elle contrastait avec la disposition normale du côté opposé.

Lorsque cette petite fille était debout, la jambe du côté sain était instinctivement fléchie et, néanmoins, le pied du côté malade portait sur la pointe. C'est, en effet, l'artifice dont se servait la jeune personne dont j'ai parlé ; elle dissimulait en grande partie la claudication par la flexion des articulations coxo-fémorale et fémoro-tibiale du côté sain. Elle avait en outre contracté l'habitude de marcher à petits pas ; la petite fille, au contraire, boitait énormément. Il n'est pas sans intérêt de remarquer que cette dernière était venue au monde par le bassin.

Est - il possible d'arriver à la détermination des causes des luxations congénitales du fémur ?

Sans entrer ici dans le fond de la question des vices de conformation congénitaux, je dirai que, relativement à ces luxations, toutes les hypothèses étiologiques ont été faites : je me contenterai de passer en revue les principales.

1° Ces luxations tiennent-elles à un vice de conformation originel, à un *défaut dans l'organisation primitive des germes ?* Dupuytren, imbu de la doctrine de l'organisation primitivement vicieuse des germes qu'il appliquait à tous les vices de conformation, regarde cette hypothèse comme la plus probable ; mais, dans l'état actuel de la science, on ne saurait admettre une pareille interprétation, qui est pour ainsi dire une fin de non-recevoir.

2° Ces luxations congénitales seraient-elles le résultat d'une *maladie articulaire* survenue au fœtus pendant la vie intra-utérine et guérie avant la naissance (1)? Sans doute le fœtus est sujet à une foule de maladies dont les unes guérissent avant la naissance, dont les autres persistent après la naissance, dont plusieurs le font périr pendant la vie intra-utérine ; mais rien n'annonce un travail morbide autour de l'articulation luxée. Point de

(1) Que si on invoque l'observation de Palleta comme preuve que ces luxations congénitales peuvent être la suite d'une maladie de l'articulation de la hanche, je répondrai que rien ne me prouve qu'il y eût maladie dans le cas de Palleta, bien que cet observateur semble l'indiquer dans le passage suivant : « Cotylis pars interior, sive mavis anterior, ab » ligamento quodam in transversum ducto occludebatur, nempè *à latâ* » *et morbosâ productione ejus ligamenti*, ut videtur, quod secundùm na- » turam gracilius est et deficientem infirmi acetabuli marginem complet. » Je pense qu'il faut interpréter ce mot *morbosâ* par le mot *præternaturali* et admettre que ce certain ligament n'était autre chose que la partie antérieure du bourrelet fibreux cotyloïdien renversé. Je ne saurais donc adopter l'opinion de M. le docteur Pravaz (*loco citato*, p. 36), lorsqu'il dit que cette observation *montre les traces d'une affection morbide qui a chassé la tête du fémur de sa cavité durant la vie intra-utérine ;* et je me fonde sur ce qu'il n'existait ni dans le tissu osseux ni dans les parties molles aucune trace de maladie.

trajets fistuleux, point de lésions du tissu osseux, point de traces d'inflammation chronique dans les parties molles : le déplacement, voilà toute la lésion. Les individus sur lesquels il a été observé jouissaient d'ailleurs d'une parfaite santé. Devons-nous, à l'exemple de M. Parise (1), appliquer à la luxation congénitale l'opinion de J.-L. Petit sur l'hydarthrose comme cause de la luxation spontanée? Sans contester la possibilité d'une hydropisie articulaire pendant la vie intra-utérine, nous attendrons, pour l'admettre comme cause de luxation congénitale, un fait aussi positif que celui qui nous l'a fait admettre comme cause de luxation spontanée dans un certain nombre de cas. J'en dirai autant de l'inflammation fongueuse de la synoviale.

3° La luxation congénitale serait-elle une conséquence de cette *loi de l'arrêt de développement*, dont on a fait depuis Meckel des applications si ingénieuses aux vices de conformation, quelquefois vraies, trop souvent hasardées. Mais qu'entend-on par l'arrêt de développement relativement aux luxations congénitales? Cela veut-il dire qu'à une certaine époque de la vie intra-utérine, la tête du fémur serait placée hors de la cavité cotyloïde, dans laquelle elle serait attirée plus tard, mais hors de laquelle elle pourrait être maintenue par un obstacle quelconque, de même que primitivement placés hors de la cavité abdominale, les intestins peuvent être retenus dans cette position pour constituer l'éventration congénitale? Non, ce n'est pas en ce sens qu'on parle d'un arrêt de développement par rapport à la luxation congénitale.

On veut dire, et c'est la pensée de Breschet, que la luxation congénitale est le résultat d'*un défaut de développement* de l'os coxal, dont les trois pièces, au lieu de se réunir de manière à former un cotyle, constituent une dépression informe, incapable d'admettre la tête du fémur,

(1) Voyez *Archives générales de médecine*, 1842.

laquelle est obligée de se porter sur la fosse iliaque externe.

Cette opinion, qui rapporte la luxation congénitale à une aberration de la puissance orthomorphe, est fondée sur le fait anatomique incontestable de la déformation de la cavité cotyloïde dans cette luxation, et sur l'hypothèse d'une déformation de cette cavité, antérieure au déplacement du fémur. Mais où est la preuve de cette antériorité? et le parallèle entre la cavité cotyloïde des luxations congénitales, et la cavité cotyloïde des luxations accidentelles n'établit-il pas l'identité, et l'identité la plus absolue entre ces deux luxations sous ce rapport? que si vous êtes obligé d'admettre que la déformation de la cavité cotyloïde dans les luxations acccidentelles anciennes est consécutive au déplacement, pourquoi la déformation identique de la cavité cotyloïde dans les luxations cengénitales ne serait-elle pas également consécutive au déplacement? Car il faut bien le remarquer, on retrouve dans le vestige de cavité cotyloïde que présentent les luxations congénitales, tous les restes d'une cavité cotyloïde bien conformée.

Si on admet que la déformation de la cavité cotyloïde est antérieure à la luxation, pourquoi ne pas admettre que la déformation de la tête du fémur est également antérieure, et que c'est cette déformation de la tête qui est la cause première de la luxation?

Plus on étudie l'anatomie pathologique de la luxation congénitale du fémur, plus on arrive à être convaincu qu'avant une certaine époque de leur vie fœtale, les individus qui naissent avec une luxation congénitale du fémur présentaient une conformation normale de l'articulation luxée, une cavité cotyloïde exactement moulée sur la tête du fémur, régulièrement conformée, mais que, par l'effet d'une cause que nous allons tâcher de déterminer, la tête fémorale est sortie hors de la cavité, et qu'alors, en vertu des lois qui président au développement du système osseux, la cavité cotyloïde vide s'est

rétrécie, déformée et remplie de graisse; que la tête du
fémur elle-même s'est déformée par l'effet des pressions
et frottements inégaux qu'elle supporte dans la nouvelle
position où elle se trouve; que les choses se passent, là,
exactement de la même manière qu'à la suite d'une luxation par violence extérieure : le problème à résoudre pour
la détermination de la cause de la luxation congénitale du
fémur est donc réduit à ces termes :

Quelle est la cause qui, agissant sur le fœtus pendant la
vie intra-utérine, a pour conséquence le déplacement de
la tête du fémur en haut et en dehors?

Je répondrai que c'est une violence éprouvée par l'articulation coxo-fémorale, soit par une mauvaise attitude
du fœtus, soit par une compression exercée sur ce fœtus,
et, pour preuve, je cite le cas suivant, que j'ai déjà men-
tionné au commencement de cet article (1), comme un
exemple de double luxation congénitale des fémurs observée chez un enfant mort-né.

Cet enfant présentait, indépendamment de ces deux
luxations, une diastase fort remarquable du genou droit,
telle que les extrémités correspondantes du fémur et du
tibia faisaient une saillie considérable du côté du creux
du jarret, et par conséquent un angle rentrant du côté
de la rotule; en outre, les mains et les pieds offraient la
déviation connue sous le nom de mains-bots et pieds-bots;
il y avait imperforation du rectum : l'existence d'une
forte compression latérale du petit bassin se révélait par
la conformation suivante : les épines sciatiques se tou-
chaient par leur sommet; les faces postérieures des branches et des corps des pubis, des branches et des corps
de l'ischion, étaient rapprochées jusqu'au contact. Or, cet
enfant affectait dans l'utérus une position bien remarquable qui, coïncidant avec la pénurie des eaux de l'amnios, explique parfaitement la compression à laquelle il

(1) Voyez *Anatomie pathologique* avec planches. II⁵ livraison, pl. 2.

avait été soumis. Ainsi les jambes, au lieu d'être fléchies en arrière sur les cuisses, étaient dans l'extension, et les pieds arcboutés contre la mâchoire inférieure.

Or, qui ne voit dans l'attitude forcée de ce fœtus une cause permanente de déplacement pour la tête du fémur, par conséquent d'allongement de la capsule fibreuse et du ligament rond, et finalement de luxation? La diastase de l'articulation du genou droit, les mains et les pieds-bots, la diastase des genoux, l'aplatissement latéral du petit bassin, n'établissent-ils pas d'une manière complète qu'une violence extérieure, une compression éprouvée par le fœtus situé dans une mauvaise attitude, étaient la cause commune de tous ces déplacements ou de ces tendances au déplacement.

Assurément l'idée de violence extérieure, comme cause des luxations de naissance, n'est pas nouvelle; c'était celle d'Hippocrate, qui admettait que des coups reçus par la mère dans l'état de grossesse, et même des pressions exercées sur l'enfant renfermé dans l'utérus, pouvaient produire un grand nombre de vices de conformation. Dupuytren, dans son excellent travail sur les luxations congénitales du fémur, ne semble-t-il pas pencher pour la violence extérieure comme cause de ce déplacement, quand il dit:

« Ce déplacement ne serait-il pas plutôt le résultat d'une » violence qui aurait obligé la tête du fémur à sortir de sa » cavité? En un mot, le déplacement serait-il accidentel et » analogue par sa nature, si ce n'est par sa cause spéciale, » à ceux qui se font pendant la vie à la suite de chute, » d'écart? Mais quel serait, dans cette hypothèse, l'effort » ou la violence qui aurait pu produire un tel déplacement? » Qu'il me soit permis de faire, à ce sujet, une remarque » qui pourrait donner quelque probabilité à cette explica- » tion. Cette observation est que *la position des membres* » *inférieurs du fœtus, pendant qu'il est contenu dans la ma-* » *trice, est telle, que ses cuisses sont fortement fléchies sur le*

» ventre, que les têtes des fémurs font continuellement effort
» contre les parties postérieure et inférieure de la capsule de
» l'articulation ; que cet effort continuel, sans effet chez
» des sujets bien constitués, peut bien en avoir chez
» d'autres moins bien constitués, et dont les tissus sont
» moins résistants. En admettant ces faits, on conçoit que
» la partie postérieure et inférieure de la capsule de
» l'articulation, obligée de céder et de laisser passer la
» tête du fémur, permette à une luxation de s'opérer ; et
» dès lors il suffit, pour concevoir le déplacement en haut
» et en dehors, de se rappeler que les plus puissants des
» muscles qui environnent l'articulation supérieure du
» fémur, tendent constamment à faire remonter dans ce
» sens la tête de cet os, dès qu'elle est sortie de la cavité
» cotyloïde. »

Il est évident que si la valeur de l'explication qui précède peut être contestée lorsque le fœtus est dans la position normale, elle ne saurait être mise en question pour
le fœtus dans la position anormale représentée planche 2,
IIe livraison.

Je regarde donc une violence extérieure exercée sur le
fœtus par la compression de l'utérus dans les cas de mauvaise attitude, qui coïncide ordinairement avec une
grande pénurie des eaux de l'amnios, comme la cause de
luxations spontanées du fémur, de même que nous verrons plus tard qu'elle est la cause des pieds-bots.

Quant à la pression exercée sur le ventre de la mère
comme cause de luxation congénitale, je ne saurais admettre qu'une violence extérieure brusquement exercée,
fût capable de produire cette luxation ; je serais porté
à considérer une compression forte et permanente exercée
sur l'abdomen dans le but de cacher une grossesse illi-
cite, comme pouvant produire ce déplacement, si les eaux
de l'amnios étaient en petite quantité et si les membres
étaient dans une attitude favorable.

Peut-on admettre que la luxation congénitale puisse se produire au moment de l'accouchement, dans le cas de présentation pelvienne, surtout lorsque les doigts de l'accoucheur ou les crochets mousses ont été mis à contribution pour dégager le bassin immobile ? aucun fait n'existe à cet égard, et le raisonnement n'en établit pas la possibilité.

Relativement à la doctrine de M. J. Guérin sur la *rétraction musculaire primitive*, comme cause des luxations congénitales du fémur, formulée dans la proposition suivante (1) : « Les luxations congénitales du fémur sont, » comme le pied-bot, le torticolis et les déviations de l'é- » pine, le produit de la rétraction musculaire primitive ; » et les variétés de cette luxation considérées sous le rap- » port de leur siége, de leur direction et de leur degré, le » produit de la rétraction musculaire différemment distri- » buée, et de ses éléments différemment combinés dans » les muscles du bassin et de la cuisse. » Je ne connais aucun fait qui établisse cette rétraction musculaire primitive et spasmodique comme cause de luxation congénitale ; j'avoue même que je ne comprends pas bien comment la contraction musculaire, quelque violente, quelque permanente qu'on la suppose, pourrait produire une luxation pendant la vie intra-utérine, tandis qu'elle n'en détermine jamais après la naissance. Je ne puis donc considérer cette étiologie de la luxation congénitale que comme une vue *à priori*, et comme une application non encore démontrée de la formule générale de l'auteur sur les difformités articulaires congénitales, qu'il considère pour la plupart comme le produit de la rétraction musculaire primitive.

Je passe maintenant aux conséquences thérapeutiques déduites de l'anatomie pathologique de la luxation coxo-

---

(1) *Recherches sur les luxations congénitales*, XIe Mémoire, 1841, p. 12.

fémorale congénitale. *Peut-on espérer et doit-on tenter la réduction de cette luxation?*

Dupuytren et tous les auteurs qui l'ont suivi avaient proclamé l'incurabilité de la luxation congénitale. En conséquence, les moyens hygiéniques propres à fortifier les muscles qui entourent l'articulation coxo-fémorale, une certaine éducation pour rendre la marche moins disgracieuse, une ceinture pelvienne destinée à soutenir la tête du fémur et à rendre moins prononcé le mouvement d'oscillation; voilà à quoi se réduisait la thérapeutique des luxations congénitales, lorsque, en 1831, M. Humbert de Morley et Jacquier (1) sont venus appeler l'attention du monde savant sur deux faits qui paraissaient établir la curabilité de ce genre de luxation.

Ces faits qui, s'ils n'ont pas démontré d'une manière rigoureuse la réduction de la luxation, ont du moins établi une amélioration réelle dans les conditions de locomotion des individus soumis à ce traitement, ces faits, dis-je, ont suggéré de nouvelles tentatives à cet égard, et en particulier celles de M. le docteur Pravaz, dont l'opinion affirmative sur la curabilité des luxations congénitales a d'autant plus de poids, que d'abord il avait révoqué en doute la possibilité de cette réduction (2).

Or, en attendant que l'anatomie pathologique ait décidé si quelques unes de ces réductions, celles de M. Humbert, par exemple, ne sont autre chose que la transformation d'une luxation du fémur sur la fosse iliaque externe en un autre déplacement par lequel la tête articulaire aurait été portée dans le sinus de l'échancrure sacro-sciatique; si d'autres réductions, celles de M. Pravaz, sont de véritables réductions, ainsi que je suis disposé à l'ad-

(1) *Essai et observations sur la manière de réduire les luxations spontanées ou symptomatiques de l'articulation ilio-fémorale*, Paris, 1835, in-8.

(2) Voyez *Traité théorique et pratique des luxations congénitales du fémur*, 1847.

mettre, voyons ce que nous apprend l'anatomie pathologique sur la *possibilité* de la réduction des luxations
congénitales.

Eh bien, l'anatomie pathologique ne répugne nullement à admettre la possibilité de cette réduction,
pourvu que la luxation congénitale se trouve dans certaines conditions faciles à déterminer. Et c'est ici que la
distinction des luxations congénitales en celles qui sont à
l'état primitif, c'est-à-dire sans néarthrose, et celles qui
sont à l'état consécutif, c'est-à-dire avec néarthrose, mérite la plus sérieuse considération.

Que nous apprend en effet l'anatomie pathologique?
Elle nous apprend que, dans toute luxation congénitale, il
y a vestige de la cavité cotyloïde, et que ce vestige présente trait pour trait les mêmes caractères que dans les
luxations anciennes postérieures à la naissance; que tantôt
cette cavité cotyloïde atrophiée pourrait contenir le tiers,
la moitié, les deux tiers de la tête du fémur atrophiée elle-
même, que tantôt elle ne présente qu'une petite excavation (1); elle conclut de ce fait qu'à une époque donnée de
la vie intra-utérine, la tête du fémur était contenue dans
la cavité cotyloïde, qui est peu à peu revenue sur elle-
même, à la suite d'un déplacement dont la cause probable, et j'oserais dire certaine, est dans une violence subie
par l'articulation.

Or, il n'est pas douteux que si la tête du fémur pouvait
être ramenée sur la région occupée par la cavité cotyloïde
déformée, et surtout si elle pouvait y être maintenue pendant un temps assez considérable, la même loi ostéologi-
que qui a fait se resserrer et s'effacer en partie cette cavité
vide, la ferait en quelque sorte s'ouvrir, se dilater sous

(1) Pour bien juger de la profondeur de la cavité cotyloïde, il faut enlever le paquet adipeux qui la remplit : ce paquet adipeux est singulièrement hypertrophié, et j'ai été surpris de la profondeur de certaines
cavités cotyloïdes, qui, au premier abord, m'avaient paru superficielles.

l'influence d'une pression permanente, immédiate, s'entourer de végétations et se mouler sur la tête fémorale replacée. Toute la question se réduit donc à ceci : est-il possible de réduire la luxation congénitale, ou, en d'autres termes, de mettre en contact la tête du fémur avec la cavité cotyloïde ? Est-il possible de maintenir les surfaces articulaires dans ce contact immédiat ?

Je pense qu'on peut répondre affirmativement à ces deux questions pour un certain nombre de luxations congénitales. Quant à la première question, je pense que la réduction, ou plutôt la mise en contact de la tête du fémur et de la surface cotyloïdienne peut être facilement obtenue lorsque la luxation est restée à l'état primitif ; mais lorsque la luxation est accompagnée de la déchirure de la capsule fibreuse, de la formation d'une cavité cotyloïde nouvelle, d'une nouvelle articulation, la luxation congénitale se trouve dans les mêmes conditions qu'une luxation accidentelle datant d'un grand nombre d'années ; il est alors extrêmement difficile, sinon impossible, de ramener la tête du fémur sur la cavité cotyloïde ancienne, et le contact ne saurait être immédiat. Je regarde donc les luxations congénitales avec néarthrose comme marquées au coin de l'incurabilité ; mais attendu que les faits établissent que, dans ce cas, la néarthrose est consécutive, et la conséquence des mouvements de progression, on assurera à ces luxations les conditions de curabilité en pratiquant la réduction dans la première année qui suit la naissance, avant que la marche ait pu déterminer des altérations consécutives. Toutefois, il ne faut pas croire que la rupture de la capsule fibreuse articulaire et la formation d'une nouvelle articulation soient inévitables : le fait de M. Simonin, qui a pour sujet une petite fille de onze ans ; la dissection que j'ai faite d'une articulation qui avait appartenu à une jeune personne de quinze à dix-huit ans ; le fait de Vrolik, qui a pour sujet une jeune fille de seize ans, établissent la permanence de cette disposition, que j'ai considérée comme l'état primitif des luxations congénitales : le fait de Dupuytren , qui a pour sujet un homme de soixante-quatorze ans, nous montre que des deux luxations congénitales que présentait cet individu, l'une était à l'état primitif, l'autre à l'état consécutif. Enfin, M. Pravaz rapporte (1) l'observation d'une vieille femme dont le cadavre fut apporté sans renseignements dans l'amphithéâtre de M. Blandin , et qui présentait à l'autopsie deux luxations congénitales à l'état primitif.

Je suis donc porté à admettre, avec M. Pravaz, contrairement à l'opinion généralement adoptée que : « Même à » une époque déjà assez éloignée de la naissance, le défaut » de rapport harmonique entre les deux éléments articu- » laires n'est point tel qu'on ne puisse opérer l'intromis- » sion plus ou moins profonde de l'une dans l'autre, sauf » à solliciter ultérieurement l'effort organo-plastique de la » nature pour perfectionner les conditions anatomiques , » soit de la cavité de réception, soit des ligaments et des » muscles, et consolider ainsi la réduction (2). »

Quant à la deuxième question relative au maintien des surfaces articulaires dans un contact immédiat, l'appareil de M. Pravaz, que le temps perfectionnera sans doute encore, me paraît remplir cette indication.

On conçoit d'ailleurs que, pour que le rétablissement de l'articulation soit possible , il faut qu'il existe les éléments de cette articulation; ainsi il faut qu'il y ait une tête fémorale, et que cette tête ne soit pas trop déformée, un col fémoral ; or, dans le cas représenté 2ᵉ livraison, pl. 2, nous avons vu qu'il n'y avait pas de col : il faut enfin qu'il y ait un vestige de cavité cotyloïde.

(1) *Loco citato*, p. 44.
(2) *Loco citato*, p. 40.

QUATRIÈME CLASSE.

DES DÉPLACEMENTS PAR INVAGINATION.

Le mot *invagination* est depuis longtemps employé dans la science pour désigner un mode de déplacement du canal intestinal, qui consiste dans l'introduction ou intus-susception d'une portion d'intestin dans la portion d'intestin qui lui fait suite, de telle sorte que la première portion est engaînée dans la deuxième, à la manière d'un doigt de gant.

Le mot *invagination* est encore usité en médecine opératoire, pour désigner une opération chirurgicale qui consiste à introduire, à invaginer un bout d'intestin dans un autre bout, pour rétablir la continuité du canal intestinal divisé perpendiculairement à son axe.

Je donnerai au mot *invagination* une acception plus large, plus générale, en l'appliquant à toutes les lésions de canaux ou de cavités qui consisteront dans cet engaînement à la manière d'un doigt de gant, d'une portion de cylindre dans la portion qui la précède où qui la suit. Ainsi les lésions connues sous le nom de chute ou prolapsus du rectum, chute ou prolapsus de la matrice, de renversement de la matrice, d'extrophie de la vessie, ne sont autre chose que des invaginations.

La disposition canaliculée, ou bien la disposition en poche ou cavité, telle est la condition d'organisation indispensable pour l'invagination. Une seconde condition, c'est la liberté complète ou incomplète de la surface externe du canal ou de la cavité, et par conséquent sa mobilité. L'absence de cette dernière condition, comme aussi l'absence de causes qui tendent à opérer ce mode de déplacement, expliquent pourquoi l'invagination est limitée aux voies alimentaires et aux voies génito-urinaires, et pourquoi

I.   33

les canaux aériens, les canaux excréteurs, les vaisseaux artériels, veineux et lymphatiques en sont complétement exempts.

L'invagination peut être limitée à la membrane muqueuse, dont les liens celluleux avec les tuniques subjacentes ont été relâchés : le plus souvent elle est formée aux dépens de toute l'épaisseur du conduit.

Il est des invaginations à trois cylindres. Exemple : celles qui ont lieu dans la longueur du canal digestif; des invaginations à deux cylindres, telles sont celles qui ont lieu au voisinage des orifices des canaux muqueux; des invaginations mixtes, c'est-à-dire en partie à trois, en partie à deux cylindres, telles sont celles qui ont lieu à une certaine distance de ces orifices; et enfin des invaginations à un seul cylindre, celles-ci sont représentées par une poche renversée. Il y a donc cinq espèces d'invaginations.

1re ESPÈCE. Invagination limitée à la membrane muqueuse.

L'invagination des membranes muqueuses, indépendamment des autres tuniques qui constituent les parois du canal ou de la cavité qu'elles tapissent, n'a été observée qu'aux orifices des membranes muqueuses.

La plus remarquable est celle de la muqueuse du rectum qui avoisine l'orifice anal. Là se trouvent réunies toutes les conditions du déplacement; car, d'une part, dans cette région, la membrane muqueuse est très lâchement unie aux tuniques subjacentes; et, d'une autre part, les efforts de défécation tendent sans cesse à expulser la muqueuse en même temps que les matières stercorales ; joignez à cela les tumeurs hémorrhoïdales qui exercent une sorte d'attraction sur la muqueuse. Dans une première période, cette invagination n'a lieu que dans l'acte de la défécation, et la muqueuse déplacée rentre spontanément, immédiatement après que l'effort a cessé. Dans la deuxième période, la réduction spontanée n'est plus possible et il est nécessaire de refouler la muqueuse déplacée à l'aide d'une espèce de taxis. Dans la troisième période, la réduction par le taxis n'est plus possible, le déplacement est permanent. Enfin, chez quelques individus, la réduction est toujours incomplète, et la muqueuse reste engagée dans le sphincter, au milieu d'un cercle d'hémorrhoïdes cutanées. Jamais ce déplacement de la muqueuse ne peut dépasser le volume d'un bourrelet circulaire, lequel constitue une espèce de *chémosis anal :* dans tous les cas d'invagination de la muqueuse anale, il y a infiltration séreuse et même quelquefois sanguine du tissu cellulaire sous-muqueux, autre point d'analogie avec le chémosis conjonctival. Dans l'appréciation des tumeurs de la région anale par invagination, il faut bien distinguer celles qui sont constituées par la muqueuse toute seule de celles qui sont constituées par toute l'épaisseur de l'intestin rectum. Plusieurs praticiens d'un très grand mérite croient à l'invagination de la membrane muqueuse toute seule, alors qu'il y a invagination de toute l'épaisseur de l'intestin.

La laxité du tissu cellulaire qui unit la muqueuse œsophagienne aux autres tuniques, rend infiniment probable l'opinion de certains physiologistes qui admettent qu'à chaque déglutition la contraction des derniers anneaux musculaires de l'œsophage a pour conséquence le déplacement de la muqueuse, qui forme dans l'estomac une espèce de bourrelet circulaire et radié, lequel s'efface immédiatement : on admet généralement que certains bourrelets muqueux qui sortent par le méat urinaire chez la femme appartiennent à une invagination de la muqueuse du canal de l'urètre ; mais cela est plus que douteux.

Le renversement des paupières avec bourrelet de la conjonctive palpébrale appartient à cette catégorie de l'invagination des muqueuses. Reste la question de décider si c'est le renversement des paupières qui est primitif, ou bien le déplacement de la muqueuse.

2e ESPÈCE. Invagination à trois cylindres.

Dans toute invagination qui occupe telle ou telle région de la continuité de l'intestin, il y a trois cylindres d'intestin circonscrits l'un à l'autre (1). Nous les distinguerons en central, en moyen et en périphérique ou invaginant.

Le cylindre central appartient à la partie la plus élevée du canal intestinal, le périphérique à la partie la plus inférieure, et le moyen à la partie intermédiaire.

Rapport des surfaces muqueuses et séreuses. — Dans toute invagination à trois cylindres, les surfaces muqueuses et séreuses sont dans les rapports suivants :

1° Au centre sont deux surfaces muqueuses appartenant au cylindre interne; 2° au milieu deux surfaces séreuses appartenant, l'une au cylindre interne, l'autre au cylindre moyen ; 3° plus superficiellement deux surfaces muqueuses appartenant, l'une au cylindre moyen, l'autre au cylindre périphérique; 4° la surface séreuse du cylindre périphérique.

Dans toute invagination à trois cylindres, il y a deux culs-de-sac ou plis de l'intestin : 1° un pli inférieur qui oc-

---

(1) La difficulté de comprendre cette description sans figures m'oblige à renvoyer aux figures 4, 5 et 6, XXIIe livraison de l'*Anatomie pathologique* avec planches. Rien de plus commun que de rencontrer sur le cadavre , et plus particulièrement chez les jeunes sujets , des invaginations de l'intestin grêle, sans étranglement, sans aucun signe d'inflammation. Ces invaginations, bien connues dans les amphithéâtres , sont infiniment propres à faire comprendre le mécanisme de l'invagination , en même temps qu'elles donnent une idée parfaite de la lésion morbide. A la facilité avec laquelle on réduit l'intestin invaginé dans ce cas, on serait porté à admettre que la réduction spontanée doit souvent s'effectuer pendant la vie , et on s'explique l'erreur de Dance , qui croyait impossible l'étranglement de l'intestin grêle invaginé.

cupe la partie inférieure de la tumeur, et qui a sa concavité dirigée en haut. Ce pli est formé par le cylindre interne et par le cylindre moyen; 2° un pli supérieur, qu'on peut appeler le *collier de l'invagination*, lequel est la limite supérieure du déplacement. Le collier de l'invagination forme un bourrelet circulaire qu'étreint le cylindre central, et qui devient presque toujours la cause matérielle de l'étranglement.

Pour avoir une bonne idée de toutes ces dispositions, il faut faire deux préparations ou coupes successives : 1° diviser suivant sa longueur l'intestin invaginant, et alors on voit une tumeur cylindroïde, en forme de boudin plus ou moins contourné sur lui-même, présentant à son extrémité inférieure une ouverture en forme de cul-de-poule par laquelle s'échappaient les matières ; c'est cette tumeur cylindroïde qui constitue l'invagination proprement dite, qu'on peut appeler le *boudin de l'invagination* (1).

2° Diviser longitudinalement les deux cylindres interne et moyen qui constituent le boudin (2) de l'invagination.

Cette deuxième coupe permet de voir parfaitement la disposition du mésentère, lequel, entraîné avec la portion d'intestin à laquelle il est attaché, se plisse en manière de corde entre le cylindre moyen et le cylindre interne. Il est aisé de voir que si la présence du mésentère maintient la vitalité de l'intestin, quelque considérable que soit l'invagination, d'une autre part les tiraillements qu'il a dû éprouver dans les invaginations un peu considérables, la compression à laquelle il est soumis doivent avoir pour conséquence une gêne considérable dans la circulation; de là une des causes les plus puissantes de l'étranglement et de la gangrène.

Il suit de la disposition des trois cylindres dans l'inva-

(1) Voyez XXIIᵉ livraison, planche 5.
(2) Voyez XXIIᵉ livraison, planche 6.

gination intestinale, que la circulation des matières se fait exclusivement dans le cylindre central, que le cylindre moyen et le cylindre périphérique y sont complétement étrangers; que l'invagination est essentiellement constituée par le cylindre central et par le cylindre moyen, et que le cylindre périphérique ou invaginant ne constitue que l'enveloppe; supprimez ce dernier cylindre, et vous avez une invagination à deux cylindres.

L'invagination à trois cylindres peut d'ailleurs avoir lieu dans tous les points de la longueur du canal digestif, à l'exception du pharynx, de l'œsophage, de l'estomac et du duodénum. Le fait représenté XXIIᵉ livraison est, de tous ceux qui sont consignés dans les annales de la science, celui qui présente l'invagination la plus voisine de l'estomac.

Les variétés de l'invagination intestinale à trois cylindres se rattachent 1° à l'*âge*. C'est chez les enfants qu'on rencontre le plus souvent l'invagination que j'ai coutume d'appeler invagination de l'agonie. Il existe des exemples d'invagination avec étranglement terminés par la mort, chez des enfants de cinq mois, d'un an, de trois ans, etc. 2° Relativement au *siége*, l'invagination peut avoir lieu aux dépens de l'intestin grêle seul; aux dépens du gros intestin seul ; elle peut être constituée tout à la fois par l'intestin grêle et par le gros intestin, et, dans ce cas, elle a commencé à l'angle iléo-cœcal. Dans cette dernière variété, qui est de beaucoup plus fréquente que les autres, et dont nous possédons un très grand nombre d'exemples depuis Monro, qui le premier a publié un fait de ce genre (1), la fin de l'intestin grêle forme le cylindre central, dont le cœcum et le colon ascendant forment le cylindre moyen, et l'arc du colon le cylindre périphérique : lorsque le déplacement continue à faire

(1) On trouvera la représentation d'un exemple de ce genre XXIIᵉ livr.

des progrès, l'intestin invaginant peut être le colon descendant, l'S iliaque du colon et même le rectum : et enfin le *boudin* de l'invagination pouvant s'échapper par l'anus, comme dans le cas rapporté par Hévin, qui a pour sujet un enfant de trois ans et demi, on conçoit que dans ce cas l'invagination sera mixte et appartiendra à la fois à l'invagination à trois cylindres et à l'invagination à deux cylindres. L'invagination au niveau de l'angle iléo-cœcal présente un caractère bien remarquable qui permettra toujours de la distinguer des autres espèces d'invagination, à savoir : une double ouverture à la partie inférieure du boudin de l'invagination (1); de ces deux ouvertures, l'une est celle que circonscrit la valvule iléo-cœcale, l'autre est l'orifice de communication de l'appendice vermiculaire avec le cœcum, et, chose remarquable, cette dernière ouverture très dilatée était, dans plusieurs cas, beaucoup plus considérable que l'ouverture iléo-cœcale. Une autre particularité de cette invagination, c'est la présence au centre de l'invagination de l'appendice vermiculaire allongé, en sorte qu'il existe ici deux cylindres centraux juxtaposés, parallèles, l'appendice vermiculaire et l'intestin grêle.

Il ne faut pas confondre cette invagination de l'intestin grêle dans le cœcum et le colon ascendant avec une invagination qui consiste dans le passage de l'intestin grêle invaginé au-dedans de lui-même à travers l'orifice iléo-cœcal. Dans le premier cas, la valvule iléo-cœcale est poussée au-devant de l'intestin grêle : aussi cette valvule occupe-t-elle la partie inférieure du boudin de l'invagination; dans le deuxième cas, l'intestin grêle, renversé au-dedans de lui-même, pénètre à travers les deux valves de la valvule iléo-cœcale qui occupe la partie la plus élevée de la tumeur; en un mot, supposons une ficelle

_____

(1) Voyez *Anatomie pathologique* avec planches, XXIIᵉ livr., pl. 6.

attachée à la valvule iléo-cœcale du côté du gros intestin, et attirant l'intestin grêle au-dedans du cœcum et du colon, et l'on aura une idée exacte de la première variété d'invagination. Supposons, au contraire, qu'une force quelconque fasse pénétrer l'avant-dernier pied de l'intestin grêle dans le dernier pied, et que le boudin de l'invagination, ainsi exclusivement constitué par deux cylindres d'intestin grêle, pénètre dans le gros intestin à travers la valvule iléo-cœcale, et l'on aura une idée exacte de cette dernière variété d'invagination, qui est excessivement rare, car il n'en existe dans la science qu'une seule observation publiée par M. Eug. Caillard. Il n'est pas besoin de dire que, dans ce dernier cas, l'orifice inférieur du boudin est unique, et que l'étranglement, s'il a lieu, ne pourrait être produit que par l'ouverture iléo-cœcale.

3° Une autre variété aura pour objet une invagination double ; il n'en existe qu'un seul exemple observé par M. Moutard-Martin, et publié par M. Cayol (1). C'est une invagination qui entre elle-même comme élément dans une autre invagination. Ainsi le cœcum, qui avait reçu dans sa cavité les portions lombaires droite et transverse du colon, s'était invaginé à son tour dans le commencement de la portion lombaire gauche du colon.

4° Une quatrième variété aura pour objet l'*invagination dans les hernies*. Une anse d'intestin renfermée dans un sac herniaire peut-elle s'invaginer, l'invagination se terminer par gangrène, la portion gangrenée se séparer ? Cette proposition serait fondée sur deux faits, dont l'un appartient à M. Cayol, et dont l'autre appartient à M. Mullot, chirurgien de Rouen (2) ; ce dernier, qui est bien plus démonstratif que le premier, a pour sujet une

(1) *Traité des hernies*, par Scarpa, trad. par Cayol, Paris, 1812.
(2) L'extrait de cette observation est dans les *Bulletins de la Société philomatique*, n° 46, 4e année, nivose an IX. L'observation complète est

exomphale observée chez une femme de cinquante-six ans. En voici le précis : Accidents d'étranglement herniaire. État désespéré. Expulsion par l'anus de 15 à 16 pouces d'intestin. Mort le soixante-cinquième jour de l'invasion des accidents, le quarante-cinquième de l'expulsion. Cicatrisation parfaite. Adhérence de la cicatrice au péritoine. Je reviendrai sur ce fait à l'occasion de la cicatrisation de l'intestin dans l'invagination terminée par l'expulsion d'une anse intestinale. Le fait de M. Cayol me paraît peu démonstratif, car il n'est pas certain qu'il y ait eu invagination, attendu que l'expulsion d'une anse intestinale par l'anus n'a pas été constatée. Ce fait établit qu'un individu a guéri, après avoir éprouvé tous les accidents de l'étranglement dans une hernie inguinale. La mort ayant eu lieu quatre mois après, on constata à l'autopsie une cicatrice circulaire occupant toute la circonférence de l'intestin.

5° Les variétés relatives à l'étendue de l'invagination sont très nombreuses : on a vu une invagination constituée par la fin du duodénum qui avait entraîné le pancréas, l'intestin grêle, l'épiploon, le cœcum, le colon ascendant, le colon transverse, lesquels étaient invaginés dans le colon descendant, l'S iliaque et le rectum.

Mécanisme de l'invagination intestinale.

Si l'on voulait produire sur le cadavre une invagination, il faudrait réduire au plus petit volume possible la portion d'intestin qu'on se propose d'invaginer, et la faire pénétrer par un mouvement dirigé suivant l'axe du canal intestinal dans la portion d'intestin qui lui fait suite et qu'on a maintenue dilatée. Ainsi 1° rétrécissement d'une portion limitée d'intestin, 2° raccourcissement de cette portion et

dans un mémoire très intéressant de M. Cayol, à la fin de sa traduction du *Traité des hernies* de Scarpa.

de celle qui lui fait suite, telles sont les deux conditions nécessaires pour une invagination artificielle. Or, ce rétrécissement et ce raccourcissement opérés par les doigts de l'expérimentateur sur le cadavre, peuvent l'être pendant la vie par la contraction des fibres propres de l'intestin, savoir le rétrécissement sous l'influence de la contraction des fibres circulaires, le raccourcissement sous l'influence de la contraction des fibres longitudinales. Remarquons ici que la succession dans la contraction des fibres circulaires de l'intestin est l'essence du mouvement péristaltique, comme aussi celle du mouvement antipéristaltique, et ne voit-on pas avec quelle facilité la contraction des fibres longitudinales qui forment une couche continue sur toute la circonférence de l'intestin peut faire pénétrer une portion d'intestin resserrée par la contraction musculaire dans la portion d'intestin qui lui fait suite et qui présente une dilatation relative?

L'invagination qui est le plus souvent *descendante*, c'està-dire qui s'est produite de haut en bas, sous l'action du mouvement péristaltique, peut dans quelques cas être *ascendante*, c'est-à-dire avoir lieu de bas en haut, sous l'action du mouvement antipéristaltique, et par conséquent on trouve quelquefois chez le même sujet deux invaginations dites de l'agonie, l'une descendante, l'autre ascendante (1). Nous avons vu que, dans le cas unique

(1) Le cours des matières fécales est un obstacle à la production de l'invagination ascendante : s'il était possible de déterminer d'avance qu'on a affaire à une invagination ascendante, on pourrait avec avantage, dans le cas d'étranglement, avoir recours au mercure coulant, qui est aujourd'hui généralement abandonné dans le traitement de l'invagination. Dans un cas figuré par M. le professeur J. Cloquet (Thèse de concours pour la chaire de clinique externe), on voit deux invaginations, l'une ascendante, l'autre descendante, placées à une très petite distance, et reçues dans le même cylindre invaginant : les deux extrémités libres de chaque boudin sont contiguës. Ce cas a été observé sur le cadavre d'une jeune fille qui présentait en outre deux autres invaginations descendantes,

d'invagination double qui a été observé, une invagination ascendante s'était invaginée dans la portion subjacente du gros intestin pour constituer une invagination descendante.

On conçoit que l'invagination, une fois produite, son accroissement puisse être en quelque sorte illimité, les contractions circulaire et longitudinale de l'intestin devant augmenter par le fait même de l'invagination commencée et n'ayant d'autre obstacle que la résistance du mésentère.

Est-il nécessaire d'une cause spéciale pour se rendre compte de l'invagination? Je ne le pense pas. Les helminthes intestinaux, rencontrés dans un certain nombre de cas, ne peuvent être considérés que comme une cause provocatrice de contractions péristaltique et antipéristaltique d'une intensité plus grande que de coutume. La présence d'un polype pédiculé pourrait bien, dans certains cas, être la cause déterminante d'une invagination. Dans un cas représenté par M. Jules Cloquet, le polype occupait la partie inférieure du boudin de l'invagination. Dans le cas figuré planches v et vi, XXII⁼ livraison, il existait deux polypes intestinaux qui naissent, l'un à la partie la plus élevée, l'autre à la partie moyenne du cylindre moyen : cette situation des deux polypes m'avait fait d'abord rejeter leur influence dans la production du déplacement; mais j'ai réfléchi que le déplacement par invagination n'étant pas un déplacement stationnaire, et son accroissement s'effectuant toujours aux dépens du bout supérieur de l'intestin (1) (je suppose l'invagination des-

Les deux invaginations contiguës répondaient au milieu de l'intestin grêle, les deux invaginations séparées occupaient la partie supérieure du même intestin, qui présentait un grand nombre d'ulcérations et onze vers lombrics.

(1) Je n'ai jamais vu un rétrécissement organique de l'intestin devenir la cause d'une invagination. Dans une observation fort incomplète, consignée dans une thèse soutenue à la Faculté le 8 avril 1837, il est dit

cendante), la portion d'intestin qui constituait le cylindre interne à un moment donné de l'invagination pouvait avoir été complétement renouvelée et appartient au cylindre moyen, de telle façon que le polype qui, dans le principe, occupait la partie inférieure du boudin de l'invagination, pouvait, à une époque donnée, en occuper la partie supérieure.

Anatomie pathologique de l'invagination étranglée.

L'étranglement n'est pas la conséquence nécessaire et immédiate de l'invagination; l'intestin est assez dilatable pour pouvoir contenir, sans interception entière de la circulation des matières, deux épaisseurs de la portion du cylindre intestinal qui lui fait suite. La présence du mésentère sauvegarde la circulation et par conséquent la vie dans les portions d'intestin invaginées; en outre, le nœud peut se dénouer quand l'invagination est récente, et il est plus que probable qu'un grand nombre d'invaginations se font et se défont d'une manière inaperçue, qu'un grand nombre de coliques dites venteuses et autres qui prennent subitement avec une grande violence et cessent de même, reconnaissent cette cause, laquelle échappe d'ailleurs à toute démonstration rigoureuse; mais pour peu que l'invagination persiste, l'é-

qu'un jeune militaire de vingt-deux ans, reçu à l'hôpital de Lyon, avait depuis un an une tumeur qui sortait par l'anus et qu'il réduisait de temps à autre. La sortie de cet intestin fut précédée de grandes coliques. Voici ce que dit l'auteur sous forme de proposition : « Le cœcum, à » l'état cancéreux, peut sortir par l'anus, en s'invaginant au colon et en » traînant à sa suite l'intestin grêle. J'en ai vu un exemple remarquable » sur un militaire mort de cette affection à l'hôpital de Lyon et où la » pièce pathologique est conservée. »

Reste à savoir si le cœcum était cancéreux; à vingt-deux ans, cela est difficile à croire. Il est probable que le prétendu cancer du cœcum n'était autre chose qu'une altération consécutive produite par la présence de cet intestin au dehors.

tranglement est à peu près inévitable, et voici comment
il se produit. Le cylindre interne qui, seul, des trois
cylindres de l'invagination, sert à la circulation des matières alimentaires, est plus ou moins comprimé par les
cylindres moyen et externe, et surtout par le cylindre
moyen. Cette compression a pour conséquence une gène
plus ou moins considérable dans la circulation de ces
matières. D'une autre part, la circulation veineuse et
lymphatique ne tarde pas à être troublée dans le mésentère, que nous avons dit être comprimé, tiraillé en corde
entre les cylindres moyen et interne, d'où la stase de
la lymphe et du sang veineux ; d'où l'œdème et quelquefois même l'infiltration sanguine, et par conséquent
l'épaississement des cylindres moyen et interne : à la
suite de cet épaississement vient l'interruption complète de la circulation des matières alimentaires, non
seulement des matières solides, mais encore des liquides
et des gaz qui s'accumulent dans la portion d'intestin
supérieure à l'invagination et la dilatent d'une manière
prodigieuse (1), d'où l'étranglement; et lorsque cet étranglement est arrivé à son plus haut degré, alors à l'interception de la lymphe et du sang veineux dans le mésentère s'ajoute celle du sang artériel, d'où la gangrène
qui occupe presque toujours les cylindres interne et
moyen ; la mort précède ou suit le plus ordinairement
cette terminaison presque inévitable de l'étranglement.

Quelle est la cause de l'étranglement dans l'invagination?
C'est le plus ordinairement le collier de l'invagination ;
ce pourrait être le cylindre moyen dans toute sa longueur. Remarquons, en effet, que le cylindre moyen est
renversé sur lui-même, et que, lorsqu'il est sollicité à la
dilatation, cette dilatation doit s'opérer non point de la
surface muqueuse à la surface séreuse, mais de la sur-

(1) Voyez *Anatomie pathologique*, avec planches, XXIIe livraison,
planche 5 et 6.

face séreuse à la surface muqueuse, et que le mésentère
qui, dans l'état ordinaire, sert par son dédoublement à la
dilatation de l'intestin, ne peut ici lui être de presque
aucun secours, que la tunique séreuse de l'intestin est
donc abandonnée à son extensibilité propre, et que la
résistance qu'elle oppose peut bien être une cause d'é-
tranglement pour le cylindre interne et même pour le
cylindre moyen lui-même.

A l'autopsie on trouve constamment une tumeur plus
ou moins volumineuse, plus ou moins dure, qui est formée par l'intestin invaginé; au-dessus de cette tumeur,
grande dilatation, quelquefois énorme dilatation de l'intestin : au-dessous de la tumeur, étroitesse de l'intestin qui
est rempli d'une mucosité sanguinolente identique à
celle que rend constamment le malade par l'anus depuis
le premier moment de l'étranglement; au niveau de l'invagination, des désordres plus ou moins considérables, suivant que les malades ont succombé à telle ou telle période
de l'étranglement. Les choses se passent ici comme dans
la hernie étranglée. Il est des malades qui succombent
par suite de l'atteinte profonde portée aux forces de la
vie par le seul fait de l'étranglement, avant l'apparition
de la gangrène; d'autres succombent à la péritonite suraiguë, qui est la conséquence très fréquente de l'invagination étranglée; il en est qui succombent avec une
gangrène très limitée, à de simples escarres; il en est
chez lesquels la gangrène occupe une bonne partie des
cylindres interne et moyen et même la totalité de ces deux
cylindres; un certain nombre résistent jusqu'au moment
où la séparation des deux cylindres est sur le point de
s'accomplir; d'autres jusqu'à ce qu'elle soit effectuée, jusqu'après l'expulsion par les selles des parties gangrenées.
Enfin, il existe un bon nombre d'exemples de guérison
après l'élimination d'une portion plus ou moins considérable de l'intestin.

L'invagination étranglée n'est donc pas nécessairement une cause de mort; mais il n'y a qu'un mode de guérison, c'est la gangrène des cylindres interne et moyen, leur séparation au niveau du collier de l'invagination et l'adhérence du bout supérieur de l'intestin au moment où il va constituer le cylindre interne avec le cylindre périphérique : ce dernier cylindre résiste presque toujours à la gangrène; car, d'une part son mésentère n'est point soumis à la compression, et d'une autre part rien ne met obstacle à sa dilatation. La guérison spontanée de l'invagination se fait donc par un procédé d'adhérence tout à fait semblable au procédé d'invagination artificielle dû à M. Jobert (1). La séreuse du bout supérieur répond à la séreuse du collier de l'invagination. Or, les faits connus de guérison d'invagination après élimination de la portion d'intestin gangrenée s'élèvent au nombre de trente-cinq d'après Thomson , qui a fait un travail remarquable sur ce sujet et recueilli tous les faits connus dans la science au moment où il écrivait.

Ici se présente une difficulté ; les portions tubulées rendues par les selles et regardées comme des portions d'intestin , étaient-elles réellement des portions d'intestin ou bien seulement des fausses membranes? on sait que dans l'enfance de l'art on prenait pour des anses intestinales les fausses membranes disposées en cylindre rendues par les selles. Arétée ayant démontré qu'il existait *deux* tuniques dans les intestins, explique l'innocuité de cette expulsion en disant que la tunique interne seule étant exfoliée dans ce cas, la continuité du canal alimentaire n'était pas interrompue. Plus tard on crut à l'exfoliation de la membrane muqueuse avec intégrité des autres tuniques. Au commencement de ce siècle, l'étude des fausses membranes ou membranes couenneuses

(1) Voyez *Mémoires de l'Académie de médecine*, Paris, 1846, t. XII, p. 517.— *Traité de chirurgie plastique*, Paris, 1849 , t. II, p. 81 et suiv,

dut jeter quelques doutes sur l'authenticité d'un certain nombre de faits réputés pour appartenir aux cas d'expulsion d'anses intestinales; il y eut donc un moment où il fut très important de recueillir des faits bien positifs qui établissent que des parties organiques tubulées rendues par les selles étaient véritablement des anses intestinales, et c'est dans le but de fournir une preuve irrécusable de ces faits que j'adressai, en 1818, à la Société de la faculté de médecine, une anse intestinale rendue par les selles, ayant 12 pouces de longueur, pourvue de son mésentère, sur laquelle on pouvait disséquer toutes les tuniques intestinales : cette anse intestinale n'était, en effet, nullement gangrenée : conservée dans l'alcool, elle avait, sauf un peu d'épaississement, suite de l'infiltration séreuse produite par l'étranglement, tous les caractères d'une anse intestinale prise sur un cadavre. Elle avait subi le mode de gangrène que j'ai appelé ailleurs *gangrène par cadavérisation* (1) (voy. t. II, class. *Gangrène*). Dans ce cas la gangrène proprement dite a été limitée au collier de l'invagination : le malade, qui est le sujet de cette observation, guérit parfaitement : il a succombé plus de dix ans après à je ne sais quelle maladie. L'autopsie n'a pas été faite.

Des trois faits d'invagination avec expulsion par l'anus d'une anse intestinale, consignés dans le mémoire d'Hévin sur la *Gastrotomie dans le volvulus*, faits qui sont revêtus de tous les caractères d'authenticité désirables, puisque les pièces ont été présentées à l'Académie royale de chirurgie, il y a deux cas de guérison. Dans le premier de ces faits, 23 pouces d'intestin colon sortirent par l'anus; 28 pouces d'iléon dans le deuxième; le cœcum, 6 pouces de colon et 6 pouces d'iléon dans le troisième. Deux des malades guérirent parfaitement. Le troisième

(1) Dans plusieurs de ces cas on pourrait insuffler et conserver par dessiccation l'anse intestinale éliminée.

succomba douze jours après la sortie de l'intestin. Il y avait absence du cœcum, du commencement du colon et de la fin de l'iléon. Un abcès s'était formé sur le muscle psoas au-dessous du rein droit et communiquait par un sinus avec la cicatrice encore imparfaite de l'intestin.

Caractères cliniques. L'invagination ne se révèle que par les symptômes de l'étranglement, lesquels sont identiquement les mêmes que ceux de l'étranglement herniaire, de l'étranglement interne par une bride, par un rétrécissement organique de l'intestin, etc., et atteignent en général le plus haut degré d'acuité dont l'étranglement soit susceptible; comme signes caractéristiques de l'étranglement par invagination, il n'y a que deux phénomènes: 1° la présence d'une tumeur plus ou moins considérable, formée par la portion d'intestin invaginée, circonstance sur laquelle Dance a beaucoup insisté et à juste titre; 2° l'expulsion par l'anus d'une grande quantité de mucosité sanguinolente: ce dernier signe ne manque jamais, et je le considère comme pathognomonique. Dans un grand nombre de cas, il y a ténesme dysentérique, si bien qu'on serait tenté de croire à l'existence d'une dysenterie, si les symptômes d'étranglement interne n'étaient pas là pour révéler le véritable caractère de la maladie.

Il ne faut pas croire que les accidents d'étranglement produits par l'invagination soient constamment suraigus. Dans quelques cas rares, l'étranglement de l'intestin invaginé se présente sous la forme chronique, et les symptômes sont si peu intenses que l'idée d'une invagination ne vient à personne, et qu'on croit tout simplement avoir affaire à une entérite.

Dans un cas de ce genre, présenté à la Société anatomique en janvier 1845, les symptômes dominants étaient des vomissements, *une diarrhée sanguinolente;* on crut à une entérite; le malade vécut encore un assez grand nombre de

I.   34

jours et succomba sans que personne eût seulement soupçonné la présence d'une invagination, tant les accidents
étaient peu graves. J'ai disséqué avec beaucoup de soin la
pièce anatomique et noté les particularités suivantes.

Le cylindre invaginant ou périphérique était le gros intestin : ce cylindre divisé, le boudin de l'invagination s'est
présenté légèrement incurvé sur lui-même; l'extrémité
libre du boudin offrait deux ouvertures et j'en conclus
immédiatement que nous avions affaire à une invagination formée par la fin de l'intestin grêle dans le cœcum et le colon ascendant, et par conséquent à une
invagination dont le cylindre central était constitué par l'intestin grêle et les deux autres cylindres par le gros intestin. Des deux ouvertures, lesquelles n'occupaient pas
l'extrémité inférieure proprement dite du boudin, mais
un côté de cette extrémité, l'une était l'orifice iléo-cœcal;
l'autre, plus considérable, était l'orifice énormément dilaté
de l'appendice vermiculaire. La surface du boudin, bien
qu'elle fût formée par le gros intestin, présentait des plis
circulairement dirigés, qui simulaient les valvules conniventes du jéjunum.

J'ai incisé le cylindre moyen formé par le cœcum et le
colon ascendant : il était très épais, œdémateux, infiltré
de sang. L'infiltration était bien plus considérable à la
partie de ce cylindre qui avoisinait l'extrémité inférieure
de l'invagination qu'à la partie supérieure. Je m'attendais
à trouver le cylindre interne non moins altéré et même
plus altéré que le cylindre moyen; point du tout, il n'a-
vait subi aucune altération dans son tissu; il présentait
son épaisseur ordinaire, seulement il était aplati par le
cylindre moyen et comme rubané; nulle part il n'y avait
signe de gangrène.

Cette observation établit qu'on peut mourir d'invagination par le seul fait de l'étranglement sans péritonite,
sans gangrène.

Un autre fait (1) me paraît également mériter d'être consigné ici pour la lenteur, l'insidiosité des symptômes d'une part, et d'une autre part pour la circonscription de la gangrène.

Quarante-trois ans, terrassier, travaillant aux forts détachés, boit de l'eau de puits pendant qu'il est en sueur, est pris, la nuit suivante, 19 juin 1845, de coliques très vives avec dévoiement, se fait soigner chez lui pendant huit jours, entre à l'hôpital le 27 juin dans l'état suivant : coliques suivies de *selles sanguinolentes* assez semblables au frai de grenouille. L'exploration de l'abdomen ne démontre pas de péritonite, mais on découvre dans la fosse iliaque interne gauche une tumeur dure au toucher, peu sensible à la pression, sur le caractère de laquelle on reste dans l'incertitude. Point de vomissements.

Le lendemain et les jours suivants, les selles sanguinolentes persistent; le malade est allé vingt-cinq fois en vingt-quatre heures; on s'assure que les selles sont constituées par du mucus sanguinolent sans matières fécales : cachou, opium à l'intérieur, diète, cataplasmes. Amélioration notable.

Le quatrième jour de son entrée, le malade paraît en voie de guérison, les selles sanglantes diminuent, les matières fécales y prédominent. Le malade a de l'appétit; on le met au bouillon d'abord, puis à la portion; on le regardait comme en voie de guérison lorsque, dans la nuit du 7 au 8 juillet, le dixième jour de son entrée, le dix-huitième de l'invasion des coliques, il est pris de symptômes de péritonite suraiguë avec ballonnement considérable de l'abdomen, et meurt le lendemain.

A l'ouverture, on constate : 1° une péritonite générale extrêmement intense; 2° une tumeur dans la fosse iliaque gauche, qui avait pu être signalée pendant la vie : cette

(1) Présenté à la Société anatomique le 11 septembre 1845.

tumeur était formée par une invagination. Le cylindre invaginant et périphérique présentait une perte de substance par escarre, à travers laquelle s'échappait un gros champignon fongueux et gangréneux, pédiculé; une autre escarre sans perforation se voyait à côté de la perte de substance. D'ailleurs, cet intestin périphérique était parfaitement sain dans le reste de son étendue.

L'intestin périphérique ouvert, nous avons vu que le champignon fongueux et gangréneux, proéminent dans la cavité péritonéale, appartenait au boudin de l'invagination; que le boudin présentait à son extrémité inférieure deux ouvertures; d'où je conclus, comme dans le cas précédent, que nous avions affaire à une invagination de l'intestin grêle dans le gros intestin, au niveau de la valvule iléo-cœcale. L'une de ces ouvertures, bordée d'une valvule à forme elliptique, était l'orifice iléo-cœcal entouré de sa double valve; l'autre ouverture différait de tous les cas du même genre (1) par son ampleur : c'était l'orifice d'un vaste cul-de-sac, au fond duquel se voyait l'orifice non dilaté de l'appendice vermiculaire; ce cul-de-sac était constitué par le cœcum incomplétement renversé.

Des deux cylindres qui constituaient le boudin, l'interne était formé par l'intestin grêle, dont les parois étaient un peu épaisses mais nullement gangrenées; il pouvait facilement donner passage aux matières fécales liquides et molles. Le cylindre moyen était très infiltré, très épais, en partie gangrené : c'était de ce cylindre moyen que naissait le champignon fongueux et gangréneux qui n'était autre chose qu'une portion de ce cylindre considérablement épaissi.

La perméabilité du cylindre interne explique le rétablissement du cours des matières et par conséquent l'a-

(1) Voyez *Anatomie pathologique*, avec planches.

mélioration notable éprouvée pendant les huit jours qui ont précédé la péritonite suraiguë : cette péritonite et la tympanite péritonéale datent bien évidemment du moment où le boudin de l'invagination a fait irruption à travers l'escarre du cylindre périphérique dans la cavité péritonéale.

Si cet incident ne se fût pas produit, j'ai peine à croire que le malade eût guéri; mais la lutte aurait été bien plus prolongée.

Caractères thérapeutiques. La thérapeutique de l'invagination dérive de la nature de cette maladie. L'invagination étant un déplacement dont tout le danger consiste dans l'étranglement, l'indication serait donc d'opérer la désinvagination. Mais comment et à quelle période? Ce ne pourrait pas être avant la période d'étranglement, car ce n'est que par l'étranglement que l'invagination révèle son existence.

Mais il n'y a rien de spécial dans les symptômes de l'étranglement par invagination. Une constriction exercée sur l'intestin par une bride produit exactement les mêmes effets. La présence d'une tumeur plus ou moins volumineuse dans l'une des régions de l'abdomen, les besoins fréquents d'aller à la selle avec ou sans ténesme suivis de l'expulsion d'une plus ou moins grande quantité de mucus sanguinolent, seuls symptômes propres à l'invagination, suffiront-ils pour déterminer à ouvrir largement l'abdomen, à introduire la main tout entière dans cette cavité pour aller à la recherche de la partie invaginée, l'amener au dehors et en pratiquer la désinvagination? Mais si l'on se rappelle ce qui précède sur l'anatomie pathologique des invaginations intestinales, on comprendra à quels dangers on s'exposerait en cherchant à opérer la réduction de l'intestin invaginé. Ne courrait-on pas le risque de lacérer les intestins devenus fragiles par l'inflammation, et peut-être en partie gangrenés, de rompre des adhéren-

ces salutaires et de troubler la nature dans ce procédé d'é-
limination des parties gangrenées qu'elle a plusieurs fois
accompli avec tant d'avantage pour les malades? De simples tentatives de réduction dans des conditions bien
plus favorables n'amènent-elles pas quelquefois une péritonite mortelle? Si une opération pouvait et devait
étre pratiquée, à la désinvagination je préférerais substituer l'ablation de la masse intestinale qui constitue
l'invagination, et pratiquer la suture du bout supérieur
avec le bout inférieur. Je repousse donc la *gastrotomie dans
le volvulus*, non seulement comme Hévin, par la raison
que des signes spéciaux nous manquent pour établir un
diagnostic positif, mais je la repousse lors même que le
diagnostic serait parfaitement établi, par la raison que la
réduction de l'intestin invaginé serait nécessairement mortelle.

C'est donc à la nature à tout faire pour la guérison de
l'invagination et après et avant l'étranglement. Avant l'é-
tranglement : c'est elle seule qui peut réduire la portion
d'intestin déplacée, car il n'est pas douteux, vu la fréquence des invaginations sur le cadavre, que de semblables invaginations ne se produisent quelquefois d'une
manière inaperçue et ne se terminent par une réduction
spontanée. Après l'étranglement: la nature seule peut produire le seul mode de guérison dont l'invagination étranglée
soit susceptible, c'est-à-dire l'élimination des parties gangrenées. A ce point de vue, je suis porté à croire qu'il y a
plus de chance de guérison lorsque l'étranglement a lieu
d'une manière très aiguë que lorsqu'il est moins intense et en quelque sorte chronique. Dans le premier cas,
la constriction, exercée par le collier de l'invagination,
interceptant brusquement et complétement la circulation
dans les deux cylindres qui constituent le boudin, la gangrène de ces deux cylindres sera immédiate, le travail inflammatoire pourra être circonscrit au niveau de ce col-

lier, et le cours des matières alimentaires se rétablir im
médiatement après la chute des cylindres, tandis que,
lorsque la circulation du sang est incomplétement interceptée, la gangrène se produit lentement, partiellement,
ou bien une péritonite générale se déclare et emporte le
malade; dans d'autres cas, en l'absence de la péritonite,
la circulation des matières devient de plus en plus difficile, et on ne comprend pas alors la possibilité d'une
guérison.

Or, la série des faits d'anatomie pathologique nous démontre le mécanisme de la guérison spontanée par l'expulsion d'une anse plus ou moins considérable de l'intestin : 1° l'invagination avec étranglement, 2° l'invagination
avec escarre, 3° l'anse intestinale commençant à se séparer, 4° l'anse intestinale complétement séparée, 5° l'anse
intestinale rendue par l'anus, 6° l'intestin cicatrisé. L'observation a démontré que les individus, qui ont échappé
comme par miracle à l'invagination étranglée, sont sujets
à des coliques, à des accidents de rétention des matières
fécales, dont la source est bien certainement dans le rétrécissement considérable qu'a subi l'intestin au niveau
de la cicatrice.

Tel est le résumé de l'anatomie pathologique de l'invagination intestinale à trois cylindres et des conséquences
cliniques et thérapeutiques qui en découlent.

Un mot sur l'invagination à trois cylindres des voies
génitales chez la femme : cette invagination à trois cylindres n'est que temporaire, n'a lieu que pendant une
première période du déplacement du vagin, dans celle
qui est connue sous le nom d'*abaissement* ou de *delapsus*, car dans la chute de matrice ou prolapsus, l'invagination est à deux cylindres. Pour bien comprendre cette disposition, il faut admettre que le vagin et l'utérus forment
un canal continu. Cela posé, supposons l'utérus attiré en
bas par un fil attaché au museau de tanche, de telle ma-

nière que le museau de tanche arrive à l'orifice du vagin, il y aura là une invagination qui sera constituée par trois cylindres : un cylindre central, c'est l'utérus; un cylindre moyen, c'est la partie supérieure du vagin; et un cylindre périphérique, c'est la partie inférieure. Je vais revenir sur l'invagination du canal vagino-utérin en traitant de l'invagination à deux cylindres.

3° ESPÈCE. Invagination à deux cylindres.

Supprimez dans une invagination à trois cylindres le cylindre invaginant ou périphérique, et vous aurez une invagination à deux cylindres que nous allons étudier : 1° dans le canal alimentaire ; 2° dans les organes génito-urinaires.

Dans le canal alimentaire on trouve *deux sous-espèces :* 1° l'invagination dans l'anus contre nature; 2° l'invagination de la partie inférieure du rectum.

1re SOUS-ESPÈCE. Invagination dans les anus contre nature.

L'invagination dans l'anus contre nature est le type le plus parfait de l'invagination à deux cylindres, c'est-à-dire de l'invagination réduite à ce que nous avons appelé le boudin dans l'invagination à trois cylindres, et elle ne peut être que cela. Cette invagination est presque aussi fréquente que les anus contre nature eux-mêmes, quelle que soit la cause qui les ait produits, savoir : plaie pénétrante de l'abdomen, hernie étranglée et gangrenée, abcès stercoral, établissement d'un anus artificiel par suite de l'imperfection congéniale du rectum ou d'une oblitération accidentelle de l'intestin ; ne soyons donc pas étonnés si on trouve dans les œuvres hippocratiques un fait qui établit de la manière la plus positive que ce mode de déplacement était connu dès ces temps reculés (1).

(1) « Le fils de Dinias à Abdère ayant reçu une plaie pénétrante de

L'invagination peut avoir lieu, 1° aux dépens du bout supérieur ou duodénal; 2° aux dépens du bout inférieur ou rectal; 3° aux dépens des deux bouts à la fois.

Je diviserai les caractères anatomiques de l'invagination dans les anus contre nature en deux catégories : 1° en ceux qu'on peut étudier sur le vivant; 2° en ceux qu'on ne peut reconnaître qu'après la mort, et par le secours de la dissection.

1° Caractères anatomiques observables sur le vivant.

L'intestin invaginé se présente sous l'aspect d'une tumeur cylindrique, rouge, villeuse, en forme de boudin, tantôt verticalement dirigée en bas, tantôt recourbée en arc de cercle, contournée sur elle-même, spiroïde, sans cesse agitée par des mouvements vermiculaires qu'augmente et perturbe l'application des irritants, et qui permettent d'étudier à fond la contraction péristaltique et antipéristaltique des intestins. Cette tumeur cylindrique est perforée à son extrémité inférieure ou libre, par laquelle s'écoulent soit des matières alimentaires, si la portion d'intestin invaginée appartient au bout supérieur de l'anus contre nature, soit des mucosités, si elle appartient au bout inférieur.

La longueur du cylindre varie depuis 1 ou 2 centimètres jusqu'à 50 ou 60 centimètres. Sa forme curviligne et sinueuse est d'autant plus prononcée qu'elle a plus de longueur, ce qui me paraît tenir à la résistance que le mésentère oppose à l'invagination. Sa surface, lubrifiée d'un mucus toujours transparent, présente constamment des plis circulaires, qu'on serait tenté de prendre pour

» médiocre étendue à la région de l'ombilic, il lui resta en cet endroit
» une fistule de laquelle il sortait un gros ver. L'intestin s'échappa par la
» fistule : l'accident de la sortie de l'intestin s'est renouvelé plusieurs
» fois ; il ne pouvait rester dans le ventre lorsque l'enfant avait de la
» toux. » (*OEuvres d'Hippocrate*, trad. par E. Littré.)

des valvules conniventes, mais que la dissection nous
démontre n'être autre chose que des plis de toute l'é-
paisseur de l'intestin ; car on les observe aussi bien dans
l'invagination du gros intestin que dans celle de la partie
supérieure de l'intestin grêle (1).

Il est digne de remarque que la membrane muqueuse,
qui forme la surface de la tumeur, ne perd jamais son
caractère de muqueuse, lors même qu'elle aurait séjourné
au dehors depuis plusieurs années, et que jamais elle ne
subit la transformation cutanée ; nous verrons ailleurs
(voyez *la classe des productions et métamorphoses organiques*)
que cette transformation ne s'opère que pour la portion de
muqueuse qui avoisine les orifices, et qui est revêtue d'é-
piderme.

On peut jusqu'à un certain point reconnaître quelle est
la partie du canal intestinal qui est le siége de l'invagination ; ainsi, la qualité des matières permettra de déterminer si c'est le gros intestin ou l'intestin grêle ; l'absence
ou la présence des valvules conniventes établira si la portion invaginée appartient à la partie supérieure ou à la
partie inférieure de l'intestin grêle ; les follicules solitaires
de ce dernier intestin se présentent sous l'aspect de granulations (grains de chènevis, tubercules de certains auteurs) ; et les plaques agminées, indice positif de la présence de la fin de l'intestin grêle, ont été observées et
désignées par Lecat sous le nom de *pustules*.

L'étude de l'invagination sur le vivant permet encore
de différencier l'invagination du bout supérieur de celle
du bout inférieur par le lieu de la sortie des matières
alimentaires ; ainsi, dans l'invagination du bout supérieur,
les matières alimentaires sortent par l'extrémité libre de la
tumeur ; dans l'invagination du bout inférieur, elles sortent ou plutôt semblent sortir par la base ou extrémité ad-

(1) Il est d'ailleurs toujours facile de distinguer les valvules conniventes des plis circulaires de l'intestin.

hérente. On a parlé de l'ingestion de liquides colorés par la bouche pour déterminer le bout supérieur, et de lavements, également colorés, pour déterminer le bout inférieur ; mais les lavements ne peuvent sortir par la plaie que lorsque l'invagination a lieu aux dépens des gros intestins ; la sortie par l'anus des liquides injectés par la plaie pourrait trouver son application.

L'anatomie pathologique sur le vivant permet encore de reconnaître l'invagination double qui se présente sous l'aspect d'une tumeur à deux branches ordinairement inégales dont l'une appartient au bout supérieur et l'autre au bout inférieur.

Elle constate en outre que, parmi ces tumeurs, les unes se réduisent spontanément par le décubitus horizontal, d'autres cèdent facilement au taxis, d'autres sont irréductibles par œdème, par étranglement ; que parmi ces dernières quelques unes peuvent être réduites, mais les malades éprouvent une telle angoisse qu'on est obligé de renoncer à la réduction.

Voyons maintenant ce que nous apprend la dissection.

2° Caractères anatomiques sur le cadavre.

Avant l'observation que Lecat communiqua à la Société royale de Londres (1), les idées les plus fausses étaient accréditées sur les invaginations dans l'anus contre nature : on croyait que le bout inférieur de l'intestin était oblitéré. On croyait que l'intestin sortait de la plaie sans renversement, tel qu'il le ferait par une plaie récente ordinaire de l'abdomen, c'est-à-dire qu'au lieu de considérer l'extrémité ou le bout de l'intestin comme adhérent à la plaie abdominale, on croyait que cette extrémité constituait l'extrémité libre de la tumeur ; d'où la crainte de

(1) *Transactions philosophiques*, années 1740-1750, et *Mémoire* de Sabatier sur les anus contre nature, dans *Mém. de l'Acad. roy. de chirur.*, t. XV, p. 40.

l'épanchement dans l'abdomen de matières stercorales et de mucosités par le fait de la réduction (1). Voici le précis du fait de Lecat, qui est le premier fait d'anatomie pathologique proprement dite qui ait été publié sur la matière et qui, par son exactitude, me paraît encore pouvoir servir de type.

Hernie inguinale droite étranglée chez une femme, et abandonnée à elle-même. Gangrène : anus contre nature. Deux mois après, renversement de l'intestin. C'était le bout inférieur ou rectal qui était le siége du renversement, car il ne donnait aucunement passage aux matières fécales, lesquelles sortaient par une ouverture située au-dessus de la base de la tumeur. Quelque temps après, le bout supérieur se renversa à son tour : les deux bouts d'intestin renversés formaient sur le ventre une tumeur continue à deux branches, dont une, celle qui avait paru la dernière, laissait échapper les matières fécales : cette branche, qui appartenait bien évidemment au bout supérieur, rentrait dans le décubitus horizontal, tandis que l'autre était irréductible. Cette dernière, *probablement pour cette raison,* dit Lecat, *était moins saine et chargée de pustules* (2). Lecat conçut le projet de réduire, de contenir le bout inférieur, de le dilater à l'aide d'une canule, de rafraîchir les bords de l'ouverture et de les réunir à l'aide d'une suture. Vains efforts : la portion d'intestin qui répondait au bout inférieur ne put être réduite, bien que Lecat eût exercé des tentatives de réduction, telles que la surface de l'intestin laissait couler du sang de toutes parts. La malade, découragée, sortit de l'hôpital. Elle y rentra onze ans après pour une maladie interne à laquelle elle succomba.

A l'ouverture, Lecat ne trouva hors du ventre que la

---

(1) Richter, *Traité des hernies*, trad. de Rougemont, t. I, ch. xxviii, p. 162; ch. xxix, p. 168.

(2) Ce sont les expressions de Lecat, qui a pris les plaques gaufrées de fin de l'intestin pour des pustules.

portion d'intestin correspondante au bout inférieur, l'autre
était complétement réduite. Les deux bouts d'intestin qui
aboutissaient à l'anus contre nature appartenaient à la fin
de l'iléon ; le bout supérieur avait à peu près son calibre
ordinaire ; le bout inférieur était fortement revenu sur lui-
même. « Il s'enfonçait dans l'ouverture des parties conte-
» nantes du ventre jusqu'à l'extérieur de la tumeur à la-
» quelle il donnait naissance, puis se renversait de dedans
» en dehors comme un doigt de gant, remontait de bas en
» haut et revenait vers l'ouverture fistuleuse du ventre
» avec laquelle il avait de très fortes adhérences, de manière
» qu'il formait invagination en sortant replié en double. »

Il suit de là que, dans l'anus contre nature, le bout inférieur se resserre, mais ne s'oblitère pas, ainsi qu'on pouvait
d'ailleurs le conclure de l'issue des mucosités par le bout
inférieur. Nous avons démontré ailleurs (voyez *classe des
adhésions*) que l'adhésion entre deux surfaces muqueuses
contiguës supposait une inflammation antérieure qui aurait détruit, dénaturé les caractères muqueux de ces surfaces. Quant au resserrement du bout inférieur, peut-il
s'opposer au rétablissement du cours des matières ? C'était
là l'objection qu'on adressait au projet d'opération de
Lecat ; mais cette objection ne tombait-elle pas devant le
fait même de l'invagination de ce bout inférieur, qui
prouvait non seulement que le bout inférieur n'était pas
oblitéré, mais encore qu'il était susceptible d'une grande
dilatation ?

Ainsi l'invagination dans l'anus contre nature est constituée par deux cylindres circonscrits l'un dans l'autre ,
savoir : le cylindre externe qui répond au cylindre moyen
de l'invagination à trois cylindres, et qui est formé par
la partie d'intestin qui est la plus voisine de l'anneau ; le
cylindre interne, qui est constitué par la partie d'intestin
la plus éloignée. Dans tout anus contre nature les deux
bouts d'intestin adhèrent d'une manière intime à l'anneau

plus ou moins étroit qui constitue cet anus ; anneau dense,
fibreux, nullement contractile, qui par conséquent don-
nerait une issue continuelle aux matières , sans le secours
d'un obturateur : jamais dans l'invagination suivie d'anus
contre nature il n'y a de rainure circulaire entre le boudin
de l'invagination et la circonférence de l'ouverture anale,
mais il y a continuité entre la surface muqueuse de
l'intestin et la peau qui entoure cette ouverture. Dans
aucun des cas d'invagination d'anus contre nature que
j'ai observés il n'y a eu déplacement de la muqueuse seulement (1).

L'intestin invaginé, facilement réductible dans l'invagination simple, peut devenir irréductible par œdème, par
adhérence, par étranglement.

L'œdème, qui est le premier effet de l'étranglement,
peut en devenir la cause par l'augmentation quelquefois
énorme de volume qu'il donne aux parties déplacées.
Desault a montré quel parti on pouvait tirer de la compression méthodique pour obtenir la réduction (2).

Des adhérences peuvent s'établir entre les deux cylindres
de l'invagination, lesquels sont adossés par leur surface
séreuse. C'est à tort que Desault (3) établit que le nombre
et la densité des adhérences ne doivent pas empêcher la
réduction, qui, suivant lui, est toujours possible, quels
que soient le volume et l'ancienneté du déplacment.

L'observation suivante montrera les inconvénients de

(1) Je crois devoir insister sur ce point ; car dernièrement il m'a été
remis, par un praticien très estimable, une observation avec figures, qui
est intitulée : *Anus contre nature avec renversement de la muqueuse*, et
cependant l'invagination avait 4 ou 5 pouces de longueur.

(2) Aucun exemple d'irréductibilité de l'intestin invaginée par œdème,
n'est plus remarquable que celui du militaire blessé par un éclat de
bombe, dont Desault nous a conservé l'histoire. (*Journal de chirurg.* de
Desault, t. I , p. 187.

(3) *Journal de chirurgie* de Desault, t. I, p. 201.

tentatives immodérées de réduction dans le cas d'adhérences (1).

Un homme, âgé de quarante-cinq ans, entra à l'hôpital
pour un anus contre nature avec invagination irréductible,
suite d'une hernie étranglée qui s'était terminée spontanément par gangrène. Cet anus contre nature datait de deux
ans et demi : l'invagination était double ; la principale,
longue de 8 à 9 pouces, avait la forme d'un boudin recourbé sur lui-même à son extrémité inférieure. Lorsque
le malade gardait le lit, la tumeur se réduisait de 9 pouces
à 6 : aussitôt qu'il se levait, elle reprenait presque immédiatement sa plus grande longueur ; aussi le malade s'était-
il condamné à garder le lit. Comme le matelot dont parle
Desault, qui recevait l'anus invaginé dans un pot de terre
attaché à sa ceinture, ce malheureux fut instinctivement
conduit à recevoir sa tumeur dans un vase de terre dont la
surface lisse l'incommodait beaucoup moins que le linge
dont il s'était servi pendant quelque temps. La surface de
la tumeur était d'un rouge vif, enduite de mucus, et présentait des rides circulaires bien distinctes des valvules
conniventes.

Ces circonstances me firent penser que la portion d'intestin déplacée appartenait ou à la fin de l'intestin grêle,
ou au gros intestin. Du reste, il n'était pas difficile de reconnaître que la portion d'intestin invaginée appartenait
au bout inférieur, car il n'était jamais sorti que des mucosités par l'orifice inférieur de l'espèce de boudin qu'elle
représentait. A la partie interne et postérieure du boudin
existait une autre tumeur du volume du poing, à surface
rouge, comme lobuleuse, à la base de laquelle se voyait
l'ouverture par laquelle sortaient les matières fécales qui

(1) On lira cette observation, dans tous ses détails, XXIe liv. *Anatomie
pathologique*, avec planches. Explication des planches 4. 5, 6, p. 5 et
suivantes.

étaient verdâtres et ne m'ont jamais offert de caractère
fécal. Cette deuxième tumeur était également formée par
l'intestin renversé. Une particularité assez remarquable,
c'est que les deux portions d'intestin ne paraissaient pas
naître immédiatement de l'anneau, mais bien d'une tumeur assez considérable tout à fait semblable à celle que
formerait une hernie inguinale.

Des tentatives de réduction furent pratiquées à plusieurs reprises, mais sans résultat autre que celui qu'obtenait le séjour au lit, c'est-à-dire une diminution de
2 à 3 pouces de longueur : à la suite d'une de ces tentatives, qui fut très considérable et dont je ne fus pas le
témoin, le ventre devint douloureux sans intumescence ;
froid des extrémités, vomissements, décomposition des
traits de la face, petitesse extrême du pouls, soif ardente ;
les intestins invaginés prennent une couleur livide,
exhalent une odeur gangréneuse et diminuent beaucoup
de volume. Mort le quatrième jour de la dernière tentative
de réduction.

A l'ouverture du cadavre, je trouvai que la portion d'intestin invaginée appartenait au commencement du gros
intestin ; elle était formée aux dépens du bout inférieur :
il est probable que la valvule iléo-cœcale, placée immédiatement au-dessus de l'anus contre nature, s'était opposée au renversement du bout supérieur. La surface séreuse
du cylindre invaginant adhérait dans une étendue de
6 pouces et par des liens celluleux fort résistants à la
surface séreuse de l'intestin invaginé, d'où l'impossibilité
de la réduction : à quelques pouces au-dessous du bout
inférieur, le gros intestin, resserré sur lui-même, ressem-
blait à une corde du volume du petit doigt.

Ce qu'il y avait de plus remarquable dans ce cas, c'est
que l'intestin colon n'avait été détruit que dans le tiers de
sa circonférence, au niveau de l'anus contre nature : que
c'était cette portion d'intestin qui, refoulée en dehors et

renversée sur elle-même, constituait la tumeur lobuleuse à la base de laquelle s'écoulaient les matières fécales. On ne conçoit pas que le rétablissement naturel du
cours des matières n'ait pas eu lieu spontanément, tant
était peu considérable la portion manquante de la circonférence du gros intestin : des soins mal entendus, un
renversement précoce de l'intestin ont dû seuls s'y opposer.

La portion d'intestin qui constituait l'invagination
n'était nullement altérée dans sa structure ; mais à
3 pouces 1/2 de l'anus contre nature, la fin de l'intestin
grêle présentait, dans l'étendue de 8 à 10 pouces, une
couleur noirâtre avec épaississement notable, une fétidité
extrême, en un mot un état gangréneux sans diffluence
par escarrification comme si le cautère actuel avait été
appliqué sur l'intestin ; aux limites de l'escarre, dans
l'étendue de 5 à 6 pouces, la muqueuse intestinale était
d'une rougeur intense. Il est bien remarquable que la
gangrène n'ait pas porté sur la portion d'intestin invaginée, sur celle par conséquent qui a dû être soumise aux
tentatives de réduction, mais bien sur celle qui était
placée au-dessus et à une certaine distance.

L'étranglement a-t-il été observé dans l'invagination
de l'anus contre nature? L'étranglement me paraît bien
plus difficile à s'effectuer dans l'invagination de l'intestin à deux cylindres que dans l'invagination à trois cylindres, vu l'absence du collier de l'invagination, dans le
premier cas. L'étranglement suppose un œdème préalable
qui seul peut établir une disproportion entre le volume
des parties déplacées et l'orifice de l'anus contre nature.
Deux faits, communiqués à l'Académie royale de chirurgie par Puy, de Lyon, établissent la possibilité de l'étranglement dans le cas d'invagination des anus contre nature.
Je citerai un de ces faits qui prouve combien est caduque

I.   35

toute pratique chirurgicale qui n'est pas fondée sur l'anatomie pathologique (1).

Une femme eut un anus contre nature à la suite d'une hernie inguinale gauche étranglée ; par cet anus s'échappait l'intestin qui rentrait facilement et dont le malade facilitait la réduction en le fomentant avec du vin chaud. Six mois après, cette portion d'intestin s'échappa dans la longueur de 6 pouces et il survint des douleurs violentes avec hoquets, vomissements qui la forcèrent d'entrer à l'Hôtel-Dieu de Lyon. Puy convoqua plusieurs de ses collègues. Quelqu'un proposa la résection. On s'y opposa : et un des principaux motifs fut l'inutilité de cette résection ; car, disait-on, après l'ablation de la portion d'intestin déplacée, il s'échapperait une nouvelle portion d'intestin qu'on serait obligé de couper encore, et de section en section on finirait par enlever tout le canal intestinal. On s'abstint donc, les accidents augmentèrent, la tumeur acquit 1 pied 1/2 de longueur, et la malade succomba en soixante heures. L'ouverture fut faite le lendemain. Croirait-on qu'on ne s'occupa nullement de l'invagination, de la disposition des parties dans cette invagination ? Seulement on constata que les intestins étaient livides et gonflés, l'épiploon tendu, et que les vaisseaux sanguins contenaient une grande quantité de sang noir et coagulé.

Je termine cet article sur l'invagination dans l'anus contre nature, en disant qu'elle est toujours constituée par deux cylindres, qu'aucun fait ne prouve que la membrane muqueuse de l'intestin se déplace toute seule, indépendamment des autres tuniques ; qu'aucun fait ne prouve que cette invagination ait débuté par une invagination à trois cylindres, c'est-à-dire qu'une portion d'in-

(1) *Mém. de l'Académie de chirurgie*, t. XV, p. 50 ; Mémoire de Sabatier.

testin située à une certaine distance de l'anus se soit introduite dans la portion d'intestin qui avoisine cet anus; car dans cette hypothèse, il y aurait un moment où une rainure circulaire, plus ou moins profonde, existerait entre l'intestin déplacé et l'anneau; que tous les faits établissent, au contraire, que l'invagination dans l'anus contre nature se produit par l'issue progressive de l'intestin, en commençant par la partie de cet intestin qui avoisine l'anus artificiel. Nous allons voir que l'anatomie pathologique de l'invagination du rectum à travers l'anus est bien plus compliquée.

2e SOUS-ESPÈCE. Invagination du rectum.

L'invagination du rectum, généralement connue sous le nom de *chute du rectum*, de *renversement*, *procidence*, *prolapsus*, est ce déplacement dans lequel l'intestin rectum s'échappe par l'anus.

Tandis que l'invagination à travers les anus artificiels ne présente qu'une variété, l'invagination du rectum à travers l'anus nous présente trois variétés bien distinctes et même quatre variétés si nous y comprenons l'invagination de la muqueuse rectale dont il a été déjà question. En voici le tableau:

1° Invagination de la muqueuse;

2° Invagination de la partie la plus inférieure du rectum à travers l'anus;

3° Invagination de la partie supérieure du rectum dans l'inférieure;

4° Précipitation à travers l'anus d'une invagination de la continuité de l'intestin. Ces deux dernières variétés peuvent être considérées comme des invaginations mixtes.

L'invagination du rectum se présente sous l'aspect d'une tumeur cylindrique plus ou moins longue, plus ou moins volumineuse, rouge, villeuse, dont l'axe est dirigé de haut en bas et d'avant en arrière, offrant à son extrémité libre un orifice par lequel s'échappent les matières fécales.

L'observation clinique toute seule, ou, si vous l'aimez mieux, l'anatomie pathologique faite sur le vivant, constate que la base ou extrémité adhérente de la tumeur formée par l'intestin invaginé présente deux dispositions bien distinctes :

1° Tantôt il existe entre l'orifice anal et la tumeur formée par l'intestin invaginé une rigole circulaire plus ou moins profonde ;

2° Tantôt il y a absence de rigole, continuité entre la tumeur et le pourtour de l'orifice.

D'où vient cette différence? Voyons ce que l'anatomie pathologique va nous apprendre.

1° Lorsque la tumeur anale se manifeste sous l'aspect d'un chémosis ou bourrelet circulaire peu considérable, avec plis radiés, elle est en général limitée à la membrane muqueuse. La laxité du tissu cellulaire sous-muqueux au voisinage de l'anus, laxité encore accrue par les efforts de défécation ou par la traction exercée sur cette muqueuse par les hémorrhoïdes, explique ce déplacement; et si la conjonctive épaissie, infiltrée, et dans son tissu propre et dans son tissu cellulaire sous-muqueux, présente une si grande épaisseur, on comprendra aisément le volume considérable que le bourrelet muqueux anal peut acquérir dans certains cas. Il ne faut pas d'ailleurs confondre le renversement de la muqueuse avec les végétations cutanées qui forment quelquefois une couronne si considérable autour de l'anus, ni surtout considérer ces végétations cutanées comme une transformation de la muqueuse renversée. La muqueuse rectale ne se transforme pas plus en tissu cutané que la muqueuse de l'intestin grêle dans l'invagination de l'anus contre nature, car le rectum n'est pas tapissé par l'épiderme (1).

Il ne faut pas confondre le bourrelet formé par la muqueuse renversée et comme dédoublée, que l'on compare à juste titre au déplacement d'une doublure de manche d'habit qui déborde l'extrémité libre du drap; il ne faut pas, dis-je, confondre ce bourrelet muqueux avec le renversement de toute l'épaisseur de l'intestin; et pourtant cette erreur est bien souvent commise.

2° Lorsque la tumeur se présente sous l'aspect d'un cylindre ayant de 2 à 3 centimètres de longueur, faisant suite, comme dans le cas de renversement de la muqueuse, au pourtour de l'anus, et à plus forte raison lorsqu'elle présente une longueur de 6 à 9 centimètres, l'anatomie pathologique prouve qu'il y a toujours dans ce cas invagination à deux cylindres, et cependant la plupart des auteurs, même les plus modernes, admettent que la membrane muqueuse constitue seule ce renversement, et c'est avec surprise qu'on lit dans Boyer (2) que dans le renversement du rectum, ce n'est pas la totalité de l'intestin qui se renverse, mais bien la membrane muqueuse seulement, car le rectum, dit-il, est trop fortement uni aux parties voisines pour que son renversement complet puisse s'effectuer. Il se fonde sur un fait de Levret (3), qui rapporte que sur le corps d'une femme, qui présentait à l'anus une tumeur livide, sanguinolente, fétide, de la grosseur du poing, il trouva le vagin et l'utérus dans leur situation naturelle, ce qui n'aurait pas eu lieu, ajoute Boyer, si la totalité de l'intestin fût sortie par l'anus : ainsi une erreur anatomique a été invoquée pour établir une erreur patho-

(1) L'épiderme n'est cependant pas limité à l'orifice de l'anus, mais il se réfléchit sur l'ouverture anale et se termine presque immédiatement en formant un liseré très étroit, comme dentelé.
(2) Article *Chute et renversement du rectum.*
(3) *Observations sur les polypes,* Paris, 1759, p. 169.

logique ; car l'anatomie normale non moins que l'anatomie morbide établissent que le rectum peut se déplacer
sans le vagin chez la femme, comme il peut se déplacer
sans la vessie chez l'homme. Boyer, et les auteurs qui
l'ont suivi, sont tombés dans une erreur, qui existait du
temps de Morgagni ; on disait alors (1), avec Juncker,
que la fermeté des liens de l'intestin avec le vagin chez
la femme, et avec la vessie et la portion prostatique de
l'urètre chez l'homme s'opposait au déplacement de cet
intestin ; on rapportait à l'appui une observation de
Cowper relative à un homme qui, ayant supporté l'extirpation d'une tumeur gangrenée formée par une chute
de l'anus, non seulement recouvra sa première santé,
mais encore fut entièrement guéri de son infirmité.
Comme Juncker, Boyer inférait encore sa manière de
voir non de l'anatomie pathologique, mais d'un fait pratique,
du succès de l'ablation de tumeurs anales par l'instrument
tranchant, ou de leur destruction par le cautère actuel, de
leur guérison spontanée par la gangrène, preuve bien
manifeste, dit Boyer, que ces tumeurs étaient formées
exclusivement par la membrane muqueuse.

A cela, je répondrai, avec Morgagni, que bien que la
membrane muqueuse du rectum pénétrée de sérosité, et
soulevée par un tissu cellulaire infiltré, puisse acquérir un
grand volume ; cependant il est impossible, avec cette
théorie de Juncker, d'admettre le fait de Fabrice d'Aqua-
pendente, qui a vu une chute du rectum tellement considérable qu'elle égalait la longueur d'un avant-bras, et tellement grosse qu'elle avait le volume des deux avant-bras
réunis ensemble ; d'où Morgagni concluait, avec Schacher,
que, « dans certains cas déterminés, la chute du fonde-
» ment a lieu de la manière suivante : la partie basse du
» rectum étant *immobile à cause de son union avec les parties*

(1) Morgagni, *Epist. anat.*, p. xxxiii.

» *voisines*, la partie de cet intestin qui est au-dessus d'elle
» tombe dans son intérieur avec les excréments, et est
» renversée au-dehors. » Il suffit, ajoute Morgagni, que
le repli péritonéal qui renferme le rectum soit relâché et
permette à cet intestin de tomber.

C'était *à priori* que Morgagni réfutait la théorie de
Juncker et lui substituait une autre théorie. Plus heureux
que Morgagni, je puis citer plusieurs faits qui établissent
d'une manière positive ce point de doctrine. Or, Morgagni
se plaignait amèrement de n'avoir trouvé dans le *Sepul-
chretum anatomicum* de Th. Bonet aucune observation
concluante sur la chute du rectum : ne pouvons-nous pas
nous plaindre aussi de n'avoir aucune bonne monographie
sur ce sujet ?

Voici le résumé d'un cas d'invagination du rectum
que j'ai fait représenter planche 6, XXIe livraison : une
coupe verticale médiane antéro-postérieure du bassin et
des parties molles m'a permis en outre de mettre en
lumière les rapports exacts du rectum déplacé.

Il résulte de l'étude de ces rapports : 1° que la maladie
connue sous les noms de chute, de prolapsus du rectum, dont la surface muqueuse se continue sans rigole
ou rainure circulaire avec la peau du périnée et du
pourtour de l'anus n'est pas toujours constituée par un
simple renversement de la membrane muqueuse ; que,
lorsque le déplacement du rectum a une certaine longueur, il est constitué par une invagination à deux
cylindres (1) ; 2° que le cylindre invaginant et le cylindre invaginé sont en rapport dans la moitié antérieure de leur circonférence par l'intermédiaire du péri-

(1) Il n'est donc pas vrai de dire qu'on distingue le renversement de la
membrane muqueuse du renversement de toute l'épaisseur du rectum, en
ce que dans le premier cas il est impossible de faire pénétrer un stylet
entre l'anus et la tumeur, tandis que dans le second le stylet s'enfonce
assez avant en longeant la paroi de l'intestin.

toine, et dans leur moitié postérieure par l'intermédiaire du tissu adipeux; 3° que si on incisait la tumeur en avant, même dans le lieu le plus déclive, on pénétrerait immédiatement dans la cavité du péritoine; 4° que le déplacement du rectum a lieu sans déplacement du vagin chez la femme, et j'ajoute sans déplacement de la vessie chez l'homme, ainsi qu'il résulte de plusieurs faits que j'ai observés, et plus particulièrement de celui représenté fig. 1 de la planche indiquée. J'appellerai l'attention sur les deux culs du sac péritonéaux, l'un antérieur, l'autre postérieur, que présente toute invagination à deux cylindres du rectum; le cul-de-sac antérieur est beaucoup plus profond, descend par conséquent beaucoup plus bas que le cul-de-sac postérieur, qui est situé entre l'intestin rectum et le coccix, bien au-dessus du niveau de l'anus, tandis que le cul-de-sac antérieur descend jusqu'à la partie inférieure de la tumeur, jusqu'au fond du pli de l'invagination. Je ne sais si des anses de l'intestin grêle ont été quelquefois reçues dans la poche formée par l'intestin renversé. S'il en était ainsi, ce serait dans le cul-de-sac antérieur qu'aurait lieu le déplacement.

Deux faits particuliers rempliront les lacunes qui pourraient se trouver dans la description précédente.

Je présentai à ma leçon du 6 mai 1828 le bassin d'une femme morte à la Salpêtrière avec un renversement du rectum qui avait deux pouces de longueur et sans rainure circulaire. La tumeur était extrêmement rouge; sa surface était parcourue par des plis ou rides circulaires analogues aux valvules conniventes, lesquels étaient formés aux dépens de la muqueuse seulement. Cette membrane, plus épaisse que de coutume, n'adhérait aux tuniques subjacentes qu'à l'aide d'un tissu cellulaire très lâche; la tumeur était constituée par toutes les membranes de l'intestin: le péritoine lui-même participait à ce renversement, en sorte que si on avait voulu faire l'excision de la tumeur, on aurait ouvert largement en avant la cavité du péritoine. J'ai noté chez ce sujet que le renversement commençait au-dessous des adhérences intimes qui unissent la partie inférieure du vagin à la partie correspondante du rectum. Le sphincter était atrophié ; ses fibres étaient pâles et avaient subi la transformation graisseuse. Elles se continuaient, sans ligne de démarcation, avec les fibres circulaires de l'intestin, dont les inférieures étaient également atrophiées. Les fibres longitudinales de cet intestin étaient plus développées peut-être que de coutume.

L'observation suivante, que j'ai recueillie en octobre 1823, et publiée dans la XXIᵉ livraison, à l'occasion de la planche 6, mérite d'être rapprochée du fait précédent.

Un homme, âgé de soixante ans, entre à l'Hôtel-Dieu en octobre 1823, pour une chute du rectum dont il voulait, disait-il, être guéri à tout prix. La tumeur avait le volume du poing ; elle était d'un rouge foncé, indolente. Au dire du malade, elle sortait habituellement pendant les efforts de défécation, mais rentrait immédiatement après. Elle n'était pas rentrée depuis la veille, et le malade avait inutilement tenté de la réduire. A l'aide d'efforts de réduction, à mon avis trop considérables et surtout trop longtemps continués, on parvint à réduire la tumeur, et on se proposait de faire, après quelques jours de repos, l'excision de la peau du pourtour de l'anus. Le lendemain la face s'altère ; vomissements, hoquets ; le pouls devient petit, inégal, intermittent. Le malade ne se plaint d'aucune douleur et n'a nullement conscience de son état. Il succombe le cinquième jour.

Je constatai que la tumeur était formée par l'intestin rectum renversé sur lui-même. Une espèce de cul-de-sac demi-circulaire, profond, existait entre la vessie, qui était restée en place, et le rectum. Le doigt, introduit dans ce cul-de-sac, pouvait être enfoncé jusqu'à la partie infé-

rieure de la tumeur ; et certes il ne répugne nullement
d'admettre qu'une masse intestinale ait pu s'engager dans
cette vaste poche à parois contiguës qui constitue le cul-
de-sac antérieur de l'invagination. Lorsqu'on réduisait le
rectum, on voyait que l'anus était énormément dilaté et
pouvait admettre le poing : ses dimensions étaient en
quelque sorte déterminées par celles du détroit inférieur.
Le sphincter atrophié était à l'état de vestige et constitué
par quelques fibres pâles, à peine distinctes du tissu
adipeux environnant. L'intestin rectum était sain ainsi que
le péritoine.

Comme cause de mort, nous avons trouvé dans le foie
une multitude innombrable de foyers purulents, les uns
superficiels, les autres profonds. Ces foyers étaient irréguliers, inégaux en volume, entourés d'un tissu brun
ardoisé, d'une fragilité remarquable. Le pus était blanc,
visqueux, et ne s'écoulait pas des foyers ouverts ; cependant quelques uns de ces foyers étaient remplis par une
sérosité lactescente. D'autres foyers étaient en quelque
sorte à l'état naissant, et présentaient des points blancs
séparés les uns des autres par un tissu brun ardoisé.
Quelques uns, plus avancés, offraient à leur centre un
petit foyer purulent autour duquel était une couche épaisse
brune ardoisée, ponctuée de blanc, ce qui donnait au
tissu du foie l'aspect d'un granit à deux grains : rate volumineuse, fragile, d'un rouge lie de vin extrêmement
foncé : follicules isolés et agminés de l'intestin grêle
très développés. Les abcès du foie, dont la formation me
paraissait si difficile à expliquer au moment où j'ai observé ce fait (car alors j'ignorais que les abcès viscéraux
multiples devaient être rapportés à une phlébite suppurée consécutive à une autre phlébite suppurée), doivent
être évidemment rapportés à une phlébite des veines
hémorrhoïdales, et cette phlébite a dû être la conséquence des efforts immodérés de réduction : malheureuse-

ment les veines hémorrhoïdales n'ont pas été examinées.

Dans les deux cas précédents, qui ont pour sujet des invaginations anciennes non contenues, il y avait donc atrophie du sphincter, et, par conséquent, paralysie de ce muscle ; il y avait en même temps atrophie des fibres circulaires de l'intestin. Les anciens, qui faisaient jouer à cette paralysie le rôle principal dans la chute du rectum, étaient donc dans le vrai ; seulement ils prenaient l'effet pour la cause ; mais cet effet devient cause, ou, du moins, s'ajoute à la cause ; car le sphincter constituant la seule digue au déplacement, son atrophie s'oppose au maintien des parties réduites : d'où la nécessité de réduire le plus promptement possible les parties déplacées et de les maintenir réduites.

Dans une première période, le sphincter anal peut devenir pour l'intestin invaginé une cause d'étranglement, et voici ce qui se passe : les parties déplacées étreintes par le sphincter encore vigoureux, deviennent œdémateuses : puis s'enflamment, puis tombent en gangrène, soit partiellement, soit par escarres, soit en masse : et la mort pourrait être la conséquence de l'étranglement, ou des efforts immodérés de réduction.

Dans une deuxième période de l'invagination non contenue, la contractilité du sphincter est bientôt vaincue et l'atrophie commence.

Mécanisme de l'invagination du rectum à deux cylindres ou sans rainure circulaire. Ce mécanisme est exactement le même que celui de l'invagination dans l'anus contre nature. Le déplacement commence par la partie la plus inférieure du rectum, c'est-à-dire par la partie la plus voisine de l'anus, souvent par la membrane muqueuse toute seule, qui entraîne bientôt toute l'épaisseur de l'intestin ; puis, si les causes de déplacement continuent, la zone inférieure attire la zone qui est au-dessus, et successivement : il y a donc cette différence entre la première période de l'invagination à deux cylindres et la première période de l'invagination à trois cylindres; que, dans celle-ci, l'invagination débute par le cylindre interne, tandis que, dans l'invagination à deux cylindres, c'est la portion invaginante qui précède dans son déplacement la portion invaginée, au moins dans le principe; car une fois l'invagination commencée, l'accroissement ultérieur peut se faire par le déplacement primitif du cylindre invaginé.

Le bourrelet anal qui m'a été adressé par Boyer, et que j'ai fait représenter, donne une idée parfaitement exacte de la première période de ce déplacement à deux cylindres. Ce fait prouve combien facilement on pourrait prendre pour des dégénérations cancéreuses les altérations inévitables que subit l'intestin rectum déplacé. Je ne nie pas la possibilité de la dégénération dans ce cas; mais ce que je sais positivement, c'est qu'on a plusieurs fois considéré comme cancéreuses et excisé comme telles, tantôt la membrane muqueuse, tantôt l'extrémité inférieure de l'intestin rectum invaginé, bien que ni la membrane muqueuse ni l'intestin ne présentassent ce caractère.

Mécanisme de l'invagination du rectum avec rainure circulaire. Cette espèce d'invagination est une invagination mixte qui appartient, dans la première période, aux invaginations à trois cylindres; dans la seconde, aux invaginations à trois cylindres dans la partie supérieure, et aux invaginations à deux cylindres dans la partie inférieure. Dans une troisième période, elle peut se convertir en une invagination de la seconde espèce ou invagination à deux cylindres. Je m'explique : Nous avons vu que le déplacement, dans l'invagination sans rainure circulaire du rectum, commençait par la partie la plus inférieure de l'intestin, à sa jonction avec la peau de l'anus, et que l'invagination s'accroissait par une sorte d'attraction. Dans l'invagination avec rainure circulaire, c'est la partie supérieure de l'intestin rectum qui s'invagine dans l'inférieure immobile. Le mécanisme de cette invagination est donc identiquement le même que celui de l'invagination à trois cylindres. Il y a en effet, dans une première période, trois cylindres; le cylindre périphérique, c'est la portion inférieure du rectum; le cylindre central, c'est la partie la plus élevée de cet intestin; le cylindre moyen, c'est la partie intermédiaire. Mais une fois le sphincter franchi, l'invagination devient mixte. La partie de l'invagination, qui est en dehors de l'anus, est une invagination à deux cylindres, et la partie, qui est au-dessus, est une invagination à trois cylindres. La profondeur de la rainure circulaire, qui sépare l'anus du boudin de l'invagination, va toujours en diminuant à mesure que ce boudin, c'est-à-dire, la portion de l'invagination qui sort de l'anus, augmente, et si le déplacement au dehors fait toujours des progrès, sans que l'invagination augmente par le dedans, l'invagination de la troisième espèce peut se convertir tout entière en une invagination de la seconde, et, dans ce cas, l'explication de Morgagni se trouve justifiée.

Dans la période où l'invagination est mixte, l'étranglement peut avoir lieu dans deux points : 1° au collier, 2° au sphincter.

Mécanisme de la précipitation à travers l'anus d'une invagination de la continuité de l'intestin. Dans cette espèce, presque toujours confondue en clinique avec l'espèce précédente, l'invagination a sa source non pas dans un des points de la longueur de l'intestin rectum, mais dans une partie beaucoup plus élevée du canal alimentaire, soit dans le gros intestin lui-même, soit dans l'intestin grêle. C'est une invagination de la continuité de l'intestin, dont le boudin, étant descendu jusque dans l'intestin rectum, finit par s'échapper par l'anus. La réduction de la tumeur qui a franchi l'anus est facile; mais ce n'est pas là une véritable réduction, ce n'est qu'un déplacement. Aussi les premiers efforts de défécation ont-ils presque toujours pour conséquence la reproduction de la tumeur extérieure.

Plusieurs faits de ce genre existent dans les annales de la science.

Haller (1) cite l'exemple d'une femme dont le colon invaginé dans le rectum pendait hors de l'anus de la longueur d'un pied; on pouvait faire rentrer la tumeur qui ressortait aussitôt. La malade mourut. Dans l'observation de Robin, citée par Hévin et par Sabatier (2), on crut à une chute du rectum. Réduction. Mort. A l'ouverture, on trouva que la partie invaginée réduite était à six pouces de l'anus et qu'on avait affaire à une invagination du cœcum et de la plus grande partie du colon dans la partie inférieure de l'S iliaque et dans le rectum : il fut impossible d'opérer la réduction, à raison des fortes adhérences que l'intestin invaginé avait contractées au niveau du repli. On distingue cette espèce d'invagination, presque toujours mortelle, de la précédente par l'absence de cul-de-sac ou de fond, le doigt ne rencontrant pas d'obstacle à son introduction.

Leblanc, dans une note ajoutée à l'Essai de Hoin sur les hernies (3), parle d'un enfant qui, à la suite d'un coup de pied de cheval et de douleurs abdominales extrêmement vives, sentit s'échapper par l'anus une tumeur qui acquit de six à sept pouces de longueur. On crut à un renversement du rectum. Cette tumeur pouvait être facilement réduite, mais elle ressortait peu après. L'enfant étant mort au bout de quinze jours, on trouva une invagination constituée par la fin de l'iléon et son mésentère dans le cœcum, le colon ascendant et l'arc du colon qui avait entraîné

---

(1) *Opusc. pathol*, obs. 33, p. 310.

(2) *Mémoires sur les anus contre nature*, Académie royale de chirurgie.

(3) Leblanc, *Précis de chirurgie*, Paris, 1775, t. II.

l'épiploon, le tout reçu dans la partie inférieure du gros intestin et s'échappant en partie par l'anus.

C'était encore un cas d'invagination de la fin de l'intestin grêle dans le cœcum et le colon, invaginés eux-mêmes dans le rectum et s'échappant par l'anus, que celui communiqué à l'Académie royale de chirurgie par Puy, chirurgien en chef de l'Hôtel-Dieu de Lyon. Un individu, âgé de quarante ans, éprouva tous les accidents de l'étranglement à l'occasion d'une chute du rectum de six pouces de longueur. Quelques topiques relâchants et calmants favorisèrent la réduction ; le malade se rétablit en peu de jours. Deux mois après, les accidents reparaissent, il rentre à l'Hôtel-Dieu : l'intestin sorti de l'anus avait un pied de long, il se putréfia. Le malade mourut en soixante heures. À l'ouverture, on vit que la totalité du colon, replié sur lui-même, s'était invaginée dans le rectum où elle avait entraîné l'iléon. C'était la partie inférieure de ce volvulus qui s'était échappée par l'anus.

Il n'est pas douteux que le fait suivant n'appartienne à la même catégorie, bien que l'autopsie n'ait pu être faite. Une femme, âgée de soixante-dix ans, valétudinaire, affectée depuis longues années d'un renversement du rectum facile à réduire, fit une chute sur le fondement dans les derniers jours de janvier 1809. Un homme de l'art, appelé, trouva la malade sans connaissance avec une tumeur de quatre à cinq pieds qui sortait par l'anus. On pratiqua la réduction qui dura une demi heure, et on chercha à prévenir la sortie des intestins par un bandage contentif. Deux heures après la réduction, des efforts de vomissements firent sortir brusquement toute la masse intestinale. Un nouveau taxis est pratiqué ; mais la réduction fut extrêmement laborieuse et ne se fit qu'après une heure et demie de tentatives infructueuses. Cette réduction fut douloureuse, avec cette particularité que la douleur se faisait bien plus sentir dans l'abdomen que dans les parties déplacées. Le lendemain, les intestins ne s'étaient pas échappés; mais l'abdomen était dur, tendu, douloureux, le pouls petit, presque effacé. Le troisième jour, à la suite d'un léger effort, toute la masse intestinale, si laborieusement réduite, sortit, mais noire et répandant une odeur fétide. Quelques heures après, la malade expira. Les parents ne permirent pas d'en faire l'ouverture.

Caractères étiologiques de l'invagination du rectum (1). Le déplacement du rectum est toujours la conséquence d'efforts répétés soit de défécation, soit de mixtion. On peut dire que la contraction des fibres longitudinales et circulaires du rectum tend à chasser la membrane muqueuse peu adhérente, qui tapisse sa zone inférieure en même temps que les matières fécales; il est même des individus chez lesquels ce déplacement de la muqueuse a lieu constamment comme il arrive au cheval, chez lequel cette membrane s'échappe normalement en couronne radiée et reste au dehors pendant tout le temps de la défécation; aussi l'invagination de la muqueuse, le chémosis anal, me paraît-il être le premier degré de l'invagination la plus ordinaire de l'intestin, de l'invagination sans rainure. Une dysenterie chronique, une diarrhée rebelle avec épreintes, la présence d'hémorrhoïdes, une constipation opiniâtre, l'habitude de faire des efforts violents et prolongés de défécation, telles sont les causes ordinaires de l'invagination; et c'est pour cela qu'on l'observe plus souvent chez les enfants et chez les vieillards qu'aux époques intermédiaires de la vie. Les calculs vésicaux, qui sont la source d'efforts si considérables, et quelquefois incessants, de mixtion et de défécation, sont souvent accompagnés de ce renversement. Jamais cette invagination ne peut se produire subitement. Avant la belle découverte de la litho-

(1) Ces considérations ne peuvent pas s'appliquer à la quatrième sous-espèce qui n'appartient qu'accidentellement au renversement du rectum.

tritie, j'ai vu plusieurs fois des enfants, et même des adultes, placés sur la table, dans l'attitude obligée pour l'opération, le cathéter étant en place, expulser avec les matières fécales une invagination du rectum plus ou moins considérable. On a pu croire quelquefois que cette invagination s'était produite instantanément : c'est une erreur, elle existait antérieurement.

La paralysie du sphincter est un effet de l'invagination, et jamais la cause; mais cet effet, qui suppose une longue habitude de séjour au dehors de l'intestin invaginé, devient un grand obstacle à la guérison.

Caractères symptomatologiques. — Première période. Dans la première période, ou *période de réductibilité*, l'intestin déplacé, que le déplacement soit limité à la muqueuse ou qu'il occupe toute l'épaisseur de l'intestin, rentre immédiatement ou peu de temps après la défécation ; cette réduction peut être spontanée ; elle peut être le résultat d'une pression, que les malades savent diriger avec une habileté bien supérieure à celle des hommes de l'art. Dans cette période, l'intestin une fois réduit, et maintenu par la résistance du sphincter, qui a conservé en grande partie sa contractilité et par conséquent sa faculté de rétention ; les malades ne peuvent faire sortir l'intestin qu'en se mettant sur le bassin, et qu'en faisant des efforts plus ou moins considérables de défécation. Il est des individus chez lesquels la réduction ne peut se faire qu'au bout de plusieurs heures de pression légère et de position horizontale; chez un de mes malades qui s'était assujetti à n'aller à la selle que tous les soirs avant de se coucher, l'intestin sorti le soir ne rentrait que le lendemain matin.

Dans cette première période, l'invagination est sujette à l'étranglement par le sphincter ; cet étranglement est précédé ou accompagné d'un œdème assez considérable. Dans cette position, si des tentatives modérées de réduc-

I. 36

tion sont insuffisantes, il ne faut pas s'en effrayer, l'étranglement par un muscle étant bien moins à redouter que l'étranglement par un anneau fibreux ; car la contraction d'un muscle ne saurait être permanente , et un muscle non contracté est éminemment dilatable. Rarement la totalité de la tumeur tombe-t-elle en gangrène ; tout se réduit à des escarres, après la chute desquelles il s'établit un travail de cicatrisation qui amène la réduction spontanée de l'intestin invaginé.

Deuxième période. — Période d'irréductibilité. Des degrés insensibles conduisent de la période de réductibilité à la période d'irréductibilité : ainsi, j'ai vu des malades qui ne pouvaient pas faire une longue course, d'autres qui ne pouvaient se tenir debout ou marcher quelques minutes sans voir sortir la tumeur qui ne se maintenait constamment réduite que dans la position horizontale. De cet état à l'irréductibilité il n'y a qu'un pas. Alors les malades sont affectés d'une véritable infirmité, bien plus grande que celle de l'invagination du vagin ou chute de l'utérus ; car la muqueuse du rectum reste toujours muqueuse, aussi rouge, aussi villeuse, aussi saignante , aussi susceptible d'inflammation après plusieurs années de séjour à l'extérieur, qu'au moment de sa sortie. De là une irritation permanente , la tuméfaction œdémateuse des parties déplacées , des hémorrhagies , des inflammations , des escarres , des sécrétions fétides ; de là enfin une altération de tissu telle qu'on a pu croire à la dégénérescence cancéreuse alors qu'il n'y avait qu'une inflammation chronique. Du reste, le déplacement peut aller sans cesse en augmentant, le sphincter n'opposant plus aucun obstacle. Il est même des cas où l'augmentation en circonférence de l'intestin déplacé était si considérable qu'on a été fondé à croire que l'intestin renversé avait pu recevoir quelques anses intestinales. Je ne sache pas cependant que l'anatomie pathologique ait confirmé cette assertion.

Une défécation involontaire, l'issue involontaire des gaz intestinaux, le marasme, la chlorose par anémie, un dégoût profond de la vie, et quelquefois la mort, sont les conséquences de cette déplorable infirmité. On a vu un enfant mourir d'hémorrhagie.

Caractères thérapeutiques. Réduire et maintenir réduit l'intestin déplacé, telle est la double indication commune à l'invagination et à tous les modes de déplacement.

La réduction, facile dans la première période, devient difficile dans la deuxième; elle peut être dangereuse si elle est effectuée avec violence (voyez l'observation de la page 553); et d'ailleurs elle ne peut être que temporaire, l'intestin s'échappant aussitôt que les efforts de contention ont cessé : le sphinter anal dilaté, atrophié, n'opposant aucune résistance, le rectum a perdu son droit de domicile (1).

Il est donc de la plus haute importance de traiter cette maladie dès sa première période, dès les premiers temps de sa première période. Prévenir les efforts de défécation par l'administration d'un verre ou deux d'eau magnésienne ou de tout autre purgatif léger, par des lavements frais, s'ils sont bien supportés; rendre l'acte de la défécation aussi exempt d'efforts que possible en invitant le malade à ne rester sur la chaise percée que le temps nécessaire pour expulser les premières matières qui se présentent et à se retirer immédiatement; réduire l'intestin aussitôt après la défécation et surtout rendre à la muqueuse ou à la partie inférieure de l'intestin sa tonicité par l'introduction dans l'anus d'une grosse bougie en cire qui, par la compression qu'elle exerce, diminue l'épaisseur des parois intestinales, fait cesser l'œdème

---

(1) Nous verrons à l'article *Hernies* ce qu'il faut entendre par droit de domicile.

et redonne en quelque sorte aux parties déplacées leur droit de domicile.

C'est par ces moyens fort simples et par des suppositoires au beurre de cacao, dans lesquels j'avais incorporé l'alun, que je suis parvenu à guérir plusieurs malades dont l'infirmité avait résisté à d'autres traitements. De temps en temps je faisais revenir à la bougie qu'on ne laissait en place qu'une demi-heure, une heure, suivant la susceptibilité du malade.

Si l'invagination est à la période d'irréductibilité permanente, j'ai lieu de croire qu'avec un peu de patience on parviendra à la réduire. Ayant eu occasion de voir à la Salpêtrière plusieurs vieilles femmes de la section dite des Gâteuses, dont l'incontinence des matières tenait à une invagination du rectum, je suis parvenu à obtenir la réduction par la position horizontale, par l'application sur la tumeur de la poudre de colophane ou d'alun, lesquelles déterminent souvent une corrugation et un retrait immédiats. Une compression méthodique produirait le même résultat; pourquoi vouloir obtenir en un instant une réduction qui ne peut s'obtenir que graduellement? Pourquoi n'imiterions-nous pas les procédés longs et persévérants que l'on met en usage pour la réduction des hernies anciennes dites irréductibles?

La réduction une fois opérée, il convient de maintenir l'intestin réduit à l'aide d'un bandage, et je considère comme aussi efficace, pour le déplacement du rectum, que le brayer pour les hernies, le bandage dit américain, qui consiste dans une ceinture élastique de laquelle part une tige également élastique supportant une pelotte oblongue de caoutchouc qui vient appuyer sur l'anus. L'écueil du traitement est dans le mécanisme de la défécation qui fait perdre en un instant le fruit de vingt-quatre heures de contention; mais je suis convaincu qu'avec de la persévérance le succès dépassera les espérances, et que ce traitement palliatif pourra à la longue devenir curatif. Il n'est pas douteux que, par une contention permanente interrompue seulement une fois le jour pour l'acte de la défécation, le sphincter ne reprenne peu à peu son ressort et sa faculté contractile.

Quant au *traitement curatif*, je crois qu'il serait difficile d'imaginer une méthode, un procédé qui n'ait pas été tenté. L'excision, la cautérisation n'ont été appliquées à l'invagination du rectum que parce qu'on était persuadé que cette invagination était constituée par la muqueuse toute seule; mais j'ai établi d'une part qu'un chémosis anal lui-même était quelquefois formé par toute l'épaisseur de l'intestin; d'une autre part, que cette extirpation a pu être faite sans accidents. Car l'invagination du rectum ne contient dans son épaisseur un cul-de-sac péritonéal que lorsqu'elle a atteint un certain volume : mais, aussitôt que le cul-de-sac péritonéal existe dans l'épaisseur de l'invagination, l'excision ou la cautérisation pourrait entraîner la mort; car elles pénétreraient nécessairement dans la cavité péritonéale; l'excision ou la cautérisation de l'intestin déplacé a été pratiquée dans le cas d'invagination du rectum, lorsqu'on a eu des craintes sur l'altération de l'intestin qu'on a cru dégénéré ou sur le point de dégénérer en cancer. Je ne nie pas la possibilité de cette dégénération du rectum dans l'invagination; mais ce qu'il y a de positif, c'est que dans un certain nombre de cas on a considéré comme cancéreuses des portions d'intestin qui étaient seulement hypertrophiées, enflammées, escarrifiées, et qui rendaient par toute leur surface un ichor putride. La *constriction* à l'aide d'un fil de la tumeur anale à la manière d'un polype doit être rangée dans la même catégorie que l'excision et la cautérisation; la ligature exposerait peut-être plus à la phlébite suppurée que les autres méthodes d'ablation.

L'excision et la cautérisation ont été appliquées d'une

tout autre manière, comme cure radicale. La cautérisation par le fer rouge a été conseillée et pratiquée en raies de feu disposées en rayonnant : ce n'est pas un mauvais moyen ; il remplit le même but que l'escarrification spontanée, qui a si souvent amené la cure radicale par la perte de substance des parties déplacées, et par la corrugation, la rétraction qui en est la suite.

C'est dans le même but qu'on a proposé de pratiquer l'excision de lambeaux plus ou moins considérables de la muqueuse du rectum. J'ignore si des succès ont été obtenus par ce procédé qui est d'ailleurs rationnel.

Une autre méthode a été déduite du rôle que joue la perte de la contractilité du sphincter et l'énorme dilatation de l'anus dans l'invagination irréductible; elle a pour but de rétrécir l'orifice anal ; plusieurs procédés ont été successivement conseillés :

1° L'excision des plis cutanés rayonnants de l'anus. Chacun de ces plis est un triangle; la perte de substance a pour conséquence le rapprochement des lèvres de ces petites plaies, la formation d'un tissu cicatriciel extrêmement rétractile, et finalement la coarctation de l'anus. C'est le procédé de Dupuytren.

2° La *périneo-raphie*, appliquée au traitement du prolapsus du rectum. Un procédé appartient à M. Roux (1), qui enlève deux lambeaux de chaque côté, et réunit par la suture enchevillée; un autre procédé appartient à M. Robert (2), qui n'emporte qu'un lambeau disposé en V, embrassant une portion du sphincter anal, et qui réunit également par la suture enchevillée.

N'oublions pas que la nature tend au retour à l'ordre, lorsque l'art a pu la placer dans des conditions convenables, et que si une contention longtemps continuée peut

(1) Thèse de M. Frémy. 1843.
(2) *Mémoires de l'Académie royale de médecine.* Paris, 1843, t. X. p. 985.

amener le resserrement d'un anneau fibreux dans les hernies, à plus forte raison produira-t-elle le resserrement du spincter anal auquel l'exercice ne tarde pas à rendre toute sa contractilité.

Je passe à l'invagination à deux cylindres des voies génito-urinaires.

3ᵉ SOUS-ESPÈCE, Invaginations des organes génito-urinaires.

A. Invagination du vagin.

Les déplacements connus sous le nom d'abaissement, de descente ou delapsus, de précipitation, de chute ou prolapsus de l'utérus, ne sont autre chose que des *invaginations du vagin* (qu'on me permette le pléonasme), dont le déplacement de l'utérus est la conséquence nécessaire. Leur fréquence s'explique par la situation, la structure, le mode de fixité et les usages de ces organes.

La distinction établie entre la descente, chute ou renversement du vagin, et la descente de matrice, distinction consacrée par l'Académie royale de chirurgie (1) et par Boyer (2), est essentiellement défectueuse. Le parallèle des symptômes rapportés à la descente du vagin et de ceux rapportés à la descente de l'utérus, les efforts inutiles qui ont été faits pour différencier ces deux lésions par des signes caractéristiques, établissent l'identité la plus absolue.

C'est évidemment *à priori* et par induction que Sabatier et surtout Boyer ont établi, comme parfaitement acquis à la science, ce point de doctrine, que le déplacement du

(1) Voyez le *Mémoire* de Sabatier sur les *Déplacements de la matrice et du vagin.* — (*Mém. de l'Acad. roy. de chirur.*, t. VIII, p. 430.)

(2) Boyer traite dans deux articles séparés de la chute du vagin, à l'article des *maladies du vagin* (*Traité des maladies chirurgicales*, t. X, p. 445), et de la descente de matrice à l'article des *maladies de la matrice*, t. X, p. 475.

vagin auquel on a donné le nom de *relaxation*, *descente*, *chute* ou *renversement du vagin*, n'était nullement le résultat du renversement de toutes les tuniques du vagin, comme on l'avait cru pendant longtemps, mais bien le résultat du relâchement de la membrane muqueuse du vagin qui *s'engorge, s'épaissit, glisse en quelque sorte sur le tissu cellulaire qui l'unit à la tunique externe et forme un bourrelet qui descend plus ou moins bas, selon les degrés de la maladie, qui a la plus parfaite ressemblance avec le relâchement et la chute de la membrane interne du rectum.* Le renversement du vagin, continue Boyer, est quelquefois borné à un point de la circonférence de ce conduit; mais le plus ordinairement il se fait dans toute cette circonférence.

Or, que nous démontre l'anatomie normale? Que telle est l'adhérence intime de la muqueuse vaginale à la tunique subjacente que la dissection la plus habile ne saurait les séparer, et qu'il n'y a aucune espèce d'analogie sous ce rapport entre la muqueuse rectale et la muqueuse vaginale.

Que nous démontre l'anatomie pathologique? Que dans tous les déplacements du vagin, la membrane muqueuse et la membrane propre de cet organe sont solidaires; que jamais aucun observateur n'a rencontré de renversement de la muqueuse vaginale toute seule; que ce renversement est impossible (1).

Lorsqu'une erreur est professée par d'aussi bons esprits et des esprits aussi positifs, il existe nécessairement quelque base à cette erreur. Or, pour le sujet qui nous

(1) Ce qu'il y a de remarquable, c'est que les anciens n'admettaient qu'une seule espèce de renversement du vagin, et que c'est par une fausse induction qu'on a appliqué à la muqueuse vaginale les observations qu'on avait faites sur la muqueuse rectale; et notez bien qu'une erreur de ce genre n'est pas purement spéculative, que les conséquences pratiques sont immédiates : cela est si vrai, que le bon sens pratique de Sabatier lui a fait rejeter dans l'application la distinction qu'il avait établie, et qu'à propos de l'extirpation de la tunique interne du vagin renversée,

occupe, l'erreur vient évidemment de ce que l'anatomie pathologique de ces déplacements n'avait pas été faite; qu'on s'était contenté des signes physiques fournis par l'observation clinique : une fausse analogie avait fait le reste.

Que nous démontre en effet l'observation clinique? Elle nous démontre que l'invagination du vagin se fait suivant deux modes bien distincts qui correspondent parfaitement aux deux modes d'invagination du rectum, savoir l'invagination sans rainure circulaire et l'invagination avec rainure circulaire : dans le premier mode, l'invagination sans rainure commence par la partie inférieure du vagin, en sorte que la partie supérieure du vagin, et par conséquent l'utérus, sont attirés en bas : le déplacement se fait de bas en haut par une sorte d'attraction, et dans ce cas il n'y a pas de rainure circulaire entre la vulve et le vagin.

Dans le deuxième mode, l'invagination commence par la partie supérieure du vagin qui s'invagine dans la partie inférieure.

Pour bien comprendre ces deux modes d'invagination, il faut considérer le vagin et l'utérus comme un seul et même canal, terminé supérieurement en cul-de-sac, et faire abstraction de la différence de structure qui existe entre ces deux organes.

Premier mode. — *Invagination par attraction* ou *sans rainure.* Le vagin renversé se présente dès le principe sous la forme d'un bourrelet analogue au chémosis anal ; à mesure que l'invagination fait des progrès, ce bourrelet

replié sur elle-même, et prodigieusement tuméfiée, extirpation qui a été conseillée et pratiquée, Sabatier dit que le défaut de signes certains qui puissent faire distinguer le renversement du vagin de celui de la matrice doit retenir tout praticien sensé (Sabatier, *Mém. cit.*, p. 432). Tout ce qui a été dit sur le déplacement de la muqueuse vaginale doit donc être rapporté au déplacement de toute l'épaisseur du vagin, lequel déplacement s'accompagne toujours de l'abaissement de l'utérus.

s'allonge peu à peu en cylindre. Dès le principe (1), ce déplacement constitue une invagination à deux cylindres.

Dans une première période, l'invagination est exclusivement constituée par le canal vaginal, l'utérus n'y prend aucune part. Le cylindre externe est constitué par la partie du vagin le plus inférieure, et le cylindre interne par la partie du vagin qui est au-dessus d'elle.

Dans cette période, l'utérus s'abaisse successivement jusqu'à ce que l'orifice du museau de tanche atteigne l'orifice inférieur du vagin : à cette limite, le cylindre externe est constitué par la moitié inférieure du vagin, le cylindre interne par la moitié supérieure; l'utérus surmonte l'invagination à laquelle, je le répète, il ne peut prendre aucune part, en ce sens qu'il ne s'invagine pas au dedans de lui-même.

Dans une deuxième période, l'invagination du vagin continue; l'utérus, entraîné par la partie supérieure du vagin, fait partie du cylindre interne de l'invagination, dans laquelle il entre par sa partie inférieure d'abord, puis lorsque l'invagination a atteint son dernier terme exclusivement, l'utérus constitue le cylindre interne et le vagin le cylindre externe.

Deuxième mode. — *Invagination avec rainure circulaire.* Dans ce mode, c'est par la partie supérieure du vagin que commence l'invagination qui se compose dès le principe non plus de deux cylindres, comme dans le premier mode, mais bien de trois cylindres ; le cylindre interne est constitué par l'utérus, le cylindre moyen par la partie supérieure du vagin, le cylindre externe par la partie inférieure. La première période a pour limites le degré d'invagination dans lequel l'orifice du museau de tanche atteint

_____

(1) Je ferai remarquer que c'est toujours par la paroi antérieure du vagin que commence le déplacement, et par conséquent que c'est le bourrelet vaginal situé derrière le méat urinaire qui apparait le premier à la vulve.

l'orifice inférieur du vagin : le doigt introduit dans le vagin, dont aucune partie n'a encore paru au dehors, rencontre une rainure plus ou moins profonde, suivant le degré de l'invagination, et terminée supérieurement par un cul-de-sac.

Dans le premier degré de cette période, le museau de tanche étant seulement abaissé, il n'est pas rare de voir confondre dans la pratique ce premier degré avec la brièveté congénitale du vagin (1).

Voici d'ailleurs les caractères différentiels de la première période dans les deux modes d'invagination :

1er mode, 2 cylindres ; 2e mode, 3 cylindres.— 1er mode : présence du vagin au dehors dès le principe de l'invagination ; 2e mode : absence du vagin au dehors. — 1er mode : absence de rainure circulaire autour de l'invagination ; 2e mode : rainure circulaire plus ou moins profonde. Mais ces caractères différentiels vont s'effacer peu à peu dans la 2e période et disparaître complétement à la fin de cette 2e période

Dans la seconde période du deuxième mode, le boudin de l'invagination constitué dans son cylindre interne par l'utérus, dans son cylindre externe par la partie supérieure du vagin renversé, apparaît au dehors. La rainure qui sépare le boudin de l'invagination du cylindre externe, lequel est formé par la partie inférieure du vagin, va toujours en diminuant ; l'invagination est donc mixte. La partie supérieure est constituée par trois cylindres, la partie inférieure, celle qui déborde la vulve par deux cylindres : à la dernière limite de cette période du deuxième mode, l'invagination est à deux cylindres seulement dans toute sa longueur ; car alors le cylindre interne est con-

_____

(1) J'ai été bien souvent consulté par des femmes dont le vagin était affecté de cette brièveté congénitale, et non point d'abaissement de l'utérus, comme on l'avait pensé. Chez plusieurs, un pessaire avait été conseillé et même introduit.

stitué par l'utérus seulement, le cylindre externe par le vagin renversé seulement, si bien qu'à cette période extrême il y a identité entre les deux modes d'invagination.

D'après ce qui précède, on conçoit pourquoi les observateurs ont pu admettre qu'il y avait une descente du vagin distincte de la descente de l'utérus ; la descente du vagin, c'était l'invagination par le premier mode ; la descente de l'utérus, c'était l'invagination par le second mode ; mais, dans l'un et l'autre modes, c'est toujours le vagin qui se déplace, qui s'invagine au dedans de lui-même, et l'utérus qui est entraîné par ce déplacement.

Voici maintenant l'anatomie pathologique de l'invagination du vagin parvenue à sa dernière limite. Les nombreux détails descriptifs qu'elle présente ne peuvent être bien saisis que par une figure (1). Ici une bonne partie de l'anatomie pathologique peut être faite sur le vivant, ou sur le cadavre sans le secours de la dissection. C'est par là que je vais commencer.

1° *Observations anatomiques qui peuvent être faites sur le vivant.* L'invagination du vagin, parvenue à sa dernière limite, se présente sous la *forme* d'une tumeur cylindroïde terminée en bas par une fente transversale. Cette forme est quelquefois sphéroïdale : je l'ai vue, dans un cas, égaler en volume la tête d'un adulte, et ce ne fut pas sans difficulté que j'obtins la réduction ; mais la malade éprouva immédiatement des accidents qui ne cessèrent qu'après la sortie de la tumeur et qui la firent renoncer à une contention d'autant plus désirable que cette malheureuse était affectée d'incontinence d'urine. Il est probable que, dans ce cas, il y avait autre chose que l'utérus dans la poche formée par le vagin renversé. On dit avoir entendu, dans un cas semblable, pendant la ma-

(1) Voyez *Anat. pathol.*, avec planches, XXV⁰ livraison, pl. 4.

nœuvre de la réduction, un gargouillement qui annonçait la présence de l'intestin dans l'épaisseur de la tumeur.

L'*axe* de la tumeur est dirigé d'avant en arrière. Sa *longueur*, variable suivant les différences individuelles de longueur que présente le vagin, est quelquefois beaucoup plus considérable que ne le comporte la longueur naturelle de cet organe, ce qui tient à sa prodigieuse extensibilité en hauteur comme en circonférence (1).

La fente transversale qui termine inférieurement la tumeur, n'est autre chose que l'orifice inférieur de l'utérus. Les lèvres du museau de tanche sont complétement effacées. J'ai vu à la Salpêtrière plusieurs exemples d'oblitération (2) de cet orifice. A sa base ou extrémité adhérente, la tumeur se continue en avant sans rainure, sans cul-de-sac avec les grandes et petites lèvres, qui la couronnent en quelque sorte, qui ne se déplissent jamais, et qui jamais non plus ne sont entraînées dans le déplacement : en arrière, rainure circulaire dans laquelle le doigt introduit rencontre bientôt un cul-de-sac. Cette rainure, qui m'a paru constante, est la preuve que le renversement du vagin n'est jamais complet en arrière.

En opposition à ce que j'ai dit pour le rectum, à ce que je dirai plus tard pour l'utérus, la muqueuse vaginale subit la transformation cutanée; c'est la même sécheresse, le même épiderme, et à peine conserve-t-elle une légère nuance rosée.

Par le cathétérisme, on reconnaît le changement de direction qu'a subi le canal de l'urètre; on peut reconnaître jusqu'à un certain point qu'une partie de la vessie est contenue au centre de la tumeur. Par l'introduction du

(1) Hoin dit que dans un cas la tumeur avait 19 pouces de long sur 7 de circonférence.

(2) Dans un cas d'invagination complète avec oblitération de l'orifice vaginal de l'utérus, j'ai vu cet organe constituer une poche considérable remplie d'un mucus noirâtre.

doigt dans le rectum, il est facile de s'assurer que le rectum est resté en place.

2.º *Anatomie pathologique sur le cadavre.* Si on ouvre l'abdomen, et si on cherche l'utérus à sa place accoutumée, on ne voit de cet organe que son bord supérieur ou fond, les ovaires et les trompes (1); si on saisit le fond de l'utérus et qu'on l'attire en haut, on réduit l'invagination avec la plus grande facilité. Cette vue par le bassin montre que le rectum n'a subi aucun changement de situation. Elle semble indiquer également que la vessie n'a point été entraînée par le vagin ; mais nous verrons que cet organe a subi dans son bas-fond un notable déplacement.

Une coupe verticale médiane antéro-postérieure du bassin et de la tumeur (2), donne une idée aussi exacte que possible des rapports des parties dans l'invagination du vagin. Voici quels sont ces rapports :

a. L'utérus est considérablement allongé , et c'est à cet allongement, qui, dans un cas , était de six à sept pouces, qu'il doit d'occuper toute la longueur de l'invagination , et en même temps d'affleurer par son bord supérieur le niveau de la base de la poche infundibuliforme produite dans le bassin par le vagin renversé ; si bien que, vu du côté du bassin, l'utérus paraît, au premier abord , occuper sa place accoutumée. Non seulement l'utérus est allongé, mais il a changé de forme et acquis un volume considérable : il est rétréci à sa partie moyenne et élargi à ses extrémités , à la manière d'une gourde. L'augmentation notable de volume qu'il a subie coïncide avec un ramollissement de tissu qui lui a donné une certaine ductilité. J'ai déjà dit qu'il y avait absence de museau de tanche dont les lèvres semblent avoir été entraînées avec le vagin, s'être renversées avec lui ; de sorte qu'il est difficile de

(1) Je n'ai jamais vu les ovaires et les trompes enfoncées dans le sac formé par le vagin renversé.

(2) *Anat. pathol.*, avec planches, XXVI° liv., p. 4.

tracer la ligne de démarcation entre le vagin et l'utérus. Cette coupe permet de voir parfaitement que la partie postérieure du vagin n'est pas complétement renversée et de constater la profondeur de la rainure ou du repli formé par cette partie postérieure. Ce défaut de renversement complet explique pourquoi le diamètre vertical de l'invagination est plus considérable en avant qu'en arrière.

b. Le rectum n'avait subi de déplacement dans aucun des cas nombreux que j'ai étudiés (1). Cependant je dois dire que plusieurs de nos vieilles femmes de la Salpêtrière qui étaient affectées de chute du vagin, avaient en même temps une incontinence de matières fécales par regorgement ; mais cette incontinence m'a paru une simple coïncidence.

c. Vue par le bassin, la vessie paraît occuper sa place accoutumée ; mais si on ouvre cet organe par sa partie supérieure et si on introduit le doigt dans sa cavité, on voit que le bas-fond de la vessie a suivi la paroi antérieure du vagin, de même que le canal de l'urètre, dont la direction est devenue tout à fait l'inverse de la direction normale, c'est-à-dire qu'il se porte en bas et en arrière et que sa concavité est inférieure. J'ai rencontré plusieurs fois des calculs urinaires dans le vaste cul-de-sac formé par la partie déplacée de la vessie. L'adhérence intime de la vessie et du canal de l'urètre à la partie antérieure du vagin explique parfaitement cette communauté de déplacement. La rétention, et plus souvent l'incontinence d'urine, sont la suite de cette disposition.

d. Culs-de-sac péritonéaux. Leur étude n'est pas moins

---

(1) Cependant J. Cloquet a fait représenter (*Thèse de concours pour la chaire de clinique externe de la Faculté*) un prolongement du rectum qui s'enfonce entre la face postérieure de l'utérus et le rectum : s'il n'y a pas eu erreur, ce fait est une exception, ainsi que l'absence de rainure circulaire, entre l'invagination et le rectum.

intéressante que dans l'invagination du rectum. Ils sont
au nombre de deux, l'un antérieur, l'autre postérieur.
L'antérieur, intermédiaire à la vessie et au corps de
l'utérus, est bien moins important à connaître que le
postérieur, situé entre la face postérieure de l'utérus et
la paroi postérieure du vagin renversé (1). Ce dernier cul-
de-sac occupe la partie inférieure de la tumeur ; en sorte
que rien ne serait plus facile que de pénétrer dans la cavité
péritonéale, en incisant la paroi postérieure du vagin. Il
résulte de cette disposition que, si les intestins s'enfoncent
quelquefois dans la poche formée par le vagin renversé,
ce ne peut être que dans le cul-de-sac postérieur ; je ne
doute pas, d'ailleurs, de cette pénétration dans un certain
nombre de cas, bien que je ne l'aie pas rencontrée sur le
cadavre. Comment expliquer sans elle cette invagination
du volume de la tête d'un adulte dont j'ai parlé ?

Je regarde comme devant être rapportés à l'invagination et non point aux hernies : 1° le déplacement connu
sous le nom de *cystocèle vaginale*, dans lequel la paroi antérieure du vagin vient faire saillie à la vulve. L'adhérence
du bas-fond de la vessie au vagin explique pourquoi ce
bas-fond double le vagin renversé ; 2° le déplacement
connu sous le nom de *rectocèle vaginale*, dans lequel la
paroi postérieure du vagin, doublée par le rectum, vient
faire saillie à travers la vulve. L'adhérence du rectum au
vagin n'est pas assez intime pour que cet organe accompagne nécessairement la paroi postérieure du vagin ;
3° l'invagination de la paroi postérieure du rectum dans le
cas d'hydropisie ascite, de kyste de l'ovaire. C'est, en
effet, dans le cul-de-sac péritonéal intermédiaire au vagin
et au rectum que s'accumule le liquide de l'ascite et que
se prolongent certains kystes de l'ovaire. Dans un cas
d'hydropisie enkystée, la paroi postérieure du vagin

(1) Voyez *Anatomie pathologique*, avec planches, XXVIᵉ livr., pl. 4.

avait franchi la vulve, où elle apparaissait sous la forme d'une tumeur qu'avant le toucher on aurait pu considérer comme une invagination ordinaire du vagin ; mais la paroi antérieure du vagin y était complétement étrangère. Dans des cas de ce genre, la ponction a pu être faite par le vagin. On conçoit que, dans l'invagination de la paroi antérieure de ce conduit, l'extraction des calculs vésicaux, s'il en existait, devrait se faire par cette paroi antérieure.

3º *Conséquences étiologiques.* Il n'en est pas du vagin comme de l'intestin. Ce ne sont point des fibres musculaires propres qui produisent l'invagination : c'est tout simplement une diminution de tonicité dans les parois du vagin, un relâchement dans ses moyens d'union avec les parties voisines, dans ses ligaments ronds et larges, dans son adhérence avec la vessie. Aussi la plupart des invaginations reconnaissent-elles pour cause un accouchement à la suite duquel la position horizontale n'a pas été assez longtemps observée. Toutes les conditions de relâchement, de flaccidité, de laxité de tissu se trouvent en effet réunies au plus haut degré chez les femmes nouvellement accouchées ; joignez-y le poids de l'utérus et la dilatation excessive de la partie supérieure du vagin. Et cependant les femmes qui n'ont pas eu d'enfants, et même les vierges, ne sont pas tout à fait exemptes de l'invagination du vagin.

Les efforts considérables et répétés favorisent beaucoup l'invagination en refoulant en bas l'utérus et le vagin ; mais dans aucun cas l'invagination complète ne peut avoir lieu subitement. Les cas cités de prolapsus subit sont des cas d'invagination par le second mode, qui se sont produits lentement et ne se sont révélés que lorsque les parties déplacées ont débordé la vulve. La difficulté qu'on éprouve à abaisser l'utérus dans le cas où l'on veut pratiquer une opération sur le col utérin, prouve l'impossibilité absolue d'une invagination brusquement opérée pendant un effort violent.

4° *Conséquences thérapeutiques.* Ces conséquences sont : 1° la facilité de la réduction, excepté dans quelques cas particuliers ; 2° la difficulté de la contention, le déplacement se reproduisant aussitôt que les moyens mécaniques de contention ne sont plus mis en usage. Ces moyens de contention, qui constituent la cure palliative de l'invagination, sont intérieurs ou extérieurs. Les moyens extérieurs sont un appareil de compression dont le meilleur est une petite pelotte oblongue supportée par une tige élastique, laquelle s'attache perpendiculairement à une ceinture, également élastique, qui entoure le bassin. Les moyens intérieurs sont un pessaire, dont le plus efficace est fabriqué avec du caoutchouc, en forme d'anneau ou de petit cône flexible, élastique, assez volumineux pour ne pas être expulsé au dehors dans la station et dans les efforts ; 3° l'impossibilité de la cure radicale, pour laquelle on a proposé d'enlever une lanière longitudinale aux parois du vagin, ou mieux, de faire plusieurs excisions superficielles à ces parois. On a été jusqu'à conseiller l'oblitération artificielle du vagin.

D'autres conséquences thérapeutiques sont relatives 1° au cathétérisme, qui doit être pratiqué d'après la direction nouvelle qu'a subie le canal de l'urètre ; 2° à la possibilité de l'extraction des calculs urinaires, en incisant les parois adossées du vagin et de la vessie ; 3° à l'extirpation de l'utérus. Certes, si l'extirpation de l'utérus dans sa totalité, corps et col, pouvait être faite, soit par section, soit par ligature, ce serait dans le cas d'invagination. La considération du cul-de-sac péritonéal postérieur, qui atteint, comme je l'ai dit, la partie inférieure de l'invagination, celle des rapports de la paroi antérieure du vagin avec le bas-fond de la vessie toujours entraîné, devraient dominer toute la question du procédé opératoire.

B. Invagination de l'utérus.

Nous venons de voir que, dans le déplacement connu sous le nom d'*abaissement*, de *chute de matrice*, c'est le vagin invaginé au dedans de lui-même qui entraîne l'utérus, lequel est complétement passif; dans l'invagination de l'utérus proprement dite, c'est le fond de l'utérus qui s'invagine au dedans de lui-même; et, aux limites de cette invagination, l'utérus tout entier est retourné à la manière d'une bourse, de telle façon que sa surface externe devient interne, et sa surface interne devient externe; son fond regarde en bas, son col regarde en haut; d'où les noms de *renversement*, d'*inversion* (Chaussier), d'*introversion* (1).

L'invagination de l'utérus au dedans de lui-même est *impossible* dans l'état de vacuité de cet organe; car, dans l'état de vacuité, l'utérus ne peut se comporter que comme un corps dur et plein.

Les conditions indispensables pour l'invagination utérine sont : 1° un ramollissement préalable; 2° une dilatation de cet organe, et sa transformation en une cavité à parois molles et flexibles; si quelques faits semblent être en opposition avec cette proposition et établir que l'utérus peut s'invaginer au dedans de lui-même sans avoir été préalablement transformé, on peut affirmer que ces faits ont été incomplétement observés ou mal interprétés. Il y a des faits qui sont exclusifs (2). On peut se rendre compte de tous les faits contradictoires, si l'on considère que l'invagination *incomplète* de l'utérus peut se concilier avec un état de santé excellent, et ne se révéler

(1) Dugès, *Traité des maladies de l'utérus*, Paris, 1833, t. I, p. 220 et suivantes.

(2) Le fait unique sur lequel s'appuie Boyer, lorsqu'il admet qu'il n'est pas *absolument impossible* que l'utérus se renverse sans dilatation préalable (*Traité des mal. chir.*, t. X, p. 489), peut recevoir une interprétation contraire à celle qu'il en a donnée.

par aucun symptôme, ainsi qu'il résulte d'une observation avec pièces anatomiques à l'appui, présentée à la Société anatomique. Or, dans des cas de ce genre, si des accidents se déclarent par suite des progrès de l'invagination, n'a-t-on pas pu croire que l'invagination tout entière datait du moment de l'invasion de ces accidents ?

Or, quelles sont les causes du ramollissement et de la dilatation de l'utérus ? Ce sont : 1° la grossesse ; 2° la présence d'un polype, d'un corps fibreux, d'une végétation cancéreuse, d'un placenta resté dans l'utérus à la suite de l'avortement ; 3° la présence d'une certaine quantité de sang, de mucus, de sérosité.

Le ramollissement et la dilatation préalables de l'utérus ne peuvent être considérés que comme la cause prédisposante de l'invagination ; la cause efficiente, c'est une violence, c'est une force qui opère le renversement de cet organe. Les choses se passent comme si une corde fixée au fond ou sur l'un des points de la surface interne de l'utérus entraînait fortement en bas la portion de paroi sur laquelle elle s'insère, de manière à faire passer cette paroi à travers le col utérin. Or, cette violence peut avoir lieu par le fait de l'accouchement dans les circonstances suivantes : 1° dans le cas de sortie brusque du fœtus et du placenta, surtout si, la femme accouchant debout, le poids de l'enfant exerçait une traction brusque et considérable sur le placenta ; 2° des tractions violentes ont été exercées par l'homme de l'art sur le cordon, le placenta étant adhérent ; 3° des tractions non moins violentes produites spontanément sur le fond de l'utérus par suite de la brièveté du cordon ombilical, l'accouchement étant d'ailleurs naturel comme dans le cas de Ruysch. Ce n'est d'ailleurs qu'au moment où s'effectue cette violence extérieure, que le renversement peut avoir lieu, et je ne saurais admettre avec quelques auteurs qu'il puisse se produire quelques jours et même quelques heures après l'accouchement. Ces faits prouvent que le renversement de l'utérus, incomplet peut-être au moment de l'accouchement, n'a pas été reconnu ou ne l'a été que plus tard.

Je ne sais jusqu'à quel point la disposition à l'invagination est favorisée par la structure musculeuse de l'utérus développé ; mais bien certainement cette structure ne joue pas ici le même rôle que dans l'invagination de l'intestin. Dans le cas de polype utérin (et je classe parmi les polypes les corps fibreux sous-muqueux), pour que l'invagination s'opère, il n'est pas nécessaire, théoriquement au moins, que le polype naisse du fond de cet organe ; mais ce mode d'insertion est évidemment le plus favorable, si bien que toutes les observations connues d'invagination de l'utérus par suite de polypes, de même que par suite d'adhérences du placenta, appartiennent à des cas dans lesquels l'implantation du polype ou du placenta se faisait au fond de l'utérus. Aucun déplacement n'est possible, tout le temps que le polype est contenu dans la cavité utérine ; mais aussitôt que le polype a commencé à franchir l'orifice utérin, la dépression du fond de l'utérus tend à avoir lieu et l'invagination peut s'effectuer.

J'ai eu occasion d'observer plusieurs fois cette invagination commençante de l'utérus par suite de polype, et je m'étonne qu'un plus grand nombre de faits de ce genre n'aient pas été observés. Ainsi, à la Salpêtrière, j'ai vu, chez une femme affectée d'un polype de l'utérus qui paraissait être dans les conditions les plus favorables pour l'extirpation, un renversement tel que si on avait coupé ou lié le polype à sa racine, on aurait nécessairement coupé ou lié le fond de l'utérus renversé. J'ai vu la même disposition dans un cas de polype cancéreux qui naissait du fond de l'utérus. Le fait suivant n'est pas moins remarquable : une jeune femme entre dans mon service, à l'hôpital de la

Charité, sous le titre de cancer de l'utérus; je la touche
et je reconnais un polype qui descendait jusqu'à la vulve.
Ce polype pyriforme, qui allait diminuant graduellement
de bas en haut, me parut dans les meilleures conditions
pour l'opération, et la malade fut transférée dans la
salle de M. le professeur Velpeau. Cet habile chirurgien,
en attirant au dehors le polype, s'aperçoit que l'utérus est
renversé sur lui-même et qu'il n'y a pas de limite appréciable entre le tissu de l'utérus renversé et le polype.
Heureusement que ce polype était un corps fibreux recouvert par une couche mince de fibres utérines, et que la
traction exercée sur la tumeur permit de voir parfaitement la circonscription de ce corps. La section de la couche
mince qui recouvrait le corps fibreux ayant été pratiquée,
l'énucléation s'en fit avec la plus grande facilité. La malade étant morte de péritonite, M. Demeaux apporta les
pièces à la Société anatomique, et nous vîmes que le renversement de l'utérus était complet, bien que cet organe
fût encore entièrement contenu dans le vagin : et nous
constatâmes avec quelle facilité on pouvait prendre l'utérus renversé pour un polype ou pour la continuation
d'un polype. Assurément, si on avait préféré dans ce
cas la ligature à l'instrument tranchant, on aurait fait
porter la ligature sur le lieu où l'utérus renversé se continue avec le vagin. J'ai connaissance d'un fait assez
récent dans lequel, à la suite d'un accouchement, le fond
de l'utérus étant sorti à travers le col fut pris plus
tard pour un polype; on l'excisa et néanmoins la malade
guérit.

Des degrés ou périodes de l'invagination de l'utérus. On
peut admettre trois degrés : dans un 1er degré ou 1re période, il y a invagination du corps de l'utérus dans le col;
dans un 2e degré ou 2e période, l'utérus, complétement
renversé, est encore contenu dans le vagin; dans un
3e degré ou 3e période, l'utérus a entraîné le vagin dans

son invagination, et l'un et l'autre sont situés hors de la vulve (1).

Dans le premier degré, l'invagination est à deux cylindres : le cylindre externe est formé par le col; le cylindre interne est formé par le corps de l'utérus.

Dans le deuxième degré, l'invagination est également à deux cylindres : le cylindre externe, formé par le vagin; le cylindre interne, formé par l'utérus renversé.

Dans le troisième degré, l'invagination est réduite à un cylindre et présente un vaste sac retourné sur lui-même, constitué par le vagin et l'utérus renversés.

Dans les deux premiers degrés, les ovaires et les trompes peuvent ne pas être contenus dans la poche formée par l'utérus retourné sur lui-même. Le fait de Levret établit dans le troisième degré que, indépendamment des trompes, des ovaires et des ligaments larges, un grand nombre d'anses de l'intestin grêle, une portion considérable de la vessie et une portion du rectum peuvent être contenus dans cette vaste poche.

C. Invagination de la vessie.

La malheureuse doctrine du déplacement de la muqueuse urétrale et vésicale à travers le méat urinaire s'est encore réfugiée ici, et je dois la réfuter encore; car les faits sur lesquels elle s'appuie (2) ne sont nullement concluants, et l'analyse de plusieurs de ces faits me porte à admettre que les cas décrits sous le titre de *Renversement de la mem-*

(1, Croirait-on que la malheureuse idée du déplacement de la muqueuse, si fâcheusement importée par les pathologistes, du rectum au vagin, ait encore été appliquée à l'utérus, et qu'on ait admis des invaginations de cette muqueuse dont l'existence a été quelque temps contestée ? Une pareille idée n'est soutenable que pour les polypes muqueux qu'on peut considérer comme étant le résultat d'une espèce d'hypertrophie avec décollement de la membrane muqueuse.

(2) Voyez Mém. de l'Acad. roy. de chir., t. IV, p. 17; — voyez Boyer, Mal. chir., t. IX.

brane interne de la vessie et de l'urètre, pourraient bien appartenir à l'invagination de la vessie en dedans d'elle-même. Le fait d'anatomie pathologique le plus important que nous ayons à cet égard est celui de Foubert (1), dont voici le précis :

Un ancien officier était sujet depuis plusieurs années à une rétention d'urine. Foubert lui retira, par la sonde, une pinte de ce liquide. Le malade mourut au bout de quelques jours. Foubert découvrit, à l'ouverture du corps, que la vessie présentait à sa partie supérieure et postérieure un enfoncement conoïde qui contenait une anse d'iléon de deux pieds de longueur. En ouvrant la vessie, il reconnut que le sommet du cône s'avançait jusque vers le col de cet organe, disposition qui avait fait croire à quelques praticiens, qui avaient sondé le malade, qu'il existait une pierre dans la vessie.

On conçoit que, pour que cette invagination puisse se former et se maintenir, il faut que le vessie ait une grande capacité qu'elle conserve au moins en partie dans l'état de vacuité.

Chez l'homme, cette invagination de la vessie ne peut jamais apparaître à l'extérieur, vu la longueur du canal de l'urètre : il n'en est pas de même chez la femme; c'est aussi chez la femme seulement qu'on a parlé d'un renversement de la muqueuse urétrale et vésicale. Le fait de Percy me paraît appartenir à l'invagination de la vessie, bien que l'anatomie pathologique ne puisse être invoquée à l'appui de cette interprétation. Je ferai remarquer l'identité, quant aux symptômes, entre ce cas et les faits qui sont considérés comme devant être rapportés au renversement de la muqueuse urétrale. Voici le résumé de cette observation :

Femme de cinquante-deux ans; toux habituelle; dysurie, puis ischurie complète. Cathétérisme qu'on apprend à la malade à se pratiquer sur elle-même. Apparition au

(1) *Mém. de l'Acad. roy. de chir.*, t. IV, p. 64.

méat urinaire d'une petite tumeur molle du volume d'une noisette. Lorsque Percy fut appelé à lui donner des soins, la tumeur avait le volume d'un œuf de pigeon; elle était rouge, inégale, résistante. Elle rentrait, soit qu'elle fût poussée par le doigt, soit qu'elle fût refoulée par la sonde. Percy pensa que cette tumeur était formée par l'introversion des parois de la vessie dans l'urètre, et ce qui le confirma dans cette idée, c'est que la réduction s'opérait spontanément, lorsque la malade pouvait supporter la rétention d'urine pendant vingt-quatre heures. Il pratiqua lui-même plusieurs fois la réduction à l'aide d'une pression légère; la tumeur rentrait pour ainsi dire spontanément sous ses doigts, et, la réduction une fois opérée, la malade urinait de suite abondamment et suffisamment.

L'invagination de la vessie est une invagination à deux cylindres, et lorsque la partie invaginée sort par le méat urinaire, l'invagination est à deux cylindres dans la portion contenue dans la vessie et le canal de l'urètre, et à un cylindre dans la portion qui déborde le méat urinaire.

D. Invagination du mamelon.

Enfin, pour compléter le tableau des invaginations, il y a invagination du mamelon, dans certains cas de cancer atrophique de la mamelle, cancer atrophique qui semble se prolonger dans l'épaississement du mamelon, le long des conduits galactophores : lorsque le mamelon est complétement retourné au dedans de lui-même, à sa place est un cône dont la base est superficielle et dont le sommet profond répond au sommet du mamelon. Dans quelques cas, l'invagination n'est pas complète; le mamelon rentré est entouré d'une rainure circulaire formée et par la base du mamelon, et par la peau qui l'avoisine.

Pour compléter cet aperçu général sur l'anatomie pathologique de l'invagination, il me reste à dire quelques mots sur l'invagination traumatique et sur l'invagination congénitale.

E. Invagination traumatique.

L'*invagination traumatique des intestins* n'est jamais produite par des instruments vulnérants qui agissent à l'aveugle sur ces organes, mais bien par l'art lui-même dans un but de conservation. L'idée de l'invagination artificielle a-t-elle été suggérée par les cas de guérison spontanée à la suite d'invagination morbide ? Cela ne serait pas impossible. Toujours est-il qu'elle a été proposée dans deux circonstances : 1° Dans les plaies intestinales dans lesquelles l'intestin a été divisé dans toute sa circonférence. 2° Dans les hernies intestinales terminées par gangrène, lesquelles sont, comme les plaies circulaires de l'intestin, inévitablement suivies d'un anus contre nature ; mais l'expérience, non moins que le raisonnement, a prouvé que l'invagination artificielle était tout à fait contre-indiquée dans les hernies étranglées avec gangrène, soit au moment de l'opération, soit, à plus forte raison, à une époque plus reculée, lorsque l'anus contre nature était établi. Je me rappelle avoir entendu raconter à Boyer qu'un malade qu'il avait opéré de hernie étranglée avec gangrène était en voie de guérison, lorsqu'il eut la fatale pensée de pratiquer à ce malade l'invagination dans le but de le guérir de l'anus contre nature, suite nécessaire de la gangrène d'une anse intestinale. Cette opération fut extrêmement laborieuse, exigea la section de beaucoup d'adhérences et se termina rapidement par la mort.

Ramdohr a attaché son nom à la méthode de suture par laquelle on invagine le bout supérieur dans le bout inférieur de l'intestin pour les maintenir par un point de suture. Dans cette méthode, on adosse la muqueuse du bout inférieur à la séreuse du bout supérieur ; or, la muqueuse ne fournissant pas son contingent d'inflammation adhésive, il ne saurait y avoir de réunion. M. Jobert, appliquant à l'invagination artificielle la théorie de l'adhésion des membranes séreuses, a fixé, pour ainsi dire, la science sur ce point, en introduisant le bout supérieur dans le bout inférieur renversé en dedans de lui-même et, par conséquent, en adossant séreuse à séreuse (1) : dans d'autres procédés qui ne sont qu'un développement de l'idée de M. Jobert, il n'y a pas d'invagination proprement dite, mais bien renversement en dedans et rapprochement des deux bouts de l'intestin renversé.

L'*invagination artificielle* du vagin est tous les jours mise en pratique pour l'extirpation des polypes de l'utérus ; on l'a également pratiquée pour la résection du col utérin cancéreux, lorsque la densité de ce col dégénéré lui permettait de résister à l'action des pinces de Museux destinées à l'accrocher pour l'attirer au dehors. Cette invagination instantanée de l'utérus qui rendrait si faciles toutes les opérations pratiquées sur le col, n'est pas sans danger, et je pense qu'elle doit être prise en sérieuse considération dans l'appréciation des accidents consécutifs à l'extirpation des polypes, accidents dont on accuse presque toujours l'opération, au lieu de les rapporter à l'invagination qui l'a précédée. Voici un fait bien positif qui établit le danger de cette invagination artificielle. Un chirurgien distingué venait d'abaisser l'utérus pour extirper un polype de cet organe. La tumeur était à la vulve, l'instrument tranchant préparé pour la section, lorsque l'idée d'un renversement possible de l'utérus se présente soudain à son esprit. Aussitôt il s'arrête, explore l'utérus par l'hypogastre, par le vagin et par le rectum ; ses doutes lui semblent confirmés par cet examen qui fut fait, il est vrai, au milieu d'une grande préoccupation d'esprit, et il renonce à l'opération. La malade, rapportée dans son lit, est prise, au bout de vingt-quatre heures, d'accidents de péritonite auxquels elle a rapidement succombé. L'autopsie a démontré

(1) *Traité de chirurgie plastique*, Paris, 1849, t. II.

qu'on avait eu affaire à un polype et non à un renversement de l'utérus.

Si un polype occupait le rectum et s'il était placé à une
trop grande hauteur pour que les efforts de défécation ne
pussent pas l'expulser au dehors, il serait rationnel
d'aller accrocher le polype et de l'attirer au dehors par
l'invagination artificielle de l'intestin.

F. Invagination congénitale.

La lésion connue sous le nom d'*inversion* ou d'*exstrophie* de la vessie, n'est autre chose qu'une invagination
congénitale à un cylindre, laquelle se présente sous la
forme d'une tumeur fongueuse, mamelonnée, très rouge,
dont le volume augmente pendant les efforts. J'ai vu
des adultes, affectés de ce vice de conformation, chez
lesquels la surface muqueuse de la vessie présentait tous
les caractères des membranes muqueuses, et n'avait, en
aucune façon, subi la transformation cutanée. Il n'y a pas
perte de substance dans l'extrophie, ou, comme on l'a
dit, absence de la paroi antérieure de la vessie, mais seulement solution de continuité médiane. Le renversement
de la poche, qui est devenue une surface convexe, tient
aux intestins qui la refoulent en avant, vu le défaut de
résistance, pressés eux-mêmes qu'ils sont par la contraction des muscles abdominaux. Les détails de ce singulier
vice de conformation qui s'accompagne toujours d'une
absence de la partie inférieure de la ligne blanche, d'un
écartement des os pubis atrophiés dans leurs corps et dans
leurs branches, et unis par une substance fibreuse très
lâche, qui s'accompagne en outre de la séparation des
corps caverneux de la verge chez l'homme, du clitoris et
des petites lèvres chez la femme, et de la division de la
partie supérieure du canal de l'urètre, trouveront leur
place dans l'anatomie pathologique appliquée.

Dans un cas de vice de conformation qui consistait

dans un renversement considérable de la tête en arrière avec hernie occipitale d'une part et hernie cervicale antérieure d'une autre part, hernie du poumon qui occupait en partie la région cervicale, hernie diaphragmatique (l'intestin grêle et une partie du foie occupant la cavité gauche de la poitrine), hernie médiastine (l'estomac et le duodénum occupant le médiastin postérieur), j'ai trouvé une invagination de l'œsophage au dedans de lui-même, et cette invagination était bien évidemment le résultat de l'ascension de l'estomac (1).

Comme dernier exemple d'invagination congénitale, je mentionnerai le fait de Baudelocque qui, ayant observé l'invagination de l'utérus chez une jeune fille de quinze ans, a cru devoir admettre que ce cas devait être rapporté à un vice de conformation.

CINQUIÈME CLASSE.

DES DÉPLACEMENTS PAR HERNIE.

Je donnerai au mot *hernie* l'acception la plus large dont il soit susceptible. Ainsi je comprendrai, sous cette dénomination, non seulement le déplacement des organes contenus dans une cavité splanchnique à travers tel ou tel point des parois de cette cavité, mais encore tout déplacement de tunique ou de membrane à travers une autre tunique ou membrane qui lui sert d'enveloppe.

D'après cette manière de voir, une hernie est le déplacement d'un organe à travers une membrane qui lui sert d'enveloppe ou de moyen de contention, que la cause de ce déplacement soit traumatique ou non traumatique; car, anatomiquement parlant, ce qui constitue essentiellement la hernie, c'est le déplacement d'un organe à travers une paroi protectrice ou contentive; pour nous, la

(1) Voyez *Anatomie pathologique*, avec planches, XIXe livraison.

présence d'un sac herniaire ne sera donc pas le caractère
fondamental du déplacement herniaire, mais bien un caractère de genre.

J'ai résumé, sous les titres suivants, les divers genres
de hernies.

1er genre : Hernies tuniquaires.

2e genre : Hernies aqueuses (1).

3e genre : Hernies traumatiques.

4e genre : Hernies par éventration.

5e genre : Hernies par éraillement ou par des anneaux
             artificiels.

6e genre : Hernies par les anneaux naturels.

PREMIER GENRE.

Hernies tuniquaires.

J'ai cru devoir établir, sous le nom de *hernies tuniquaires*,
un premier genre de hernies dont le caractère est le déplacement d'une membrane ou tunique à travers une autre
tunique qui la recouvre. Il suit de là que ce genre de déplacement est exclusivement propre aux organes constitués par plusieurs tuniques superposées.

Hernies tuniquaires de la vessie. La vessie nous en offre
le type. Ce qui n'étonnera pas, si l'on considère que la
tunique musculaire de cet organe offre une résistance très
inégale dans les divers points de sa surface, et qu'en outre
elle ne forme pas une couche continue, les fibres musculaires laissant entre elles des intervalles (2).

Dans les vessies dites à cellules, dans les vessies doubles

---

(1) J'ai cru devoir rapporter aux hernies le déplacement de la sérosité contenue dans les cavités splanchiques à travers les parois de ces
cavités, déplacement qui se fait de la même manière et par les mêmes
anneaux que celui des viscères qu'il complique souvent.

(2) C'est pour cette raison que la portion de la base de la vessie, appelée trigone, qui présente une couche plus épaisse et continue de fibres
musculaires, est la seule partie de l'organe qui soit exempte de déplacements tuniquaires.

ou triples, toutes les cellules des premières et l'une des vessies dans la vessie double, deux des vessies dans la vessie triple, sont constituées par une hernie de la muqueuse à travers la tunique musculaire.

Sur le corps d'un individu affecté de rétention d'urine et soumis à un cathétérisme habituel, j'ai trouvé la vessie supplémentaire, formée par la hernie tuniquaire, deux fois plus considérable que la véritable vessie qui se distinguait d'ailleurs au premier coup d'œil de la fausse vessie par une épaisseur beaucoup plus considérable. Dans un autre cas, j'ai vu la poche accidentelle occuper la place de la vessie elle-même qui était déjetée de côté. On conçoit, d'ailleurs, que la situation de la hernie tuniquaire, en avant, en arrière, en haut, de côté, doive exercer une grande influence sur la situation de la vessie.

Le caractère anatomique essentiel de la hernie tuniquaire de la vessie est d'être complétement dépourvue de fibres musculaires; de là son peu d'épaisseur, de là l'impossibilité où est la poche accidentelle de se vider par ses propres forces; elle ne peut donc se débarrasser de l'urine qu'elle contient qu'à l'aide de la compression exercée sur elle par les muscles abdominaux; mais il est probable que cette évacuation doit toujours être incomplète, d'où la fréquence des calculs dans ces vessies ou poches surnuméraires.

La forme des cellules ou poches qui résultent de la hernie de la muqueuse vésicale est ordinairement sphéroïde, quelquefois conoïde, en forme de doigt de gant. Leur capacité varie depuis ces vastes ampoules qui égalent, si elles ne la surpassent pas, celle de la vessie, jusqu'à ces cellules extrêmement petites, presque toujours vides, qui échappent souvent à l'observateur, car elles sont appliquées contre les parois de la vessie et semblent contenues dans son épaisseur (1).

(1) M. Mercier a présenté plusieurs fois, à la Société anatomique, des

L'orifice de communication des hernies tuniquaires avec la vessie est également très variable. Tantôt cet orifice est considérable; tantôt il est tellement étroit qu'il faut l'examen le plus attentif pour le découvrir entre deux colonnes charnues très rapprochées. Cette différence dans le diamètre de l'orifice de communication est fort importante dans le cas de calculs urinaires; elle explique la liberté ou la difficulté du passage de ces calculs de la vessie dans les cellules, et des cellules dans la vessie. On a vu des calculs enchatonnés en partie contenus dans les cellules formées par la hernie, et en partie proéminents dans la cavité de la vessie.

Il faut bien distinguer les cellules formées par les hernies tuniquaires, des kystes formés autour d'un calcul par la portion d'uretère qui traverse obliquement les parois de la vessie; kyste dont l'observation de Litre est le type le plus remarquable. Il faudrait également distinguer les déplacements tuniquaires des appendices vésicaux qui consisteraient, suivant quelques auteurs, dans des prolongements contre nature formé par toutes les membranes de la vessie. Ces prolongements seraient, suivant ces auteurs, produits par la distension d'une portion circonscrite de la vessie, par suite de la rétention d'urine ou de la présence du calcul urinaire. Je ne connais d'exemple d'appendice vésical de ce genre que pour le bas-fond de la vessie, derrière la corde saillante formée par la colonne charnue intermédiaire aux embouchures des deux uretères; j'ai observé plusieurs cas dans lesquels cet appendice, en forme de cône à base très large, à sommet étroit, était engagé entre le rectum et le trigone vésical, et atteignait la prostate. Chez la femme, on pourrait considérer comme un appendice vésical la portion de vessie

vessies qui présentaient cette disposition, et il a insisté sur l'inflammation de ces petites cellules, ordinairement inaperçues, comme cause fréquente de perforation de la vessie.

qui est entraînée avec le vagin dans l'invagination de ce canal.

Les cellules ou hernies tuniquaires de la vessie peuvent-elles exister sans rétention d'urine préalable et, par conséquent, indépendamment de toute contraction violente de cet organe? Je ne le pense pas, et je m'appuie sur ce fait que je n'ai jamais rencontré de vessie à cellules sans hypertrophie. Le mécanisme de la formation des cellules ou hernies tuniquaires est d'ailleurs facile ; ce ne peut être par le fait de la distension que s'effectue ce déplacement, mais bien par le fait de la contraction : l'urine, fortement comprimée dans tous les sens, ne rencontrant pas une égale résistance dans tous les points des parois de la vessie, doit nécessairement tendre à déplacer la muqueuse dans les points où cette muqueuse n'est pas soutenue par les colonnes charnues, et cette tendance doit être d'autant plus grande que ces colonnes charnues sont elles-mêmes plus vigoureuses.

La présence des cellules vésicales est d'ailleurs exclusivement du ressort de l'anatomie pathologique, attendu qu'elle ne peut jamais être diagnostiquée sur le vivant, et que tout au plus elle peut être soupçonnée.

Hernies tuniquaires du canal digestif. Je ne les ai observées qu'à la partie inférieure du pharynx ou au commencement de l'œsophage, dans la partie cervicale de l'œsophage, au rectum et à l'S iliaque du colon. La partie du canal digestif intermédiaire à l'œsophage et au gros intestin en est complétement exempte.

A la partie inférieure du pharynx et à l'œsophage, la poche, formée par la muqueuse déplacée, se présente sous l'aspect d'un jabot que j'ai vu très considérable, et dans lequel les aliments peuvent séjourner un temps plus ou moins long.

Mais c'est surtout dans le gros intestin, et particulièrement dans le rectum et l'S iliaque du colon, qu'on observe

I.   38

ce déplacement. On trouve la raison de cette espèce de prédilection dans l'inégalité de résistance des parois du gros intestin, les fibres longitudinales étant réunies en trois bandes parallèles, d'où résulte une force de résistance considérable à leur niveau, et une faiblesse relative dans les points intermédiaires : d'une autre part, on conçoit que le rectum et l'S iliaque étant, pour les matières fécales, un lieu de séjour, de durcissement, et l'aboutissant principal des efforts de défécation, doivent être, sous ce double rapport, plus particulièrement sollicités à ce genre de déplacement.

C'est, en effet, chez les vieillards, surtout chez ceux qui sont sujets à la constipation, qu'on rencontre assez souvent le long des trois bandes longitudinales de l'S iliaque, et entre les faisceaux musculaires longitudinaux de l'intestin rectum, une série de petites tumeurs pisiformes, noirâtres, que l'on serait tenté de prendre, au premier abord, pour des varices, et qui sont constituées par la hernie de la membrane muqueuse à travers un éraillement des fibres circulaires de l'intestin. Leur couleur noirâtre tient à de petites boulettes fécales extrêmement dures, contenues dans les cellules qui résultent de ce déplacement. Ces petites cellules dont la forme est quelquefois oblongue à la manière d'un doigt de gant, sont souvent comme ensevelies dans la graisse qui recouvre le gros intestin, et échappent ainsi à une observation inattentive. Je n'en ai jamais trouvé un plus grand nombre que sur le corps du professeur Alibert. Il y en avait plusieurs centaines, ayant toutes un orifice distinct, ordinairement étroit. J'ai vu des groupes de trois cellules juxtaposées, mais s'ouvrant isolément dans l'intérieur. On conçoit que ces petites cellules muqueuses qu'on peut comparer à celles de la vessie, puissent être irritées par la présence des matières fécales et devenir le siége d'inflammation et de perforation.

Je n'ai jamais rencontré de hernies tuniquaires au cœcum, au colon ascendant, à l'arc du colon et au colon descendant. Je n'en ai jamais non plus rencontré à l'estomac, jamais à l'intestin grêle ; car on ne saurait considérer comme des déplacements de la muqueuse les diverticules que présente si souvent l'intestin grêle à sa partie inférieure, ces diverticules étant pourvus de toutes les tuniques de l'intestin.

Hernies tuniquaires des séreuses et des synoviales. Si l'on considère que les séreuses et les synoviales sont revêtues par une couche fibreuse dans toute leur portion pariétale, on comprendra que les hernies tuniquaires de ces membranes ne sont autre chose que la propulsion de la membrane séreuse à travers la couche fibreuse qui la double. Chez une femme âgée qui mourut de rupture du cœur dans le péricarde, cette membrane distendue était surmontée en haut et en avant par une poche hémisphérique de couleur noirâtre, à parois transparentes, formée par le sang contenu dans la séreuse déplacée à travers les faisceaux fibreux supérieurs (1).

Le sac herniaire, dans les hernies de l'abdomen, pourrait, à la rigueur, être considéré comme une hernie tuniquaire du péritoine.

Synoviales. Un grand nombre de faits me portent à admettre que beaucoup de kystes, appelés *ganglions synoviaux*, ne sont autre chose que des hernies de la synoviale dont l'orifice de communication avec la cavité articulaire s'est rétréci d'abord, puis oblitéré, si bien que ces kystes, devenus indépendants de l'articulation, s'en isolent et s'en éloignent. J'ai été consulté plusieurs fois par des malades qui, à la suite d'une hydarthrose du genou, avaient conservé dans le creux du jarret une tumeur circonscrite, sensible à la pression, et qui rendait pénibles et même douloureux

(1) J'ai fait représenter cette disposition. (*Anatomie pathologique* avec planches. XXᵉ livr.)

tous les mouvements de l'articulation. Chez l'un de ces malades, la tumeur reparaissait de temps en temps, lorsqu'il se livrait à quelque exercice fatigant, ce qui supposait que la synoviale, déplacée à travers le ligament postérieur de l'articulation du genou, n'était pas susceptible de réduction. Chez un autre malade, la tumeur se dissipait dans la flexion et reparaissait dans l'extension du genou.

Hernies tuniquaires des artères. On a parlé d'une espèce d'anévrisme, *aneurisma herniam arteriæ sistens*, qui consisterait dans le déplacement de la membrane interne de l'artère à travers un éraillement de la membrane moyenne. Mais ce mode de déplacement n'existe pas.

Hernies tuniquaires des veines. Je me suis assuré, par des dissections très soignées, que les varices latérales des veines, bien distinctes des varices qui ont lieu suivant toute la circonférence de ces vaisseaux, étaient le résultat d'une hernie de la membrane interne de la veine à travers la membrane externe et, par conséquent, étaient constituées par une seule tunique.

Hernies tuniquaires de l'œil. Elles comprennent : 1° la *hernie de l'iris* à travers la cornée, dans l'opération de la cataracte par extraction, dans les ulcérations de la cornée; 2° la *hernie de la membrane de l'humeur aqueuse* à travers la cornée ulcérée; 3° la *hernie de la choroïde* à travers la sclérotique prodigieusement amincie ou atrophiée. Cette hernie, qui occupe le plus ordinairement la moitié postérieure du globe oculaire et se présente sous la forme d'une bosselure noire, plus ou moins proéminente, tient évidemment au défaut de résistance de la sclérotique dans le point correspondant. Ces bosselures sont quelquefois multiples (1).

(1) Voyez *Anatomie pathologique* avec planches, XXXIXᵉ livraison.

IIe GENRE.

Hernies aqueuses.

Je crois devoir faire une espèce particulière de hernies et décrire sous le nom de *hernies aqueuses* des tumeurs formées par une poche séreuse ou sac herniaire, appendice d'une cavité splanchnique, laquelle poche est remplie d'eau, au lieu de l'être par un viscère déplacé. Il y a des hernies qui sont à la fois aqueuses et viscérales; il y a des hernies aqueuses qui succèdent à des hernies viscérales et, réciproquement, des hernies viscérales qui succèdent à des hernies aqueuses; enfin il y a des hernies mixtes, à la fois aqueuses et viscérales : les hernies aqueuses sont accidentelles ou congénitales. L'importance de l'étude de ces hernies comme espèce, ressortira des considérations générales qui suivent.

Hydrocèle crânienne. Il est un grand nombre de tumeurs crâniennes congénitales décrites sous le nom d'*encéphalocèles*, qui ne sont autre chose que des hernies aqueuses, des *hydrocèles* du crâne; d'autres qui sont à la fois aqueuses et viscérales, ce qui constitue l'*hydro-encéphalocèle*.

La hernie aqueuse pure du crâne ou hydrocèle crânienne, toujours congénitale comme l'encéphalocèle, se présente sous la forme d'une tumeur molle, pédiculée ou non pédiculée, naissant ordinairement de la région occipitale et offrant tous les caractères de l'encéphalocèle dont elle ne peut être distinguée que par la fluctuation. Il n'existe aucun caractère clinique différentiel entre l'hydrocèle crânienne pure et l'hydro-encéphalocèle, c'est-à-dire la hernie crânienne à la fois aqueuse et viscérale; mais l'anatomie pathologique constate positivement l'existence de la tumeur aqueuse crânienne, indépendamment de

tout déplacement cérébral : 1° dans le cas d'accumulation
de sérosité dans le tissu cellulaire sous-arachnoïdien ou
dans la cavité de l'arachnoïde; 2° dans le cas d'absence
complète ou presque complète des hémisphères cérébraux
qui sont remplacés par de la sérosité.

L'*Hydro-encéphalocèle* ou hernie mixte, c'est-à-dire à la
fois aqueuse et viscérale, présente deux variétés bien distinctes : Dans une première variété, l'épanchement de sérosité est sous-arachnoïdien ou arachnoïdien, et, dans la
seconde, il est ventriculaire. Dans le premier cas, le liquide
est plus superficiel que le cerveau, lequel occupe la base
de la tumeur; dans le second cas, le cerveau précède le
liquide et occupe toute la circonférence de la tumeur dont
le liquide occupe le centre (1).

Lorsque l'hydropisie ventriculaire est très considérable,
il arrive souvent que la voûte des ventricules latéraux est
convertie en une lame demi-transparente, tellement ténue
qu'elle échappe souvent à l'observation, en sorte qu'on a
pu rapporter aux hydrocèles crâniennes pures, c'est-à-dire
à des hernies aqueuses extra-ventriculaires, des faits qui
appartenaient à l'hydro-encéphalocèle.

Spina bifida ou *hernie aqueuse du canal rachidien; hydrocèle rachidienne.* Le spina bifida n'est autre chose qu'une
hernie aqueuse congénitale du rachis, hernie tantôt
pure, tantôt compliquée du déplacement de la moelle. On
dit généralement que le spina bifida est la conséquence
d'une hydro-rachis congénitale; que l'eau, accumulée
dans le rachis, se porte, sinon dans le lieu le plus déclive,
puisque généralement l'extrémité sacrée de la colonne
vertébrale du fœtus est dirigée en haut, au moins dans la
région de la colonne vertébrale dont l'ossification est la
moins avancée. On dit, enfin, que le spina bifida est à la
colonne vertébrale ce que l'hydrocéphale est au crâne.

Or l'anatomie pathologique démontre que le spina bi-

(1) Voy. *Anatomie pathologique* avec planches, XIXe et XXXIXe livr.

fida n'est accompagné ni d'hydro-rachis, ni d'hydrocéphale ; que si, dans un certain nombre de cas, le spina bifida consiste purement et simplement dans une poche aqueuse formée par la peau, la dure-mère qui lui est intimement unie, et l'arachnoïde pariétale, le liquide étant contenu dans le tissu cellulaire sous-arachnoïdien ou dans la cavité de l'arachnoïde, et la moelle étant en place, il y a le plus souvent hernie de la moelle en même temps que hernie aqueuse ; ainsi, dans plus de dix cas de spina bifida que j'ai disséqués avec le plus grand soin (1), j'ai trouvé que la moelle déplacée se terminait en s'étalant dans les parois de la poche aqueuse ; que plusieurs paires de nerfs, sortant de ces parois, formaient des cloisons incomplètes dans la cavité de cette poche et allaient gagner les trous de conjugaison correspondants.

Rien ne m'a indiqué que, dans tel ou tel de ces cas de hernie rachidienne mixte, aqueuse et viscérale, le liquide ait été contenu primitivement dans l'épaisseur de la moelle et qu'il ait distendu et étalé cette moelle à la manière de certaines hernies aqueuses et viscérales ventriculaires du crâne : le liquide m'a toujours paru extérieur au tissu de la moelle.

Le spina bifida ou hernie aqueuse du rachis est souvent pédiculé. Dans un cas que j'ai observé chez un adulte, le pédicule, extrêmement mince, naissait de l'intervalle qui sépare les lames vertébrales de la première et celles de la deuxième vertèbres lombaires, en sorte qu'il n'y avait pas de spina bifida proprement dit, c'est-à-dire d'écartement ou d'atrophie des lames vertébrales.

Hernies aqueuses abdominales. Ces hernies aqueuses s'observent tous les jours dans le cas d'ascite. La distension progressive des parois abdominales a pour conséquence la dilatation de l'anneau ombilical, dans lequel pénètre le liquide qui refoule au devant de lui le péritoine et la peau

(1) Voy. *Anatomie pathologique* avec planches, XVIe livraison.

extrêmement amincie, qui répond à la cicatrice ombilicale. C'est dans des cas de ce genre qu'il est facile de s'assurer que c'est bien par l'anneau et nullement à côté de l'anneau que se produisent les hernies ombilicales postérieures à la naissance.

L'*hydrocèle congénitale* est une véritable hernie aqueuse qui peut avoir lieu avec ou sans déplacement viscéral. Le déplacement viscéral ne tarde pas à se joindre à la hernie aqueuse, si l'hydrocèle congénitale persiste, ou même à la remplacer complétement. Dans ce cas, l'entérocèle congénitale succède à l'hydrocèle également congénitale.

Lorsque survient une hydropisie ascite, chez un individu affecté de hernie viscérale, inguinale, crurale, ombilicale, la réduction spontanée de l'intestin ne tarde pas à s'effectuer, et la sérosité à prendre la place de l'intestin. C'est alors une hernie aqueuse qui succède à une hernie viscérale. De même, après la guérison d'une ascite compliquée de hernie ombilicale aqueuse, la hernie viscérale peut succéder à la hernie aqueuse.

Dans certaines hernies étranglées, le sac herniaire contient quelquefois une très grande quantité de sérosité que double ou triple le volume de la tumeur : il y a hydro-entérocèle.

Ayant trouvé sur le corps d'un vieillard, à la région crurale, une tumeur fluctuante, sphéroïdale, qui présentait, sauf la fluctuation, tous les caractères de position et de forme d'une hernie crurale, je reconnus une poche pédiculée et à parois transparentes, remplie par un liquide parfaitement transparent ; et, ayant ensuite ouvert l'abdomen, je trouvai derrière l'arcade fémorale un kyste tout à fait semblable au précédent, communiquant avec lui par un orifice étroit qui répondait à l'anneau crural. C'était un kyste séreux en bissac que j'ai considéré comme un ancien sac herniaire oblitéré, incomplétement réduit.

IIIᵉ GENRE.

Hernies traumatiques ou hernies par solution de continuité.

Lorsqu'une cavité splanchnique a été ouverte par une plaie, affaiblie par une contusion, une fracture, une cicatrice, les viscères s'échappent ou tendent à s'échapper au dehors.

Cette proposition, vraie lorsqu'elle s'applique à la cavité abdominale, l'est beaucoup moins lorsqu'elle s'applique aux cavités crânienne et thoracique.

Encéphalocèle traumatique. Une hernie du cerveau ou *encéphalocèle* est-elle la conséquence nécessaire d'une solution de continuité du crâne, même avec perte considérable de substance? Les auteurs dogmatiques le disent; mais, quand on va au fond des choses, on reconnaît qu'il n'en est nullement ainsi. J'ai vu une malheureuse femme dont la voûte orbitaire droite tout entière avait été détruite par un cancer; la dure-mère était à nu; on voyait très distinctement le double mouvement du cerveau, et cependant il n'y avait pas le plus léger déplacement. Il est probable que, si la dure-mère avait été ouverte, le cerveau, sans se déplacer positivement, aurait fait saillie à travers la perte de substance. C'est ce que j'ai eu occasion de voir plusieurs fois sur des chiens que j'avais trépanés avec ouverture de la dure-mère. Ces chiens étant morts, la voûte du crâne enlevée, on pouvait reconnaître aisément, par une proéminence marquée du cerveau, le lieu sur lequel la couronne du trépan avait été appliquée. Il faut bien distinguer le cas où le cerveau est sain de celui où il est le siége d'une inflammation. Dans ce dernier cas, le gonflement inflammatoire peut pousser le cerveau dans l'ouverture qui offre moins de résistance que les autres points de la voûte crânienne, et les produits de l'inflammation s'échapper en masse en entraînant la substance cérébrale. A la voûte du crâne, d'énormes pertes de substance produites par des nécroses ou par des fractures, n'ont pas été suivies de déplacement du cerveau.

Hernies traumatiques du poumon ou *pneumocèles*. Les hernies traumatiques du poumon sont une lésion extrêmement rare. A peine en trouve-t-on quelques observations dans les annales de la science, et parmi ces observations plusieurs me paraissent appartenir à des cas d'empyème circonscrit communiquant à l'extérieur par une perforation des muscles intercostaux. Au reste, aucun de ces cas décrits sous le nom de hernies du poumon n'ayant été confirmé par l'autopsie, on pourrait à la rigueur rejeter comme douteuses la plupart, sinon la totalité de ces observations. L'observation avec figures que j'ai publiée (*Anat. path.*, XXIᵉ liv., pl. 3) est donc importante à beaucoup d'égards, et ce qui la rend plus intéressante encore, c'est que l'individu qui en fait le sujet avait été soumis à plusieurs époques de sa vie à l'examen de la plupart des chirurgiens de Paris, et que son observation, sous le rapport clinique, avait été déjà publiée dans plusieurs ouvrages.

Les hernies traumatiques du poumon se divisent 1° en pneumocèles, suite d'une plaie pénétrante de la poitrine, et 2° en pneumocèles par déchirure des muscles intercostaux et fracture des côtes, avec intégrité de la peau, et par conséquent sans pénétration de l'air extérieur.

1° Le poumon peut-il se déplacer à la suite des plaies pénétrantes de la poitrine? La théorie répond que cela est impossible, car toute plaie pénétrante de poitrine est immédiatement suivie de l'affaissement du poumon correspondant, et cependant le poumon se déplace : ce déplacement que j'ai constaté dans plusieurs expériences me paraissait de prime abord inconciliable avec l'affaissement du poumon, et m'avait porté à en douter ; mais en étudiant le phénomène de plus près, j'ai reconnu que le déplacement du poumon n'était point exclusif de son affaissement, qu'il était même une conséquence de cet affaissement ; car il se produisait pendant un effort violent d'expiration, lequel chassant brusquement et fortement l'air par la plaie de la poitrine, projetait avec la colonne d'air et au devant de cette colonne le poumon affaissé et comme flétri qui lui faisait obstacle. J'ai pu constater que ce poumon flétri, qui restait comme incarcéré dans la plaie de poitrine, faisait l'office d'un obturateur, si bien que la respiration pénible, anhélante jusqu'au moment de cette occlusion, se rapprochait immédiatement après de l'état naturel.

Ce mécanisme m'a surtout frappé dans une expérience où la poitrine ayant été largement ouverte des deux côtés, et l'animal suffoquant étant sur le point d'expirer, le déplacement du poumon se fit des deux côtés à la fois et la suffocation cessa immédiatement (1). Lorsqu'on a eu occasion d'observer l'état de flétrissure dans lequel se trouve le poumon déplacé, on comprend comment dans

(1) Voy. *Anatomie pathologique* avec planches, XXIe livr., pl. 3, p. 2 du texte ; voy. aussi *Bulletins de l'Académie de médecine.*

Les animaux ne succombent pas toujours à l'ouverture des deux cavités pleurales, lors même que cette ouverture est largement pratiquée, si l'on ne maintient pas béantes les ouvertures des plaies : l'obturation par les poumons flétris n'est même pas toujours nécessaire pour le maintien de la respiration et de la vie. Ayant ouvert sur un chien vigoureux la poitrine des deux côtés, l'animal parut dans un état imminent de suffocation, puis il se remit un peu, alla se blottir dans un coin, et guérit parfaitement. De cette expérience que j'ai répétée plusieurs fois, j'avais d'abord été tenté de conclure que l'affaissement du poumon par l'introduction de l'air dans la plèvre n'était pas aussi complète que la théorie semblait l'indiquer, puisque la vie se maintenait malgré cette introduction : mais je ne tardai pas à me rendre compte de cette contradiction apparente. En effet, au moment de l'ouverture des deux plèvres, l'animal était toujours sur le

cet état le poumon a pu être considéré comme gangrené et extirpé comme tel.

C'est par un tout autre mécanisme qu'a lieu le déplacement du poumon dans le cas de contusion violente des parois thoraciques, avec déchirure des muscles intercostaux, fracture des côtes, mais avec intégrité de la peau, attendu que dans ce cas l'air ne pénètre pas dans la cavité de la plèvre. Voici comment s'effectue le déplacement dans ce cas : dans l'expiration et surtout dans l'effort, le poumon étant comprimé en tous sens, tend à s'échapper par les points qui lui offrent le moins de résistance, et si les parois thoraciques font défaut dans une certaine étendue, alors le poumon s'insinuera à travers la perte de substance, d'où le déplacement : le mécanisme de l'effort et de son influence sur les poumons, qui a été si bien développé par M. J. Cloquet, dans un excellent Mémoire (1), rend un compte parfait de la pneumocèle dans ce cas. C'est à cette dernière catégorie que se rapporte le fait que j'ai fait représenter (21ᵉ liv., pl. III).

On dit qu'une forte contusion des parois thoraciques sans fracture des côtes peut avoir pour conséquence une débilité relative des muscles intercostaux et par suite

---

point de suffoquer; mais aussitôt qu'il était abandonné à lui-même, il se plaçait instinctivement dans une position telle que, le parallélisme étant détruit entre les couches de parties qui séparent la plèvre de la peau, l'air, introduit dans la cavité pleurale, s'échappait par la plaie, mais ne pouvait plus y rentrer, et cela des deux côtés ou d'un seul côté, presque toujours des deux côtés à la fois : le gonflement inflammatoire venait bientôt compléter l'obturation, et la guérison ne tardait pas à s'effectuer; mais si, au lieu d'abandonner l'animal à lui-même, on le maintenait sur la table; si les deux plaies restaient béantes; ou mieux si, comme je l'ai pratiqué, on introduisait une canule dans chaque plaie, la mort avait lieu en quelques instants.

(1) *De l'Influence des efforts sur les organes musculaires dans la cavité thoracique.* (*Nouveau journal de médecine*, décembre 1819.)

une pneumocèle par éventration, si ces muscles n'ont subi aucune solution de continuité, et une pneumocèle par éraillement traumatique avec sac herniaire, si les muscles ont subi une solution de continuité : je n'en connais pas d'exemple authentique.

N'oublions pas que les hernies du poumon peuvent être simulées par des empyèmes circonscrits qui se font jour à travers les muscles intercostaux, soit que la collection purulente vienne de la cavité pleurale, soit qu'elle ait pour principe une côte cariée à sa face profonde ou dans toute sa circonférence. Dans ce cas, le pus rentre dans le thorax pendant l'inspiration, d'où l'affaissement de la tumeur, et en est expulsé pendant l'expiration et surtout pendant les efforts, de manière à soulever la peau en tumeur plus ou moins considérable; mais la sensation d'ondulation et de fluctuation qui résulte de ces dépôts purulents ne permettra aucune espèce d'erreur.

Hernies traumatiques abdominales. Tel est le mécanisme des parois abdominales que toute solution de continuité de ces parois a pour conséquence le déplacement de l'épiploon et des intestins; de l'épiploon seul lorsque la plaie est très étroite, des intestins quand la plaie est plus considérable. Or, une fois que l'intestin s'est engagé dans la plaie, tout l'effort de la contraction des parois abdominales se concentrant sur ce point, il en résulte que si l'on n'y remédie pas immédiatement par la réduction et par la suture, le déplacement n'a, pour ainsi dire, plus de limites. On ne saurait comprendre une plaie des parois abdominales sans déplacement des viscères, à moins que la solution de continuité ne soit tellement étroite qu'elle ne puisse même pas permettre l'introduction de l'épiploon.

Dans l'opération de la hernie on transforme une hernie ordinaire, avec sac herniaire, en une hernie traumatique.

Dans le cas de manœuvres obstétricales qui ont séparé

le vagin de l'utérus (1), l'intestin s'échappant à travers la solution de continuité, constitue une hernie traumatique.

Dans l'opération césarienne, et dans toutes les opérations chirurgicales pratiquées sur l'abdomen avec solution de continuité du péritoine, on doit redouter les hernies traumatiques.

On peut considérer comme hernies traumatiques congénitales les cas d'éventration ombilicale congénitale dans lesquelles les parois transparentes et minces de la hernie ayant été lacérées, soit pendant la vie intra-utérine, soit au moment de l'accouchement, l'enfant naît avec les intestins pendants hors de l'abdomen, à travers une solution de continuité de la région ombilicale (2). J'ai longtemps cru que tous les enfants qui naissaient avec ce vice de conformation étaient mort-nés ; mais j'ai eu occasion d'observer un fait qui établit qu'un enfant est venu vivant et même a vécu quatre jours avec plusieurs anses intestinales hors de l'abdomen. Il faudrait en cas pareil réduire l'intestin et le maintenir réduit par des points de suture. Plusieurs faits m'autorisent à admettre que lorsque la lacération de la poche herniaire ombilicale a lieu pendant la vie intra-utérine, une inflammation pseudo-membraneuse ne s'empare pas toujours des parties déplacées flottantes au milieu des eaux de l'amnios. L'absence de cette inflammation n'est donc pas une preuve positive que la hernie traumatique s'est opérée après la mort de l'enfant ou au moment de la naissance.

Je dois considérer comme appartenant aux hernies

(1) J'ai vu cette séparation, produite par la version de l'enfant, chez une femme qui avait un cancer du col de l'utérus, lequel avait certainement précédé la grossesse. Il est probable que dans ce cas l'accouchement naturel lui-même aurait produit cette rupture.

(2) J'ai fait représenter un cas de ce genre. (*Anatomie pathologique*, avec planches, XXXIe livraison, planche 5.

traumatiques non seulement les déplacements qui résultent d'une solution de continuité de toute l'épaisseur des parois abdominales, mais encore ceux qui sont la suite d'une contusion qui a notablement affaibli la force de résistance des parois abdominales ou d'une cicatrice. La *hernie lombaire* de J.-L. Petit appartient à cette catégorie. J'y ajouterai une espèce particulière de hernie abdominale que j'ai cru devoir appeler *intercostale addominale*, parce qu'elle se fait à travers un espace intercostal, bien qu'elle appartienne par son origine à la cavité abdominale. Voici le résumé de ce fait, que j'ai fait représenter *Anatomie pathologique* avec planches, XXIe livraison.

Hernie traumatique intercostale abdominale. Un homme, âgé de soixante-dix ans environ, m'avait offert pendant sa vie, au niveau de la partie inférieure gauche du thorax, une tumeur du volume du poing, bosselée, à base très large, survenue à la suite d'une violence extérieure. Il disait entendre parfois un gargouillement dans la partie antérieure de la tumeur qui était du reste indolente, susceptible d'augmentation et de diminution, mais non de réduction complète : cette tumeur était divisée en deux parties bien distinctes, l'une sous-cutanée, l'autre sous-musculaire.

Cet homme étant mort d'une maladie tout à fait étrangère à la tumeur, la dissection m'a montré que dans sa partie la plus profonde cette tumeur était recouverte par le muscle grand oblique, lequel manquait complétement au niveau de la partie sous-cutanée. Les bosselures que présentait cette tumeur étaient déterminées par quelques bandes aponévrotiques. La large base de la tumeur était appliquée sans adhérence contre la face externe des côtes et de leurs cartilages : disséquée dans toute sa circonférence, elle présenta un pédicule fibreux extrêmement étroit, qui semblait naître dans l'intervalle qui sépare la huitième de la neuvième côte.

Ainsi disséquée, la tumeur offrait à l'extérieur tous les caractères d'une hernie ordinaire : le sac herniaire divisé, je ne trouvai dans son intérieur d'autre viscère que le grand épiploon, lequel adhérait à la face interne du sac dans douze points différents par autant de cordons dont le sommet s'enfonçait dans autant de cellules au fond desquelles ils adhéraient intimement. Il y avait donc douze cellules ou arrière-cavités dont chacune aurait pu devenir cause d'étranglement.

Le grand épiploon avait en outre contracté des adhérences avec la moitié supérieure de l'ouverture de communication entre la cavité abdominale et le sac herniaire ; l'estomac et le colon, à l'angle de réunion du colon ascendant et du colon transverse, étaient situés immédiatement derrière l'ouverture du sac herniaire et paraissaient prêts à se déplacer.

L'ouverture de communication entre le sac herniaire et la cavité péritonéale admettait très librement l'index. Le cartilage de la neuvième côte était éloigné d'un pouce du cartilage de la huitième, et décrivait une courbe à concavité supérieure. La surface interne du sac présentait une disposition réticulée qui lui donnait un aspect assez semblable à celui de la face interne des oreillettes du cœur. Cet aspect réticulé était dû à des colonnes fibreuses entrecroisées qui interceptaient de très petites cellules (1).

(1) Voici le complément de cette observation dont je n'avais pu retrouver la note première au moment où je publiai la 21e livraison.

Le sujet de cette observation était un ancien militaire, employé au timbre royal depuis vingt ans. La tumeur était survenue à la suite d'un coup d'épée. Lorsqu'il entra à la Maison royale de santé, dont j'étais alors médecin, il avait une ascite commençante et les membres inférieurs étaient infiltrés. L'autopsie démontra une cirrhose du foie. Il est probable que c'est par une conséquence de l'ascite que le colon ne s'est pas trouvé dans le sac herniaire. On lira dans le Mémoire déjà cité de M. Jules Cloquet, sur les efforts, un fait qui me paraît devoir appartenir à la hernie intercostale abdominale, bien qu'il n'ait pas été complété par l'anatomie pathologique.

Hernie traumatique diaphragmatique. Lorsque le diaphragme a été perforé par un coup d'épée, par une balle, par un fragment de côte, que la perforation occupe la portion charnue ou la portion aponévrotique de ce muscle, les viscères abdominaux s'y précipitent immédiatement, comme ils se précipitent à travers toute solution de continuité de la paroi abdominale antérieure et il en résulte une hernie diaphragmatique traumatique (1). La plaie du diaphragme ne saurait donc se cicatriser : ses bords se rétractent, elle affecte une forme circulaire, en sorte que plus tard il est impossible de distinguer une solution de continuité traumatique d'une solution de continuité congénitale du diaphragme.

L'observation suivante est la plus complète que je connaisse relativement aux hernies traumatiques diaphragmatiques. Elle est due à M. Pétrequin (2). En voici le précis :

Terrassier (quarante-sept ans), est renversé par un éboulement de terre ; transporté à l'Hôtel-Dieu de Lyon, il présenta une fracture à la partie moyenne de la cinquième ou sixième côte droite. Bien que l'auscultation et la percussion n'aient donné sur l'état des parties profondément situées que des résultats fort incomplets, ces résultats ne méritent pas moins d'être notés. Ainsi, on reconnut une matité à la base du poumon droit, une sonorité exagérée à la moitié supérieure du thorax du même côté, des bruits anormaux pris pour du souffle amphorique, du

---

(1) Jamais une solution de continuité du diaphragme ne peut être suivie d'une pneumocèle. Il est à remarquer que tous les auteurs donnent le nom de *hernie diaphragmatique* au déplacement des viscères à travers une solution de continuité du diaphragme. Pourquoi donc répugnerait-on à donner le nom de *hernie* au déplacement des viscères abdominaux à travers les solutions de continuité des autres parois abdominales ?

(2) *Journal de médecine de Lyon*, juillet 1844 ; voy. aussi *Traité de pathologie externe*, par M. Vidal (de Cassis), Paris, 1846, t. IV, p. 529.

tintement métallique (c'était probablement le gargouillement, le glouglou intestinal). Le malade mourut suffoqué
le quinzième jour de l'accident. A l'ouverture, on trouva
à droite la plèvre occupée par la moitié au moins du gros
intestin qui atteignait la clavicule, le poumon correspondant réduit au volume du poing. Le diaphragme était
déchiré dans l'étendue de 20 centimètres, suivant une
ligne obliquement dirigée de droite à gauche et d'arrière
en avant. Cette ouverture était circulaire, et ses bords lacérés représentaient un vaste anneau à travers lequel pénétrait dans la poitrine tout le lobe droit du foie, et par
dessus lui plusieurs anses du colon qui remplissaient
presque toute la cavité droite de la poitrine. Tous ces
organes déplacés étaient à nu sans adhérence dans la cavité pleurale.

Hernie diaphragmatique traumatique congénitale. Je
rapprocherai de la hernie diaphragmatique postérieure à
la naissance par perforation ou déchirure, la hernie diaphragmatique congénitale qui est la suite d'une solution
de continuité congénitale ou d'une absence congénitale du
diaphragme.

Il est bon de noter que l'identité entre ces deux
cas est telle, que si le malade survit quelque temps à la
perforation ou à la déchirure accidentelle du diaphragme,
il est à peu près impossible de reconnaître par l'autopsie
si cette solution de continuité et le déplacement qui l'a
suivie, appartiennent à une lésion accidentelle postérieure à la naissance, ou bien s'ils appartiennent à une
disposition congénitale.

Ainsi, chez un enfant qui mourut de pneumonie lobu-
laire quatre mois après sa naissance, j'ai vu un cas de
perforation du diaphragme à gauche : l'estomac, l'intestin
grêle et la rate occupaient la plèvre gauche et étaient contigus au poumon du même côté.

Chez un autre enfant qui vécut trois ans, la voûte de la

moitié droite du diaphragme manquait presque entièrement ou plutôt était perforée par une très large ouverture, mesurant d'une part tout le diamètre antéro-postérieur, et d'une autre part s'étendant des côtes jusqu'à la ligne médiane. Cette ouverture était elliptique. Il ne restait de la moitié droite du diaphragme qu'un arc sémi-lunaire à concavité, dirigée à droite, formant à peu près les deux tiers d'un cercle; le tiers extérieur de ce cercle manquait complétement. Il n'y avait pas vestige du diaphragme en dehors et à droite. Tout le lobe droit du foie, moins une partie de sa région antérieure, était contenu dans la plèvre droite et soulevait le poumon correspondant. Une rainure assez profonde, située à droite du ligament suspenseur, établissait la limite du déplacement du foie.

Dans un autre cas qui m'a été communiqué par M. Martin Saint-Ange (1), il y avait perforation de la moitié droite du diaphragme, et cependant l'intestin grêle était presque seul déplacé, le foie ne participait à la hernie que par un petit prolongement qui s'engageait dans l'ouverture diaphragmatique : l'enfant avait vécu quinze jours, et paraissait n'avoir succombé qu'à une maladie des poumons.

Dans la perforation congénitale de la moitié droite du diaphragme, il y a souvent hernie du foie seul, d'autrefois hernie de l'intestin grêle avec ou sans le foie; dans la perforation de la moitié gauche du diaphragme, il y a hernie de l'estomac, de la rate, du gros intestin, de l'intestin grêle avec ou sans le foie.

C'est à la perforation congénitale du diaphragme que je rapporte le fait suivant, qui est un des plus intéressants et des plus complets qui existent dans la science. Il appartient à J.-L. Petit; en voici le résumé :

Un individu, âgé de quarante ans, était sujet à

(1) Ce cas a été figuré dans le *Journal des difformités* de M. Maisonnabe, 1825-1828, p. 236.

des coliques d'estomac assez fréquentes, qui s'accompagnaient d'une difficulté de respirer, portée jusqu'à la suffocation tellement qu'on l'avait cru plusieurs fois à la dernière extrémité; à ces étouffements succédaient des nausées avec vomissements peu abondants, mais très douloureux, et, une chose remarquable, c'est que ces accidents ne le surprenaient jamais lorsqu'il avait l'estomac rempli d'aliments, et que souvent il la faisait cesser en mangeant. Ce malade ayant succombé, J.-L. Petit fit l'ouverture du cadavre, et voici ce qu'il observa :

Une grande portion du colon, de l'épiploon et du fond de l'estomac était engagée à travers une ouverture du diaphragme et avait passé dans la poitrine. Ayant ouvert cette dernière cavité, sans rien déplacer, on vit ces organes déplacés à nu, sans enveloppe, dans la cavité pleurale. Ils avaient passé à travers un écartement des fibres charnues de la moitié droite du diaphragme et des fibres aponévrotiques du centre de ce muscle, et n'avaient d'ailleurs contracté aucune adhérence ni entre eux ni avec le pourtour de l'anneau, ce qui leur permettait de sortir et de rentrer avec facilité.

Le défaut d'adhérence s'explique par la mobilité des parties, par leurs alternatives de resserrement et de réduction, de dilatation et de déplacement. Voici la manière ingénieuse dont Petit se rend compte des coliques qui avaient tourmenté ce malade pendant toute sa vie :

L'estomac et le colon vides passaient aisément par l'ouverture diaphragmatique, d'où la colique : mais la distension de l'estomac, plus encore que le poids des aliments, réduisait de suite la hernie. Non seulement l'estomac plein ne pouvait pas passer par l'ouverture, mais il la bouchait si exactement, qu'il servait comme de brayer et s'opposait au passage des parties flottantes. C'est ce que Petit vit clairement, lorsqu'après l'examen des parties il eut rempli l'estomac et le colon d'eau et puis d'air. On voyait à l'estomac et au colon une dépression circulaire à l'endroit où l'ouverture diaphragmatique exerçait une certaine compression. L'ouverture du diaphragme était oblongue et avait 2 pouces sur 1 pouce de diamètre. Point de sac herniaire, ni pleural, ni péritonéal. La plèvre et le péritoine perforés étaient si bien réunis à la circonférence de l'ouverture, que celle-ci paraissait naturelle. Petit pense avec raison que beaucoup de personnes considéreront cette perforation comme congénitale, et cherche à prouver par analogie (et en cela il est complétement dans l'erreur) que c'est une hernie sans sac herniaire, qu'il compare non à une hernie, suite de plaies aux parois abdominales, mais à la hernie ombilicale, aux hernies de la ligne blanche qui, suivant lui, n'ont pas de sac herniaire.

Il faut bien distinguer les hernies diaphragmatiques sans sac herniaire, lesquelles sont de véritables hernies traumatiques, des hernies diaphragmatiques avec sac herniaire, dont je parlerai plus bas. Peut-il exister des cas de rupture accidentelle du diaphragme qui soient limités aux fibres musculaires du diaphragme, la plèvre et le péritoine qui revêtent ses deux faces ayant été respectées? Cela ne me paraît pas probable.

Hernie traumatique par cicatrice. A la suite des hernies traumatiques, nous devons placer les hernies qui se font à travers une cicatrice des parois abdominales. Ces cicatrices, toujours fibreuses comme tous les tissus cicatriciels, résistent efficacement à l'impulsion des viscères, si elles sont linéaires; mais lorsqu'elles ont une certaine largeur, leur résistance toute passive est bientôt surmontée par la résistance active des couches musculaires qui les avoisinent, de telle sorte qu'elles ne tardent pas à subir des éraillements à travers lesquels se produisent des hernies.

IVᵉ GENRE.

Hernies par éventration (1).

C'est J.-L. Petit qui paraît avoir donné le nom d'*éventration* aux hernies ventrales, c'est-à-dire aux déplacements qui résultent du relâchement ou de la dilatation avec amincissement des parois abdominales : dans ce mode de déplacement qui est d'ailleurs exclusivement propre à l'abdomen, les viscères, sans sortir de la cavité qu'ils occupent, sont reçus dans une poche formée par les parois abdominales elles-mêmes amincies et privées de toute élasticité. Nous les diviserons en *accidentelles* ou postérieures à la naissance et en *congénitales*.

Elles peuvent avoir lieu : 1° par la paroi abdominale antérieure, 2° par la paroi abdominale supérieure, 3° par la paroi abdominale inférieure.

A. Éventrations postérieures à la naissance.

1° *Éventrations par la paroi abdominale antérieure.*

Le plus ordinairement formées aux dépens de la ligne blanche, d'autres fois occupant la ligne blanche et la partie musculaire des parois abdominales amincies, les éventrations sont dans quelques cas limitées à une région des parois abdominales autre que la ligne blanche.

Les *éventrations de la ligne blanche* peuvent occuper : 1° toute la longueur de cette ligne, 2° la région sus-ombilicale, 3° la région sous-ombilicale, 4° la région ombilicale, en tout quatre variétés.

Toutes ces éventrations sont en général le résultat de la distension produite sur les parois abdominales par des grossesses répétées ; on sait quelle énorme dimension en largeur peut acquérir dans ce cas la ligne blanche

(1) J'ai décrit dans mon premier ouvrage les éventrations sous le titre de *Hernies qui ont pour sac herniaire et le péritoine et quelque autre organe*, t. II, p. 250.

distendue , si bien qu'on a vu la plupart des viscères abdominaux et même la matrice chargée du produit de la conception reçus dans l'énorme besace que formait cette ligne blanche amincie. Dans des cas de cette espèce, la main peut plonger dans l'abdomen , entre les muscles droits, comme s'il y avait absence de parois au niveau de la ligne blanche amincie. Dans un cas où ma main était ainsi introduite dans l'abdomen dont elle pouvait parcourir toutes les régions en refoulant derrière les parois abdominales la ligne blanche , large au moins de trois pouces ; si la malade venait à tousser, la main était fortement comprimée contre la colonne lombaire par l'action des muscles droits et les intestins s'échappaient au dessus et au dessous de ma main. On sentait, on voyait les circonvolutions intestinales ; on eût dit qu'elles étaient placées immédiatement sous la peau.

Le type de l'éventration sous-ombilicale de la ligne blanche est dans un fait que j'ai rapporté ailleurs. C'était chez une vieille femme de la Salpétrière, qui portait, dans cette région, une besace conoïde très considérable dont la base était étendue de l'ombilic au pubis, et dont le sommet arrondi était pendant au devant de la partie moyenne des cuisses. L'anneau ombilical sain occupait le point le plus élevé de la base de la tumeur : on sentait distinctement les matières fécales et les anses intestinales contenues dans la poche ; on voyait leurs contours, si bien qu'il était difficile de comprendre comment toute l'épaisseur des parois abdominales, quelque amincies qu'on pût les supposer, était intermédiaire à la peau et aux intestins. La peau elle-même, extrêmement ténue, représentait assez bien la peau du scrotum , et glissait sur les parois abdominales à l'aide d'un tissu cellulaire séreux extrêmement délié (1).

(1) *Anatomie pathologique*, avec planches, 24e livr., pl. V. Texte, p. 3.

Cette femme étant morte d'une maladie tout à fait étrangère à l'éventration, je m'assurai par la dissection que les muscles droits avaient été refoulés de chaque côté de la tumeur, que le sac était constitué par les aponévroses abdominales amincies et susceptibles d'être divisées en deux feuillets dont le postérieur adhérait au péritoine; qu'il n'existait aucun vestige de graisse sous-cutanée au niveau de la tumeur, mais que la graisse avait été en quelque sorte refoulée à sa circonférence.

Il est plus que probable qu'avant l'étude de l'anatomie pathologique, les éventrations du genre de celles que je viens de décrire avaient été prises pour des hernies proprement dites (1). Mais, on évitera toute espèce d'erreur à cet égard, si l'on considère que, dans les hernies proprement dites, c'est toujours à travers un anneau que se fait le déplacement, tandis qu'il y a absence d'anneau dans l'éventration. Comme conséquence de ce caractère différentiel fondamental, il suit que la hernie ombilicale est toujours pédiculée, tandis que l'éventration est toujours sessile ; que lorsque la tumeur ombilicale présente une forme conique, c'est à l'abdomen que répond la base de la tumeur, s'il y a éventration; et le sommet, s'il y a hernie.

Mais il peut arriver qu'il y ait à la fois éventration et hernie ombilicale. Dans ce cas, il est bien difficile de faire *à priori*, je veux dire sans le secours de la dissection, la part de ce qui appartient à l'éventration de ce qui appartient à la hernie proprement dite. J'en ai observé un exemple remarquable (2).

Éventrations dans une région autre que la ligne blanche. Mais la ligne blanche n'est pas la seule région de la paroi

(1) Tel est sans doute le cas de Méry (*Mém. de l'Acad. des sciences,* 1701), qui trouva sur une hernie monstrueuse trois membranes aponévrotiques qu'il suivit jusqu'aux fibres charnues des muscles de l'abdomen.

(2) Voyez *Anatomie pathologique,* avec planches, 24ᵉ livr., pl. VI. Texte, p. 4.

abdominale antérieure qui soit le siége de l'éventration; toutes les autres régions peuvent présenter le même relâchement. Je ne sais pourtant si l'on doit considérer la hernie lombaire de J.-L. Petit comme appartenant à cette catégorie ou bien comme devant être rapportée aux hernies par éraillement, car la tumeur, grosse comme la tête d'un enfant, observée par Petit entre les fausses côtes et la partie postérieure de la crête de l'os des iles était susceptible de réduction spontanée; d'autres fois on était obligé de la presser fortement pour la réduire, et, enfin, lorsque J.-L. Petit fut appelé, la malade éprouvait tous les accidents de l'étranglement; or une éventration n'est pas à proprement parler, susceptible de réduction, puisque les viscères n'ont pas abandonné la cavité abdominale, à plus forte raison n'est-elle pas susceptible d'étranglement.

J'ai vu plusieurs fois, chez des femmes, des éventrations occupant la partie inférieure de la région iliaque, immédiatement au dessus de l'arcade fémorale qui limitait en bas la tumeur oblongue qui constituait cette éventration. Dans un de ces cas, la femme étant morte, j'ai trouvé les parois abdominales amincies, disposées en poche et contenant les viscères abdominaux. On peut appeler cette éventration : *éventration iliaque.*

Plusieurs fois, dans l'un et l'autre sexe, j'ai rencontré une éventration limitée à la région inguinale, je veux dire à la région occupée par le trajet inguinal, *éventration inguinale.*

Richter a observé aux deux aines d'un homme une tumeur ayant la forme et le volume d'une mamelle; cette tumeur était formée par la dilatation avec amincissement des parois de cette région de l'abdomen.

2° *Éventration diaphragmatique.*

Le diaphragme est sujet à un relâchement tout à fait semblable à celui de la paroi abdominale antérieure : on conçoit, en effet, que les mêmes causes qui opèrent la distension de cette paroi antérieure doivent agir dans le même sens sur le diaphragme. C'est encore à J.-L. Petit que j'emprunterai le type de l'éventration diaphragmatique. Le fait suivant, qui lui appartient, établit, en effet, de la manière la plus positive que le diaphragme distendu et aminci peut constituer une poche flasque, ayant perdu toute faculté contractile ou élastique, dans laquelle sont reçus les viscères abdominaux. En voici le résumé :

Asthme qui probablement n'avait d'autre cause que cette éventration. Soulagement constant après le repas. Le malade étant mort par inflammation du ventre, on trouva, à l'ouverture, du côté gauche, une hernie diaphragmatique du volume d'une petite courge, à base très large. La tumeur contenait l'estomac, le colon et l'épiploon, adhérents entre eux par une colle ou lymphe épaissie, telle qu'on la rencontre ordinairement à la suite de l'inflammation. Le sac, dit Petit, n'était autre chose que le prolongement du péritoine, du diaphragme et de la plèvre, sans aucune rupture des membranes, ni aucun écartement des fibres musculaires et tendineuses du diaphragme.

3° Éventrations de la paroi inférieure de l'abdomen.

Les *éventrations de la paroi inférieure de l'abdomen* peuvent avoir lieu au périnée, soit sur la ligne médiane, soit sur les parties latérales; elles peuvent encore avoir lieu par le vagin et par le rectum, d'où trois espèces d'éventration : l'*éventration périnéale,* l'*éventration vaginale* et l'*éventration rectale.*

1° *Éventration périnéale.* Les hernies du périnée des auteurs me paraissent appartenir, les unes à l'éventration, c'est-à-dire au simple relâchement par distension du plancher périnéal, les autres aux hernies par éraillement. C'est du moins ce qui me paraît résulter des deux seuls faits d'anatomie pathologique que nous possédions à cet égard, faits dont l'un appartient à Scarpa, l'autre à Chardenon, chirurgien à Dijon. En voici le précis :

Scarpa trouva sur un individu mort de toute autre maladie une tumeur périnéale, située sur la partie latérale droite de l'anus, entre l'anus, la tubérosité de l'ischion et le sommet du coccyx. La peau était doublée par du tissu cellulaire sous lequel on reconnut les fibres charnues du releveur de l'anus, écartées les unes des autres et amincies sur le milieu de la tumeur : la hernie était située immédiatement au-dessous du muscle transverse et avait refoulé l'intestin à gauche. Sous le releveur de l'anus était le péritoine. Le sac contenait une anse d'iléon ; son orifice avait 1 pouce de diamètre : l'anse intestinale s'était d'abord introduite entre la vessie et le rectum, puis s'était déjetée à droite. Il me paraît évident qu'il y avait ici éventration, c'est-à-dire simple relâchement et amincissement des diverses couches qui constituent le périné.

Dans le cas de Chardenon, qui trouva également par hasard, dans une autopsie, une hernie périnéale sur un sujet homme ; il y avait probablement éraillement. Chez ce sujet, l'intestin grêle, plongé dans le bassin, lui ayant offert de la résistance lorsqu'il exerçait sur lui des efforts de traction, il vit que cet intestin était retenu dans un sac herniaire à orifice plus étroit que le fond. Ce sac ayant été rempli de filasse, on procéda à la dissection de la peau vers le sac. La peau était, dit-on, intimement adhérente au sac. Il n'y avait aucune trace du releveur de l'anus, à l'exception du muscle transverse qui *était épanoui sur le sommet de la tumeur*. Donc la peau n'adhérait pas immédiatement au sac. Il est d'ailleurs probable que la couche musculaire, prise pour le muscle transverse, n'était autre chose que le muscle releveur de l'anus lui-même ; l'intestin présentait un léger rétrécissement. Dans ce cas, qui laisse quelque chose à désirer sous le rapport de la sévérité de la description, je regarde l'éraillement comme probable plutôt que comme démontré.

2° *Éventration entéro-vaginale.* Je crois devoir rattacher à l'éventration de la paroi abdominale inférieure le déplacement connu sous le nom d'*entérocèle vaginale.*

L'entérocèle, ou mieux l'*éventration entéro-vaginale* que j'ai déjà mentionnée à l'article de l'invagination partielle du vagin, ne peut occuper que la paroi postérieure du vagin, vu les rapports de la vessie et de la paroi antérieure de ce conduit. C'est donc une erreur anatomique grave que celle des auteurs qui admettent des hernies intestinales par la paroi antérieure aussi bien que par la paroi postérieure du vagin : les hernies vaginales par éventration de la paroi antérieure, ne peuvent être constituées que par la vessie (1).

C'est *à priori*, et non d'après l'examen anatomique, que j'admets que les hernies vaginales ne sont autre chose que des éventrations, c'est-à-dire des déplacements par relâchement et avec perte d'élasticité et de tonicité des parois vaginales, et non point des hernies par éraillement, comme on le dit généralement. Car si l'on considère que c'est presque toujours à la suite de l'accouchement que se manifestent ces hernies, on comprendra avec quelle facilité le vagin, si rapidement et si énormément distendu pendant le travail, peut se prêter à un déplacement si la femme se tient debout ou si elle fait des efforts avant que le vagin ne soit complétement revenu sur lui-même.

Telle est d'ailleurs la structure du vagin, l'adhérence intime de la muqueuse vaginale ou tissu propre de cet organe, qu'on ne pourrait pas concevoir d'éraillement du tissu propre du vagin sans éraillement de la muqueuse, c'est-à-dire sans solution de continuité de toute l'épaisseur du canal. Dans le fait de Sandifort qui a pour sujet une vieille femme, la tumeur ovoïde, volumineuse, était sortie par la vulve; les viscères contenus étaient facilement ré-

(1) Nous avons déjà vu que les hernies aqueuses du vagin ne pouvaient avoir lieu que par la paroi postérieure de ce conduit.

duits par le taxis, mais ils se déplaçaient aussitôt que cessait la compression. La hernie était formée par l'intestin grêle qui pénétrait dans le sac par une ouverture arrondie placée entre le vagin et le rectum. La poche était formée par la paroi postérieure du vagin doublée par le péritoine. Il n'est nullement question d'éraillement du vagin. On a vu un chirurgien ignorant prendre une hernie vaginale par éventration pour un abcès et l'ouvrir : les intestins sortirent immédiatement par l'ouverture, et la malade mourut.

J'ai dit que l'éventration vaginale par la paroi anté-rieure ne pouvait être formée que par la vessie (*éventration vésico-vaginale*). En voici un exemple remarquable (1) :

M. Aussandon, touchant pour la seconde fois une femme en travail, sentit à la vulve une tumeur molle qui lui parut être la poche des eaux. Il la pince fortement dans l'inter-valle des douleurs (probablement pour la rompre) : elle est insensible ; mais elle lui paraît beaucoup plus consi-stante que de coutume. Il cherche à la circonscrire de tous côtés : le doigt, porté vers le col de l'utérus, reconnaît que cette prétendue poche naissait de la partie supérieure et latérale droite du vagin, et n'était autre chose qu'une hernie de vessie qui avait pour poche le vagin très dis-tendu. Gardien, appelé, constate le même fait. On vide la vessie : la rareté des douleurs et la faiblesse de la malade obligent de recourir à l'application du forceps. La hernie reparaît après l'accouchement et ne peut être efficacement contenue qu'au moyen d'une éponge. La malade a eu de-puis une seconde couche très heureuse.

Mais l'éventration vaginale la plus remarquable est celle qui a lieu dans le cas d'invagination du vagin ou prolapsus utérin. Rien ne s'oppose, en effet, à ce que le

(1) *Journal de médecine, chirurgie et pharmacie*, par Corvisart, Leroux et Boyer. 1812. Cette observation est publiée sous le titre de *Hernie de vessie formée pendant les douleurs de l'accouchement.*

vagin renversé à la manière d'un sac ne reçoive en même temps que l'utérus un plus ou moins grand volume d'anses intestinales. Je ne doute nullement qu'il n'y ait éventration dans les cas d'invagination du vagin ou chute de l'utérus qui se présentent sous l'aspect d'une tumeur sphéroïdale, ayant le volume de la tête d'un enfant nouveau-né. D'une autre part, nous avons vu plus haut que l'invagination du vagin était toujours accompagnée d'un déplacement de la vessie entraînée nécessairement par la paroi antérieure de ce conduit.

Existe-t-il des exemples d'étranglement dans l'éventration entéro-vaginale? Je n'ai connaissance d'aucun fait de ce genre, et il est difficile de comprendre comment le vagin renversé pourrait devenir une cause d'étranglement. C'est donc à *priori* que Hoin conseille dans ce cas d'opérer par le vagin, si toutefois on peut arriver par cette voie jusqu'au siége de l'étranglement, et, dans le cas d'impossibilité, d'inciser l'hypogastre entre les muscles droits pour aller dégager l'intestin.

Éventration entéro-utérine. Dans le cas de renversement ou invagination de l'utérus au dedans de lui-même, on conçoit que la poche, formée par l'utérus renversé, puisse recevoir une masse plus ou moins considérable d'intestin.

Eventration entéro-vésicale. Enfin, pour compléter le tableau des éventrations, je dois faire mention ici des cas dans lesquels la paroi postérieure de la vessie renversée ou invaginée au dedans d'elle-même, reçoit un certain nombre d'anses intestinales. Ainsi, dans le vice de conformation désigné par Chaussier sous le nom d'*exstrophie* de vessie, la vessie renversée ou mieux invaginée, sert quelquefois de sac herniaire à une anse ou à plusieurs anses intestinales. Foubert rapporte qu'un officier était sujet depuis longtemps à la rétention d'urine; le cathétérisme ne put le sauver : plusieurs praticiens lui avaient cru la pierre. A l'ouverture, on trouva la paroi postérieure de la vessie repoussée en avant en manière de cône, de telle sorte qu'un demi-pied peut-être de l'iléon était logé dans la poche qui résultait de ce refoulement. Hippolyte Cloquet lut, dans une des séances de la Société de médecine de Paris, une observation très intéressante sur le même sujet. En ouvrant le cadavre d'un vieillard âgé de soixante ans, il voit l'œsophage, l'estomac et les intestins grêles remplis de matières liquides. Il examine l'hypogastre et trouve une tumeur dure faisant corps avec la vessie : il enlève la vessie et voit que la membrane muqueuse, repoussée en dedans, formait l'enveloppe extérieure d'une hernie dont le péritoine qui tapisse la paroi postérieure de la vessie formait le véritable sac herniaire : une anse d'iléon noirâtre était contenue dans cette poche qui l'étranglait par son collet, mince, mais résistant : ce collet, formé par le péritoine tout seul, était analogue à celui qu'on observe dans les hernies inguinales anciennes. Toute la portion du canal intestinal supérieure à l'étranglement était dilatée et d'un brun livide : celle qui était au-dessous était vide, mais sans phlogose. On aurait pu croire, au premier abord, à une hernie inguinale réduite avec son sac herniaire ; mais les anneaux étaient dans l'état naturel et la tumeur n'occupait pas seulement l'extérieur de la vessie, mais faisait saillie dans sa cavité.

Éventration rectale. Je ne sais s'il existe un seul exemple bien authentique d'entérocèle rectale, c'est-à-dire de déplacement des intestins dans une poche formée par la paroi antérieure du rectum invaginé au dedans d'elle-même. S'il en était ainsi, ce déplacement devrait être rangé parmi les éventrations proprement dites, et non parmi les hernies ordinaires. Il ne pourrait d'ailleurs s'effectuer que par la paroi antérieure du rectum.

Le rectum invaginé dans la maladie connue sous le nom de chute, de prolapsus du rectum, pourrait, comme le vagin invaginé, recevoir dans la poche qui résulte de son renversement plusieurs anses intestinales.

Pour terminer ce qui a trait aux hernies par éventration, il me reste à dire un mot des *hernies par éventration congénitale*.

B. Éventrations congénitales.

Il est douteux qu'on ait observé des hernies diaphragmatiques congénitales par éventration, bien qu'on en conçoive la possibilité ; mais les éventrations congénitales peuvent se produire par la paroi abdominale antérieure et présenter deux variétés : 1° éventration de la ligne blanche; 2° éventration ombilicale.

1° *Des hernies de la ligne blanche par éventration congénitale.* Il existe quelques exemples d'enfants nés avec un relâchement de la ligne blanche analogue à celui qui résulte de la distension des parois abdominales postérieurement à la naissance. Ces cas sont rares, et ne peuvent s'expliquer que de deux manières, ou bien par une hydropisie abdominale survenue pendant la vie intra-utérine et dont il n'existait plus de trace à la naissance, ou bien par une mauvaise position du fœtus, telle que les intestins auront été fortement refoulés contre la paroi abdominale antérieure qu'ils auront distendue outre mesure.

2° *Éventration ombilicale congénitale.* Les éventrations ombilicales dans l'épaisseur de la base du cordon sont bien plus communes que les précédentes. On les appelle généralement *hernies ombilicales congénitales.* Elles appartiennent non aux hernies ordinaires, mais aux éventrations; car les membranes transparentes qui constituent la poche à base très large dans laquelle sont contenues les parties déplacées, font suite aux parois abdominales.

Ces éventrations ombilicales congénitales se présentent sous l'aspect d'une tumeur plus ou moins considérable, occupant la région ombilicale et les régions circonvoisines ; tumeur à parois transparentes, à travers lesquelles on aperçoit les viscères contenus dans sa cavité ; ces parois font suite aux membranes du cordon ombilical pour se continuer brusquement sans intermédiaire avec la peau des parois de l'abdomen, de telle sorte qu'on dirait qu'une portion considérable de peau et des muscles abdominaux a été enlevée comme par un emporte-pièce et remplacée par les membranes du cordon. Mais nous verrons qu'il n'y a en aucune façon perte de substance des parois abdominales, lesquelles sont seulement rétractées et déjetées de chaque côté de la tumeur.

Les parois transparentes de l'éventration congénitale ombilicale sont constituées par deux membranes bien distinctes, entre lesquelles est déposée une couche plus ou moins épaisse de sérosité : de ces deux membranes la plus superficielle se continue avec la peau d'une part, avec les enveloppes du cordon d'une autre part. La seconde membrane, complétement étrangère au cordon, se continue avec les muscles abdominaux et avec le péritoine.

Les organes contenus dans la poche sont généralement le foie, les intestins et l'estomac ; assez souvent le foie seul. Dans un cas observé par Sandifort, l'éventration congénitale contenait le foie, la rate, une portion de l'estomac, le cœcum et l'intestin grêle. On a vu un cas dans lequel le cœur faisait partie de ce déplacement.

La position du cordon n'est jamais centrale par rapport à la tumeur ; elle est toujours circonférentielle. Les trois éléments du cordon, éparpillés sur trois points de cette circonférence, se réunissent à la partie inférieure et gauche de la tumeur.

Un point d'anatomie pathologique fort important, c'est qu'il n'existe pas de perte de substance des parois abdominales, que ces parois en défaut ne sont nullement rem-

placées par la poche transparente, laquelle est surajoutée
aux parois abdominales rétractées. La théorie de Richter,
qui rapportait cette éventration congénitale à l'absence
d'une plus ou moins grande partie des muscles abdominaux; celle de Scarpa, qui l'attribuait à une imperfection dans le développement de ces mêmes muscles,
coïncidant avec un grand volume des viscères et du foie
en particulier, d'où la tension permanente, le tiraille-
ment du cordon ombilical : cette théorie, dis-je, est donc
démentie par l'observation des faits.

Les enfants, affectés de ce vice de conformation, viennent au monde vivants ; ils viennent au monde morts ; et,
dans ce dernier cas, la mort peut coïncider avec la naissance ou avoir été de beaucoup antérieure. Dans un assez
bon nombre de cas, la poche transparente est rompue et
les intestins flottent au dehors de l'abdomen. Or, la
rupture peut être antérieure à la naissance ; elle peut avoir
lieu au moment de la naissance. Dans plusieurs cas de
rupture antérieure à la naissance (et il est possible de
constater cette antériorité) il y avait absence de péritonite
adhésive.

On reconnaît l'ancienneté ou la récence de la rupture à
l'état des débris de la poche, qui se présentent tantôt avec
les caractères d'une rupture récente, tantôt avec ceux
d'une rupture ancienne. Dans ce dernier cas, les débris
rétractés offrent une couleur jaunâtre, brunâtre, qui
atteste un travail de réparation.

Je n'ai vu qu'un seul cas d'enfant né vivant avec rupture de la poche d'une éventration ombilicale : il mourut
le quatrième jour d'une péritonite occasionnée par le contact de l'air (1). Dans un cas de ce genre, il ne faudrait pas

(1) Je me suis demandé si les intestins de l'enfant plongeant dans la
cavité des eaux de l'amnios ne devaient pas être constamment exempts
de péritonite. Cependant, dans un cas récemment présenté à la Société
anatomique, la péritonite avait aggloméré les intestins en plusieurs
masses.

hésiter à réduire l'intestin immédiatement après la naissance et à pratiquer des points de suture.

Mais la plupart des enfants, qui sont affectés d'éventration ombilicale sans rupture, viennent au monde vivants. Ces enfants sont-ils viables? sont-ils curables? Oui, ils sont viables; oui, ils sont curables dans un certain nombre de cas. J'ai publié ailleurs (1) un fait très remarquable de guérison spontanée. Deux autres faits existent dans la science: celui de Panaroli et celui de Bucholotz. Or, voici ce qui se passe: la membrane externe de la poche, qui n'est autre chose que le prolongement des membranes du cordon, tombe en gangrène avec le cordon et se sépare dans le lieu précis où elle se continue avec la peau. La membrane interne de la poche transparente, que nous avons dit se continuer avec les muscles abdominaux et le péritoine, devient le siége d'un travail d'inflammation et de suppuration, et se couvre de bourgeons celluleux et vasculaires. Cette membrane ainsi enflammée exerce une attraction considérable sur les parois abdominales qu'elle ramène peu à peu vers la ligne médiane, de manière à ce qu'elles recouvrent la totalité des intestins et remplissent la brèche qui existait entre les bords des muscles droits.

La possibilité de la guérison des éventrations ombilicales par les seules forces de la nature, une fois bien démontrée, et d'une autre part, la mort étant la conséquence d'une rupture spontanée ou provoquée, à raison de la péritonite qui en est la suite inévitable, il suit qu'il est de la plus haute importance de prévenir la rupture de la poche par l'application de substances adoucissantes et à l'aide d'une compression très légère. Dans le cas que j'ai observé, je conseillai de couvrir la tumeur de taffetas gommé et d'exercer sur le ventre une douce compression à l'aide d'une bande un peu large. Panaroli, dans le cas de

(1) Voyez *Anatomie pathologique* avec planches.

guérison dont il a été témoin, eut l'idée de protéger la
tumeur par l'épiploon chaud d'un animal, et ce moyen est
excellent.

N'oublions pas que la mort a été presque toujours provoquée par des secours inintelligents. Ainsi, dans un cas (1),
l'enfant allait parfaitement bien lorsqu'on eut la malheureuse idée d'obtenir la guérison à l'aide d'une ligature
passée autour de la base de la tumeur : l'enfant mourut au
bout de quelques jours. J'ai cependant connaissance d'un
cas de guérison observé à l'hôpital de Ferrare, dans lequel
l'anneau ombilical fut avivé et les bords de cet anneau réunis à l'aide de points de suture; mais un pareil exemple
ne devrait pas être imité.

Théorie de l'éventration congénitale ombilicale. Je considère l'éventration congénitale ombilicale comme la conséquence d'une compression éprouvée par le fœtus pendant la vie intra-utérine ou d'une attitude vicieuse, compression, attitude telles que les viscères abdominaux,
refoulés en avant, se sont engagés peu à peu dans la
gaîne du cordon ombilical qu'ils ont énormément descendu.

Cette théorie me paraît bien plus satisfaisante que celle
de l'arrêt de développement, d'après laquelle les viscères
étant situés normalement hors de la cavité abdominale,
dans l'épaisseur de la base du cordon, pendant les premiers
temps de la vie intra-utérine, il y aurait arrêt dans le travail par lequel ces viscères rentrent peu à peu dans la
cavité abdominale, d'où l'éventration.

Mais en admettant qu'il soit bien démontré que, jusqu'à
une époque donnée de la vie intra-utérine, les viscères
soient situés hors de la cavité abdominale, il restera toujours à déterminer la cause de cet arrêt de développement. Serait-ce une compression, une attitude vicieuse?

Sandifort rapporte ces éventrations à une violence ex-

(1) *Encyclopédie méthodique.* MÉDECINE, Paris, 1798, t. VII, p. 147,
art. *Hépatomphale.*

térieure, et cite un grand nombre de faits qui établissent que des chutes graves, éprouvées pendant la grossesse, ont déterminé des vices de conformation plus ou moins considérables, et que le fœtus est sorti mutilé, difforme, de la cavité utérine dans laquelle il avait été comprimé (1).

Rappelons ici ces belles paroles d'Hippocrate : Lorsque

(1) Je ne crois pas qu'il existe dans la science de fait plus démonstratif de la théorie que je soutiens que le suivant (présenté à la Société anatomique par M. Escalier, interne à la Maison nationale de santé. La pièce est déposée au musée Dupuytren).

Chez un enfant nouveau né, éventration abdominale sans sac herniaire formée par tous les viscères abdominaux, les reins exceptés. Ces viscères étaient groupés en trois masses rouges parfaitement distinctes : la supérieure était constituée par le foie ; la moyenne par l'estomac, la rate et l'arc du colon ; l'inférieure par l'intestin grêle. Des adhérences assez solides unissaient entre elles les parties constituantes de chaque groupe et la circonférence de la vaste perforation abdominale avec le pourtour des parties déplacées.

La perforation de l'abdomen semblait occuper la partie latérale gauche de cette cavité.

La particularité la plus remarquable de ce fait, c'est que le fœtus était ployé en double sur le côté droit du tronc, de telle façon que les membres inférieurs venaient s'appliquer contre la partie latérale droite de la face et que la sortie des viscères abdominaux par le flanc gauche paraissait résulter du refoulement de tous ces viscères par suite de cette attitude, à une époque où les parois abdominales ne pouvaient pas offrir de résistance.

Les côtes gauches manquaient dans leur partie antérieure, si bien que le cœur, enveloppé de son péricarde, était à nu, mais non déplacé. Le membre supérieur gauche (côté de l'éventration) était réduit à la main, ce qui pourrait bien résulter de la présence des viscères déplacés.

Ce fœtus était en outre affecté d'un encéphalocèle bregmatique.

N'est-il pas de la dernière évidence que dans ce cas l'éventration abdominale, de même que l'éventration crânienne, sont le résultat mécanique de la compression exercée par le fœtus contre lui-même, en raison de son attitude et de la compression qui a été probablement elle-même la conséquence de la pénurie des eaux de l'amnios. Le tronc a été ployé en deux sur le flanc droit par le même mécanisme que le pied est renversé en dedans dans le vice de conformation connu sous le nom de pied-bot.

les arbres ne trouvent pas d'espace dans la terre, ils deviennent obliques et tortueux, ici épais, là ténus. Il en est de même de l'enfant lorsqu'il éprouve une compression dans la cavité utérine (1).

V⁺ GENRE.

Hernies par éraillement.

Les *hernies par éraillement* sont des déplacements viscéraux qui s'opèrent à travers des anneaux accidentels, lesquels anneaux se produisent par éraillement, c'est-à-dire, par l'écartement des fibres aponévrotiques, musculeuses et même osseuses, qui constituent ces parois.

Les encéphalocèles, qui sont toujours congénitales, sont des hernies par éraillement des parois crâniennes : il en serait de même des hernies du poumon, lesquelles, suivant quelques auteurs, seraient produites par un effort violent qui aurait lacéré ou écarté et les lames aponévrotiques et quelques unes des fibres musculaires et tendineuses qui remplissent les espaces interosseux.

Mais c'est surtout dans l'abdomen qu'on observe des hernies par éraillement, c'est-à-dire par des anneaux accidentels; et ces hernies présentent d'ailleurs tous les caractères des hernies qui se font par les anneaux naturels, avec lesquels elles sont souvent confondues. Toutes, en effet, sont pourvues de sac herniaire; toutes sont susceptibles d'étranglement et donnent lieu aux mêmes considérations que les hernies ordinaires.

Le domaine des hernies par éraillement est très étendu. Il n'est, en effet, aucun point de la partie aponévrotique des parois abdominales qui ne puisse devenir le siége d'un éraillement, et, par conséquent d'une hernie; mais la ligne blanche et le voisinage des anneaux naturels en sont plus particulièrement affectés. Que si la partie mus-

---

(1) *OEuvres complètes d'Hippocrate*, trad. par E. Littré, livre *de la génération et de la nature de l'enfant.*

culeuse des parois abdominales y est moins sujette, c'est peut-être moins à raison de sa nature musculaire qu'à cause de la multiplicité des plans qui la constituent; et c'est pour cette raison que la paroi supérieure de l'abdomen, laquelle n'est formée que par un seul plan musculaire, est très sujette aux éraillements, et que la région lombaire, au défaut des muscles grand oblique et grand dorsal, est la seule région musculaire des parois abdominales où ait été observée une hernie par éraillement.

C'est dans le cas où les parois abdominales, traversées par les anneaux accidentels, sont constituées par plusieurs plans superposés, que la hernie peut être *intra-pariétale* ou *interstitielle*, c'est-à-dire, traverser les plans profonds pour soulever les plans superficiels.

Aux hernies par éraillement doivent encore être rapportés les déplacements qui ont lieu à travers une cicatrice fibreuse des muscles abdominaux.

Je diviserai les hernies par éraillement en celles qui se font au voisinage des anneaux naturels et en celles qui ont lieu à une certaine distance de ces anneaux. Ces dernières ont presque exclusivement lieu le long de la ligne blanche. La hernie *ventrale* de sir Astley Cooper est une hernie par éraillement qui a lieu aux dépens de la portion d'aponévrose abdominale qui est en dehors des muscles droits (1). Je donnerai à celles de ces hernies qui avoisinent les anneaux naturels, le nom de la hernie qui a lieu par l'anneau, en y ajoutant la préposition *juxta*. Ainsi, nous dirons hernie *juxta-inguinale*, *juxta-crurale*, *juxta-ombilicale*.

Mécanisme des hernies par éraillement. Lorsque les anneaux naturels sont plus résistants que les parties aponé-

(1) M. Laugier a observé une hernie ventrale en dehors du muscle droit, à la suite d'un effort violent. Malheureusement pour l'authenticité du fait, la réduction avait été opérée avant l'arrivée de M. Laugier, qui n'a pu constater que l'éraillement.

vrotiques qui les avoisinent, il arrive que les causes qui
produiraient une hernie par ces anneaux, à savoir un effort
violent, ont pour conséquence une hernie par éraillement.
Dans d'autres cas, l'éraillement ou anneau accidentel
est préparé de longue main par le développement du tissu
adipeux sous-péritonéal, lequel s'insinue le long des vaisseaux qui traversent les parois abdominales, dilate les
ouvertures ou canaux de transmission et s'échappe par
l'ouverture sous-cutanée, en sorte que le plus léger effort
peut amener une hernie. Dans quelques cas, la hernie
graisseuse devient la cause exclusive de la hernie, en entraînant avec elle le péritoine sous la forme d'un sac tout
disposé à recevoir les viscères abdominaux. Nous verrons
que c'est ainsi que se produisent souvent les hernies diaphragmatiques. A quelques exceptions près, les déplacements adipeux, connus sous le nom de *hernies graisseuses*,
sont des hernies par éraillement (1).

Quelques considérations générales sur les principales
espèces de hernies par éraillement ne seront pas ici déplacées.

1° *Hernies inguinales par éraillement* ou *juxta-inguinales.*
La *hernie inguinale* dite *directe* est une hernie par éraillement *juxta-inguinale*. Il en est de même de celle qu'on a
appelée, dans ces derniers temps, *interne* ou *oblique interne*,
ce qui n'est réellement qu'une sous-variété de la hernie
directe : car toutes deux se font par l'éraillement du
fascia transversalis; toutes deux sont situées en dedans des
vaisseaux épigastriques : l'une plus en dehors, entre l'artère épigastrique et la saillie formée par le cordon qui remplace l'artère ombilicale, dans le petit espace connu sous

---

(1) La hernie graisseuse peut devenir cause de hernie viscérale par un
autre mécanisme; tout le temps que subsiste l'embonpoint du malade,
la masse adipeuse peut remplir les fonctions d'obturateur et s'opposer
à la hernie; mais, lorsque survient l'amaigrissement du malade, l'anneau
se trouvant libre est tout prêt à recevoir l'intestin.

le nom de fossette inguinale moyenne; l'autre plus en dedans, entre le cordon et le bord externe du muscle droit, dans le petit espace connu sous le nom de fossette inguinale interne.

Les hernies inguinales directes ou par éraillement peuvent être interstitielles ou intra-pariétales, c'est-à-dire, occuper l'interstice des plans musculaires des parois abdominales, si l'anneau de l'oblique externe offre de la résistance.

Le trait fondamental, sous le point de vue pratique, de la hernie directe, c'est la position de l'artère épigastrique qui est située en dehors du collet du sac herniaire, tandis que cette artère est située en dedans du collet dans les hernies inguinales ordinaires.

On conçoit d'ailleurs que la hernie inguinale directe par éraillement doive présenter des caractères particuliers : ainsi elle n'est pas dirigée obliquement en bas et en dedans; elle n'est pas cylindroïde, mais globuleuse; elle n'est pas contenue dans la gaîne du cordon qui est située à son côté externe.

2° *Hernie crurale par éraillement* ou *hernie juxta-crurale.* La hernie crurale par éraillement est beaucoup plus fréquente qu'on ne le croit généralement. Il est bon de rappeler ici que, contrairement à des idées généralement reçues, l'anneau crural, c'est-à-dire l'anneau normal par lequel se font les hernies crurales ordinaires, est tout à fait distinct de la gaîne des vaisseaux fémoraux; que, par conséquent, les parties déplacées ne pénètrent nullement dans cette gaîne ; mais que le sac herniaire est toujours placé en dedans et en avant de cette gaîne, de telle sorte que la hernie fémorale est séparée des vaisseaux par une lame aponévrotique.

La hernie crurale par éraillement à travers le ligament de Gimbernat est très fréquente. Ma position à l'hôpital de la Salpêtrière m'avait fait rencontrer plusieurs faits de ce genre longtemps avant que M. le professeur Laugier eût publié, sur ce sujet, une observation fort intéressante. J'ai trouvé une fois deux hernies crurales par le même anneau ; elles étaient séparées l'une de l'autre par un ruban aponévrotique. J'ai rencontré plusieurs fois des hernies graisseuses produites à travers un éraillement du ligament de Gimbernat.

Un autre éraillement non moins important, qui a lieu dans les hernies fémorales , c'est celui de l'aponévrose cribriforme.

Il arrive en effet assez souvent que les parties déplacées, dans la hernie crurale, au lieu de se renverser en avant aussitôt qu'elles ont franchi l'anneau crural, continuent à se porter en bas derrière le *fascia cribriformis*, d'où elles s'échappent après avoir dilaté tel ou tel des trous de ce fascia, qui donnent passage à des vaisseaux et même à des ganglions lymphatiques , et deviennent sous-cutanées. Depuis quelques années , on a eu plusieurs fois l'occasion de constater, dans l'opération de la hernie crurale étranglée, que l'étranglement avait lieu, non à l'anneau crural, mais à l'un des trous dilatés de l'aponévrose cribriforme.

Quelques praticiens modernes, généralisant cette disposition, admettent que toutes les hernies crurales se font à travers l'un des trous de l'aponévrose cribriforme , et que la seule différence qui existe entre ces hernies tient à la hauteur du trou ou de l'éraillement par lequel se sont insinuées les parties déplacées, cet éraillement se trouvant ou immédiatement au-dessous ou à une certaine distance au-dessous de l'arcade fémorale : suivant ces mêmes praticiens, ce serait ces trous ou éraillements de l'aponévrose cribriforme, et non le ligament de Gimbernat, qui produiraient constamment l'étranglement.

Je ne saurais admettre une proposition aussi générale ; et en admettant que les éraillements du *fascia cribriformis* puissent être dans un certain nombre de cas la cause de l'étranglement dans les hernies crurales (1), je continuerai à considérer le ligament de Gimbernat comme la cause la plus ordinaire de cet étranglement.

Il est une autre espèce de hernie crurale par éraillement qui se fait non plus au-dessous, mais bien au-dessus de l'arcade fémorale, à travers les fibres musculaires des muscles oblique interne et transverse, et les fibres aponévrotiques du grand oblique. Chopart et Desault font mention de cette espèce de hernie. Callisen a vu dans un cas de ce genre l'aponévrose de l'oblique externe soulevée par la hernie qui était donc alors intra-pariétale ou interstitielle.

Du reste, la hernie crurale par éraillement affecte les mêmes rapports avec l'artère épigastrique que les hernies crurales ordinaires.

3° *Hernie ombilicale par éraillement* ou *hernie juxta-ombilicale.* Si les hernies inguinales et crurales par éraillement ont été souvent méconnues, une erreur tout opposée a été commise relativement aux hernies ombilicales de l'adulte, que, depuis J.-L. Petit, on considère généralement comme étant des hernies par éraillement. Sur cent hernies ombilicales de l'adulte, dit J.-L. Petit, il n'y en a pas deux qui passent par l'anneau ombilical ; c'est toujours au-dessus, au-dessous ou sur les côtés. Boyer et tous les praticiens modernes partagent la même erreur, et cette erreur est même tellement accréditée que, bien que depuis plus de vingt ans, j'aie établi par des dissections nombreuses (2) que dans les hernies ombilicales de l'adulte, comme dans les hernies ombilicales de l'enfant, le déplacement se fait presque toujours par l'anneau ombilical et très rarement à côté de l'anneau, et que, retournant la proposition de

---

(1) J'ai souvent trouvé dans mes dissections des hernies graisseuses qui passaient à travers les trous du fascia cribriforme. Dans plusieurs cas, ces paquets adipeux avaient entraîné le péritoine.

(2) Voyez *Anatomie pathologique* avec planches.

Petit, j'affirme que sur cent cas de hernie ombilicale chez l'adulte, il n'y en a pas deux qui se fassent par éraille ment; cette erreur, dis-je, est tellement accréditée, que je ne vois pas que la doctrine que je soutiens ait encore pris droit de cité dans la science.

L'erreur de Petit et des praticiens qui l'ont suivi vient : 1° de la position de la cicatrice cutanée par rapport à la hernie; 2° d'une fausse application du fait bien positif que les cicatrices sont plus résistantes, plus inextensibles que les parties qui n'ont pas subi de travail de cicatrisation.

Or, 1° relativement à la cicatrice cutanée : sa position est tout à fait indépendante de celle de l'anneau avec lequel elle n'a aucune communication intime ; jamais la cicatrice cutanée n'occupe le sommet de la tumeur ; sa position, par rapport à cette tumeur, présente une foule de variétés, tantôt au-dessus, tantôt au-dessous, tantôt de côté : ces variétés de position tiennent à la résistance qu'elle apporte comme cicatrice à la distension et au sens suivant lequel se fait cette distension.

2° L'anneau ombilical n'est pas une cicatrice (1). Il n'a pas été le siége d'une inflammation ; il n'a pas subi de solution de continuité. Il est revenu sur lui-même; il s'est effacé en quelque sorte aussitôt que les vaisseaux auxquels il livrait passage ont été vides de sang ; et lorsqu'il arrive que dans l'âge adulte, de même que dans les mois, les jours qui suivent la naissance, les parois abdominales sont le siége d'une distension considérable, l'effort de cette distension a plus de tendance chez presque tous les sujets à dilater une ouverture ou orifice assez considérable et toujours subsistant, malgré son resserrement extrême, qu'à érailler les parties voisines : et cet effet de dila-tation est d'autant plus prononcé que la cause de disten-

(1) A l'ombilic il n'y a d'autre cicatrice que celle de la peau et des petits cordons fibreux en lesquels sont convertis les vaisseaux ombili-caux.

sion agit d'une manière plus lente et plus graduelle. Ainsi l'hydropisie, la grossesse sont les causes les plus ordinaires de la hernie ombilicale, tandis que les efforts violents peuvent amener des éraillements.

Cependant j'admets la possibilité de la hernie ombilicale par éraillement, ou hernie juxta-ombilicale. Mais les cas de ce genre sont très rares. Dans la hernie juxta-ombilicale dont j'ai vu deux ou trois exemples, on sent l'anneau ombilical à côté de l'éraillement, et même une fois je l'ai trouvé un peu dilaté, bien qu'il ne fût pas le siége d'une hernie. Dans un cas il y avait juxtaposition d'une hernie ombilicale par l'anneau naturel, et d'une hernie ombilicale par éraillement. Ces deux hernies constituaient une seule et même tumeur. Avant la dissection une dépression cutanée indiquait seule la ligne de démarcation.

4° *Hernies de la ligne blanche.* C'est aux hernies par éraillement que se rapportent toutes les hernies de la ligne blanche, lesquelles sont beaucoup plus fréquentes au-dessus qu'au-dessous de l'ombilic et sont assez souvent multiples.

Ces hernies sont très rarement viscérales ; et cependant celles de ces hernies qui occupent l'épigastre et qui sont situées immédiatement au-dessous de l'appendice ou de chaque côté de cet appendice, *ont été décrites* et sont encore désignées sous le nom de *hernies de l'estomac*, depuis Garengeot, qui le premier a fixé l'attention sur ce point ; la dénomination de hernie de l'estomac n'est nullement fondée sur l'anatomie pathologique, mais sur les accidents épigastriques qu'éprouvent souvent les malades affectés de ce genre de hernies ; accidents que font cesser la réduction et la contention de la partie déplacée.

Aucun fait d'anatomie pathologique n'établit la présence de l'estomac dans les hernies de la ligne blanche. Un fait de Lapeyronie démontre qu'elles peuvent être formées par le colon transverse (1) ; mais un grand nombre de faits établissent que les hernies de la ligne blanche sont formées les unes par du tissu adipeux extérieur au péritoine, ce sont des hernies graisseuses ; les autres par l'épiploon. Ils établissent en outre que les hernies graisseuses de la ligne blanche, comme d'ailleurs les hernies graisseuses des autres régions, peuvent entraîner le péritoine à leur suite.

Un mot sur les hernies graisseuses de la ligne blanche et sur les hernies graisseuses en général. Leur mécanisme est fort simple. Un petit lipôme sous-péritonéal a lieu ; ce lipôme s'insinue avec les vaisseaux qui traversent les parois aponévrotiques de l'abdomen, dilate ces ouvertures vasculaires à la manière d'un coin et finit par s'échapper en dehors. Du reste, il est impossible de distinguer *à priori* une hernie graisseuse d'une épiplocèle, et plusieurs hernies graisseuses ont été opérées dans la pensée qu'on avait affaire à une épiplocèle.

M. Bernutz (2) donne des hernies graisseuses avec issue du péritoine une interprétation bien différente. Il admet que le péritoine qu'on rencontre au centre des hernies graisseuses est le vestige d'un ancien sac herniaire ; que la graisse est consécutivement formée autour de lui et qu'elle est un des éléments principaux de la cure radicale des hernies ; il prétend même que dans l'observation si célèbre d'Ambroise Paré, le peloton obturateur qu'on regarde, d'après cet illustre chirurgien, comme formé par l'épiploon ramassé sur lui-même et adhérent, n'était autre chose qu'une masse adipeuse extérieure au péritoine. Il est possible que cette manière de voir s'applique à un certain

(1) Richter nie que l'estomac ait été jamais trouvé dans les hernies dites de l'estomac, en se fondant uniquement sur ce que cet organe est trop éloigné des points par lesquels se font ces hernies pour pouvoir se déplacer. Mais cette interprétation ne saurait être admise.

(2) *Dissertation inaugurale*, Paris, 10 novembre 1848.

nombre de faits, mais bien certainement elle ne s'applique pas à tous, par exemple aux hernies graisseuses du diaphragme dont je vais dire quelques mots.

5° *Hernies par éraillement du diaphragme.* Je considère comme des hernies diaphragmatiques par éraillement, celles de ces hernies qui sont pourvues d'un sac herniaire constitué par les feuillets adossés de la plèvre et du péritoine, et qui, par conséquent, se sont produites à travers un écartement ou éraillement des fibres musculaires.

La hernie graisseuse joue un grand rôle dans la formation des hernies diaphragmatiques par éraillement. Le lieu d'élection de ces hernies est l'espace triangulaire situé derrière la base de l'appendice xyphoïde, espace triangulaire qui résulte de la rareté ou de l'absence des fibres musculaires du diaphragme dans ce point. Une masse adipeuse sous-péritonéale s'insinue entre ces fibres musculaires, pénètre dans le médiastin antérieur et entraîne à sa suite le péritoine qui forme un sac tout prêt à recevoir les viscères abdominaux. C'est évidemment de cette manière que s'était produite l'observation d'épiplocèle diaphragmatique recueillie par Bérard aîné. Bérard jeune a présenté à la Société anatomique plusieurs cas de hernies graisseuses du diaphragme et de sacs herniaires vides entraînés à sa suite. J'ai eu occasion d'en observer un bien grand nombre de cas à la Salpêtrière, et d'assister, pour ainsi dire, à la formation de ces sacs herniaires sans hernies.

J'ai décrit et fait représenter (1) un cas qui peut servir de type pour les hernies diaphragmatiques par éraillement. C'était chez une femme de soixante-quinze ans, sujette aux coliques, qui mourut avec tous les symptômes de l'étranglement interne. Le sac herniaire, formé par la plèvre et le péritoine, était énorme et contenait la plus grande partie

(1) Voyez *Anatomie pathologique*, avec planches, XXᵉ livr.

des intestins. L'anneau, très large, était situé à gauche du ligament falciforme du foie. Ce ligament formait à droite la circonférence de l'anneau que constituait en arrière la foliole moyenne de l'aponévrose phrénique, et en avant et à gauche des fibres musculaires. Cet anneau, qui était large et libre, n'avait été pour rien dans l'étranglement, lequel avait été produit par la contorsion du mésentère sur lui-même.

Cette hernie diaphragmatique par éraillement était-elle congénitale, était-elle postérieure à la naissance? Je serais disposé à croire qu'elle était congénitale.

6° *Hernie périnéale par éraillement.* Tout porte à croire, d'après un des faits que j'ai rapportés au sujet des hernies par éventration, que, dans certains cas de hernie péri-néale, il y avait éraillement de l'aponévrose supérieure du périnée et du releveur de l'anus.

Quant aux *hernies par éraillement congénitales de l'abdo-men*, je ne vois que les hernies diaphragmatiques ayant pour sac herniaire la plèvre et le péritoine, comme celle représentée XX° livraison, qui puissent être rangées dans cette catégorie. Mais, pour établir le caractère congénital de ce déplacement, il faudrait le rencontrer chez un enfant nouveau né.

Les *hernies du cerveau ou encéphalocèles*, lesquelles sont toutes congénitales, appartiennent bien évidemment aux hernies par éraillement, puisque les ouvertures du crâne à travers lesquelles le cerveau s'échappe sont tou-jours accidentelles.

VI° GENRE.

Des hernies par les ouvertures naturelles des cavités splanchniques, ou hernies ordinaires.

Les *hernies par les anneaux naturels* sont exclusivement propres à l'abdomen et complétement étrangères aux cavi-tés crâniennes et thoraciques.

Les parois de l'abdomen sont, en effet, percées, dans l'état normal, d'ouvertures qui se présentent tantôt sous la forme d'anneaux, tantôt sous celle de canaux destinés au passage de vaisseaux et même d'organes. Ces anneaux ou conduits constituant les points les moins résistants des parois abdominales, c'est sur les régions qu'ils occupent que doivent plus particulièrement se faire sentir les effets des contractions violentes des muscles abdominaux et que tendent à s'échapper les viscères; or la disposition aux hernies sera d'autant plus grande que les ouvertures naturelles seront constituées d'une manière moins résistante, ou auront accidentellement acquis cette moindre résistance.

Les ouvertures naturelles des parois abdominales sont les suivantes : 1° il y en a cinq pour la paroi antérieure de l'abdomen: une médiane, c'est l'anneau ombilical; deux latérales, ce sont les anneaux cruraux et les canaux ou trajets inguinaux. 2° Il y en a quatre, deux de chaque côté, pour la paroi abdominale inférieure ou petit bassin, savoir: les ouvertures ou anneaux ischiatiques et les canaux sous-pubiens. 3° Quant aux trois ouvertures dont est percé le diaphragme, savoir : l'ouverture œsophagienne, l'ouverture de la veine-cave inférieure, l'ouverture ou canal de l'aorte, elles ne sont jamais le siége des hernies.

L'anatomie topographique nous fait connaître de la manière la plus circonstanciée les dispositions normales de ces anneaux; l'anatomie pathologique va nous apprendre 1° les changements qui se passent dans ces anneaux pour la production des hernies; 2° les parties constituantes des hernies réduites à leur plus simple expression; 3° les complications et accidents dont elles sont susceptibles; 4° ce qu'il faut entendre par hernies congénitales par les anneaux naturels.

§ Ier. Des anneaux dans les hernies.

Les ouvertures par lesquelles se font les déplacements viscéraux établissent l'*espèce*, et donnent leur nom à la hernie.

Point de hernie sans dilatation préalable des anneaux ou conduits par lesquels se fait le déplacement, et cette dilatation est proportionnelle au volume de la hernie. Or les anneaux ne peuvent se dilater sans s'affaiblir d'une manière notable. Leur résistance, leur tension diminuent peu à peu ; leur partie saillante et comme sécante est effacée, émoussée. Si le trajet est oblique, la longueur de ce trajet est diminuée, et finalement des conduits de 15 à 18 lignes de longueur se convertissent en un simple orifice : tel est le canal inguinal. Cette dilatation s'accompagne constamment d'une atrophie proportionnelle des faisceaux fibreux qui limitent l'anneau, si bien que les anneaux fibreux, ainsi dilatés et affaiblis, deviennent incapables d'exercer la moindre constriction sur les parties déplacées. De tous les anneaux naturels, celui qui est susceptible de la dilatation la plus considérable est, sans contredit, l'anneau ombilical (1). Après l'anneau ombilical, vient le trajet inguinal. Dans un cas de hernie inguinale droite, énorme, que j'ai disséqué dernièrement, le trajet inguinal était converti en un anneau de 2 pouces dans son plus petit diamètre. Le centre de cet anneau elliptique répondait à l'éminence iléo-pectinée. L'arcade fémorale, atrophiée par la compression, était convertie en une bande fibreuse, mince, dépourvue de toute tension et qui était appliquée contre le bord antérieur de l'os coxal. On peut dire qu'il n'existait plus d'arcade fémorale. Le canal déférent, situé comme de coutume

(1) Voyez *Anatomie pathologique*, avec planches, XXIVe livraison, pl. 5 et 6, un cas dans lequel l'anneau ombilical était tellement dilaté qu'il pouvait admettre la main.

derrière le sac herniaire, était tellement atrophié au niveau et au voisinage de l'anneau, qu'on pouvait à peine le reconnaître et le séparer de ce sac auquel il était intimement uni. Les vaisseaux testiculaires étaient également atrophiés : aussi le testicule, qui adhérait à la partie la plus inférieure du sac, était-il réduit à un noyau ovoïde qui n'avait que la quatrième partie du volume du testicule de l'autre côté.

Cet affaiblissement progressif des anneaux par lesquels s'échappent les viscères dans les hernies, affaiblissement qui peut aller jusqu'à l'atrophie, est un des points les plus importants de l'histoire anatomique des hernies.

Lorsque la dilatation de l'anneau ne dépasse pas une certaine mesure, lorsque l'élasticité du tissu fibreux qui le constitue n'a pas été vaincue, on peut espérer que la contention des parties déplacées, en supprimant toute cause de dilatation, permettra à l'anneau de revenir sur lui-même, de recouvrer sa résistance, et par conséquent de suffire à la contention. Mais lorsque la force élastique de l'anneau a été vaincue par une dilatation permanente et longtemps continuée, quand les faisceaux fibreux qui constituent l'anneau ont été pour ainsi dire forcés et atrophiés, la hernie est incurable, quelque prolongée et quelque parfaite que soit l'application d'un bandage.

Il suit de là que les hernies anciennes non contenues ou mal contenues, et par conséquent à large anneau, sont incapables d'étranglement par l'anneau fibreux, et que les hernies récentes et les hernies anciennes habituellement bien contenues, sont d'autant plus susceptibles d'étranglement par l'anneau fibreux, que cet anneau fibreux a conservé plus de résistance. La proposition absolue de quelques chirurgiens modernes, d'après laquelle les anneaux fibreux ne seraient jamais la cause matérielle de l'étranglement, ne s'applique donc qu'aux hernies à anneaux très larges et à faisceaux fibreux atrophiés.

Lorsque l'ouverture des parois abdominales qui

donne passage aux viscères abdominaux est un canal,
l'étranglement peut avoir lieu à l'un ou à l'autre des orifices et à tous les points de la longueur de ce canal.

Du reste, l'élargissement des anneaux peut être la conséquence pure et simple de la distension des parois abdominales, distension à laquelle les anneaux participent nécessairement (hydropisie, grossesse); il peut résulter de
l'accumulation d'une certaine quantité de graisse, et
lorsque dans ces circonstances la graisse qui remplit les
anneaux est résorbée, on conçoit que ces ouvertures di-
latées soient toutes prêtes à recevoir les viscères abdominaux. Enfin, cet élargissement peut être la conséquence d'efforts qui ont pour résultat la pénétration directe des viscères à travers l'anneau : dans ce dernier cas,
ce sont les parties déplacées elles-mêmes qui sont les
agents de la dilatation des anneaux.

Si, dans une bonne organisation, la constitution des canaux est telle que, dans les circonstances ordinaires, ces
anneaux résistent aux efforts même les plus considérables,
et si la faiblesse relative est alors acquise, il arrive assez
souvent que cette faiblesse est native dans tel ou tel des
anneaux, quelquefois même dans plusieurs anneaux à la
fois; cette faiblesse native constitue une prédisposition aux
hernies qui se produisent alors presque nécessairement
sous l'influence des moindres causes occasionnelles.

§ II. Des parties constituantes des hernies.

Les hernies par les anneaux naturels présentent à considérer : 1° les viscères déplacés; 2° le sac herniaire;
3° les couches de parties qui séparent le sac herniaire de
la peau.

1° Des parties contenues dans les hernies.

Tous ou presque tous les viscères abdominaux peuvent
entrer dans la composition des hernies, mais tous n'y sont

pas également disposés; l'ordre de leur mobilité est celui
de la fréquence de leur déplacement.

Ainsi, en première ligne, sont l'épiploon et l'intestin
grêle;

En deuxième ligne, l'S iliaque du colon, le colon transverse, le cœcum et son appendice;

En troisième ligne, les ovaires et les trompes utérines;

En quatrième ligne, la vessie, l'utérus;

En dernière ligne, l'estomac, le foie, le duodénum.

Parmi ces déplacements herniaires, les uns sont primitifs, les autres consécutifs : ainsi l'épiploon et l'intestin
grêle se déplacent toujours primitivement; l'arc du colon se
déplace primitivement pour la hernie ombilicale et consécutivement lorsqu'il entre dans la composition d'une hernie
inguinale où il est attiré par l'épiploon; c'est toujours consécutivement que se déplace l'estomac. Plusieurs faits me
portent à admettre que l'ovaire se déplace presque toujours
consécutivement à la trompe utérine : j'ai rencontré deux
fois dans une hernie la trompe sans l'ovaire et jamais
l'ovaire sans la trompe. La hernie de l'utérus me paraît
également consécutive à la hernie de la trompe et de l'o-
vaire. La hernie de vessie est presque toujours consécutive.

Il est des hernies qui sont constituées par l'épiploon
seul, ce sont des *épiplocèles*; d'autres par l'intestin seul,
ce sont des *entérocèles*; d'autres à la fois et par l'épiploon
et par l'intestin, *entéro-épiplocèles*.

Sous le rapport de la quantité des parties déplacées, il
y a des différences énormes, depuis ces très petites hernies
dans lesquelles l'intestin n'est que pincé dans une partie
de sa circonférence, jusqu'à ces hernies énormes que contiennent la plus grande partie des viscères abdominaux.

2° Du sac herniaire.

Le *sac herniaire* est l'enveloppe fournie par le péritoine
pariétal aux parties déplacées. Toutes les hernies par les

anneaux naturels, de même que toutes les hernies par éraillement, sont pourvues d'un sac herniaire. La rupture du péritoine, admise pour toutes les hernies d'abord, puis limitée à la hernie ombilicale, est une idée préconçue contre laquelle s'inscrivent tous les faits. Mais, la hernie une fois produite, le sac herniaire peut se rompre par suite d'une violence extérieure directement appliquée sur la tumeur. Y a-t-il déplacement? y a-t-il allongement ou extension du péritoine pour la formation et l'accroissement du sac herniaire? Il y a bien certainement déplacement, d'où un changement de rapports très remarquable dans la situation et dans les rapports des parties qui avoisinent l'intestin déplacé, dans les hernies non contenues.

Il est probable aussi qu'il y a extension du péritoine, mais dans les limites étroites de son extensibilité. Nous verrons bientôt que c'est au déplacement péritonéal qui se fait de proche en proche, que j'attribue, en grande partie, ce qui a été dit sur la perte du droit de domicile dans le cas de hernies anciennes et volumineuses.

Tout sac herniaire présente à considérer un *corps* et un orifice de communication avec la cavité péritonéale ou *collet*.

On considère, au corps du sac, une surface externe et une surface interne. La *surface externe* est séparée de la peau par des couches ou lamelles, variables suivant les espèces de hernies, et qui subissent d'ailleurs un grand nombre de transformations. Cette surface externe, ordinairement adhérente aux parties voisines par des liens celluleux naturels, quelquefois même intimement adhérente, est assez souvent libre de toute adhérence, si bien que la surface externe du sac est aussi lisse que la surface de l'intestin et qu'on croirait être arrivé dans la cavité du sac herniaire, alors qu'on n'est arrivé qu'à sa surface externe. Cette disposition que j'ai rencontrée plusieurs fois dans mes dissections, n'existait qu'à la région antérieure, c'est-

à-dire dans la moitié antérieure du sac; la moitié postérieure ayant conservé ses adhérences ordinaires. Sa cause
présumée est dans les frottements auxquels cette région
antérieure du sac est exposée. Aussi la rencontre-t-on le
plus habituellement dans les hernies volumineuses et anciennes mal contenues.

Cet aspect lisse de la surface externe du sac conduit aux
cas où des kystes séreux se développent entre cette surface
externe et les couches adjacentes. J'ai vu Dupuytren opérer
quatre ou cinq hernies qui offraient des kystes semblables,
lesquels peuvent se développer, non seulement à la surface
externe du sac, mais encore entre les diverses couches qui
séparent le sac herniaire de la peau. Si le kyste est petit,
on reconnaît aisément son erreur; mais, s'il est considérable, si d'autres causes d'illusion viennent s'y joindre, on
peut errer grossièrement. Quel est le praticien qui ne fait
pas un retour sur lui-même, en voyant un homme de la
sagacité de Lecat se tromper dans un cas de ce genre (1)?

En opérant, à huit heures du soir, une hernie inguinale
étranglée, il trouve, sous le tégument, une poche contenant
de la sérosité. Il croit que c'est le sac herniaire. Derrière
cette poche est une tumeur dont l'aspect lisse, la surface
vasculaire, lui font croire que c'est l'intestin. Dans le doute,
il pense que le parti le plus sage est de réduire cette seconde tumeur. Il y parvient; le malade meurt et, à l'ouverture, il trouve que la tumeur réduite était une véritable
hernie et que le prétendu sac était une poche accidentellement formée dans le tissu cellulaire extérieur au sac herniaire.

Le tissu cellulaire extérieur au sac herniaire est en
outre susceptible de la transformation adipeuse. Souvent,
alors, la graisse amassée par flocons rougeâtres simule
l'épiploon. Quelquefois, comme pour compléter l'illusion,

(1) *Transact. philosoph.*, vol. XLVII, année 1750.

ces paquets adipeux sont recouverts par plusieurs couches dont la dernière est mince et transparente.

La *surface interne* du sac, libre et lisse comme la surface interne du péritoine, est contiguë aux parties déplacées. Les adhérences qu'elle contracte avec ces parties déplacées constituent une complication très importante sur laquelle nous reviendrons.

Dans le sac herniaire, on trouve une plus ou moins grande quantité de sérosité, soit dans les cas d'étranglement, soit dans les cas d'ascite. L'exhalation d'une grande quantité de sérosité dans l'étranglement explique l'augmentation considérable de volume que subit souvent en quelques heures une hernie étranglée. J'ai plusieurs fois diagnostiqué une ascite commençante par la présence d'une certaine quantité de sérosité dans un sac herniaire inguinal ou crural ; et, lorsque l'ascite fait des progrès, les parties déplacées finissent par être remplacées par la sérosité abdominale, de telle façon qu'une hernie aqueuse succède à une hernie viscérale. Des adhérences peuvent seules, dans ce cas, s'opposer à la réduction des viscères ; encore quelquefois s'allongent-elles de manière à la permettre.

Le sac herniaire, émanation, partie intégrante du péritoine, présente les mêmes altérations que le péritoine ; il est hydropique, tuberculeux, cancéreux, quand le péritoine est hydropique, tuberculeux et cancéreux ; tandis que la tunique vaginale des testicules qui, elle aussi, est une émanation du péritoine, reste entièrement étrangère aux lésions subies par cette dernière membrane. Toutefois cette indépendance n'existerait pas pour elle, si sa continuité avec le péritoine n'était pas interrompue ; de même que la dépendance du sac herniaire et du péritoine cesserait d'exister, si le sac herniaire était complétement séparé du péritoine, tant la circonstance de la continuité de tissu est importante dans la production des maladies.

La forme du sac herniaire détermine celle de la hernie

dont le sac est en quelque sorte le moule, et cette forme
du sac est elle-même déterminée par celle de l'anneau. La
quantité et la qualité des viscères, la résistance que la
tumeur rencontre extérieurement, doivent encore exercer
une grande influence et sur la forme, et sur la direction,
et sur le volume de la hernie.

Il est des sacs à collets, des sacs en bissac, des sacs
uniloculaires, des sacs multiloculaires : il est des sacs
doubles, c'est-à-dire que deux sacs peuvent passer par le
même anneau, et ces doubles sacs peuvent être superposés, situés l'un à côté de l'autre, l'un au-devant de l'autre.

Pour bien comprendre ces diverses dispositions, il faut
étudier avec soin le *collet du sac herniaire*. On appelle
ainsi la partie du sac qui répond à l'anneau, ou, en d'autres termes, l'orifice de communication de la cavité du sac
herniaire avec la cavité péritonéale.

Le collet du sac représente exactement la forme de l'ouverture fibreuse qu'il occupe; tantôt orifice annulaire,
tantôt canal cylindroïde, tantôt très étroit, tantôt très large,
suivant que l'anneau ou filière qu'il traverse présente telle
ou telle de ces dispositions. Bien plus, il change de forme
avec cet anneau ou conduit : ainsi le collet d'une hernie
inguinale ordinaire commençante forme un cylindre
étroit de 12 à 15 lignes de longueur; plus tard il se rac-
courcit en s'élargissant; plus tard encore il sera annulaire.

L'anatomie pathologique réfute l'opinion longtemps
accréditée d'une adhérence intime entre l'anneau fibreux
et le collet du sac herniaire, adhérence dans laquelle Louis
puisait son argument principal pour rejeter comme erroné
le fait de Ledran qui affirmait avoir opéré la réduction en
masse d'une hernie étranglée, viscères et sac herniaire. Il
est positif que le collet du sac herniaire n'a aucune adhérence avec l'anneau fibreux.

Les faits démontrent que, de même que, par suite du

développement de la hernie, le sac herniaire peut être refoulé de haut en bas, par exemple, dans les sacs à collet ; de même, par suite d'un taxis violent, il peut être refoulé de bas en haut, avec cette différence que le refoulement est brusque dans ce dernier cas, la réduction se faisant en masse, tandis qu'il est lent et progressif dans le premier. Du reste, ce refoulement du sac dans l'abdomen, sur lequel je reviendrai, ne peut avoir lieu que dans le cas d'étranglement par le collet du sac herniaire.

Or, il est arrivé qu'en procédant à la réduction par le taxis dans des cas de hernie étranglée, la réduction s'étant opérée brusquement et complétement, les accidents ont persisté, et le malade ayant succombé, on a trouvé les intestins réduits avec le sac et par conséquent avec la cause matérielle de l'étranglement.

Le premier fait de ce genre a été publié par Ledran dans un cas de réduction apparente, opérée par Arnaud fils : c'est celui que je citais il n'y a qu'un instant ; et tout l'esprit de Louis n'a pu jeter le moindre nuage sur l'authenticité de ce fait raconté avec simplicité et de manière à entraîner toutes les convictions. D'autres faits du même genre ont été observés depuis. J'ai recueilli moi-même dans le service de Dupuytren, dont j'étais alors élève interne, et publié dans mon premier ouvrage deux faits du même genre.

Peut-on admettre, avec M. Laugier, que des efforts immodérés de réduction, dans un cas de hernie étranglée, puissent arracher le collet du sac herniaire en le séparant circulairement du corps du sac ?

Le refoulement du sac herniaire dans l'abdomen a encore été observé plusieurs fois pendant l'opération de la hernie, lorsque la surface externe du sac, extrêmement lisse et lubrifiée par de la sérosité, ayant été prise pour la surface péritonéale de l'intestin, le taxis exercé sur ce sac a produit la réduction en masse de la hernie et par conséquent de la cause de l'étranglement. Tel est le cas de Saviard. Quelques cas analogues existent dans la science ; ils seraient bien plus nombreux, si la méthode essentiellement vicieuse d'opérer le débridement de l'anneau fibreux sans entamer le sac herniaire, proposée et exécutée par quelques praticiens, avait prévalu.

M. Demeaux, dans un excellent travail (1), parle d'un mode de refoulement bien singulier du sac herniaire : l'intestin fut réduit, mais le sac se renversa, s'invagina au dedans de lui-même à la manière d'un doigt de gant. Dans ce cas le refou'cment a été complétement étranger à la mort du malade, qui eut lieu par gangrène de l'intestin ; et s'il était possible, après l'opération de la hernie, de réduire le sac de cette manière, il faudrait le tenter, car ce sac ainsi renversé et ramassé sur lui-même servirait d'obturateur.

Un point d'anatomie pathologique important à étudier est relatif à la position qu'affecte la tumeur herniaire réduite dans le cas de refoulement du sac avec l'intestin : or voici ce que l'observation a démontré : 1° le sac herniaire est situé entre le péritoine décollé et la paroi postérieure de l'abdomen ; la réduction paraît alors aussi complète que possible, et les efforts que l'on fait faire au malade ne sauraient ramener la tumeur en dehors ; 2° le sac peut être incomplétement réduit ; 3° il peut être placé entre les muscles des parois abdominales.

Le collet du sac est sujet à des épaississements ou indurations qui offrent le plus grand intérêt ; car ainsi épaissi et endurci il acquiert la résistance et l'inextensibilité d'un anneau fibreux et peut devenir la cause matérielle de l'étranglement.

On avait depuis longtemps noté des cas d'étranglements herniaires avec liberté parfaite de l'anneau fibreux. Ri-

(1) *Recherches sur l'évolution du sac herniaire*, avec planches (*Annales de la chirurgie française*, Paris, 1842, t. V, p. 342 et suiv.).

vière (1), Litre (2), Nuck (3) l'avaient soupçonné; mais
Ledran et Lafaye sont les premiers qui aient donné des
observations détaillées sur l'étranglement par le collet du
sac. Arnaud y a consacré une bonne partie de ses Mé-
moires(4). Scarpa affirme « que cette cause d'étranglement
» est plus fréquente qu'on ne le croit communément et que
» ne le pensent la plupart des chirurgiens... et que c'est la
» cause la plus fréquente d'étranglement (5). » Dupuytren avait posé en principe que la cause de l'étranglement était *très souvent, le plus souvent peut-être*, au collet
du sac herniaire indépendamment de l'anneau fibreux,
et cette proposition me paraît plus vraie que celle-ci :
La cause de l'étranglement herniaire est *toujours* au collet
du sac; car enfin, le collet du sac c'est le péritoine; or ce
collet ne peut devenir cause d'étranglement que lorsqu'il
a subi la transformation fibreuse, et cette tranformation
fibreuse ne s'opère qu'à la longue et dans certaines conditions déterminées. Point de transformations fibreuses sans
une irritation plus ou moins longtemps continuée.

C'est cette transformation fibreuse du collet du sac
herniaire qui rend compte du mode de formation des *sacs
à collet* et des *sacs multiples* par le même anneau.

1° *Des sacs à collet.* Tout le temps que la hernie est en
progrès, le collet du sac refoulé en bas à chaque accroissement qu'éprouve la tumeur n'a le temps de subir aucune
transformation; et, à supposer qu'il soit le siége d'un rétrécissement, d'un froncement commençant, ce rétrécissement, ce froncement s'effaceront par la distension, et
chaque nouveau collet qui se produit devient à son tour
partie intégrante du sac herniaire.

Mais lorsque, la tumeur herniaire ayant été longtemps
stationnaire, le collet du sac est resté en place; lorsqu'il

(1) *Oper. med.*, obs. VIII. — (2) *Mém. de l'Acad. des sciences.* 1713.
— (3) *Adénographie*, p. 78. — (4) *Mémoires de chirurgie*, Paris, 1768,
2 vol. in-4. — (5) *Traité des hernies*, p. 106 et 113.

est devenu le siége d'un resserrement organique, alors ce collet, refoulé en bas par suite des progrès de la tumeur, n'en conserve pas moins son rétrécissement et son froncement, bien qu'il ne corresponde plus à l'anneau fibreux, et un autre sac herniaire se forme au-dessus de lui.

C'est par le même mécanisme que se produira un second collet et un troisieme sac, un troisième collet et un quatrième sac. On a donné le nom de *sac en bissac* à un sac herniaire divisé en deux sacs superposés par un rétrécissement du collet. Les sacs en bissac, au lieu de se produire de haut en bas, peuvent se produire de bas en haut par suite d'une réduction incomplète du sac herniaire dont le collet est rétréci : voici dans quelles circonstances. Une hernie existe : le collet du sac est rétréci; les efforts de réduction ont pour effet de tendre à repousser dans l'abdomen une partie du sac, en décollant le péritoine : tout le temps que le collet du sac n'est pas trop resserré, les efforts se partagent entre la réduction des viscères et le décollement du péritoine; mais, à force de réductions semblables, le collet du sac s'éloigne peu à peu de l'anneau et reste dans la même situation pendant un certain temps. C'est dans ces circonstances que la portion du sac correspondant à l'anneau fibreux se rétrécit, augmente d'épaisseur et forme le rétrécissement moyen du bissac. On conçoit qu'une nouvelle portion du sac correspondant par la suite à l'anneau, le sac pourrait présenter plusieurs rétrécissements intérieurs, ce qui constituerait des sacs à collets intérieurs.

La réduction incomplète d'un sac herniaire, dans le cas d'étranglement par le collet du sac, donne au sac herniaire une apparence de sac en bissac dont le rétrécissement moyen est à l'anneau fibreux. Le cas suivant, qui peut être considéré comme le type des sacs en bissac par réduction incomplète, est fécond en applications pratiques.

Brun (Laurent), quarante ans, portait depuis dix ans une hernie inguinale du côté gauche : elle s'étrangle ; le malade entre à l'hôpital le sixième jour de l'étranglement avec des symptômes très modérés ; la tumeur était volumineuse, résistante, douloureuse, et s'étendait jusqu'au bas du scrotum ; l'abdomen n'était ni tendu ni douloureux ; on crut reconnaître une entéro-épiplocèle ; on fait des tentatives de réduction qui paraissent faire rentrer une partie de la tumeur ; on insiste, et bientôt on réduit tout, excepté une petite portion ovoïde qu'on prend pour l'épiploon, et qui finit elle-même par rentrer après de nouvelles tentatives. Cette réduction offrit cela de particulier qu'on voyait la paroi de l'abdomen voisine de l'anneau se soulever ou s'affaisser, suivant que les parties rentraient ou sortaient. La réduction paraissait complète ; on applique le spica de l'aine à défaut de brayer. Le malade se dit soulagé. La nuit, les douleurs se réveillent ainsi que les vomissements, qui sont très abondants ; les lavements entraînent sans soulagement une assez grande quantité de matières fécales. Le troisième jour de la réduction, le face s'altère, les douleurs sont portées au plus haut degré, et le malade succombe pendant la nuit. *A l'ouverture du corps,* on trouve dans la bourse gauche un petit sac herniaire évidemment en disproportion avec le volume qu'avait la hernie avant sa réduction apparente. Le doigt, introduit dans ce sac ouvert, pénètre, à travers l'anneau inguinal très large, dans un second sac beaucoup plus volumineux, situé derrière l'anneau et l'arcade crurale, au-dessus de la branche horizontale du pubis et à la partie antérieure et interne de la fosse iliaque. Ce second sac communiquait avec la cavité péritonéale par un orifice étroit qui étranglait l'intestin. Ainsi le sac herniaire était divisé en deux parties : l'une, plus petite, située hors de l'abdomen ; l'autre, plus considérable, située derrière l'anneau et séparée de la première par un rétrécissement circulaire qui répondait à cet anneau. Le tissu cellulaire, qui unissait le sac aux parties voisines, était ecchymosé et très lâche. Attirait-on en bas le sac extérieur, on entraînait le sac intérieur avec tout ce qu'il contenait, et son orifice rétréci répondait alors à l'anneau fibreux; refoulait-on, au contraire, ce sac dans l'intérieur de l'abdomen, le collet s'éloignait d'un pouce et demi de l'anneau, et la portion de sac réduite soulevait alors le péritoine qui revêt la fosse iliaque interne. Si on remplissait tout le sac d'anses intestinales, et si on repoussait dans le sac intérieur la portion d'intestin contenue dans le sac extérieur, on voyait se soulever la paroi antérieure de l'abdomen. La circonstance du soulèvement des parois de l'abdomen par la réduction de la hernie devait faire reconnaître et le refoulement du sac herniaire et l'étranglement par le collet du sac.

J'ai rencontré, l'année dernière, sur le corps d'un individu mort avec un épanchement séreux péritonéal, un sac herniaire inguinal en bissac bien remarquable. Ce sac herniaire était rempli de sérosité; la hernie viscérale était devenue une hernie aqueuse; la sérosité de l'ascite s'était substituée aux viscères, ainsi qu'on l'observe constamment dans ce cas, à moins que des adhérences ne s'y opposent. Des deux sacs du bissac, l'un, externe, occupait la place ordinaire de la hernie inguinale; l'autre, interne, avait été refoulé dans l'abdomen et communiquait avec le sac externe par un orifice très étroit. Supposons que l'orifice supérieur du sac interne se fût oblitéré, on aurait eu un kyste en bissac qui aurait pu paraître tout à fait étranger à une hernie et même au péritoine. Telle était bien certainement l'origine du kyste en bissac inguinal dont j'ai parlé à l'occasion des hernies aqueuses.

L'étude des sacs à collet est pleine d'intérêt; car il arrive quelquefois que, dans le cas de hernie étranglée, l'étranglement est produit non par le collet en rapport avec l'anneau fibreux, mais par tel ou tel des collets ou supérieurs ou inférieurs à cet anneau fibreux.

Sacs multiloculaires. Un mot sur les *sacs multiloculaires* : ce sont des sacs qui offrent plusieurs appendices ou loges communiquant toutes avec le corps d'un sac unique. Ces loges ou cavités secondaires sont le résultat de l'inégalité de résistance que présentent les divers points du sac. On ne les observe guère que dans les hernies ombilicales où l'orifice de ces lignes devient quelquefois la cause matérielle de l'étranglement. J'ai eu occasion de voir un cas de hernie inguinale multiloculaire (1) étranglée, et un cas de hernie crurale multiloculaire étranglée, dont l'observation trouvera sa place plus tard.

Oblitération du collet du sac herniaire. Non seulement le collet du sac se rétrécit, mais encore il s'oblitère quelquefois lorsque la hernie est constamment maintenue réduite. Cette oblitération accidentellement provoquée par un bandage dur ayant amené la cure radicale de la hernie, les praticiens modernes ont cherché à obtenir cette oblitération par des méthodes plus ou moins ingénieuses, mais trop pleines de danger pour la plupart pour qu'on puisse les adopter.

La contention de la hernie par un brayer un peu dur qui irrite les parties qu'il comprime et détermine ainsi une inflammation adhésive du collet du sac ; voilà peut-être le meilleur moyen de cure radicale des hernies par oblitération du collet du sac herniaire.

L'hydropisie enkystée du cordon n'est bien souvent qu'un sac herniaire oblitéré.

Je dois faire observer qu'il a suffi quelquefois d'un rétrécissement très considérable du collet du sac herniaire pour amener la cure radicale de la hernie, l'orifice de com-

_____

(1) Voyez *Essai sur l'anatomie pathologique,* Paris, 1816, t. II, p. 317.

munication de la cavité du sac avec la cavité péritonéale était insuffisante pour le passage de l'intestin : mais on conçoit que dans cette position un effort violent puisse triompher de cet obstacle, dilater l'orifice rétréci et reproduire une hernie qui s'étrangle presque toujours immédiatement dans ce cas.

Je ne puis m'empêcher d'établir ici un rapprochement entre la tunique vaginale du testicule dans la hernie congénitale et un sac herniaire ordinaire. Lorsque la communication entre la tunique vaginale et le péritoine persiste après la naissance, il y a tantôt hernie viscérale congénitale, tantôt hernie aqueuse ou hydrocèle congénitale; mais on conçoit que si l'orifice de communication est très étroit, cette communication puisse persister sans qu'il y ait de hernie, ni même d'hydrocèle : plusieurs anatomistes ont constaté le fait de la persistance de la communication de la tunique vaginale avec le péritoine sans hernie, non seulement sur des enfants nouveau-nés, mais encore sur des adultes (1). M. Demeaux déjà cité, a trouvé cette communication trois fois : une fois sur un homme de quarante ans, une deuxième fois sur un enfant de douze et une troisième fois sur un enfant de quatre ans. On conçoit que sous l'influence d'un effort violent, cette ouverture dilatée puisse livrer passage à quelques uns des viscères abdominaux, lesquels se trouvent alors en contact immédiat avec le testicule, en sorte que des hernies inguinales congénitales, ou plutôt des hernies dans la tunique vaginale, peuvent se manifester à vingt, trente, quarante ans.

Sacs herniaires doubles. L'étude des *sacs herniaires doubles* par le même anneau doit être rapprochée de celle des sacs à collet dont ils ne sont d'ailleurs qu'une variété. Deux sacs herniaires peuvent passer par le même anneau, être

(1) J'ai constaté plusieurs fois à la Salpêtrière la persistance du canal de Nuck sur des femmes très avancées en âge ; ce canal cylindroïde, long et étroit, n'avait pas été l'occasion de hernies.

contenus dans la même gaîne, appartenir à la même hernie. Il faut bien distinguer les faits de ce genre de ceux qui
établissent l'existence de deux hernies inguinales, de deux
hernies curales du même côté ; car dans ce dernier cas il
y a deux anneaux, deux gaînes, deux hernies, tandis que
dans le premier cas il y a une seule hernie avec un sac herniaire double. Ainsi, dans la hernie inguinale double, à
côté d'une hernie inguinale ordinaire, il y a une hernie
inguinale par éraillement, comme aussi dans la hernie
crurale double à côté d'une hernie crurale par l'anneau
crural existe une hernie crurale à travers le ligament de
Gimbernat.

Le mécanisme de la formation des sacs herniaires
doubles est exactement le même que celui des sacs à
collet ; soit un sac herniaire à collet étroit, fibreux, inextensible qui résiste à l'introduction des viscères. Si ce
collet est adhérent dans une partie de son pourtour, ou
plutôt si le péritoine, poussé au dehors par les intestins,
trouve moins de résistance dans un sens que dans un
autre, il se forme un nouveau sac non plus au-dessus
comme dans le sac à collet proprement dit, mais à côté
du précédent, et on conçoit facilement que l'orifice de
communication entre les deux sacs puisse devenir cause
d'étranglement. Cette explication s'applique parfaitement
aux cas de coïncidence de hernie inguinale ordinaire et de
hernie inguinale congénitale dont Arnaud le fils rapporte
plusieurs exemples. C'est toujours le même mécanisme ;
soit une hernie inguinale congénitale dont le collet est
rétréci : ce collet est refoulé en bas ; un autre sac se forme
à côté du sac formé par la tunique vaginale avec laquelle
il communique par un orifice plus ou moins rétréci qui
peut devenir le siége de l'étranglement. Avant cette interprétation des doubles sacs herniaires par le même
anneau (dont un formé par la tunique vaginale), on a pu
croire que, dans ce cas, un sac herniaire étant adossé à

une tunique vaginale ordinaire sans communication aucune avec le péritoine, il y avait eu perforation ou déchirure des parois adossées du sac et de la tunique vaginale et étranglement par l'orifice de communication. C'était là l'opinion que j'avais émise dans mon premier ouvrage sur un cas de ce genre opéré par Dupuytren.

On conçoit d'ailleurs que les rapports des deux sacs herniaires par le même anneau doivent présenter beaucoup de variétés, que l'ancien sac herniaire peut être rejeté en avant, en arrière ou de l'un ou de l'autre côté du nouveau sac, communiquer avec ce dernier ou à sa partie supérieure, ou à sa partie moyenne, ou à sa partie inférieure; que ce sac vide peut être plus ou moins revenu sur lui-même, et ressembler à une petite appendice; que le rétrécissement de son orifice de communication peut aller jusqu'à l'oblitération. Dans un cas présenté à la Société anatomique par M. Demeaux, le sac ancien contenait une matière calcaire.

Rapports du collet du sac avec les vaisseaux. Un des points les plus importants de l'anatomie pathologique des hernies est, sans contredit, le rapport qu'affecte le collet du sac avec les vaisseaux qui l'avoisinent; l'étude de ces rapports et des conséquences pratiques qui en dérivent pour la direction à donner au débridement dans les hernies, a été faite avec la plus grande exactitude par les chirurgiens modernes. Nous y reviendrons ailleurs à l'occasion de chacune des espèces de hernies (1).

Hernies qui n'ont qu'une moitié, qu'un tiers de sac herniaire. Pour terminer ce qui a trait à l'étude du sac herniaire, je dois dire un mot des hernies qui n'ont qu'une moitié, qu'un tiers de sac herniaire, que Scarpa a désignées sous le nom de : *Hernies avec adhérences charnues*

_____

(1) J'ai vu un cas d'hémorrhagie mortelle produite par la lésion d'une petite artère mésentérique dans l'opération de la hernie étranglée.

naturelles, et qu'on a proposé dans ces derniers temps d'appeler *hernies akystiques*. Ce sont. 1° les hernies du *cœcum*, 2° les hernies de *vessie*.

1° Relativement aux *hernies du cœcum*, je pense qu'il faut établir une distinction fondée sur la manière dont le péritoine se comporte à l'égard de cet intestin. Dans le cas où le cœcum est entièrement recouvert par le péritoine, la hernie de cet organe présente un sac herniaire complet. Le sac herniaire est au contraire incomplet lorsque le cœcum est lui-même incomplétement recouvert par le péritoine.

2° Les *hernies de vessie*, presque toujours consécutives, et le résultat de l'attraction que le péritoine du voisinage de l'anneau exerce sur la portion de péritoine qui recouvre la face postérieure de la vessie, ne présentent de sac herniaire qu'à leur partie antérieure; et comme la hernie de vessie coïncide ordinairement avec une hernie intestinale placée au-devant d'elle, on peut dire que la vessie double la paroi postérieure du sac herniaire.

Le sac herniaire est-il susceptible de transformation? Scarpa (1) a établi comme proposition générale que le sac herniaire ne s'épaissit jamais; que le crémaster et le tissu cellulaire sous-jacent sont le seul siége de l'épaississement des enveloppes des hernies; que l'absence de crémaster dans la hernie crurale explique pourquoi le sac de cette hernie est toujours mince et ressemble au péritoine sain. Il n'y a qu'un cas, ajoute-t-il, où le sac herniaire s'épaississe; c'est lorsqu'il éprouve quelque inflammation ou lorsqu'il adhère, dans une grande étendue, avec les parties internes. Le fait est que, dans un certain nombre de cas, on peut séparer le péritoine des couches épaissies qui le revêtent, et que, dans d'autres cas, cela est impossible. Il suit de là

_____

(1) *Traité des hernies*, Paris, 1812, trad. de M. Cayol, p. 53 et suivantes.

que le sac herniaire peut s'épaissir ou que, s'il ne s'épaissit pas par lui-même, il fait tellement corps avec le tissu cellulaire qu'on ne peut l'en séparer, ce qui est pour nous la même chose. Telle est l'histoire générale du sac herniaire.

3° Des couches des parties extérieures au sac herniaire.

Les couches de parties, qui séparent le sac herniaire de la peau, varient beaucoup, suivant l'espèce de hernie. Quelle différence, sous ce rapport, entre la hernie ombilicale la hernie par le trou ovalaire, la hernie inguinale ? Ces couches de parties sont disposées en lamelles superposées qu'on peut rapporter à l'état normal lorsque la hernie est récente, mais qui peuvent subir un grand nombre de transformations et se multiplier d'une manière considérable lorsque la hernie est ancienne et incomplétement contenue par un brayer mal fait. Ces diverses transformations trouveront leur place à l'occasion des hernies en particulier.

Je dirai seulement ici que ce sont les variétés nombreuses que présentent les transformations des couches de parties extérieures au sac herniaire qui rendent l'opération de la hernie l'une des plus difficiles de la chirurgie, et qui ne permettent pas de la ranger parmi les opérations réglées. Toutefois ces transformations peuvent se rattacher à un certain nombre de chefs qui suffisent pour diriger dans la pratique, à moins de ces cas extraordinaires qui égarent quelquefois les plus grands maîtres.

Ainsi, les expansions aponévrotiques, qui recouvrent la hernie, s'épaississent beaucoup, et en s'épaississant perdent l'aspect resplendissant qui les caractérise. Par exemple, dans la hernie inguinale ancienne, il est souvent difficile de déterminer où finit l'anneau et où commence l'expansion aponévrotique qui en émane.

Les fibres musculaires (ex. le crémaster) augmentent

quatre ou cinq fois d'épaisseur dans les hernies anciennes
et volumineuses, soit qu'elles conservent leur caractère de
muscle, soit qu'elles se transforment en tissu fibreux. Une
fois j'ai trouvé le crémaster complétement aponévrotique
au niveau du collet du sac, musculeux dans le reste de son
étendue. — J'ai parlé du tissu adipeux qui se développe si
souvent dans le tissu cellulaire extérieur au sac et qui
simule l'épiploon. Souvent ce tissu cellulaire s'organise
en feuillets superposés, nullement adhérents entre eux,
ayant un aspect lisse qui en impose pour le sac herniaire.
Une fois on trouva quatre feuillets qu'on prit successivement pour le sac; ces faux sacs ressemblaient tellement au
véritable sac qu'on arriva dans la cavité de ce dernier sans
s'en douter, qu'on prit la surface lisse de l'intestin pour
un nouveau sac et qu'on l'ouvrit; on ne crut pas devoir
débrider, suivant en cela un fâcheux précepte donné par
A. Louis, qui regarde le débridement comme inutile dans
le cas où l'intestin est ouvert : les accidents persistèrent et
le malade mourut. Une autre fois on commit une erreur
opposée : on crut être parvenu dans le sac herniaire; on débrida et on fit pendant longtemps de vains efforts de réduction jusqu'à ce qu'on eût reconnu son erreur. Haller arracha
le bistouri des mains d'un chirurgien qui allait ouvrir l'intestin qu'il prenait pour le sac herniaire. Quelquefois tout
se réunit pour en imposer : il n'y a pas de sérosité dans le
sac herniaire et l'intestin présente un aspect blanchâtre qui
imite parfaitement un sac herniaire rempli de sérosité. J'ai
déjà parlé des kystes séreux qui se développent dans le tissu
cellulaire extérieur au sac. Enfin ce tissu cellulaire peut
subir la transformation fibreuse; mais ce tissu fibreux de
nouvelle formation n'acquiert jamais la perfection du tissu
fibreux naturel : il n'en a ni la disposition linéaire ni l'aspect nacré. Quelquefois on rencontre quatre ou cinq feuillets fibreux superposés, et on a pu croire qu'ils étaient
l'expansion des aponévroses des muscles abdominaux,

erreur qui a été réfutée par Gunzius (1), par Haller (2) et
par Monro (3).

Ce n'est que dans les cas d'éventration, dans lesquels
l'intestin a soulevé, distendu les parois abdominales, qu'on
rencontre les feuillets aponévrotiques des muscles abdominaux. Dans le cas où il y a à la fois éventration et hernie
ordinaire, alors les aponévroses se prolongent seulement
sur la partie de la tumeur qui appartient à l'éventration ;
enfin quelquefois tous les feuillets, qui recouvrent le sac
herniaire sont convertis en une seule membrane dense,
fibreuse : j'en ai vu un exemple remarquable.

Telles sont les parties constituantes des hernies, et telles
sont les transformations qu'elles peuvent éprouver.

Pour terminer ce qui a trait à l'anatomie pathologique
des hernies, il me reste à parler des *hernies compliquées*
et des *hernies congénitales*. Or, les hernies peuvent être
compliquées d'*irréductibilité par défaut de contention*, d'*adhérences* et d'*étranglement*.

§ III. Des hernies compliquées.

1° Hernies compliquées d'irréductibilité par défaut de contention.

Les hernies, qui ne sont pas contenues, acquièrent ordinairement un très grand volume ; l'épiploon, le mésentère se chargent de graisse, en sorte que, même en l'absence de toute adhérence, il arrive que la réduction des
parties déplacées devient ou très difficile ou même impos
sible. Bien plus on a vu quelquefois, après avoir obtenu
une réduction laborieuse, les malades éprouver des accidents tels qu'on a été obligé de supprimer le bandage contentif. C'est à cette difficulté et même quelquefois à cette
impossibilité de réduire des hernies volumineuses ; c'est à
la difficulté de les maintenir réduites, si on a pu y parvenir,

(1) *Prolusio de entero-epiplocele.* 1746. — (2) *Opera minora*, t. II,
p. 314. — (3) *Essais et observat. de médecine d'Edinbourg*, t. V, p. 344.

et aux accidents qu'a entraînés leur réduction, qu'est due l'idée plus ingénieuse que vraie de la perte du droit de domicile des parties déplacées : mais il est bien difficile de concevoir la perte du droit de domicile dans une cavité aussi dilatable que la cavité abdominale, qui peut admettre en quelques instants plusieurs livres d'aliments. La véritable cause de la difficulté de la réduction et de la contention, ce sont les changements de rapports qu'ont subis les parties déplacées; c'est plus particulièrement le déplacement du péritoine, pour constituer un vaste sac herniaire, tout prêt à recevoir les intestins à travers un anneau énormément dilaté; c'est l'attraction qu'a subie le péritoine qui sert de mésentère aux intestins déplacés. La conséquence de cette disposition anatomique, c'est qu'il faut beaucoup de temps, une position horizontale longtemps continuée, des tentatives de réduction réitérées, patientes, des réductions partielles en plusieurs temps, un régime sévère pour obtenir l'amaigrissement de l'épiploon et du mésentère. Pour arriver à une réduction complète, il faut, en outre, des moyens de contention accommodés à la largeur de l'anneau et à la tendance des intestins à se précipiter dans le sac herniaire. Or , l'expérience démontre qu'avec de la persévérance on peut obtenir des résultats inespérés.

2° Hernies compliquées d'adhésions.

Les *adhésions* considérées dans les hernies sont un des points les plus importants de leur histoire.

Nous distinguerons quatre modes d'adhésions :

1° Les *adhésions pseudo-membraneuses* ou *couenneuses*;

2° Les *adhésions celluleuses* , lesquelles peuvent être lâches ou serrées ; celles-ci portent encore le nom de *fibreuses*;

3° Les *adhésions filamenteuses* , lesquelles peuvent devenir cause d'étranglement ;

4° Les *adhésions tuberculeuses.*

Ces dernières sont fort rares et ne s'observent que dans les cas où le péritoine dont le sac herniaire est une émanation ou appendice, est lui-même tuberculeux.

Les adhésions diffèrent encore, suivant qu'elles ont lieu, entre les parties déplacées seulement, ou entre ces parties et le sac herniaire. Elles peuvent être partielles ou générales; avoir lieu au collet seulement, dans toute la circonférence ou dans une partie de la circonférence de ce collet. On conçoit quelle différence doit établir dans les conséquences des adhésions la composition de la hernie, suivant qu'elle est purement intestinale, purement épiploïque, ou à la fois épiploïque et intestinale. Ce que j'ai dit au sujet des adhésions séreuses en général s'applique parfaitement aux adhésions herniaires. On ne les observe guère que dans les hernies anciennes qui restent habituellement au dehors, soumises à des causes d'irritation telles que des coups, des chutes, des tiraillements, la pression exercée par des bandages durs et mal faits; dans celles qui ont éprouvé des étranglements antérieurs, heureusement combattus, etc.

Peut-on reconnaître *à priori* l'existence des adhésions dans les hernies? Rien de plus facile, suivant quelques auteurs, Arnaud entre autres qui, malgré son excellent esprit, a eu la prétention d'établir un diagnostic non seulement des adhésions en général, mais encore de chaque espèce en particulier.

Mais il ne serait pas difficile de prouver par la discussion des faits que les signes commémoratifs et actuels sur lesquels ce diagnostic a été établi, tels que l'ancienneté de la maladie, l'irréductibilité complète ou incomplète, les coliques d'irritation, etc., ne donnent que des présomptions et jamais une certitude, que souvent on rencontre des adhésions dans les hernies récentes, et habituellement contenues, tandis qu'on n'en trouve pas dans les hernies anciennes

mal contenues ou non contenues. J'ajouterai que les accidents attribués à ces adhérences tenaient presque toujours
à une autre cause, soit à l'irréductibilité par augmentation
de volume, soit à l'étranglement.

Mais, à supposer qu'on pût arriver à un diagnostic
précis, quel traitement diriger contre ces adhérences ?
Évidemment aucun ; et je ne pense pas qu'on doive sérieusement réfuter la pratique de l'opération de la hernie appliquée à des adhérences herniaires ; l'irréductibilité d'une
hernie par adhérences présumées ne suffit pas pour moti-
ver une opération.

Richter a vu avec horreur pratiquer l'opération pour
un cas d'irréductibilité par adhérences. Le malade mourut
douze heures après. Sharp rapporte que deux malades,
opérés dans des circonstances semblables, eurent le même
sort. Comment Pott (1), qui s'élève avec tant de force contre
la doctrine meurtrière de l'opération dans les hernies avec
adhérences, et assure qu'il ne *lui est jamais venu dans
l'esprit de la proposer dans aucun des cas où il n'y a pas de
symptômes qui menacent la vie des malades*, a-t-il pu se décider à la pratiquer sur un mendiant âgé de dix-sept ans,
affecté d'une hernie qui ne l'incommodait que par son volume? Le succès, il est vrai, a couronné son entreprise.
Mais quand il s'agit de la vie des hommes, les succès ne
justifient pas toujours les entreprises téméraires.

Ce n'est donc que dans l'opération de la hernie dont
elles augmentent toujours les difficultés, que les adhérences peuvent devenir la source d'indications particulières.

Si dans l'opération de la hernie, la présence d'une certaine quantité de sérosité dans le sac herniaire est d'un
grand secours pour faire reconnaître le sac, il suit que
l'absence totale de sérosité, l'adhérence complète du sac

---

(1) *OEuvres chirurgicales*, Paris, 1777, t. II, p. 770.

herniaire avec les parties déplacées doivent singulièrement exposer à la lésion de ces parties.

L'adhérence couenneuse elle-même, si facile à reconnaître dans les cas ordinaires, peut induire en erreur, si cette adhérence est générale et si la surface externe du sac présente un aspect lisse et poli ; car on pourrait prendre cette surface externe pour celle de l'intestin, et réduire à la fois les parties déplacées et le sac (1). Dans d'autres cas on a ouvert l'intestin en croyant ouvrir le sac.

Les adhérences filamenteuses ne rendent jamais difficile l'ouverture du sac, attendu qu'elles permettent l'accumulation de la sérosité dans ce sac, mais elles forment des brides qui peuvent être la source de l'étranglement. Quelquefois ces brides, situées derrière l'anneau, échappent à l'observation, et les accidents d'étranglement persistent après l'opération.

Les adhérences du testicule aux parties déplacées dans les hernies congénitales, adhérences toujours filamenteuses, ont à juste titre fixé l'attention des praticiens. D'après les observations de Wrisberg, ces adhérences auraient lieu dans l'abdomen avant la descente du testicule. S'il en était ainsi, on concevrait comment, dans ce cas, la descente du testicule serait nécessairement accompagnée de hernie.

Les adhérences celluleuses donnent lieu aux considérations les plus importantes : quelquefois il arrive, dans l'opération de la hernie, qu'après avoir divisé plusieurs couches celluleuses et fibreuses, on cherche en vain un sac herniaire ; on parvient à une surface qu'on présume être l'intestin ou l'épiploon ; ou bien, on blesse ces organes sans se douter qu'on soit arrivé jusqu'à eux. A-t-on affaire à une hernie cœcale dans le cas d'entérocèle, ou à une hernie graisseuse dans le cas d'épiplocèle ? Cela peut avoir lieu

(1) *Essai sur l'anatomie pathologique.* Paris, 1816, liv. II, p. 328 et suivantes.

dans quelques cas ; mais le plus souvent c'est le sac herniaire qui a contracté adhérence soit avec l'épiploon, soit avec la tunique péritonéale de l'intestin.

Quelque multipliées, quelque intimes que soient ces adhérences, il faut les détruire par la dissection, disent plusieurs praticiens distingués. Mais tous les bons praticiens modernes conseillent de les respecter lorsqu'elles sont trop intimes pour qu'on puisse le faire sans danger. En effet, le but principal qu'on se propose dans l'opération de la hernie est de faire cesser l'étranglement : la réduction des parties déplacées ne vient qu'en second lieu. Le premier but doit être atteint, quelles que soient les difficultés et les dangers; et s'il était absolument nécessaire de détruire toutes les adhérences pour y parvenir, on ne devrait pas hésiter un instant : mais la réduction des parties déplacées, assurément toujours désirable, n'est pas tellement indispensable qu'on ne puisse balancer les inconvénients du défaut de réduction avec ceux des moyens qui doivent l'obtenir. Or, qui pourrait comparer les dangers d'une dissection très longue, très douloureuse, souvent même impossible, pendant laquelle on s'expose à chaque instant à blesser l'intestin, les dangers de l'inflammation qui en résulte ajoutés à celle déjà trop redoutable causée par l'étranglement; les dangers de la réduction des parties saignantes qui donneront lieu à un épanchement sanguin peut être considérable, les dangers des adhérences intérieures qu'elles contracteront dans l'abdomen ; qui pourra, dis-je, comparer ces dangers avec l'inconvénient léger de laisser les parties au dehors. Qu'on ne croie pas que les parties déplacées conserveront toujours le volume qu'elles ont au moment de l'opération : elles vont se recouvrir de bourgeons celluleux et vasculaires, diminuer chaque jour de volume, rentrer peut-être en totalité, et dans les cas les plus défavorables, former une tumeur peu volumineuse, susceptible d'être contenue par un bandage à pelotte concave, et peu exposée à des accroissements ultérieurs.

La distinction des adhérences en celles qui ont lieu entre les parties déplacées seulement, et en celles qui ont lieu entre les parties déplacées et le sac herniaire, est ici du plus haut intérêt. Or voici les divers cas qui peuvent se présenter :

A. *Adhérences des parties déplacées entre elles.* 1° Les deux moitiés d'une anse intestinale adhèrent entre elles, mais nullement avec l'épiploon. Alors il faut réduire sans chercher à détruire les adhérences, à moins que les deux moitiés de l'anse intestinale ne fassent un angle aigu ou ne soient contournées en 8 de chiffre, de manière à faire craindre l'interception du cours des matières. Encore, dans ce dernier cas, vaut-il mieux ne pas réduire que de s'exposer sans nécessité au danger de séparer des parties intimement unies.

2° Les replis de l'épiploon adhèrent entre eux sans adhérer ni à l'intestin ni au sac herniaire. Alors l'épiploon pelotonné sur lui-même forme une masse irrégulièrement arrondie qu'il ne faut ni emporter ni réduire. Il fera l'office d'un bouchon très propre à s'opposer à la formation d'une nouvelle hernie. Quelquefois l'épiploon adhérant à lui-même par ses bords juxtaposés seulement, forme un véritable sac qui enveloppe et étrangle l'intestin : il faut dans ce cas inciser le sac épiploïque comme on inciserait le sac herniaire et lever l'étranglement (1).

3° Si l'intestin adhère à l'épiploon et que cette adhérence n'ait lieu que dans une petite étendue, on peut réduire l'un et l'autre à la fois, après avoir développé l'épiploon : si l'intestin est enveloppé de tous côtés par l'épiploon adhérent, on laisse les parties au dehors, crainte d'un étranglement intérieur.

(1) Ledran, *Opér. chirurgicales*, p. 123. — Richter, *Traité des hernies*, tom. I, p. 293.

B. *Adhérences des parties déplacées avec le sac herniaire.*
Voici les divers cas qui peuvent se présenter :

1º L'*épiploon adhère au sac herniaire* sans adhérer à l'intestin. Cette espèce d'adhérence est de toutes la plus commune, sans doute, parce que l'intestin s'y soustrait plus aisément à cause de son mouvement péristaltique. La destruction de ces adhérences avec l'instrument tranchant aurait ici beaucoup moins d'inconvénients que dans tous les autres cas. Il faut néanmoins les respecter, pour peu qu'elles soient intimes et étendues.

Ces adhérences peuvent avoir lieu entre l'épiploon et le fond du sac, entre l'épiploon et les parois soit antérieure, soit postérieure du sac, entre l'épiploon et le collet du sac, entre l'épiploon et le sac herniaire dans toute son étendue. Enfin, l'épiploon peut adhérer avec le péritoine, derrière l'anneau et former des brides qui peuvent devenir la source d'un étranglement mortel.

2º *Adhérences de l'intestin au sac herniaire.* Elles peuvent être partielles, avoir lieu dans une petite étendue; alors on réduit la portion d'intestin qui est libre, et on laisse à l'entrée de l'anneau la partie adhérente : cette partie rentrera peu à peu à mesure qu'elle reviendra sur elle-même.

L'adhérence occupe-t-elle le collet du sac, il faut, s'il existe quelque point libre, en profiter pour introduire le bistouri boutonné entre le collet du sac et l'intestin et opérer le débridement : mais si l'adhérence occupait le pourtour du collet, que faire pour débrider? Ce que fit Arnaud en pareille circonstance : en pratiquant l'opération de la hernie chez un enfant, il trouva l'intestin tellement adhérent au collet du sac herniaire, qu'il ne put en aucune manière insinuer la sonde cannelée entre le collet et l'intestin. En vain plaça-t-il son crochet sous l'arcade, il ne put jamais réussir à faire rentrer les parties déplacées. Alors ce grand chirurgien prit une détermination qui paraîtra hardie, dit Scarpa, mais qui fait beaucoup d'honneur à son génie. Il fendit l'intestin et débrida à la fois sur l'intestin, le collet du sac et l'anneau. Cette conduite, qui fut une véritable inspiration, est devenue une règle de l'art.

J'arrive au cas le plus embarrassant, je veux parler de l'adhérence complète du sac herniaire avec l'intestin. Alors, dans l'opération, le sac herniaire ne peut être distingué de l'intestin ; on ouvre presque nécessairement celui-ci, ce qui n'est pas aussi fâcheux qu'on le croirait d'abord, car, lors même qu'avant l'ouverture de l'intestin on pourrait être certain de cette adhérence, il ne faudrait songer ni à la détruire, ni à réduire les parties : on ne doit pas non plus se contenter de débrider sur l'anneau fibreux en dehors du sac, comme le fit Mohreinheim, qui perdit son malade, mais bien ouvrir l'intestin le plus près possible de l'anneau et débrider en même temps sur l'intestin, le collet du sac et l'anneau.

Nous venons d'étudier les adhésions comme complication dans les hernies. Un mot sur les adhésions comme moyen de guérison radicale des hernies.

C. *Des adhésions considérées comme moyen de guérison dans les hernies.* C'est au moyen de l'adhésion que s'opère toujours la cure radicale spontanée des hernies ; c'est sur l'adhésion qu'est fondée la théorie de toutes les méthodes anciennes et nouvelles imaginées pour obtenir cette cure radicale.

Tous les cas de guérison définitive spontanée des hernies qui existent dans la science, et cette guérison spontanée ne peut avoir lieu que dans les hernies contenues, se rapportent à l'adhérence et s'opèrent suivant un double mécanisme : 1° par l'oblitération par adhésion du corps et du collet du sac herniaire, 2° par l'oblitération de l'anneau à la faveur d'une espèce de bouchon vivant.

1° *Oblitération par adhésion du corps et du collet du sac*

herniaire. Tantôt cette adhésion occupe la totalité du sac dont les parois contiguës sont réunies au moyen d'une couche pseudo-membraneuse, celluleuse, ou bien converties en un cordon ligamenteux ; tantôt l'adhésion est limitée au collet du sac. Dans quelques cas de hernies radicalement guéries, on trouve le collet du sac extrêmement rétréci, si bien que ce rétrécissement équivaut à une oblitération complète quant à l'impossibilité du déplacement; le plus souvent il y a oblitération, et alors le sac herniaire est converti en un kyste séreux détaché du péritoine qui constitue une des variétés de l'hydropisie enkystée du cordon.

2° *Oblitération du collet du sac herniaire par un bouchon obturateur.* Elle peut avoir lieu par le sac herniaire lui-même, épaissi, pelotonné dans l'anneau ou collet du sac auquel il adhère en formant une espèce de bouchon impénétrable aux viscères abdominaux. L'épiploon sert quelquefois d'obturateur, soit qu'il adhère aux parois du sac qu'il remplit, soit qu'il adhère au collet du sac seulement, le sac restant libre; dans un cas de cette dernière espèce, le sac étant rempli de liquide, on crut avoir affaire à une hydrocèle enkystée du cordon, et on fit la ponction. D'autres fois l'épiploon, ramassé sur lui-même, forme un tampon obturateur derrière l'anneau. A. Cooper, disséquant le corps d'une femme, trouva l'ovaire droit dans le collet du sac herniaire, auquel collet il adhérait par toute sa circonférence. Arnaud a vu la guérison radicale opérée à l'aide de fortes adhérences que le testicule, repoussé dans l'abdomen dans un cas de hernie inguinale congénitale, avait contractées avec l'anneau. On a vu l'intestin adhérent derrière l'anneau devenir un moyen de guérison.

Méthodes et procédés pour obtenir l'oblitération artificielle. L'anatomie pathologique ayant appris que la guérison radicale des hernies s'effectuait toujours de l'une ou de l'autre de ces deux manières, soit à l'aide de l'oblitération pure et simple du sac, soit à l'aide de l'oblitération du collet par une sorte de bouchon vivant, les chirurgiens modernes ont imaginé, pour arriver à l'un ou à l'autre de ces résultats, des méthodes et des procédés extrêmement ingénieux. Mais toutes ces méthodes, tous ces procédés ont l'inconvénient commun d'agir sur une membrane séreuse, le péritoine, dont il est extrêmement difficile de circonscrire et de modérer l'inflammation, en sorte que, dans certaines constitutions médicales surtout, il est à craindre que l'irritation, exercée sur un point du péritoine, ne s'étende à toute l'étendue de cette membrane et que l'inflammation adhésive que l'on cherche à provoquer ne devienne une inflammation suppurative. Or, la première règle en chirurgie, c'est de ne pas compromettre la vie d'un malade, dans le but de le guérir d'une simple infirmité. D'ailleurs, la cure radicale, soit spontanée, soit provoquée, ne saurait affranchir de l'assujettissement du brayer élastique, qui, par mesure de précaution, devrait être porté toute la vie.

3° Des hernies compliquées d'étranglement.

L'anatomie pathologique de l'étranglement comprend la détermination de ce qu'on doit entendre par étranglement, de son siége, de sa cause et de ses effets.

Idée générale de l'étranglement. D'après ce que nous avons dit plus haut, le sac herniaire n'est autre chose qu'un appendice de la cavité péritonéale avec laquelle il communique par un orifice plus ou moins étroit ; appendice dans lequel est reçue une portion d'intestin ou d'épiploon, et où cette portion d'intestin ou d'épiploon déplacée se trouve affranchie à son préjudice de l'action des muscles abdominaux.

Or, tout le temps que la circulation des gaz et des ma-

I.   43

tières alimentaires se fait librement dans la portion d'intestin déplacée; tout le temps qu'il n'y a pas de disproportion entre l'orifice du collet du sac et le volume des parties déplacées qui le traversent, que la hernie soit réductible ou irréductible, il n'y a pas d'étranglement. Mais supposons que dans un effort une anse intestinale ou une portion d'épiploon vienne s'ajouter aux parties déplacées, il y aura disproportion et par conséquent constriction ou incarcération. Dans d'autres cas, la disproportion, la constriction, seront la conséquence de l'accumulation des gaz dans l'anse intestinale déplacée, et c'est probablement à ce cas que s'applique l'*étranglement spasmodique de Richter*. D'autres fois (et cela arrive surtout dans le cas de hernies anciennes, volumineuses, irréductibles et non contenues) des matières fécales, des noyaux de fruits, des pelotons de vers lombrics s'accumulent dans la portion d'intestin contenue dans le sac herniaire; il peut se faire que cette portion d'intestin abandonnée à sa contraction péristaltique propre, privée du secours de la contraction des muscles abdominaux, ne puisse pas se débarrasser des matières qui l'engorgent, que sa contractilité soit vaincue par la distension et que la disproportion s'établisse ainsi entre l'anneau et les parties déplacées : dans ce cas, l'étranglement succède à l'engouement. C'est ce qu'on a appelé *étranglement par engouement*.

Il n'est pas impossible que l'étranglement soit la conséquence d'une inflammation des parties déplacées; j'en ai vu un exemple dans un cas de hernie ombilicale, mais le plus ordinairement, l'inflammation est consécutive à l'étranglement. L'*étranglement par inflammation primitive* est extrêmement rare.

L'anneau fibreux, de même que l'orifice du collet du sac, sont complétement passifs dans l'étranglement; car ils ne sont soumis à aucune variation dans leur diamètre, attendu qu'ils ne sont ni élastiques, ni contractiles. On ne saurait donc admettre que les anneaux fibreux surpris par les viscères puissent céder momentanément pour revenir ensuite brusquement, élastiquement sur eux-mêmes. Les parties déplacées, au contraire, étant éminemment variables dans leur volume, c'est par elles que s'établit la disproportion, d'où l'étranglement qui est d'autant plus facile que les anneaux sont plus étroits et plus résistants.

Or, aussitôt que la disproportion est établie, elle tend à s'accroître ; car, à la rétention des gaz et des matières alimentaires succède bientôt la stase du sang veineux, et par conséquent de la sérosité, l'épaississement par œdème des parties déplacées, la constriction de ces parties déplacées, et enfin la strangulation ou étranglement.

L'étranglement n'est donc point caractérisé par l'irréductibilité des parties déplacées, mais bien par leur constriction qui présente trois choses à considérer : 1º l'obstacle à la circulation des gaz et des matières dans le canal alimentaire ; 2º l'obstacle au cours du sang dans les parties déplacées ; 3º l'obstacle à l'action nerveuse et l'atteinte profonde apportée aux forces de la vie par la compression des nerfs ganglionnaires.

Or les phénomènes de l'étranglement proprement dit ne commencent qu'au moment où la constriction porte sur la circulation veineuse.

Si l'étranglement est abandonné à lui-même, presque toujours les malades périssent rapidement à la suite des phénomènes locaux et généraux les plus graves, dont l'ensemble parfaitement caractéristique est connu sous le nom de *signes de l'étranglement;* symptômes qui n'appartiennent pas exclusivement à la hernie étranglée, mais sont la conséquence inévitable de toute constriction violente exercée sur l'intestin et l'épiploon, quels qu'en soient la cause et le siége. (*Ex. :* étranglement interne.) Il est un cas dans lequel les malades affectés de hernie étranglée, abandonnés à eux-mêmes, peuvent échapper à la mort : c'est celui dans lequel la constriction exercée sur les parties déplacées est tellement forte, qu'il en résulte une gangrène immédiate de ces parties déplacées, l'inflammation et la gangrène n'ayant pas franchi les limites de l'anneau. Ce résultat, presque inespéré, s'observe non seulement dans l'épiplocèle, non seulement dans le cas de simple pincement de l'intestin dans une partie de son diamètre, mais encore dans le cas où une anse intestinale plus ou moins considérable a été gangrénée.

L'anatomie pathologique n'est pas seulement appelée à constater le désordre dans les cas de mort sans opération, elle est encore appelée à le constater à la suite de l'opération de la hernie étranglée, et à discerner les causes de mort qui peuvent tenir à l'opération de celles qui tiennent à la hernie étranglée en elle-même et dont l'opération n'a pas pu faire justice. Pour être complète, l'anatomie pathologique doit encore faire entrer en ligne de compte, mais en faisant ses réserves, les données anatomiques fournies par les opérations de hernies, espèce d'anatomie pathologique, de dissection faite sur le vivant, qui était la seule connue avant Arnaud, et qui, tout incomplète qu'elle est, a révélé de si grandes vérités pratiques.

Du siége et de la cause de l'étranglement. Que nous apprend l'anatomie pathologique relativement au *siége* et à la *cause* de l'étranglement ? Elle a constaté que le siége de l'étranglement est le plus habituellement au niveau de l'anneau fibreux, ou, ce qui revient au même, au niveau du collet du sac herniaire; qu'il peut avoir lieu derrière l'anneau fibreux par le fait d'un anneau ou d'une bride accidentels; qu'il peut être produit par le corps du sac herniaire dans le cas de sac à collet : par exemple, par le rétrécissement mitoyen d'un sac en bissac; que dans le cas de double sac herniaire par le même anneau, il peut être produit par l'orifice ou collet du sac le plus éloigné de l'anneau fibreux, comme aussi par l'orifice du sac qui correspond à cet anneau fibreux; que dans les hernies multiloculaires il peut être produit par l'orifice d'une des poches ou loges; que dans l'intérieur du sac herniaire il peut être produit par des adhérences, par l'épiploon disposé en corde, par l'épiploon perforé.

L'étranglement peut-il être produit par la rupture d'un sac herniaire? Plusieurs faits authentiques constatent cette rupture, et le passage dans le scrotum (car c'est dans le cas de hernies inguinales chez l'homme que cette rupture a été principalement observée), soit de la sérosité toute seule, soit de la sérosité et de l'intestin déplacé. Mais je ne sais s'il existe un seul fait bien démontré d'étranglement par l'orifice lacéré du sac herniaire.

J'ai recueilli dans le temps, dans le service de Dupuytren, et décrit sous le titre de *Hernie inguinale double par déchirure* (1), plusieurs faits que j'ai rapportés à la déchirure des parois adossées du sac herniaire et de la tunique vaginale dans le cas de complication de hernie et d'hydrocèle; on sait, en effet, que toutes les fois qu'une hydrocèle et une hernie existent simultanément, l'hydrocèle est antérieure à la hernie, que leurs parois s'adossent et s'unissent à mesure que l'une et l'autre augmentent de volume, et j'admettais que, dans ces conditions, un effort pouvait déterminer la rupture des parois adossées de l'hydrocèle et du sac. Cependant, en analysant avec soin les faits que j'ai recueillis à ce sujet, je crois être fondé à conclure que ces faits appartiennent à des cas d'hydro-entérocèle congénitale avec rétrécissement circulaire du corps du sac, et non point à une hernie inguinale double par déchirure des parois adossées du sac herniaire et de la tunique vaginale.

Mais, dans l'immense majorité des cas, le siége de l'é-

(1) Voyez *Essai sur l'anatomie pathologique*, 1816, t. II, p. 219.

tranglement est à l'anneau fibreux ; quelle en est la cause matérielle? Est-il produit par l'anneau fibreux lui-même ou bien par le collet épaissi du sac herniaire ? J'ai déjà agité cette question : j'admets l'étranglement par l'anneau fibreux ; mais je suis convaincu que l'étranglement par le collet du sac est bien plus fréquent; j'ai déjà dit qu'on l'observait surtout dans le cas de hernies peu volumineuses, longtemps contenues. Si une hernie, dit Richter (1), qui a été longtemps contenue par un bandage, reparaît et s'étrangle, la cause de l'étranglement est ordinairement dans l'étroitesse du collet du sac herniaire. On observe cette espèce d'étranglement dans le cas où l'anneau fibreux est flasque, dilaté, incapable de comprimer les parties déplacées. Jamais Scarpa n'a rencontré l'étranglement par le collet dans les hernies anciennes et volumineuses, jamais chez les vieillards, non plus que dans les hernies qui n'ont point été du tout contenues. L'étranglement par le collet du sac paraît aussi plus fréquent dans les hernies congénitales que dans les hernies ordinaires. Sur cinq hernies congénitales opérées par Wilmer, trois étaient étranglées par le collet du sac. Scarpa ne répugne point à admettre cette plus grande fréquence de l'étranglement par le collet du sac dans les hernies congénitales, attendu que la tunique vaginale tend naturellement à se rétrécir du côté de l'abdomen.

Anatomie pathologique de la hernie étranglée. On peut admettre deux périodes dans les caractères anatomiques de même que dans les symptômes de l'étranglement.

Première période. Les phénomènes que présente la première période de l'étranglement sont : 1° l'augmentation de volume et de tension de la hernie par l'accumulation d'une plus ou moins grande quantité de sérosité sanguinolente, sanglante, jamais fétide. La fétidité est généralement un symptôme fâcheux qui dénote ou la gangrène ou la per-

(1) *Traité des hernies,* trad. de Rougemont, t. I, p. 132.

foration de l'intestin, et par conséquent ne s'observe qu'à la dernière période ; 2° un obstacle à la circulation du sang veineux dans la portion déplacée, d'où coloration violacée, brune, épaississement, infiltration séreuse, infiltration sanguinolente des parois intestinales ou de l'épiploon ; 3° inflammation pseudo-membraneuse de la portion du péritoine qui recouvre l'intestin déplacé et de celle qui forme le sac herniaire. Or, la péritonite peut être limitée à la hernie, elle peut s'étendre à l'intérieur de l'abdomen, être partielle, générale.

La fréquence de la péritonite à la suite de l'étranglement, la rapidité de son développement sont telles qu'on a pu soutenir l'opinion que les accidents de l'étranglement dans les hernies étaient dus à la péritonite : mais les faits réfutent cette assertion et établissent que les accidents de la péritonite sont en général consécutifs à ceux de l'étranglement.

Seconde période. La seconde période est caractérisée par la gangrène qui peut être la suite immédiate de la constriction exercée sur l'intestin déplacé, lorsque cette constriction est portée à un certain degré : car à la stase du sang veineux succède bientôt la stase du sang artériel ; mais le plus ordinairement la gangrène est la conséquence de l'inflammation. Quels sont les signes anatomiques de la gangrène de l'intestin étranglé ? Ce n'est pas la couleur violette, brun-marron, noire ; ce n'est même pas, pendant la vie, la perte de la contractilité : c'est la couleur cendrée, d'une part, la perte de l'élasticité de l'autre. Tout le temps que l'intestin a conservé son élasticité, il peut encore revenir à la vie ; il peut n'y avoir que torpeur, asphyxie de l'intestin.

La gangrène de l'intestin peut être limitée à la portion d'intestin qui répond au collet, n'occuper même qu'une partie de la circonférence de ce collet ; elle peut envahir toute la portion d'intestin déplacée ; elle peut s'étendre dans l'abdomen à une certaine distance au-dessus du collet, et ce dernier cas n'est pas toujours mortel, des adhérences pouvant circonscrire les parties gangrenées.

Dans le cas où le malade survit à la gangrène, il y a *fistule stercorale* ou bien *anus contre nature*, lésions qui nous occuperont plus tard (voy. *Lésions de canalisation*).

Causes de mort dans la hernie étranglée. On peut mourir sans péritonite, sans gangrène, par le seul fait de l'atteinte profonde apportée aux forces de la vie par l'étranglement herniaire.

Dans les hernies étranglées non opérées, on meurt le plus souvent de péritonite ou de gangrène avec ou sans péritonite. J'ai dit qu'on ne mourait pas toujours par la gangrène, lorsqu'elle était limitée aux parties déplacées : on peut mourir à la suite d'une réduction heureuse en apparence, dans laquelle la cause matérielle de l'étranglement a été réduite avec l'intestin déplacé.

Dans les hernies opérées, l'écueil de l'opération, c'est la péritonite. Or la péritonite peut être consécutive à l'opération, elle peut lui être antérieure. Toute opération de hernie étranglée, pratiquée après l'invasion de la péritonite, est suivie de mort, car elle ne saurait remédier qu'à l'étranglement et nullement à la péritonite. Or la péritonite étant généralement un accident consécutif à l'étranglement, et cet accident ne se développant pas immédiatement, on doit poser en principe qu'il faut toujours opérer avant l'invasion de la péritonite. La péritonite peut être consécutive à l'opération, mais elle n'en est pas la conséquence nécessaire : bien loin de là, l'opération, en levant la cause de l'étranglement, prévient la péritonite, beaucoup plus qu'elle ne la favorise par la manœuvre du procédé opératoire, d'où la nécessité d'une opération pratiquée de bonne heure, aussitôt que des tentatives modérées, mais suffisantes, de réduction ont été infructueusement pratiquées. C'était là la doctrine de Dupuytren : et, dans les opé-

rations de hernies que j'ai pratiquées ou auxquelles j'ai
assisté, j'ai constamment échoué ou vu échouer lorsque
l'opération a été tardivement pratiquée, tandis que le
succès a été la règle et non l'exception toutes les fois que
l'opération a été pratiquée de bonne heure.

Dans les hernies opérées, on peut mourir par l'inflammation de l'intestin, par la gangrène, par l'épanchement des
matières fécales dans l'abdomen, lorsqu'on a réduit des
parties gangrenées; et cependant il est des exemples de
réduction de parties gangrenées sans épanchement de matières fécales, des adhérences salutaires ayant prévenu l'é-
panchement. On meurt par des fautes commises, et notam-
ment par l'hémorrhagie à la suite de la lésion des vaisseaux qui avoisinent le collet du sac herniaire. J'ai vu un cas
de mort par la lésion d'une artère du mésentère, à la suite
de l'opération. On peut mourir par la persistance des
accidents de l'étranglement, par l'inflammation aiguë ou
chronique, et plus tard par le rétrécissement de l'intestin
qui ne permet pas la circulation des matières fécales. On
meurt encore par suite de l'atteinte profonde portée aux
forces de la vie pendant le travail de cicatrisation de la
plaie, ou, dans le cas de gangrène, pendant le travail qui
amène la formation d'un anus contre nature ou d'une fistule stercorale.

Conséquences thérapeutiques. De ce qui prédède il résulte :

1° La nécessité d'un moyen contentif aussitôt après l'apparition d'une hernie, moyen contentif qui peut devenir
moyen de guérison, d'une part en permettant à l'anneau,
qui jouit encore de presque toute son élasticité, de revenir
sur lui-même, d'une autre part en provoquant des adhérences au collet du sac à l'aide d'un brayer un peu dur.

2° Que le seul *mode de guérison définitive* des hernies,
c'est l'adhésion de l'épiploon au sac lorsque la hernie est
épiploïque, l'oblitération du sac ou du collet du sac lorsque

la hernie est intestinale. Ce mode de guérison explique les succès obtenus par des méthodes barbares (castration, point doré, etc.); il légitime les espérances conçues par quelques chirurgiens modernes et plusieurs des tentatives qu'ils ont faites pour obtenir la cure radicale des hernies. Toutefois plusieurs cas de mort par péritonite, à la suite de ces tentatives, doivent rendre très circonspect à cet égard.

3° L'indispensable nécessité de recourir à l'opération, c'est-à-dire à l'incision de l'anneau constricteur, dans le cas d'étranglement, et l'importance d'une opération pratiquée de bonne heure avant que l'inflammation du péritoine ou la gangrène ne se soient manifestées.

Je terminerai ces généralités sur les hernies par quelques considérations sur les hernies congénitales.

§ IV. Des hernies congénitales.

Les *hernies congénitales* se divisent en deux catégories. Dans une première catégorie se placent les hernies congénitales antérieures à la naissance; dans une seconde catégorie se placent les hernies congénitales qui, bien que postérieures à la naissance, ont reçu le nom de congénitales, parce que les malades portent en naissant les conditions organiques qui les favorisent et même qui les rendent quelquefois inévitables. Étudions les hernies congénitales sous ce double point de vue dans les trois cavités splanchniques.

A. *Hernies congénitales antérieures à la naissance.* 1° Au crâne, l'encéphalocèle et l'hydro-encéphalocèle sont toujours congénitales; il en est de même de la hernie de la moelle épinière avec hernie aqueuse qui constitue le spina-bifida.

2° A la poitrine, la hernie du cœur, avec ou sans péricarde, à travers le sternum absent ou perforé, est égalementment congénitale. — J'ai fait mention d'une hernie congénitale des poumons par la paroi supérieure du sommet du thorax.

3° A l'abdomen, il n'y a de hernies véritablement antérieures à la naissance que les hernies par éventration ombilicale, avec ou sans rupture de la poche, et que les hernies diaphragmatiques avec sac herniaire ou sans sac herniaire.

B. *Hernies congénitales postérieures à la naissance.* Ce qu'il y a de congénital dans ce genre de hernies, ce n'est pas la hernie, mais bien la disposition à la hernie, les conditions organiques qui favorisent la hernie : telles sont les hernies inguinales dites congénitales et les hernies ombilicales.

C. *Hernies inguinales congénitales.* C'est à Sharp qu'est due la première observation de hernie inguinale congénitale, c'est-à-dire, d'une hernie inguinale dans laquelle le testicule et les intestins sont situés dans le même sac. Ayant rencontré un sujet qui portait deux hernies inguinales, l'une à droite, l'autre à gauche, Sharp vit que dans l'une de ces hernies le testicule et les intestins étaient dans deux sacs parfaitement distincts, tandis que dans l'autre, le testicule et les intestins étaient contigus dans le même sac. Il rendit témoin de ce fait G. Hunter, et tous deux conclurent que, dans ce dernier cas, il y avait eu déchirure des parois adossées du sac herniaire et de la tunique vaginale.

Cependant, en lisant les observations de Haller sur les hernies de naissance et sur la descente du testicule dans les bourses, l'idée vint à G. Hunter que la situation du testicule dans l'abdomen chez le fœtus, et son échappement dans le scrotum, pourraient bien expliquer le fait si remarquable de Sharp. Il fit part de ses idées à John Hunter, son frère, dont le beau travail sur le mécanisme de la migration du testicule dans les bourses est peut-être le fait d'anatomie et de physiologie qui a eu le plus de retentissement depuis la découverte de la circulation du sang. Rien n'a échappé au génie de ce grand observateur, ni le gubernaculum qu'il est disposé, dit-il, à regarder comme musculeux et comme formé par le muscle crémaster tourné en dedans et se portant de bas en haut pour s'insérer à la partie inférieure du testicule (présomption qui a été convertie en certitude par des observations récentes); ni l'attraction exercée par le testicule sur le péritoine qui constitue la tunique vaginale; ni l'oblitération du sac péritonéal, qui a lieu assez rapidement et qui ne s'observe que dans l'espèce humaine.

Or, il arrive quelquefois que ce travail de migration du testicule est troublé, et il peut l'être à ses diverses périodes. Ainsi, la descente du testicule dans le scrotum est opérée; mais la communication existe pleine et entière entre la cavité péritonéale et la cavité de la tunique vaginale : dans ce cas, la hernie se produit par suite des premiers efforts de la respiration : quelquefois la communication existe, mais avec un rétrécissement considérable, de telle manière que la hernie inguinale, dite congénitale, peut se produire à une époque plus ou moins éloignée de la naissance, et, dans ce cas, il peut arriver qu'elle s'étrangle au moment même de son apparition. On conçoit que le collet de la tunique vaginale représente exactement, dans ce cas, le collet du sac herniaire, qu'un second sac herniaire, en communication avec la tunique vaginale, peut se faire par le même anneau, et que l'étranglement peut avoir lieu à l'orifice de communication des deux sacs.

Il est une autre circonstance dans laquelle la hernie inguinale, dite congénitale, peut se manifester à une époque éloignée de la naissance : c'est celle dans laquelle le testicule n'est pas descendu dans le scrotum, mais se trouve arrêté à l'un des points de son trajet : c'est là le triomphe de la théorie de l'arrêt de développement. Si le testicule n'est pas engagé dans le canal inguinal, soit parce que ce canal n'existe pas, ainsi qu'on dit en avoir vu des exemples, soit que le testicule adhère dans l'abdomen aux parties environnantes, il n'y a pas de prédisposition aux hernies. Mais si le testicule reste engagé dans le canal inguinal, il devient cause prédisposante de hernies, car le moindre effort peut le chasser au dehors, à moins toutefois que des adhérences intimes ne le fassent servir d'obturateur.

Si le testicule dans sa migration a atteint l'orifice cutané, le canal inguinal restant libre, il peut y avoir hernie intra-inguinale derrière la tumeur formée par le testicule.

Il résulte de mes observations que les femmes sont sujettes aux hernies inguinales congénitales, en ce sens que le canal péritonéal, dit *canal de Nuck*, peut persister après la naissance et même jusque dans l'âge le plus avancé. Mais ces hernies inguinales congénitales ne doivent présenter aucun caractère spécial, et voilà pourquoi elles n'ont pas fixé l'attention des observateurs. C'est sans doute à la fréquence de la persistance du canal de Nuck qu'est due la fréquence des hernies inguinales chez la femme. Mon séjour à la Salpêtrière m'a permis de constater qu'on est dans une grande erreur en considérant la hernie inguinale comme rare chez les femmes ; je ne serais pas éloigné de croire que le nombre des hernies inguinales chez les femmes est, à peu de chose près, aussi considérable que celui des hernies crurales.

D. *Hernie ombilicale congénitale.* La hernie ombilicale, dite congénitale des enfants nouveau-nés, est dans la même catégorie que la hernie inguinale congénitale. Ce qu'il y a de congénital, ce n'est pas la hernie, mais bien la prédisposition, et cette prédisposition consiste dans le défaut de tendance ou plutôt dans une moindre tendance que de coutume au resserrement de l'anneau ombilical.

On ne saurait en effet douter que, toutes choses égales d'ailleurs, certains enfants n'aient plus de dispositions que d'autres aux hernies ombilicales; mais, d'un autre côté, il est positif qu'indépendamment de toute cause prédisposante les cris de l'enfant ne puissent amener ce résultat, en sorte qu'on pourrait contester jusqu'à un certain point une prédisposition organique spéciale pour la production des hernies ombilicales dites congénitales : l'anneau ombilical, en effet, qui n'est qu'un trou direct, se resserre immédiatement après la naissance sur les vaisseaux vides, à peu près comme l'alvéole dentaire à la suite de l'avulsion ou de la chute de la dent; et c'est cette tendance au resserrement, laquelle persiste même après la formation de la hernie, qui est l'agent de la cure radicale, lorsque la hernie est contenue pendant un temps assez long. C'est à juste titre que la ligature a été abandonnée de nos jours comme inutile et comme pouvant être nuisible. Sa vogue passagère a tenu à ce qu'elle favorisait la cure radicale par l'inflammation adhésive qui en était la conséquence, et par la rapidité plus grande du resserrement de l'anneau.

SIXIÈME CLASSE.

DES DÉPLACEMENTS PAR DÉVIATIONS OU DIASTASES.

J'ai cru devoir réunir, sous le titre de *déviations* ou *diastases,* un mode de déplacement congénital ou accidentel qui n'entre dans le cadre d'aucune des catégories de déplacement déjà décrites, et qui consiste dans un changement de direction ou de situation relative des parties dures et des parties molles; telles sont les diastases articulaires, les courbures rachitiques ou autres des os, les pieds-bots, l'inversion splanchnique, le défaut de descente du testicule dans les bourses, etc.

Bien que les déviations ou diastases ne constituent le plus souvent qu'une mauvaise conformation, une anomalie de position ou de direction, un élément de lésion, et non une lésion à proprement parler, elles n'en méritent pas moins d'être comprises dans un plan général d'anatomie pathologique, et par les indications thérapeutiques qu'elles fournissent et par les accidents graves qu'elles produisent quelquefois. Ainsi la déviation ou diastase par torsion du mésentère sur lui-même devient-elle assez souvent la cause d'un étranglement mortel.

Le tableau suivant donnera une idée de l'ensemble des objets qu'embrasse cette classe de déplacement :

CLASSE DES DÉVIATIONS OU DIASTASES.

Deux ordres. $\begin{cases} 1^{er} \text{ ordre : Déviations des parties dures.} \\ 2^e \text{ ordre : Déviations des parties molles.} \end{cases}$

1ᵉʳ ORDRE. DÉVIATIONS OU DIASTASES DES PARTIES DURES.

Deux genres. $\begin{cases} 1^{er} \text{ genre : Déviations dans la contiguïté des} \\ \qquad\qquad \text{os.} \\ 2^e \text{ genre : Déviations dans leur continuité.} \end{cases}$

1ᵉʳ GENRE. DÉVIATIONS DANS LA CONTIGUÏTÉ.

Deux espèces. $\begin{cases} 1^{re} \text{ espèce : Déviations par relaxation.} \\ 2^e \text{ espèce : Déviations par rétraction.} \end{cases}$

2ᵉ GENRE. DÉVIATIONS DANS LA CONTINUITÉ DES OS.

Elles peuvent être divisées en traumatiques, en non traumatiques ou spontanées, et en congénitales.

2ᵉ ORDRE. DÉVIATIONS OU DIASTASES DES PARTIES MOLLES.

Deux genres : 1° Déviations de situation ;
2° Déviations de direction.

Deux espèces : 1⁰ Changement de région ;
2⁰ Inversion splanchnique.

Une seule espèce : Des inclinaisons par rapport à l'axe du corps ou à l'axe de l'organe.

C'est dans cet ordre que je vais présenter quelques considérations d'anatomie pathologique générale sur les déviations ou diastases.

PREMIER ORDRE.

Déviations ou diastases des parties dures.

Les déviations ou diastases des parties dures comprennent deux genres : 1° *les diastases dans la contiguïté des os ;* 2° *les diastases dans leur continuité.*

PREMIER GENRE.

Diastases dans la contiguïté des os ou diastases articulaires.

Dans ces déviations ou diastases il y a changement dans la direction des os, dont les axes se rencontrent sous des angles anormaux, et, par suite, modification dans les rapports des surfaces articulaires. Cette déviation tient tantôt au relâchement des moyens d'union, ligaments, lames aponévrotiques, tendons et muscles, *déviations ou diastases par relaxation,* 1ʳᵉ espèce ; tantôt, au contraire, à la rétraction et à la rigidité de ces mêmes moyens d'union, *déviations ou diastases par rétraction,* 2ᵉ espèce.

1re ESPÈCE. Déviations ou diastases articulaires par relaxation.

C'est à ces déviations articulaires par relaxation, c'est-à-dire par relâchement sans déchirure des moyens d'union des os, qu'a été depuis longtemps appliqué le mot *diastase*, que j'ai cru devoir généraliser, bien qu'à la rigueur son acception étymologique puisse soulever quelques objections à cet égard.

Les diastases articulaires sont caractérisées par une mobilité contre nature, un chevauchement avec déplacement incomplet des surfaces articulaires, par suite de la laxité plus ou moins considérable de leurs moyens d'union.

Le plus souvent *accidentelles*, les diastases articulaires sont quelquefois *congénitales*.

A. Diastases articulaires accidentelles.

Elles peuvent être la conséquence 1° de la distension des ligaments articulaires; 2° de la paralysie musculaire; 3° de maladie des extrémités articulaires.

Il est une diastase physiologique qui peut quelquefois devenir pathologique; c'est celle des symphyses pubiennes et sacro-iliaques, dans les derniers temps de la grossesse et à la suite de l'accouchement.

On sait, en effet, que dans les derniers temps de la grossesse, les symphyses pelviennes et plus particulièrement la symphyse du pubis, deviennent le siége d'un travail fluxionnaire qui a pour effet l'allongement et la mollesse des ligaments : dans quelques cas cet allongement est porté au point de gêner la progression qui a pour effet un retentissement douloureux dans les symphyses, lequel résulte du chevauchement des surfaces articulaires. Ce genre de diastase mériterait le titre de *diastase par mouvement fluxionnaire*.

1° *Diastases articulaires par distension.* La distension des

I.   44

ligaments d'une articulation dans les entorses répétées a pour conséquence la diastase. Une articulation qui a été le siége d'une luxation peut être le siége d'une diastase.' C'est ce qu'on voit surtout pour l'articulation temporo-maxillaire. L'habitude de mouvements articulaires consi-dérables qui tendent sans cesse à dépasser les limites na-turelles conduit souvent à la diastase. Ainsi l'habitude du bâillement pour l'articulation temporo-maxillaire(1); ainsi les carriers, qui fatiguent beaucoup l'articulation du poi-gnet dans le sens de l'abduction, sont-ils sujets à une dia-stase des articulations radio-cubitales inférieures et radio-carpiennes avec hypertrophie considérable de l'extrémité inférieure du cubitus qui paraît luxée. Ainsi les enfants en bas âge que leurs bonnes promènent en les tenant par la main, et dont les chutes fréquentes sont prévenues par un mouvement brusque de soulèvement, sont sujets au dé-placement incomplet ou diastase de l'articulation radio-cubitale supérieure. A la suite d'hydrarthrose chronique, ou de plusieurs hydrarthoses successives, il arrive que les ligaments articulaires, distendus outre mesure, ne peuvent revenir à leur état premier et maintenir solidement les surfaces articulaires dans leurs rapports naturels.

2.° *Diastases par paralysie musculaire.* Le type de cette diastase se voit à l'articulation scapulo-humérale, par suite de la paralysie du deltoïde. Le poids du membre que ne contrebalance plus l'action musculaire (2) a pour con-

(1) La diastase de l'articulation temporo-maxillaire peut aller jusqu'au déplacement complet, jusqu'à la luxation de l'os maxillaire inférieur sans perdre son caractère de diastase ni revêtir le caractère de luxation pro-prement dite, car nous avons vu que la déchirure des ligaments articu-laires était un caractère *sine qua non* de la luxation, et ici il n'y a que relâchement sans déchirure. En outre, la facilité avec laquelle s'opère ce déplacement me paraît exclusif de la luxation. Le déplacement temporo-maxillaire établit la transition entre la diastase et la luxation.

(2) C'est dans le cas de paralysie musculaire qu'on peut bien apprécier l'importance du rôle que jouent les muscles comme moyen de contention des articulations.

séquence l'allongement de la capsule fibreuse, lequel est quelquefois porté au point de permettre un écartement de trois travers de doigt entre les surfaces articulaires. Dans un cas de ce genre, la tête de l'humérus qui portait habituellement sur un point de la circonférence de la cavité glénoïde par suite d'un appareil contentif m'a présenté une coche verticale.

La diastase des articulations du genou n'est pas moins remarquable dans le cas de paralysie incomplète des membres inférieurs, lorsque le malade continue à marcher avec des béquilles ; dans ce cas, au relâchement des ligaments de l'articulation qui tient à la paralysie, se joint le relâchement qui vient de la distension, et comme à la suite de ce relâchement les surfaces articulaires se rencontrent dans une mauvaise direction, il y a usure de ces surfaces.

Je n'ai jamais vu de diastase articulaire plus considérable que chez une femme de la Salpétrière, incomplétement paraplégique, qui marchait avec des béquilles et dont les genoux volumineux par hydrarthrose et par usure des surfaces articulaires faisaient à chaque mouvement un angle obtus rentrant en dehors et en avant et saillant en dedans et en arrière. Les articulations des genoux avaient entièrement perdu leur caractère de ginglymes angulaires.

Dans ce cas, il y avait à la fois diastase par distension, diastase par paralysie musculaire, et diastase par usure des extrémités articulaires.

3° *Diastase par maladie articulaire.* La diastase par suite de maladies articulaires est la plus fréquente et la plus complète ; elle est le résultat : 1° de la distension des ligaments par l'accumulation de la synovie ; 2° de la moindre résistance de ces ligaments devenus le siége d'une inflammation chronique ; 3° et surtout de l'usure des extrémités articulaires, qui a pour conséquence un allongement relatif

quelquefois considérable de ces ligaments. L'articulation
du genou offre le type le plus parfait et le plus fréquent
de la diastase par usure des extrémités articulaires. On
m'a présenté, sous le titre de *Luxation incomplète du coude
en arrière*, une pièce pathologique que je regarde comme
appartenant essentiellement aux diastases par usure des
extrémités articulaires. Dans aucun mouvement les surfaces articulaires ne pouvaient s'abandonner complétement :
les extrémités articulaires, dépourvues de cartilages,
étaient déformées et avaient augmenté considérablement
de volume ; les ligaments articulaires, confondus avec les
muscles environnants dont les couches profondes avaient
subi la transformation fibreuse, constituaient une capsule
orbiculaire ; quatre os sésamoïdes se voyaient dans l'é-
paisseur de cette capsule, savoir : deux antérieurs qui répondaient aux deux bords saillants de la gorge de la
poulie humérale; un troisième situé dans l'épaisseur du
muscle anconé; un quatrième dans l'épaisseur du ligament
latéral externe de l'articulation.

La diastase par maladie articulaire se voit à son maximum d'intensité dans les articulations métacarpo-phalangiennes, dont la diastase finit par aboutir à un abandon
complet des extrémités articulaires, à une luxation consécutive (1).

La diastase par maladie articulaire de l'articulation de
l'atlas sur l'occipital, et de l'axis sur l'atlas, mérite une
mention toute particulière à cause des accidents de compression de la moelle dont elle est accompagnée.

Il importe de remarquer que si l'usure des extrémités
articulaires amène des diastases, de même la diastase par
relâchement primitif des ligaments amène des usures : car
pour qu'il y ait usure, il suffit que les surfaces articulaires
se rencontrent dans une direction autre que celle qui

_____

(1) Voyez *Anatomie pathologique*, avec planches, XXXIVᵉ livr., pl. 1.

leur est naturelle, attendu que dans cette mauvaise attitude il y a pression, frottement exagéré sur tel ou tel point
de ces surfaces.

B. Déviations ou diastases articulaires congénitales.

Déviations articulaires congénitales par relaxation. J'ai
fait représenter (*Anat. pathol.*, avec planches, II° livr.)
un fœtus qui, par suite d'une attitude défectueuse dans la
cavité utérine, attitude telle que les membres inférieurs
étaient allongés au-devant du tronc, et que les pieds
arc-boutaient contre la mâchoire inférieure, au-dessous du
menton, présentait non seulement des pieds-bots et des
mains-bots, mais encore une diastase considérable des
articulations du genou, de telle façon que ces articulations faisaient un angle saillant du côté du creux du
jarret, et rentrant en avant.

2° ESPÈCE. Déviations ou diastases articulaires par rétraction.

Les déviations ou diastases articulaires par rétraction sont
caractérisées par un changement de direction permanent
qui résulte du raccourcissement ou de la rétraction des
ligaments, des aponévroses, des corps charnus des
muscles et de leurs tendons, des tissus cicatriciels, en un
mot de toutes les parties qui peuvent exercer quelque
influence sur les articulations. Elles sont *accidentelles* ou
congénitales.

A. Déviations ou diastases articulaires par rétraction accidentelle.

On peut les diviser en plusieurs sous-espèces, d'après la
cause qui les produit.

1re SOUS-ESPÈCE. Déviations par immobilité ou par rétraction élastique.

Indépendamment de toute autre cause, il suffit qu'un
membre soit resté quelque temps dans une attitude immobile pour que les mouvements de ce membre deviennent
absolument impossibles; si bien que, dans un grand
nombre de cas, la rigidité articulaire qui en résulte a pu

être prise pour une ankylose. (Voyez *Classe des adhésions. Ankylose.*) La rétraction par élasticité de tissu est en effet un des principaux caractères des tissus musculaire et fibreux. Dans quelques cas, les muscles eux-mêmes, longtemps inactifs, finissent par perdre en partie leur faculté contractile, en sorte qu'on a pu croire à l'existence d'une paralysie en même temps que d'une ankylose alors qu'il n'y avait qu'une simple diastase par rétraction. Le remède à cette déviation, c'est d'imprimer au membre qui en est le siége des mouvements prudents, de manière à dépasser chaque jour la limite des mouvements de la veille. En regard de la propriété de rétractilité des muscles, des tendons et de tous les tissus fibreux, on trouve l'extensibilité, qui permet aux tissus rétractés de reprendre peu à peu leur longueur normale, et qui permettrait même de la dépasser si on prolongeait ou si on exagérait l'emploi des appareils d'extension. La section des tendons rétractés qui entourent l'articulation déviée n'est donc pas indispensable, mais elle est utile en ce sens qu'elle abrége de beaucoup la durée du rétablissement du membre. Les muscles ne tardent pas à recouvrer leur contractilité, à moins que leur atrophie n'ait été portée jusqu'à la transformation adipeuse. Dans ce cas, on retire les meilleurs effets de l'électricité, qui réveille les contractions de la fibre musculaire partout où cette fibre n'a pas perdu tous ses caractères de fibre contractile : j'avais dans mon service une jeune personne qui, à la suite d'une chute volontaire d'un lieu très élevé, avait eu plusieurs fractures, dont une de la cuisse, et une luxation de l'extrémité supérieure du péroné. Il lui était resté une déviation du pied avec paralysie apparente des muscles des régions externe et antérieure de la jambe, en sorte qu'il était probable que le nerf sciatique poplité externe avait été déchiré au moment où il contourne la partie supérieure du péroné ; je priai M. Duchesne, dont l'appareil ingénieux permet d'agir sur chaque muscle en particulier, de soumettre ces muscles à l'action de l'électricité : le succès dépassa nos espérances ; à la contraction électrique a bientôt succédé la contraction volontaire.

Il importe de faire remarquer que l'immobilité long-temps continuée dans une attitude vicieuse finit par déter-miner des difformités articulaires qui concourent à main-tenir les muscles dans cette mauvaise direction.

2ᵉ SOUS-ESPÈCE. Déviation par rétraction morbide des tissus fibreux naturels ou accidentels.

Les tissus fibreux, le tissu cellulaire, irrités, enflam-més, durcissent, et se rétractent d'une manière très pro-noncée, d'où la déviation des membres. Ici se rapportent les intéressantes observations de Dupuytren sur la rétrac-tion des doigts, qu'on observe si souvent chez les manou-vriers ; ce grand chirurgien a démontré que cette flexion douloureuse des doigts, qui finissent par rester appliqués contre la paume de la main, résulte d'une sorte de tension, de crispation de l'aponévrose palmaire, et il rapporte cette tension, cette crispation à la contusion de cette aponé-vrose, par suite de la compression trop forte et trop pro-longée d'un corps dur dans la paume de la main (1). Si on étudie en effet avec soin l'aponévrose palmaire, on recon-naît qu'elle envoie des prolongements très considérables au derme de la peau de la main, surtout au niveau des articulations métacarpo-phalangiennes ; or, ce sont préci-sément ces expansions cutanées, et nullement les expan-sions articulaires digitales de l'aponévrose palmaire, c'est le derme cutané lui-même, qui sont affectés de cette cor-rugation morbide, qui plisse la peau et la ramasse en un tampon calleux, inextensible, adhérent et douloureux

(1) J'ai eu occasion d'observer cette rétraction des doigts chez des personnes dont la paume de la main n'avait été soumise à aucune cause de compression ; la plupart de ces personnes étaient affectées de goutte ou de rhumatisme.

par la pression ou la traction. L'aponévrose palmaire proprement dite y est complétement étrangère.

Les déviations des membres par cicatrice appartiennent au même ordre que les déviations par inflammation des tissus fibreux. Nous avons vu (classe 2ᵉ, *adhésions*) qu'une des propriétés principales des bourgeons celluleux et vasculaires ou caroncules des plaies est la rétractilité, si bien qu'il faut lutter incessamment contre cette force dans le traitement des plaies avec perte de substance, pour prévenir la déviation des parties voisines. Eh bien, cette puissance de rétraction, qui ne cesse que lorsque le tissu cicatriciel est parfaitement constitué, peut s'y manifester de nouveau quand ce tissu est le siége d'une inflammation. Qui n'a vu, à la suite de brûlures, les doigts attachés à la paume de la main, la main fortement fléchie ou étendue sur l'avant-bras, l'avant-bras fléchi sur le bras, maintenus dans cette attitude immobile par suite de cicatrices en forme de brides (1).

3ᵉ SOUS-ESPÈCE. Déviation articulaire par rétraction, suite de pression extérieure.

Telle est la déviation, quelquefois portée jusqu'à l'abandon complet des surfaces articulaires (voy. *luxations*), que subissent les orteils par la pression d'une chaussure étroite. Il est des pieds-bots accidentels venus par suite d'une mauvaise habitude de station et de progression sur le bord externe du pied. Un grand personnage politique, le prince de T., avait un pied-bot accidentel.

4ᵉ SOUS-ESPÈCE. Déviation par rétraction, suite de maladie articulaire.

Telle est la déviation par flexion du genou, presque tou-

(1) M. Gerdy a publié, à l'occasion d'un fait de demi-flexion, de l'avant-bras sur le bras, de la main sur l'avant-bras, des doigts sur la main, par suite de la cicatrice d'une plaie longitudinale de l'avant-bras de 10 centimètres de long, a publié, dis-je, des considérations intéressantes sur la *rétraction des tissus albuginés*. (*Bulletin de l'Académie de médecine*, 1844, t. IX, p. 766.)

jours avec chevauchement de la jambe en arrière sur la cuisse, dans le cas de tumeur blanche ; telles sont les déviations par rétraction des articulations du coude, des doigts, par suite d'inflammation articulaire, d'usure des cartilages traumatique, rhumatismale ou goutteuse. La rétraction élastique par immobilité joue toujours un grand rôle dans ces déviations, dont l'ankylose est le dernier terme.

5e SOUS-ESPÈCE. Déviation par rétraction, suite de paralysie musculaire.

Il est bon de rappeler ici qu'il y a des paralysies avec flaccidité et des paralysies avec rigidité musculaire : dans le premier cas, il n'y a aucune déviation; dans le second cas, le membre est toujours dévié dans le sens de la flexion. Qui n'a vu, à la suite de certaines hémiplégies, le membre supérieur présenter une flexion avec rigidité portée à ses dernières limites des articulations phalangiennes, métacarpo-phalangiennes, radio-carpiennes, si bien qu'à la longue il survient dans les surfaces articulaires des déformations consécutives qu'on a pu prendre pour des déformations primitives.

Les paralysies partielles, qui portent exclusivement sur les extenseurs, comme dans la maladie de plomb, ont pour conséquence la flexion complète et permanente du membre paralysé.

Il est bien évident que dans la déviation par paralysie la section des tendons des muscles rétractés serait complétement sans effet quant au résultat du mouvement des membres, et qu'en conséquence elle doit être rejetée. Il faut d'ailleurs bien se garder de confondre cette déviation par paralysie de la déviation par contraction musculaire, dont je vais dire quelques mots.

6e SOUS-ESPÈCE. Déviation par rétraction, suite de contraction musculaire.

Tel est le torticolis produit par la contraction involontaire, spasmodique, permanente de l'un des chefs ou des deux chefs du sterno-cléido-mastoïdien, espèce de torticolis qu'il faut bien distinguer de celle qui est le résultat d'une maladie des articulations de la tête avec la colonne vertébrale.

Dans le cas de torticolis musculaire, il arrive souvent qu'on peut guérir instantanément le malade en ramenant brusquement, par une violence douloureuse, la tête dans une direction opposée à celle que lui donne le muscle contracté. Il suffit quelquefois d'allonger le muscle de quelques millimètres par une secousse légère, brusque et inattendue, pour que immédiatement, ou peu de temps après, la tête reprenne spontanément sa direction normale. Il semble que le muscle spasmodiquement contracté en dehors de toute influence de la volonté, réalise la force de situation fixe de Barthez, laquelle n'a besoin que du plus léger allongement pour céder la place à la contraction volontaire. C'est ainsi que, chez une jeune fille de douze ans environ, par un mouvement léger, brusque et inattendu, j'ai pu obtenir la guérison d'un torticolis musculaire qui avait déjà six semaines de durée. C'est de cette manière que je m'explique la guérison spontanée du torticolis d'un adolescent, déviation qui datait d'un mois environ, et qui avait résisté à un grand nombre de moyens : le malade fut réveillé par une atroce douleur causée sans doute par un mouvement exécuté dans un rêve, et se trouva guéri. J'ai vu chez une jeune fille, qui à la suite d'une attaque de nerfs avait conservé les doigts fortement fléchis contre la paume de la main depuis dix jours, un mouvement forcé d'extension amener la guérison instantanée.

Si la contraction persiste plusieurs mois, plusieurs années, le muscle rétracté, atrophié, fibreux, forme une corde tendue qui finit par devenir incapable d'allongement, et dont la section par la méthode sous-cutanée est pratiquée avec le plus grand succès.

7ᶜ SOUS-ESPÈCE. Déviation ou diastase articulaire par rotation.

Pour compléter le tableau des déviations articulaires, je crois devoir mentionner les déviations articulaires par rotation des os autour de leur axe, déviations qui sont un des symptômes les plus importants des maladies articulaires, et supposent presque toujours une luxation. Ainsi la rotation du membre inférieur de dehors en dedans est une conséquence nécessaire, et par conséquent un des signes les plus caractéristiques de la luxation, soit traumatique, soit consécutive, du fémur en haut et en dehors, et lorsque la luxation n'est pas réduite, cette rotation du membre est permanente.

B. Déviations articulaires congénitales par rétraction.

Les pieds-bots et les mains-bots congénitaux doivent être rapportés à cette catégorie.

Quatre espèces de pieds-bots sont admises par les auteurs : le pied-bot *varus*, caractérisé par la déviation ou renversement en dedans du pied, lequel par conséquent appuie sur le sol par son côté externe; le pied-bot *valgus*, qui est l'inverse du précédent, et que caractérise la déviation ou renversement en dehors du pied, qui porte sur le sol par son côté interne; le pied-bot *équin*, dans lequel le pied étant maintenu dans une très forte extension sur la jambe, ne porte sur le sol que par les orteils, et sur les extrémités phalangiennes écartées des os métatarsiens; le pied-bot *talus*, qui est l'inverse du précédent, dans lequel le pied, maintenu dans une flexion forcée, sa face dorsale appliquée contre la face antérieure de la jambe, ne porte sur le sol que par le talon.

Je vais dire quelques mots sur le *pied-bot varus*, qui est le plus fréquent, parce qu'il n'est que l'exagération de la position normale du pied chez le fœtus : dans cette déviation ou diastase, le pied a subi une double déviation; son axe antéro-postérieur, dirigé de dehors en dedans, décrit une courbe à convexité antérieure; son axe transversal, au lieu d'être parallèle à l'horizon, est plus ou moins incliné sur le plan du sol; et ce sont les degrés de cette inclinaison qui mesurent les degrés de la difformité : ainsi la face dorsale du pied regarde en avant, les orteils sont dirigés en dedans, le bord externe du pied regarde directement en bas, le bord interne du pied regarde en haut, et forme avec le tibia un angle droit rentrant en dedans. Le malade marche tantôt sur le bord externe du pied, tantôt sur son bord externe et sur une partie de sa face dorsale. Deux plans verticaux qui passeraient l'un au devant, l'autre en arrière de la jambe comprendraient la totalité du pied.

Les détails dans lesquels je suis entré ailleurs (1) sur la conformation des os, des ligaments des aponévroses et des muscles dans le pied-bot varus et sur l'étiologie de ce vice de conformation, me dispensent de traiter ici les questions intéressantes qui s'y rattachent. Je me contenterai d'un résumé succinct.

1° Dans le pied-bot varus, comme d'ailleurs dans les autres déviations congénitales du pied, il n'y a pas luxation de l'astragale, mais bien déplacement incomplet des surfaces articulaires, déviation suivant l'axe, coude anguleux formé dans la ligne articulaire de la première rangée du tarse avec la deuxième rangée, la première rangée étant sur la ligne de la jambe, la deuxième rangée étant sur la ligne du métatarse et des orteils.

2° Ce déplacement incomplet s'accompagne d'une déformation notable de l'astragale et du calcanéum, d'une part, du scaphoïde et du cuboïde, d'une autre part; l'astragale (et non la scaphoïde, ainsi que le disait Scarpa) est

_____

(1) Voyez *Anat. pathol.*, avec planches, IIe livr., texte des planches 2, 3 et 4. — Voyez aussi Bouvier, *Mémoire sur les pieds-bots*, dans les *Mémoires de l'Académie de médecine*, Paris, 1838, t. VII, p. 411 et suiv.

de tous les os du tarse celui qui a subi la plus grande déformation : sa tête est réduite aux deux tiers, à la moitié, et quelquefois au tiers, au quart de son volume ordinaire, ou plutôt une bonne partie de cette tête ayant abandonné la cavité du scaphoïde, s'est dépouillée de son cartilage, est venue se placer sous la peau de la face dorsale du pied qu'elle soulève, et forme une tumeur d'autant plus volumineuse que le déplacement est plus complet. Dans quelques cas rares, la marche se fait en partie sur cette tête de l'astragale, devenue, par une transformation bien étrange, supplémentaire de la tubérosité du calcanéum ou du talon ; et alors des végétations osseuses, souvent considérables, naissent de cette tête.

3º L'aponévrose plantaire n'est pour rien dans le pied-bot ; elle n'est nullement raccourcie ; elle ne s'oppose nullement au redressement du pied ; elle était considérablement amincie, ainsi que toutes les aponévroses et tous les tendons de la jambe, chez un adulte pied-bot.

4º Les muscles et nerfs de la jambe ne présentent rien de particulier à la naissance, sauf la rétraction des muscles adducteurs et extenseurs et de leurs tendons ; cette rétraction, toutefois, n'empêche pas le redressement du pied, qui se fait avec une grande facilité. Plus tard, le redressement complet du pied devient de plus en plus difficile ; le tendon d'Achille, en particulier, oppose une résistance de plus en plus considérable, car la progression augmente singulièrement le renversement du pied-bot de naissance. Plus tard, les muscles de la jambe condamnés à l'inaction par le renversement du pied passent en totalité ou en partie à l'état graisseux. Dans le cas figuré planche 3ᵉ, IIᵉ livraison, qui a pour sujet une femme âgée de quarante et un ans, tous les muscles de la jambe, moins le jumeau externe, avaient subi l'atrophie adipeuse. Cette atrophie, cette transformation adipeuse des muscles de la jambe, et même de l'accessoire du fléchisseur commun des orteils, ne semble-t-elle pas prouver que la contraction musculaire n'est pour rien dans la déviation du pied-bot, et que Duverney et autres étaient complétement dans l'erreur lorsqu'ils plaçaient dans le défaut d'antagonisme des muscles, dans la prédominance relative, soit originelle, soit acquise, des adducteurs ou tibiaux sur les abducteurs ou péroniers, la cause efficiente de toutes ces déviations. Il est vrai qu'on peut objecter, et je n'ai rien à répondre à cet argument, que l'atrophie des muscles est consécutive; or, cette atrophie consécutive, qui porte en même temps sur les corps charnus et sur leurs tendons, est également partagée par les nerfs, qui, à la naissance et dans les premières années de la vie, présentent le même volume, les mêmes caractères que les nerfs du membre inférieur du côté sain, mais qui, plus tard, deviennent de plus en plus grêles. Ils semblaient réduits à leur névrilème chez la femme de quarante et un ans dont je parlais il n'y a qu'un instant. Les vaisseaux avaient également subi une diminution de calibre correspondante.

Les mains-bots congénitales, dont je ne connais qu'une espèce, celle dans laquelle la main est renversée sur le bord radial de l'avant-bras, sont beaucoup plus rares. Dans un cas de main-bot double, coïncidant avec un pied-bot double, représenté planche 2, IIᵉ livraison, l'une des mains-bots était réduite à quatre doigts; il n'y avait pas vestige de pouce. Dans un autre cas, représenté figure 7, en même temps qu'il y avait absence du pouce, du méta-~~tarsien~~ *carpien* correspondant et du trapèze, il y avait absence du radius, qui était réduit à son extrémité supérieure; le cubitus était intact; la main s'articulait, non avec l'extrémité inférieure du cubitus, mais avec le côté externe de cette extrémité inférieure, d'où le raccourcissement apparent du cubitus, qui semblait disproportionné avec l'humérus.

Relativement à l'étiologie de toutes ces déviations con-

génitales, des faits nombreux, positifs (1) me paraissent
établir que ces déviations sont la conséquence d'une cause
mécanique, d'une compression qui s'exerce sur le corps
de l'enfant, soit par le fait d'une position défectueuse, de
telle manière que le fœtus devient pour lui-même un corps
résistant, inflexible, soit par le fait de la pénurie des eaux
de l'amnios, avec ou sans compression extérieure. La rétraction musculaire et tendineuse me paraît un phénomène d'élasticité consécutif à la déviation, de même que
l'atrophie des muscles et des nerfs.

IIᵉ GENRE.

Déviations ou diastases dans la continuité des os.

Les *déviations* ou *diastases dans la continuité des os*
peuvent être divisées en *traumatiques*, en *non traumatiques*
ou *spontanées*, et en *congénitales*.

A. Déviations ou diastases traumatiques dans la continuité des os.

Toute solution de continuité des os est accompagnée
d'un déplacement plus ou moins considérable, suivant
l'axe ou la direction du membre, suivant sa circonférence,
et suivant sa longueur, déplacement qui devient le principal moyen de diagnostic des fractures. Cette déviation
symptomatique deviendrait permanente, s'aggraverait
même par un déplacement consécutif si l'art n'y remédiait
à l'aide d'une bonne réduction et d'une bonne contention.
Cependant, il faut le dire, à quelques exceptions près,
jamais un os fracturé ne recouvre exactement ses caractères normaux : une déviation plus ou moins anguleuse,

(1) Voyez *Anatomie pathologique*, avec planches, IIᵉ livr., — mon Rapport sur le Mémoire de M. Martin, chirurgien orthopédiste, et la discussion qui a eu lieu dans le sein de l'Académie à l'occasion de ce
Rapport. (*Bulletin de l'Académie royale de médecine*, t. II, p. 800;
t. III, p. 111-177.

suivant l'axe du membre, au niveau de la fracture, un chevauchement plus ou moins considérable, une déviation dans le sens de la rotation trahissent toujours plus ou moins la présence d'une ancienne solution de continuité. Les collections de tous les cabinets d'anatomie pathologique contiennent des exemples de déviation extraordinaire, par exemple, de déviation à angle obtus, et même à angle droit, de fractures du fémur et autres abandonnées à elles-mêmes.

Existe-t-il des exemples de courbures ou déviations instantanées des os produites par des violences extérieures? Ces courbures ou incurvations instantanées et néanmoins permanentes ne peuvent être admises que chez les enfants, et encore dans les régions constituées par deux os, par exemple à l'avant-bras et à la jambe. Cette incurvation, que l'action musculaire suffit quelquefois pour redresser, doit être la conséquence de la rupture d'un certain nombre de fibres osseuses. Je ne puis d'ailleurs invoquer d'autre fait d'anatomie pathologique à l'appui de cette opinion qu'un cas de fracture incomplète de la clavicule présenté à la société anatomique.

B. Déviations ou diastases spontanées dans la continuité des os.

Nous les divisons en déviations *idiopathiques* ou *primitives*, et en déviations *symptomatiques* ou *consécutives*.

Les déviations ou diastases primitives sont celles qui ne sont liées à aucune lésion concomitante des os, en un mot, qui constituent à elles seules toute la lésion; les déviations consécutives sont celles qui succèdent à une autre lésion des os, à la carie, à la nécrose, au carcinome des os.

1° Déviations ou diastases primitives ou idiopathiques des os.

Je les appellerai aussi *déviations rachitiques :* toutes constituent des courbures ou incurvations. Il n'est peut-être aucun os du squelette qui ne puisse éprouver des déviations, soit dans sa forme, soit dans sa direction ; mais ces déviations sont surtout remarquables dans les os longs et dans la colonne vertébrale, c'est-à-dire dans les pièces du squelette qui sont destinées à former des colonnes de sustentation ou des leviers. La déviation des os peut être limitée à un seul os ; elle peut occuper plusieurs os, une bonne partie du squelette. On peut dire, sous ce point de vue, qu'il y a un *rachitisme local* et un *rachitisme général :* un rachitisme local, telle est la déviation de la colonne vertébrale seule, du bassin seul, du sacrum seul, d'un fémur ou des deux fémurs seuls, des tibias, de la clavicule, etc. Dans les déviations rachitiques générales on a essayé de déterminer l'ordre suivant lequel se déforment les os ; mais cet ordre me paraît déterminé par des causes purement mécaniques. Voilà pourquoi les os des membres inférieurs précèdent, dans leurs courbures, ceux des membres supérieurs, et pourquoi elles sont toujours plus considérables. Il y a des courbures qui sont solidaires ou consécutives. Ainsi les déformations des côtes sont consécutives aux déviations de la colonne vertébrale. Heureusement que les déviations ou diastases de la colonne vertébrale n'entraînent pas nécessairement la déviation de la ceinture pelvienne, et qu'il n'y a aucune espèce de solidarité sous ce rapport entre ces deux parties du squelette.

Telle est la loi d'harmonie qui existe entre la résistance des colonnes de sustentation et des leviers que forment les os, d'une part, et, d'une autre part, les poids qu'ils sont destinés à supporter, et la contraction des muscles qui les meuvent, que jamais, dans l'état régulier, le système osseux ne présente de déviations ; mais si cette harmonie vient à être troublée, entre ces deux termes, dont l'un est invariable, la résistance du squelette, et l'autre éminemment variable, savoir 1° le poids du corps, encore augmenté par des poids très lourds, 2° la contraction musculaire ; alors il n'y a plus d'équilibre entre la puissance et la résistance ; la dé-

viation est inévitable. Il suit de là qu'il existe des lois qui
président aux déviations, lois constantes, invariables lorsque les conditions sont les mêmes; mais le point difficile
pour la solution des problèmes de statique animale auxquels donne lieu l'étude des déviations osseuses consiste
à déterminer les données, les éléments du problème, les
conditions d'équilibre. Il n'y a aucune exception à cet
égard; les lois qui président aux déviations de la colonne
vertébrale sont les mêmes que celles qui président aux
déviations des membres inférieurs : ces déviations n'appartiennent pas plus au rachitisme les unes que les autres;
les différences d'usages établissent seules les différences
dans les circonstances où se produisent ces déviations.

Toute déviation suppose une diminution de solidité
absolue ou relative du tissu osseux : trop peu résistants,
les os se courbent ou se dévient sous l'influence de la
triple action qu'exercent le poids du corps, seul ou chargé
de fardeaux plus ou moins lourds, la traction exercée sur
eux par les muscles et les mauvaises attitudes dans lesquelles le poids du corps est inégalement réparti sur les
divers points de la circonférence des colonnes de sustentation. Ces courbures ou incurvations, effet purement mécanique, s'expliquent parfaitement par des causes mécaniques. Ainsi, d'une part, une moindre compacité relative
du tissu osseux, une sécrétion moindre de phosphate
calcaire, qui diminue la solidité en augmentant la ductilité,
voilà la cause la plus ordinaire des courbures rachitiques;
d'une autre part, des os bien constitués peuvent se courber sous des poids qu'ils ne sont pas destinés à supporter.
Beaucoup de déviations du fémur, du tibia, chez les enfants, tiennent à ce qu'on les fait marcher ou tenir sur
leurs jambes beaucoup trop tôt; les courbures de la colonne vertébrale, qui dépendent de l'âge ou de diverses
professions, appartiennent encore à cette catégorie.

L'anatomie pathologique des déviations ou diastases

dans la continuité des os a pour objet, non seulement l'étude des formes diverses sous lesquelles se présentent les courbures des os, et des changements de structure qu'ont subis les os déviés, mais encore la détermination des conditions organiques sous l'action desquelles s'opère la déviation.

Les courbures des os sont quelquefois l'exagération des courbures naturelles, le plus souvent elles constituent des courbures toutes nouvelles; ces courbures peuvent avoir lieu dans le sens antéro-postérieur comme dans le sens transversal.

Ces courbures consistent dans une inflexion des os suivant leur axe, comme si ces os avaient été soumis à deux forces égales agissant sur leurs extrémités et tendant à les courber dans tel ou tel sens. Mais le centre de ces courbures n'occupe pas toujours la partie moyenne de l'os.

Les lois de l'équilibre expliquent les courbures latérales de la colonne vertébrale. Ces courbures sont en général au nombre de trois, dont une courbure initiale et deux de redressement. Lorsque la courbure initiale occupe un grand nombre de vertèbres, il n'y a qu'une courbure de redressement. Or, il est quelquefois difficile de distinguer la courbure initiale des courbures de redressement. Enfin il n'existe qu'une seule courbure de la colonne vertébrale dans les cas rares où cette colonne concourt presque tout entière à la formation de la courbure et représente un arc de cercle à concavité antérieure ou latérale.

Quant aux autres pièces du squelette, elles ne présentent jamais qu'une seule courbure; mais chaque membre inférieur, considéré dans son ensemble comme une colonne de sustentation, présente assez souvent deux courbures latérales en sens inverse à la manière d'un S italique dont l'une appartient au femur et l'autre au tibia et au péroné.

Les courbures ou incurvations rachitiques des os s'ac-

compagnent quelquefois d'un mouvement de rotation ou
de torsion de l'os sur lui-même. Cette torsion, qui est constante dans les déviations latérales de la colonne vertébrale, et qui paraît se passer dans les pédicules des vertèbres, explique pourquoi une légère déviation à la région
postérieure de la colonne vertébrale coïncide avec une déviation deux ou trois fois plus considérable de la région
antérieure (1).

Cette torsion de l'os sur lui-même n'est pas étrangère
aux déviations des os des membres, mais elle est bien
moins considérable.

Les courbures ou déviations des os sont toujours accompagnées de difformités plus ou moins considérables
de ces os. Ainsi, dans les déviations de la colonne vertébrale qui semblent porter sur les cartilages intervertébraux
avant de porter sur les vertèbres elles-mêmes, on trouve
ces vertèbres amincies et comme atrophiées du côté de la
concavité et réduites à la moitié, au tiers, au quart de leur
hauteur, les trous de conjugaison du même côté extrêmement rétrécis, les apophyses transverses déformées, aplaties de haut en bas, atrophiées. Au maximum de leur déviation, les os longs s'aplatissent et s'élargissent à la manière
des os larges. Le canal médullaire singulièrement rétréci
et raccourci est refoulé du côté de la convexité. Quelquefois même ce canal est absent et remplacé par du tissu
spongieux plus ou moins dense. Il s'est organisé du côté
de la concavité de la courbure une espèce de colonne
osseuse très compacte qui renfonce singulièrement l'os
dans ce sens, tandis que la paroi antérieure du canal,
lorsque ce canal a été conservé, est extrêmement mince.

Quant aux diverses altérations à travers lesquelles
passent les os depuis le premier moment de l'invasion
du rachitisme jusqu'à sa terminaison, altérations que

(1) Voyez *Bulletin de la Société anatomique*, 1er bulletin, 1re année.
1826, une description très détaillée d'une colonne vertébrale rachitique.

M. J. Guérin a divisées en trois périodes, sous les titres de
période d'incubation, période de déformation, période de
terminaison ; attendu que les auteurs qui se sont le plus
occupés de ces questions, et en particulier MM. Rufz,
Dugès, Stanley, Bouvier, Guérin, ne sont pas d'accord entre
eux, j'ajournerai toute discussion à cet égard jusqu'au
moment où je traiterai des lésions du système osseux en
particulier (Voyez *Anatomie pathologique appliquée*).

Je dirai seulement par anticipation qu'il faut bien distinguer, dans ces recherches, les modifications de structure
des os incurvés qui ne sont autre chose qu'un travail de
réparation, de restauration, des altérations qui constituent
la maladie elle-même. Ainsi je considère le tissu fibreux
signalé par M. Bouvier du côté concave des os rachitiques
et le tissu fibreux considéré par cet auteur comme le
résultat d'une transformation partielle du tissu osseux
raréfié en tissu fibreux, comme un tissu fibreux de nouvelle
formation destiné à passer à l'état osseux et à servir de
moyen de consolidation. Je regarde également comme un
tissu osseux de nouvelle formation ce tissu osseux désigné
par M. Guérin sous le titre de *tissu spongoïde*, qui se développe sans passer par l'état fibreux et qui paraît destiné à
remplir les vides des mailles du tissu osseux.

L'altération qui constitue la maladie elle-même, c'est
un trouble dans la vie de nutrition de l'os, la prédominance du tissu spongieux sur le tissu compacte, avec diminution de sécrétion du phosphate calcaire ; d'où le défaut
de résistance de l'os, son ramollissement qui le fait ployer
sans se rompre, comme un os soumis pendant quelque
temps à un acide très étendu.

2° Déviations ou diastases symptomatiques ou consécutives des os.

J'ai considéré comme idiopathiques ou primitives les
déviations que présentent les os dans la maladie connue
sous le nom de *rachitisme*, maladie qui porte exclusivement

sur les os et ne se révèle que par ces déviations. J'aurais pu également ranger dans la même catégorie les déviations que subissent les os du squelette dans la maladie connue sous le nom d'*ostéo-malaxie*, lésion du système osseux, bien plus générale encore et bien plus profonde que le rachitisme, et dans laquelle les os, privés de phosphate calcaire dans des proportions diverses, se déforment comme une cire molle, se tordent, s'infléchissent dans tous les sens sous l'action des muscles et sous celle du poids du corps, même dans l'attitude horizontale. Au summum de cette altération qui finit par envahir toutes les pièces du squelette, les os sont exactement dans le même état que s'ils avaient été presque complétement dépouillés de phosphate calcaire par l'action prolongée de l'acide nitrique; tel était le cas d'un jeune homme mort à l'hôpital Cochin, que j'avais vu pendant sa vie, dont j'ai étudié le squelette avec beaucoup de soin après sa mort, et dont l'observation a été publiée avec tous ses détails par M. Stanski. Ce malheureux jeune homme avait la poitrine tout à fait déformée par l'affaissement des côtes ramollies; la respiration était extrêmement précipitée, et le cœur comprimé paraissait très gêné dans ses mouvements. Non seulement les os étaient considérablement déformés, mais leur structure était notablement modifiée, creusés qu'ils étaient de cellules plus ou moins considérables contenant une matière gélatineuse.

Les déviations consécutives des os les plus fréquentes sont le résultat de lésions du tissu osseux qui ont diminué sa force de résistance. Ainsi j'ai vu un tibia nécrosé avec déviation anguleuse de l'os nouveau, lequel n'avait pas acquis une assez grande solidité pour soutenir le poids du corps. Les caries, les cancers des os amènent plus souvent des solutions de continuité que des déviations. La maladie de la colonne vertébrale, connue sous le nom de *mal de Pott*, et que les recherches de M. Nélaton

tendent à faire considérer comme le résultat de tubercules
enkystés ou infiltrés des os, a presque toujours, pour conséquence, une gibbosité, quelquefois sous forme de courbe
antéro-postérieure régulière, appartenant à un cercle d'un
diamètre plus ou moins considérable (1); d'autres fois sous
forme anguleuse, et même dans quelques cas les deux tron-
çons de la colonne sont réunis à angle très aigu. Lorsque
la destruction porte sur un grand nombre de vertèbres,
elle entraîne beaucoup moins de désordre que lorsqu'elle
porte sur une seule vertèbre. La paraplégie par compression de la moelle est la suite fréquente de la déviation
anguleuse de la colonne vertébrale.

Comme déviations consécutives de la colonne vertébrale,
je mentionnerai l'inclinaison latérale de cette colonne,
par suite de pleurésie chronique.

C. Déviations ou diastases congénitales dans la continuité des os.

Excessivement rares, j'en ai vu un exemple très remarquable dans un cas de grossesse double. La compression
à laquelle fut soumise l'une des jumelles, qui est un phénomène de petitesse, par sa sœur, qui est venue au monde
trois fois plus forte qu'elle, me paraît être la cause de la
courbure et de la brièveté des deux fémurs. Dans un cas
où le fœtus est venu sur lui-même en double, la moitié
inférieure du tronc fléchie latéralement sur la moitié supérieure, la déviation de la colonne vertébrale était encore
bien évidemment le résultat de la compression. Les déviations congénitales dans la continuité des os seraient
d'ailleurs bien plus fréquentes si les articulations n'ab-
sorbaient, pour ainsi dire, à leur détriment, la plupart des

(1) J'ai vu confondre une incurvation consécutive antéro-postérieure
avec une incurvation rachitique. Dans quelques cas, la déviation de la
colonne vertébrale a lieu subitement par l'écrasement d'une vertèbre dont
la destruction graduelle a commencé par le centre du corps de cette
vertèbre.

causes de compression auxquelles le fœtus est exposé.
Peut-il exister des déviations congénitales des os indépendantes de toute cause de compression, par le seul fait de
la diminution du phosphate calcaire? Je n'en connais pas
d'exemple.

DEUXIÈME ORDRE.

Déviations ou diastases des parties molles.

Les *déviations ou diastases des parties molles* peuvent
être divisées en *déviations de situation* et en *déviations de
direction*. Les unes et les autres peuvent être congénitales
ou accidentelles.

PREMIER GENRE.

Des déviations ou diastases de situation.

Les déviations ou diastases de situation des parties molles embrassent 1° les déviations par *changement de région
ou de situation*, 2° les déviations par *inversion splanchnique*.

1re ESPÈCE. Déviations ou diastases par changement de région.

Les déviations par changement de région peuvent être
congénitales ou accidentelles : les déviations congénitales
ne s'observent guère que pour les reins et les testicules.
Les déviations accidentelles auxquelles participe un bien
plus grand nombre d'organes sont le résultat soit de pressions extérieures, soit de tractions exercées directement
sur les organes. Voici un résumé rapide des principales
déviations ou diastases par changement de région des
divers organes.

*Déviations ou diastases par changement de région des ma-
melles.* Chez un assez grand nombre de vieilles femmes de
la Salpêtrière, j'ai vu les mamelles occuper la partie inférieure de la poitrine et même la partie supérieure de

l'abdomen, et se rapprocher ainsi de la position qu'elles affectent normalement chez les animaux : je ne pense pas que cette disposition soit congénitale ; j'ai cru devoir la rapporter à un déplacement de région dû à l'habitude où sont ces vieilles femmes d'attacher les cordons de leurs jupons au dessus des mamelles : la laxité des moyens d'adhérence de la mamelle, d'une part, et d'une autre part, l'attraction exercée sur les cordons, et par conséquent sur les mamelles par le poids des jupons, quelquefois très lourds, expliquent parfaitement cet abaissement considérable.

Déviations ou diastases par changement de région du testicule. Toujours congénitales : l'étude du développement ou plutôt de la migration du testicule depuis la région lombaire, où il est placé dans les premiers temps de la vie intra-utérine, jusque dans le scrotum où il m'a paru exister constamment au huitième mois de cette vie (1), donne parfaitement la clef de ces déviations congénitales du testicule. Ces déviations, auxquelles s'applique si bien la loi de l'arrêt de développement, ne sont autre chose que le résultat de l'arrêt ou du retardement dans le travail d'évolution par lequel le testicule est entraîné peu à peu à travers le trajet inguinal jusque dans les bourses. Or, tantôt les testicules occupent leur situation primitive dans la région lombaire ; tantôt on les trouve dans la fosse iliaque interne, derrière le canal inguinal ; ou bien encore le testicule est engagé à moitié, aux deux tiers, en totalité, dans ce canal qu'il ne franchit jamais ou qu'il franchira plus tard à l'occasion d'un effort. Or, la descente tardive du testicule est toujours accompagnée d'une hernie dont le sac est commun au testicule et à l'intestin déplacé. Chez quelques sujets adultes, j'ai trouvé le testicule hors de l'abdomen, situé en dedans et au niveau de l'anneau, et même

(1) Voy. *Anat. descriptive*, t. III, p. 586.

un peu au-dessus de l'anneau de l'aponévrose de l'oblique externe. Chez ces sujets, la portion de cordon qui débordait l'anneau était extrêmement courte, disposition qui se rapporte bien évidemment au défaut d'évolution.

Déviations ou diastases par changement de région des organes contenus dans le thorax. — 1° *Du cœur.* Indépendamment de l'inversion congénitale du cœur dont nous parlerons bientôt, le cœur est entraîné avec le médiastin par une tumeur développée dans la poitrine, le plus souvent par un épanchement considérable dans l'une ou l'autre plèvre. L'auscultation et la percussion ne permettent plus de considérer comme congénital un déplacement du cœur, suite d'épanchement dans la cavité gauche de la poitrine. Visitant, un jour, un grand hôpital de province (c'était en 1824), je fus invité par le médecin en chef, vieillard septuagénaire, à voir un malade dont le cœur était à droite. Il me fut facile de constater que le déplacement du cœur était le résultat non d'une déviation congénitale, mais d'un épanchement dans la plèvre gauche, ce que l'autopsie démontra peu de temps après.

2° *Déviations ou diastases de région du poumon.* Dans le cas de hernie diaphragmatique, le poumon est refoulé en haut; dans le cas d'épanchement pleural, le poumon affaissé est appliqué contre le médiastin, à moins qu'il ne soit retenu par des adhérences : dans plusieurs cas d'épanchement pleural ou de pneumo-thorax, le poumon adhérent et flétri était resté fixé tantôt au sommet, tantôt à la partie postérieure du thorax.

Déviations ou diastases de région des viscères abdominaux. Ces déviations sont extrêmement fréquentes et rendent quelquefois très difficile le diagnostic des lésions abdominales. Elles sont le résultat soit de la pression exercée par le corset chez les femmes, soit de tumeurs développées dans l'abdomen ou d'épanchement dans la cavité péritonéale, soit de la traction exercée sur les viscères par l'intestin et surtout par l'épiploon déplacés, soit enfin de la torsion du mésentère sur lui-même.

Les déplacements et déformations des viscères abdominaux opérés par la pression du corset, méritent de fixer toute l'attention. J'ai eu surtout occasion de l'observer chez les vieilles femmes de la Salpétrière, dont un grand nombre avait appartenu à une époque où le rétrécissement en guépe de la taille chez les femmes était considéré comme une beauté.

Déviations ou diastases de région de l'estomac. Pressé par le corset, l'estomac devient vertical par un mécanisme facile à comprendre. En effet, le foie, refoulé à gauche pendant que l'estomac est refoulé à droite, présente un allongement dans le sens vertical et force l'estomac à se porter directement en bas. Au maximum de cette disposition, l'estomac vertical atteint le détroit supérieur par sa grande courbure et s'infléchit brusquement sur lui-même pour se porter verticalement de bas en haut. L'extrémité duodénale de l'estomac, maintenue par ses adhérences naturelles, tantôt reste en place, tantôt est entraînée elle-même par le reste de l'organe. Ainsi on rencontre le pylore à l'ombilic, aux régions iliaques droite ou gauche. La pression exercée sur l'estomac par la circonférence inférieure de la poitrine, dans le cas de corsets trop serrés, rend également compte de plusieurs cas d'estomacs biloculaires ou doubles.

Ces cas de déplacement de l'estomac par pression extérieure doivent être bien distingués de ceux qui résultent de l'augmentation de volume de cet organe.

Les hernies épiploïques volumineuses inguinales ou crurales, attirent en bas et l'arc du colon et l'estomac lui-même, et par conséquent sont la source de déviations considérables.

On conçoit toute l'importance clinique de ces déviations pour la détermination du véritable siége des lésions abdominales.

Déviations ou diastases de région de la rate : elles sont fort rares. J'ai vu la rate occuper la région ombilicale chez une femme qui éprouvait des nausées, des vomissements habituels et autres accidents qui avaient fait diagnostiquer un cancer de l'estomac. La malade ayant succombé, nous vîmes que la rate, qui avait le double de son volume accoutumé, avait entraîné du côté de l'ombilic le grand cul-de-sac de l'estomac, lequel formait un coude avec le reste de l'organe. J'ai eu quelque temps dans mon service à l'hôpital de la Charité une malade ayant une rate très volumineuse en forme de croissant, qui jouissait d'une mobilité incroyable. Cette rate flottante occupait tantôt la région hypogastrique, où elle était placée en travers, tantôt la région ombilicale, tantôt la région iliaque et l'hypochondre gauches ; ce qui m'a paru plus remarquable encore, c'est que cette rate déplacée exécutait souvent un mouvement de rotation sur elle-même et se présentait tantôt par sa face convexe, tantôt par sa face concave : c'était bien évidemment la rate reconnaissable et à sa forme semi-lunaire et à ses bords tranchants et divisés par des scissures : il était d'ailleurs facile de la ramener dans l'hypochondre gauche ; mais à peine l'abandonnait-on à elle-même qu'elle reprenait l'une ou l'autre de ses positions anormales ; elle était parfois très douloureuse. Des jugements divers avaient été portés sur cette tumeur singulière, dont le développement n'avait pas été précédé de fièvre intermittente. Le sulfate de quinine fut sans effet sur sa réduction de volume. J'ai dû penser que, dans ce cas, l'épiploon gastro-splénique, prodigieusement allongé, permettait ces diverses évolutions spontanées de la rate, qu'une pression extérieure pouvait également produire.

Déviations ou diastases de région du foie. Le foie n'abandonne jamais la région qu'il occupe dans l'abdomen ; mais il subit des déformations plus ou moins considérables lorsqu'il est soumis à des pressions extérieures. Sous l'influence du corset, il s'allonge dans le sens vertical, en même temps qu'il se rétrécit dans le sens transversal. Une partie plus ou moins considérable de l'organe déborde la circonférence du thorax qui imprime sur la région correspondante du foie une rainure circulaire plus ou moins prononcée, au niveau de laquelle se rencontre le plus ordinairement un épaississement considérable des membranes, et dans certains cas une transformation fibreuse de la couche superficielle de l'organe. Quelquefois même la portion du foie qui déborde la base du thorax ne tient au reste de l'organe que par un pédicule très mince. Cette déformation par pression du foie, lequel atteint souvent dans ce cas la fosse iliaque interne droite, est importante à connaître sous le point de vue du diagnostic. Combien de fois n'ai-je pas vu prendre pour des hypertrophies et même pour des lésions plus graves de simples déformations du foie? Je ne pense pas d'ailleurs que cette déviation par déformation soit une cause prédisposante de maladie pour cet organe, qui, au demeurant, gagne dans un sens ce qu'il perd dans un autre. La vésicule du fiel suit le foie dans son déplacement. Je l'ai vue occuper la fosse iliaque interne droite; j'ai également rencontré une vésicule volumineuse détachée de la face inférieure du foie à laquelle elle ne tenait que par une espèce de mésentère et seulement au voisinage du col. Cette vésicule, oblongue et très considérable, était en quelque sorte flottante.

Déviations du foie par rotation autour de son axe. Nous avons vu que la rate pouvait se dévier autour de son axe; il en est de même du foie. Dans un cas (1), le foie présentait une disposition tout à fait différente de celle qui lui est naturelle. Sa face inférieure regardait en

(1) Présenté à la Société anatomique par M. Demarquay, prosecteur de la Faculté.

avant, et par conséquent la vésicule biliaire occupait la région antérieure et supérieure du foie. Des adhérences fibreuses très denses existaient entre la face inférieure du diaphragme et les points correspondants du foie. Des plaques cartilagineuses épaisses, irrégulières, avec prolongements radiés, se voyaient sur cet organe au niveau des adhérences. Il m'a paru évident que le déplacement du foie autour de son axe était lié aux adhérences qu'il avait contractées avec le diaphragme, et que cette espèce de rotation du foie était le résultat de l'attraction exercée sur le foie par le tissu cicatriciel, dont la tendance à la rétraction s'était exercée sur le foie de telle manière que le bord antérieur de l'organe avait été entraîné de bas en haut. Au reste, la forme du foie était complétement changée; elle était cylindroïde : impossible de reconnaître la partie de cet organe qui avait constitué son bord antérieur; c'était le sillon transverse qui répondait à la région occupée habituellement par ce bord.

Déviations ou diastases du duodénum. Partie fixe du canal intestinal, le duodénum ne peut se déplacer que consécutivement, entraîné qu'il est, soit par l'estomac, soit par l'intestin grêle.

Déviations ou diastases du jéjuno-iléon. Il est extrêmement commun de voir le jéjuno-iléon occuper en partie ou en totalité la cavité du petit bassin. Je l'ai rencontré bien souvent en totalité dans cette cavité chez les individus morts de maladies chroniques, à la suite d'un décubitus horizontal longtemps prolongé. C'est chez ces individus que la paroi abdominale antérieure semble accollée sans intermédiaire à la colonne lombaire, et que les battements de l'aorte sont tellement superficiels, qu'on dirait qu'ils ont lieu immédiatement sous la peau; lorsque ces battements sont vigoureux, on serait tenté de croire qu'il existe un anévrisme de l'aorte abdominale. Le rectum et la vessie étant réduits à leur plus petit volume (1), il n'est pas étonnant que l'intestin grêle, également réduit, soit reçu ensuite dans l'excavation pelvienne. Dans les maladies aiguës, il n'est pas rare de voir une bonne portion de l'intestin grêle, ordinairement les circonvolutions intérieures, contenue dans le petit bassin. Cette disposition présente un intérêt tout particulier dans l'entérite folliculeuse et explique en partie pourquoi dans cette maladie la pression de la région iliaque ne développe aucune douleur chez un certain nombre de sujets. On conçoit d'ailleurs que ces déplacements de l'intestin grêle ne peuvent être que temporaires, et que cet intestin reprend sa place accoutumée lorsque la vessie, le rectum, et les viscères abdominaux ont repris leur volume ordinaire.

Déviations ou diastases du gros intestin. Le cœcum n'a pas toujours la fixité qu'on lui attribue généralement. On le rencontre souvent dans l'excavation pelvienne, ainsi que l'appendice vermiculaire dont on connaît les nombreuses déviations.

Déviations ou diastases de l'arc du colon. Les nombreuses déviations de l'arc du colon appartiennent à la fois et à l'anatomie normale et à l'anatomie morbide. La traction exercée par le grand épiploon déplacé ou adhérent en est une cause fréquente. Ces déplacements sont de deux ordres ; ou bien ils ont lieu en serpentant, en zig-zag, ou bien ils ont lieu en masse. Dans ce dernier cas, le colon décrit un arc considérable à concavité supérieure, et rase en quelque sorte le détroit supérieur par son bord convexe ; quelquefois même il plonge dans le petit bassin. Sans doute cet accroissement considérable en longueur de l'arc du colon tient souvent à un allongement de cet arc ; mais, dans un

(1) C'est ce qu'on voit surtout chez les vieilles femmes de la Salpêtrière dites gâteuses. A l'ouverture de l'abdomen on ne trouve dans l'abdomen que la portion d'intestin grêle étendue du duodénum au paquet intestinal contenu dans le petit bassin, paquet intestinal auquel s'ajoute souvent l'S iliaque du colon, et même le cœcum.

grand nombre de cas, c'est aux dépens des colons lombaires droit et gauche que se fait l'accroissement énorme en longueur de cet arc; si bien que ces colons lombaires sont singulièrement réduits dans leur dimension verticale, et qu'on peut dire qu'ils sont transformés en arc du colon (1).

Déviations ou diastases de l'S iliaque. La position de l'S iliaque dans l'excavation du bassin est tellement fréquente qu'on peut la considérer comme normale. Aussitôt qu'un vide tend à se faire dans le petit bassin, il est rempli ou plutôt prévenu par l'S iliaque du colon, ou par quelques circonvolutions de l'intestin grêle. L'S iliaque du colon acquiert quelquefois des dimensions verticales considérables; si bien qu'elle vient atteindre l'arc du colon par ses courbures en même temps qu'elle recouvre la presque totalité des intestins grêles qu'elle sépare des parois abdominales. Un déplacement très fréquent est celui-ci : la fin de l'S iliaque se porte transversalement de gauche à droite pour gagner la symphyse sacro-iliaque droite, et se continuer avec le rectum qui est alors placé à droite au lieu de l'être à gauche. J'ai longtemps cru que cette disposition était congénitale, mais sa fréquence et surtout sa plus grande fréquence chez la femme que chez l'homme m'ont fait conjecturer qu'elle devait être la conséquence de l'état de grossesse. On comprend, en effet, que l'utérus chargé du produit de la conception puisse, au moment où de l'excavation pelvienne il s'élève dans la cavité abdominale, soulever le mésocolon iliaque et le rejeter à droite.

Déviations des intestins consécutives à des tumeurs développées dans l'abdomen. C'est une chose admirable que de voir les changements de position des viscères dans la grossesse, dans le cas de tumeurs fibreuses de l'utérus ou des ovaires et dans les hydropisies enkystées, 1° l'innocuité de tous ces changements vient des replis du péritoine

---

(1) J'ai vu plusieurs fois l'arc du colon succéder immédiatement au cœcum et se continuer directement avec l'S iliaque.

qui permettent le glissement et le déplacement facile des intestins. Lorsqu'un kyste de l'ovaire remplit l'abdomen, on trouve ordinairement la totalité de l'intestin grêle dans l'hypochondre gauche, au-devant de l'estomac et quelquefois derrière cet organe, dont il est séparé par le méso-colon transverse soulevé et devenu presque vertical. L'arc du colon occupe l'épigastre et l'un et l'autre hypochondres. Quelquefois l'intestin grêle est disséminé dans l'un et l'autre hypochondres. L'estomac et le duodénum d'une part, les colons lombaires droit et gauche, le rectum et l'S iliaque d'une autre part, sont seuls restés en place. Le refoulement du diaphragme, l'énorme capacité qu'acquièrent les hypochondres dans tous les sens, le rapetissement du foie, de la rate et de l'intestin, doivent entrer en ligne de compte dans ce mécanisme. L'abdomen étant entièrement occupé par la tumeur, c'est dans les hypochondres que les viscères abdominaux sont obligés de se réfugier. Dans un cas, le diaphragme était tellement refoulé en haut qu'on sentait battre le cœur sous la clavicule gauche. La situation et la déformation de l'utérus dans le cas de kyste de l'ovaire, méritent d'être signalées. Dans un de ces cas, je cherchai vainement l'utérus à sa place accoutumée derrière la vessie, entre le kyste et la vessie, je ne trouvai derrière cette vessie que la tumeur formée par l'ovaire ; or, l'utérus prodigieusement allongé, déformé, était en quelque sorte éparpillé sur la face antérieure de la tumeur ovarique, et ce ne fut qu'à la faveur d'un stylet introduit dans la cavité utérine par l'orifice du museau de tanche que je parvins à reconnaître l'utérus dans toute sa longueur.

Déviations de l'épiploon. Les déviations de l'épiploon qui se roule en corde adhérente ou non adhérente, qui se renverse en haut, entre le diaphragme et l'estomac, qui se divise quelquefois en plusieurs prolongements, ne doivent pas être omises dans cette énumération des déviations des viscères abdominaux.

Déviations par torsion du mésentère. Mais de toutes les déviations abdominales, la plus importante est sans contredit celle qui est le résultat de la torsion du mésentère sur lui-même, torsion d'où résulte un étranglement interne et la mort. De cette torsion, ou entortillement du mésentère, qu'il est très facile de simuler sur le cadavre, mais dont on comprend difficilement la production sur le vivant, de cette torsion, dis-je, résulte une sorte d'arc inextensible, à bord concave, tranchant, formé par la duplicature du mésentère, qui est maintenu dans un état de tension par le poids de l'intestin grêle. Ce bord tranchant comprime la portion d'intestin grêle correspondante contre la colonne lombaire, et produit un étranglement presque toujours mortel, avant que la gangrène ait eu le temps de se manifester.

Déviations ou diastases des reins. Les déviations par changement de région des reins sont extrêmement fréquentes. Elles sont *congéniales* ou *accidentelles.* 1° Les *déviations congéniales des reins* sont tellement fréquentes, que les ouvrages d'anatomie normale ont dû en tenir compte et mentionner les principales variétés. La variété congéniale la plus fréquente est celle dans laquelle les deux reins réunis par leur extrémité inférieure forment au-devant de la colonne lombaire un arc de cercle à concavité supérieure. J'ai noté ailleurs (1) le cas d'une femme qui était minée par une fièvre hectique, dont j'avais cherché inutilement le point de départ, soit dans le thorax, soit dans l'abdomen. Elle mourut. A l'ouverture, je trouvai les deux reins réunis occupant le petit bassin et débordant un peu en haut le détroit supérieur : ce rein double, qui était situé derrière le rectum auquel il adhérait, contenait une grande quantité de pus qui s'était fait jour par cet in-

(1) *Anat. descriptive,* t. III, p. 536.

testin. 2° *Déviations accidentelles des reins.* Il n'est pas
rare de voir un rein (à peu près constamment le rein
droit) occuper soit la partie supérieure de la fosse
iliaque du même côté, soit la région antérieure de la
colonne lombaire. Ces reins *déplacés*, presque toujours sensibles à une forte pression (1), quelquefois
douloureux, indépendamment de la pression, sont
quelquefois pris pour des tumeurs morbides dépen-
dantes ou indépendantes du foie, et traitées comme
telles : j'ai donné des soins à plusieurs personnes qu'on
avait envoyées plusieurs fois à Vichy pour un prétendu
engorgement du foie qui n'était autre chose qu'un rein
déplacé. Ce déplacement du rein, qui est fort rare et toujours incomplet chez l'homme, est très commun chez la
femme, et résulte de la pression exercée sur la région
du foie par un corset trop serré. Le rein se trouve alors
comprimé entre le foie qui est en avant, les dernières
côtes et la colonne vertébrale qui sont en arrière, et s'é-
chappe de l'espèce de loge dans laquelle il est contenu
sans y adhérer, à la manière d'un noyau de prune entre
les doigts.

Cette déviation du rein s'accompagne quelquefois d'un
mouvement de rotation du rein sur son axe en vertu duquel le hile de l'organe devient antérieur.

Du reste, il sera toujours facile de distinguer le déplacement congénital du rein d'avec le déplacement accidentel, sur le cadavre, par cette circonstance que le
premier est toujours accompagné d'anomalies dans le
nombre et dans l'origine des artères et veines rénales, lesquelles prennent leur origine au voisinage du lieu qu'occupe le rein. Ainsi, dans le cas où le rein dévié congénitalement occupe la fosse iliaque ou le détroit supérieur du

(1) Cette sensibilité est quelquefois portée très loin ; on la développe
en comprimant le rein entre les deux mains, dont l'une appliquée sur la
région lombaire et l'autre sur la paroi antérieure de l'abdomen. — Consultez Rayer, *Traité des maladies des reins*, Paris, 1841, t. III, p. 769.

bassin, ou bien l'excavation pelvienne, c'est de la partie
inférieure de l'aorte, de l'artère iliaque primitive, de l'artère iliaque externe, et même de l'hypogastrique, que le
rein reçoit une ou plusieurs branches.

Sur le vivant, la distinction entre le déplacement congénital et le déplacement accidentel du rein ne peut être
établie que par cette circonstance, que le déplacement
accidentel de cet organe est presque toujours incomplet,
et que chez les individus maigres, on peut assez aisément
refouler le rein dans sa position normale. Dans quelques cas
le rein droit est si mobile qu'il se déplace dans les diverses
attitudes et qu'on peut lui donner le nom de *rein flottant*.

J'ai vu un cas de déviation accidentelle dans lequel le
rein avait subi un mouvement *de rotation* autour de son
axe ; il était retourné sur lui-même sens dessus dessous.
Il faut bien distinguer cette rotation accidentelle de la
rotation congénitale qui est beaucoup plus fréquente.

Un fait bien digne de remarque, c'est que les déviations,
soit congénitales, soit accidentelles des reins, ne sont jamais
accompagnées du déplacement de la capsule surrénale
correspondante, qu'on retrouve toujours à sa place accoutumée. Presque toujours, dans ce cas, j'ai trouvé cette capsule plus volumineuse que de coutume.

2ᵉ ESPÈCE. Déviations des organes par inversion splanchnique.

Ces déviations ou transpositions d'organes sont toujours
congénitales. Je ne connais d'inversion accidentelle que
celle de l'S iliaque et de la partie supérieure du rectum,
qui ont été refoulés à droite.

Depuis que l'anatomie pathologique est cultivée avec
tant de zèle, les exemples d'inversion splanchnique congénitale, c'est-à-dire, de transposition de droite à gauche
et de gauche à droite des viscères thoraciques et abdominaux, deviennent moins rares, et bien que cette inversion
n'entraîne aucun phénomène morbide, nous ne devons pas
moins nous en occuper, et comme objet de curiosité et

comme fait d'embryogénie anormale pouvant être invoqué au besoin pour ou contre certaines doctrines relatives aux monstruosités, et pouvant d'ailleurs jeter une vive lumière sur certains cas de médecine pratique.

L'inversion ou transposition latérale des organes peut être *générale* ou *partielle*.

1° *Inversion générale*. Par inversion générale on devrait entendre la transposition complète de la moitié droite du corps à gauche, et réciproquement de la moitié gauche à droite. Une pareille transposition a-t-elle lieu dans l'espèce humaine? Il est probable que dans les inversions splanchniques générales, il existe en même temps inversion du torse et inversion des membres ; mais chez l'homme, comme d'ailleurs chez tous les animaux parfaitement symétriques, cette inversion est comme non avenue, car elle ne saurait être appréciée (1). Cependant l'anatomie comparée ayant confirmé cette prévision de la théorie chez quelques animaux non symétriques, nous devons admettre rationnellement chez l'homme l'inversion générale complète, dans laquelle, suivant la pensée aussi ingénieuse que vraie de M. Is. Geoffroy Saint-Hilaire, l'ensemble des organes transposés représente exactement la position de ces organes dans notre image lorsque nous sommes placés en face d'une glace.

Quoi qu'il en soit, chez l'homme et chez les animaux

(1) Cette transposition générale de la moitié droite du corps tout entière à gauche et de la moitié gauche tout entière à droite a été parfaitement établie par l'anatomie comparée chez des animaux non symétriques. Ainsi, il est parmi les animaux vertébrés des poissons insymétriques, les *pleuronectes*, qui présentent très communément cette inversion. M. Valenciennes a montré à M. Is. Geoffroy Saint-Hilaire un turbot contourné ou bistourné, comme le disent les ichthyologistes. L'inversion générale s'observe encore bien plus souvent chez les mollusques gastéropodes : on conçoit que, dans les cas d'inversion, la coquille spirée qui, dans l'état ordinaire, s'enroule de gauche à droite dans un sens qui est en rapport avec la disposition générale des viscères, doive s'enrouler dans un sens opposé.

symétriques, l'inversion ne peut être appréciable que pour
les organes médians ou latéraux non symétriques ; car si
l'inversion occupe les organes impairs médians ou pairs
latéraux parfaitement symétriques, elle est pour nous
comme si elle n'existait pas.

L'inversion ne peut donc pas être déterminée pour le
cerveau et la moelle, le larynx, le pharynx, la partie
inférieure du rectum, les organes génitaux ; mais elle
peut parfaitement être déterminée pour le cœur, l'aorte et
ses divisions, les veines, le canal thoracique, les poumons, l'œsophage, l'estomac, le canal intestinal, le foie, la
rate, etc.

Dans l'inversion la plus complète, le poumon trilobé ou
droit est à gauche et le poumon bilobé ou gauche est à
droite. La pointe du cœur est à droite et la base à gauche ;
le ventricule droit regarde en bas, en avant et à gauche ; le
ventricule gauche, en haut, en arrière et à droite. La concavité de la crosse de l'aorte est à droite et l'aorte thoracique gagne le côté droit de la colonne vertébrale sur laquelle elle imprime la dépression qui est ordinairement
située à gauche (1).—Le canal thoracique, la grande veine
azygos sont à gauche.— La veine cave supérieure occupe
la partie latérale gauche du médiastin, où elle reçoit la
grande veine azygos ; la veine cave inférieure occupe la
partie latérale gauche de la colonne lombaire. — Dans le
cas d'inversion de la crosse aortique, les nerfs eux-mêmes,
dans la petite portion de leur trajet qui est insymétrique,
ont subi la transposition.

L'estomac est à droite ; la rate, toujours fidèle au grand
cul-de-sac de l'estomac, occupe l'hypochondre droit.— Le

(1) Le fait de la présence de la dépression ou courbure latérale à
droite au niveau de la 3e, 4e, 5e vertèbre cervicale, dans le cas d'inversion splanchnique, établit d'une manière positive, contradictoirement à
l'opinion de Bichat et de Béclard, que cette courbure ou plutôt cette dépression latérale est le résultat d'une empreinte artérielle (voy. *Anatomie
descriptive*, t. I, p. 86).

foie occupe l'hypochondre gauche; le cœcum et l'appendice iléo-cœcal sont à gauche, l'S iliaque est à droite.

2° *Inversion partielle.* L'inversion partielle, moins fréquente que l'inversion complète, peut être restreinte à l'origine des gros vaisseaux de la crosse aortique, ou à l'aorte, ou au cœur, ou aux poumons. — Il peut y avoir inversion du cœur sans inversion des viscères abdominaux; il ne peut pas y avoir inversion du foie sans inversion des viscères abdominaux. — Je ne sache même pas que l'inversion du foie ait été observée sans inversion du cœur et par conséquent des gros vaisseaux.

Peut-on reconnaître l'inversion sur le vivant ? Oui, sans doute, parce qu'on peut parfaitement reconnaître l'inversion du cœur et l'inversion du foie; la coexistence de ces deux inversions, et surtout l'inversion du foie, peut faire conclure à l'inversion générale.

Du reste, l'inversion des viscères n'est pas une lésion morbide, car elle n'entrave l'exercice d'aucune fonction, les organes ayant entre eux les mêmes rapports, les mêmes connexions. Mais il faut que le praticien connaisse ce fait pour le faire entrer au besoin dans le calcul des probabilités auquel il se livre à l'occasion du diagnostic de certaines maladies, et il peut se faire que les données fournies par la connaissance de ce vice de conformation soient d'un grand secours dans quelques cas particuliers.

Théorie de l'inversion splanchnique. L'inversion splanchnique est un fait qu'il faut admettre comme la position régulière des organes et qui échappe à toute théorie : je ne suis donc pas étonné que ce vice de conformation ait été considéré par Winslow, Meckel et Béclard comme un argument irrésistible en faveur de la conformation primitivement vicieuse des germes. Que dire autre chose sinon que c'est une aberration des lois ordinaires de la nature qui a placé à droite ce qui devait être à gauche, et à gauche ce qui devait être à droite?

La coexistence constante de l'inversion du foie et de l'inversion des autres organes splanchniques a suggéré à M. Serres une idé ingénieuse, mais qui ne saurait être considérée que comme une assertion gratuite et nullement comme une explication. Est-ce en effet une démonstration que de dire que la transposition des viscères est régie par celle du foie; que, dans l'état régulier, le lobe droit de cet organe se développe en proportion de la diminution du lobe gauche; que si l'inverse a lieu, si le lobe gauche augmente en même temps que le lobe droit diminue, il y aura transposition du foie et avec le foie transposition de tous les viscères? Qui a prouvé que dans le cas d'inversion, comme aussi dans le cas d'adhésion, de fusion des deux fœtus dans les monstruosités doubles (Voyez *classe des adhésions*), les modifications éprouvées par le foie dominent tout le reste du vice de conformation; que, dans l'état normal comme dans l'état anormal, le foie soit l'organe dominant, le premier anneau de la chaîne viscérale, et que les autres organes thoraciques et abdominaux ne soient que des organes subordonnés? Qui a prouvé que, dans l'inversion splanchnique, le déplacement du foie ne soit autre chose qu'une hypertrophie du lobe gauche avec atrophie du lobe droit? La vésicule biliaire, que l'observation démontre être toujours fidèle au lobe droit du foie, se transporterait donc du côté droit au côté gauche du sillon antéro-postérieur, par suite de l'hypertrophie relative du lobe gauche, et la rate serait obligée de se porter dans l'hypochondre droit parce que le lobe gauche du foie serait plus volumineux que de coutume ! D'ailleurs, ne voit-on pas des inversions splanchniques partielles? Et alors comment se fait-il que le foie perde sa suprématie?

Il résulte de ce qui précède sur les déviations congénitales par inversion des organes :

1° Que ce vice de conformation, aussi complet qu'on

puisse le supposer, ne détruisant aucune des relations ordinaires des organes, les fonctions ne sont nullement troublées, d'où la longévité d'un certain nombre de sujets qui en sont affectés : tel est en particulier le cas de Morand et de Méry, qui a pour sujet un invalide âgé de soixante-douze ans, dont l'observation excita à un si haut degré la curiosité, non seulement de l'Académie des sciences, mais encore du public.

2° Que le diagnostic de cette inversion sur le vivant n'est pas impossible, mais que le diagnostic du déplacement du cœur ne suffit pas pour caractériser une inversion générale, car le cœur peut être seul déplacé, ainsi qu'il en existe un bon nombre d'observations. Au reste, il est peut-être sans exemple qu'un médecin ait été appelé à constater le déplacement des viscères splanchniques autrement que dans l'état de maladie.

3° Que dans l'état actuel de la science, aucune explication raisonnable ne peut être donnée de cette anomalie; que l'arrêt de développement ne saurait être invoqué, non plus que l'influence exercée par le développement anormal du foie sur les autres viscères, et que lors même qu'on établirait que le foie est l'organe dominateur dans l'inversion, il resterait toujours à découvrir la cause qui agit sur le foie pour lui imprimer un développement inverse de l'état naturel.

IIᵉ GENRE.
Déviations ou diastases de la direction des parties molles.

Ces déviations ou diastases des parties molles suivant l'axe ou la direction de l'organe, suivant l'axe du corps, sont tantôt simples, tantôt compliquées avec des déviations de situation.

Voici les principaux exemples que présente l'économie : 1° *Déviations de l'axe visuel* ou *strabisme*. Dans cette déviation, l'un des axes visuels étant dévié, le parallélisme des deux axes n'existe plus. Le strabisme est simple ou double, suivant que la déviation oculaire existe d'un côté seulement ou des deux côtés à la fois. Le strabisme a été divisé en convergent, divergent, ascendant ou descendant, suivant que l'axe visuel est dirigé en dedans, en dehors, en haut ou en bas : le strabisme convergent est incomparablement le plus fréquent ; il est plus que probable qu'il existe aussi un strabisme par rotation, dont la source est dans les muscles rotateurs et qui se combine avec les autres espèces. Ces strabismes présentent d'ailleurs plusieurs degrés. M. Jules Guérin a appelé strabisme consécutif le strabisme avec exophthalmie qui a succédé à un certain nombre d'opérations dites *de strabotomie.*

La théorie du strabisme laisse encore beaucoup à désirer : la faiblesse relative de l'œil dévié, faiblesse que quelques auteurs regardent comme consécutive à la déviation, l'inégalité dans la force des muscles antagonistes de l'œil, soit que l'un des muscles soit affaibli, soit qu'il soit rétracté, telles sont les causes diverses successivement invoquées pour l'explication du strabisme. Dans ces derniers temps, c'est la rétraction musculaire qui a été considérée comme la cause générale du strabisme, et c'est surtout contre cette cause qu'a été dirigée l'opération de la ténotomie oculaire dite *strabotomie.* Une bonne anatomie pathologique du strabisme est encore à faire. S'il est des strabismes qui tiennent à l'œil proprement dit, il en est qui, comme le torticolis, tiennent tantôt à la rétraction musculaire, tantôt à un affaiblissement dont la paralysie est le dernier terme ; d'autres qui tiennent à un affection des nerfs qui animent les muscles de l'œil ; d'autres enfin dont il faut chercher la source dans le cerveau ; je ne parle pas du strabisme consécutif au développement d'une tumeur dans la cavité orbitaire.

Déviations dans la direction du cœur. Je ne connais pas d'exemple de déviation dans la direction du cœur indépendante de l'inversion splanchnique ; je ne connais pas non plus d'exemple de cœur humain verticalement dirigé comme chez les animaux : les tumeurs médiastines, les épanchement pleuraux sont les causes les plus ordinaires de cette déviation, qui peut être portée à un tel degré que la pointe du cœur soit refoulée à droite de la ligne médiane.

Déviations de direction de l'estomac et des intestins. Ces déviations, extrêmement fréquentes, se combinent toujours avec des déviations dans la situation. Ainsi l'estomac peut être verticalement dirigé et, pour ainsi dire, sur la ligne de l'œsophage, sauf au voisinage de son extrémité pylorique, où il est recourbé sur lui-même à angle très aigu, pour gagner le duodénum. Ainsi l'arc du colon, l'S iliaque présentent des directions, des inflexions, des sinuosités qui s'éloignent beaucoup de la direction normale : ainsi le rectum peut, originairement ou par suite d'un déplacement accidentel, commencer au niveau de la symphyse sacro-iliaque droite et se porter de droite à gauche dans l'excavation pelvienne pour gagner la ligne médiane, etc.

Déviations de direction de l'utérus. Les déviations dans l'axe de l'utérus se rattachent beaucoup plus à l'utérus chargé du produit de la conception qu'à l'utérus dans l'état de vacuité. L'utérus dans l'état de vacuité n'a point d'axe proprement dit; il est flottant dans l'excavation pelvienne où il n'est maintenu que par ses ligaments et par le vagin. Cet axe varie beaucoup, suivant l'état de vacuité ou de plénitude de la vessie et du rectum, suivant la présence ou l'absence dans l'excavation pelvienne des circonvolutions de l'intestin grêle, suivant que les ligaments larges et ronds ont été plus ou moins distendus et la résistance du vagin diminuée par des grossesses antérieures. On peut même dire (1) que l'utérus n'a d'axe normal que chez les jeunes filles et chez les femmes qui n'ont pas eu d'enfants.

Chez les femmes qui ont eu des enfants, on trouve sou-

(1) Voyez *Anatomie descriptive*, tom. III, p. 657.

vent l'utérus horizontalement placé, son fond appliqué
sur le rectum, les intestins grêles reposant sur la face
antérieure de l'utérus qu'ils dépriment, si bien que,
lorsque les intestins grêles remplissent l'excavation pelvienne, il n'est pas rare de voir le fond de l'utérus regarder
en arrière et en bas, et son col en avant et en haut : c'est
cette disposition qu'on appelle *rétroversion*. Chez un certain nombre de sujets, on rencontre le corps de l'utérus
infléchi en arrière sur le col utérin à la manière du ventre
d'une cornue sur son bec; c'est cette courbure anguleuse
qui a lieu au point précis de jonction du corps avec le col,
qui a été désignée sous le nom de *rétroflexion*. Il peut également y avoir une *antéflexion*, une *inflexion latérale*.

La rétroversion est une déviation fort commune de l'u-
térus, vu la concavité du sacrum; mais hors l'état de
grossesse, est-ce bien une lésion proprement dite que la
rétroversion? Je ne le pense pas, car j'ai rencontré un
nombre considérable de fois cette disposition chez des
femmes qui, pendant leur vie, n'avaient éprouvé aucun
accident du côté de cet organe (1).

Ce que je dis de la rétroversion, je le dis aussi de la rétroflexion, que j'ai rencontrée un nombre considérable de
fois chez les vieilles femmes de la Salpêtrière, indépendamment de tout symptôme éprouvé pendant la vie. Chez
les femmes âgées, on trouve, en effet, très souvent le
corps de l'utérus développé et ramolli, le col conservant
sa rigidité naturelle. Or ce ramollissement préalable du
corps me paraît indispensable pour que l'inflexion du corps
sur le col puisse s'effectuer (2). J'ai donc été souvent tenté

(1) Il est évident que la vacuité ou la plénitude du rectum doivent
exercer une grande influence sur la direction de l'axe de l'utérus, que
lorsque le rectum est plein, la rétroversion est impossible, et que, dans
ce cas, l'axe de l'utérus est verticalement placé suivant l'axe du détroit
supérieur.

(2) Dans l'exploration de l'utérus à travers le rectum, il faut distinguer
l'augmentation de volume du corps de l'utérus, de sa rétroversion ou de

de considérer comme imaginaires ou du moins comme n'é-
tant pas suffisamment démontrés les accidents attribués
à la rétroversion et à la rétroflexion de l'utérus hors l'état
de grossesse. Cette manière de voir ne semble-t-elle pas
d'ailleurs confirmée par Boyer (tom. X, p. 523), lorsqu'il
dit que *la rétroversion de l'utérus n'a presque jamais lieu dans
l'état de vacuité de cet organe*, ce qui veut dire, d'après ma
manière de voir, que cette rétroversion de l'utérus vide est
exempte de toute espèce d'accident.

Il n'en est pas de même de la rétroversion ou rétroflexion
de l'utérus chargé du produit de la conception. Le fait de
Hunter, devenu classique, établit en effet que cette rétroversion, qui d'ailleurs ne saurait avoir lieu que dans les
trois ou quatre premiers mois de la grossesse, peut devenir
une cause de mort. Dans le cas de Hunter, l'autopsie démontra que la vessie, excessivement distendue par l'urine,
occupait presque toute la région antérieure de l'abdomen,
que l'utérus était renversé en arrière de telle manière que
son col était appuyé sur le bord supérieur du pubis et son
fond dirigé en arrière et en bas au-devant du sacrum.
L'enclavement était tel qu'on ne put retirer l'utérus de
l'excavation en lui faisant franchir le détroit supérieur
qu'après avoir divisé la symphyse du pubis. Hunter se
demande si, dans ce cas, il ne conviendrait pas de faire la
ponction de l'utérus soit par le vagin, soit par le rectum.
C'est en effet ce qui a été pratiqué dans deux cas, dont
l'un à Rouen et l'autre à Lyon. Il me semble que s'il
fallait en venir à quelque extrémité, la section de la symphyse, qui a été également proposée, serait infiniment
préférable à la ponction qui sera presque nécessairement
suivie d'avortement.

Il est bien difficile d'admettre l'*antéversion* de l'utérus,
dans l'état de vacuité de cet organe, et même dans son état

sa rétroflexion. J'ai des raisons de croire que cette erreur a été souvent
commise.

de plénitude, lorsqu'il est encore contenu dans l'excavation pelvienne : la forme du bassin, la concavité profonde du sacrum, la surface plane du pubis, expliquent la rétroversion et s'opposent à l'antéversion qui n'est véritablement possible que lorsque l'utérus a franchi le détroit supérieur. Boyer, qui n'a pas observé d'antéversion par lui-même et qui se borne à analyser les observations de Levret, dit que l'*engorgement de la partie antérieure* de l'utérus et de ses ligaments ronds est la cause occasionnelle de l'antéversion de cet organe, et que les efforts pour remuer un fardeau en sont la cause déterminante.

Tout ce qu'on sait sur l'anatomie pathologique de l'antéversion se réduit à ce que nous a appris Levret, qui le premier l'a décrite sous le titre de *déplacement transversal*. Il fut conduit à l'admettre en voyant la position de l'utérus sur le corps d'une malheureuse femme qui mourut à la suite de l'opération de la taille pratiquée pour une pierre qu'elle n'avait pas. Le fond de l'utérus qui regardait en avant soulevait le bas-fond de la vessie, ce qui avait fait croire à l'existence d'une pierre enchatonnée. La cause de ce déplacement était, dit-on, dans un engorgement de la paroi antérieure de l'utérus, les ligaments ronds étant plus courts et plus gros que de coutume.

Je suis donc porté à ne pas admettre l'antéversion de l'utérus hors l'état de grossesse comme lésion morbide ; je ne l'ai rencontrée, dans les autopsies, que dans les circonstances suivantes : 1° quand les circonvolutions de l'intestin grêle, contenues dans l'excavation pelvienne, occupaient l'intervalle qui sépare le rectum de la vessie; 2° dans le cas de tumeurs qui refoulaient l'utérus en avant, soit que la tumeur fût étrangère à l'utérus (kyste de l'ovaire), soit qu'elle appartînt à l'utérus (corps fibreux).

Cependant, je dois ajouter que si je m'en rapportais à mes observations faites sur le vivant, je regarderais l'antéversion de l'utérus vide comme extrêmement fréquente.

Consulté par des femmes qui éprouvaient des accidents du côté de l'utérus, j'ai reconnu très souvent que l'orifice vaginal était dirigé en arrière du côté du sacrum, le fond dirigé en avant du côté du pubis; dans ces cas, on peut même suivre la région antérieure de l'utérus dans toute sa longueur avec le doigt promené le long de la paroi antérieure du vagin. On peut saisir l'utérus entre le doigt appliqué contre le museau de tanche qu'on cherche à soulever, et la main appliquée immédiatement au-dessus du pubis, à l'aide de laquelle on cherche à saisir le fond de cet organe.

Dans ces cas, la manœuvre que je viens d'indiquer est douloureuse. On reconnaît que cet organe est plus lourd, plus volumineux que de coutume : les malades se plaignent d'un sentiment de pesanteur sur le fondement; il leur semble que quelque chose de douloureux se remue dans leur bassin lorsqu'elles changent de position dans le lit, ou va se précipiter par la vulve lorsqu'elles sont dans la position verticale; joignez à cela les douleurs aux reins, aux aines, aux cuisses, la difficulté et la douleur de la marche, etc.

Or, tous ces phénomènes morbides ne paraissent tenir non pas à l'antéversion, mais bien à une fluxion chronique de l'utérus, à un catarrhe utérin, auquel participe le tissu propre de l'utérus. La preuve, c'est qu'on observe ces mêmes accidents dans l'inflammation pure et simple de l'utérus, indépendamment de tout changement de position de cet organe.

Au reste, nous aurons occasion de revenir sur cette question importante dans l'anatomie pathologique appliquée.

FIN DU TOME PREMIER.

TABLE DES MATIÈRES

DU TOME PREMIER.

CONSIDÉRATIONS GÉNÉRALES.

PREMIÈRE PARTIE.

I.

47

FIN DE LA TABLE DES MATIÈRES DU TOME PREMIER.

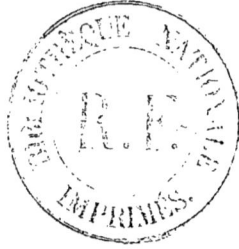

www.ingramcontent.com/pod-product-compliance
Lightning Source LLC
Chambersburg PA
CBHW031534210326
41599CB00015B/1895